A. B. Imhoff U. König (Hrsg.) **Schulterinstabilität – Rotatorenmanschette**

A. B. Imhoff   U. König (Hrsg.)

Schulterinstabilität – Rotatorenmanschette

Arthroskopische und offene Operationstechniken bei Schulterverletzungen des Sportlers

Endoprothetik

Mit 182, zum Teil farbigen Abbildungen
in 257 Teilabbildungen und 28 Tabellen

STEINKOPFF
DARMSTADT

Prof. Dr. med. Andreas B. Imhoff
Dr. med. Uwe König
TU München
Abteilung und Poliklinik für Sportorthopädie
Connollystraße 32, 80809 München

ISBN 3-7985-1188-8 Steinkopff Verlag, Darmstadt

Die Deutsche Bibliothek – CIP-Einheitsaufnahme
Schulterinstabilität – Rotatorenmanschette: arthroskopische und offene Operationstechniken bei Schulterverletzungen des Sportlers; Endoprothetik / Andreas B. Imhoff; Uwe König (Hrsg.). – Darmstadt: Steinkopff, 1999
ISBN 3-7985-1188-8

Umschlaggestaltung: Erich Kirchner, Heidelberg
Herstellung: Klemens Schwind
Satz: K+V Fotosatz GmbH, Beerfelden

SPIN 10731645 105/7231-5 4 3 2 1 0 – Gedruckt auf säurefreiem Papier

Vorwort

In den letzten zehn Jahren hat das Interesse an Schulterverletzungen markant zugenommen. Verbesserte klinische Diagnostik, die Sonographie als dynamische Untersuchung und die Kernspintomographie (MRT) haben wesentlich zum Verständnis beigetragen. Große Fortschritte wurden aber mit der Etablierung der Schulterarthroskopie anfangs der 80er Jahre gemacht. Die biomechanische Erforschung der Schulterstabilität und die Funktion der glenohumeralen Ligamente mit computerisierten Systemen und Roboter-Modellen hat wie die kinematische Erforschung einzelner Rotatorenmuskeln die Kenntnisse der normalen Schulterbeweglichkeit grundlegend erweitert. Diese Resultate haben zusammen mit dem Wissen um die vom normalen ins pathologische wechselnde Translation und Laxität, die Speerwerfer, Schwimmer und Baseballspieler für ihre Abduktion/Außenrotation unbedingt brauchen, die aber für einen Eishockeyspieler zu viel sein können, die therapeutischen Methoden einschneidend beeinflußt. Die Kenntnis der sportartspezifischen Erfordernisse an das Schultergelenk sind für das optimale Ergebnis wesentlich.

Das Ziel der heutigen Sportorthopädie und Sporttraumatologie muß es sein, verletzten Sportlern die Rückkehr auf ihr eigenes angestammtes Leistungsniveau zu ermöglichen. Wenn auch bis vor wenigen Jahren die Erwartungen geringer waren, so bedeutete eine instabile Schulter für einen Ballsportler oder einen über-Kopf-werfenden Athleten oft das Ende der Sportlerkarriere. Minimal invasive Techniken und arthroskopische Operationsmethoden mit resorbierbaren oder Titan-Ankersystemen in Kombination mit Laser-(LACS) oder elektrothermischen Sonden (ETACS) ermöglichen heute in vielen Fällen operative Rekonstruktionen, die zusammen mit spezifischem Rehabilitationstraining eine Rückkehr des Athleten auf sein angestammtes Niveau erlaubt.

Unsere jährlichen Chirurgie- und Arthroskopie-Kurse des Knie- und Schultergelenkes, in Zürich begonnen, seit April 1996 in München weitergeführt, erfreuen sich einer zunehmenden Beliebtheit. Am letzten Schulterkurs im Oktober 1998 waren wiederum Experten und Referenten aus der ganzen Welt eingeladen,

den aktuellen Stand der arthroskopischen Stabilisierungsverfahren bei der instabilen oder laxen Schulter, bei Schulterfrakturen und die offenen und arthroskopischen Rekonstruktionen der Rotatorenmanschettenläsionen des jüngeren und älteren Sportlers zu demonstrieren.

Großer Raum wird auch dem sekundären Impingement des Sportlers auf dem Boden einer superioren Instabilität mit dem späteren Ausbilden eines Rotatorenmanschetten-Überlastungsschadens bis zur Partialruptur gewidmet. Vermehrt wünschen ältere Sportler und sportlich aktive Patienten mit Arthrosen des Schultergelenkes die Weiterausübung ihres Sportes.

Der dritte Teil des Buches befaßt sich eingehend mit der Endoprothetik des Glenohumeralgelenkes. Verschiedene modulare Schaftsysteme, die Probleme der Glenoidverankerung und auch die mögliche Sportfähigkeit mit einer Schulterprothese werden umfassend beschrieben. Entsprechend der Originalität der Experten sind die Beiträge in ihrer deutschen oder englischen Originalsprache belassen worden.

Kein Buch dieser Größe kann ohne initiative Mithilfe und kooperative Mitarbeit eines Teams entstehen. Auf dieses wohl idealistische, sportorthopädische Münchner Team darf ich sehr stolz sein und freue mich, daß wir kurz nach unserem Buch *„Knieinstabilität-Knorpelschaden – Das instabile Knie und der Knorpelschaden des Sportlers“** bereits ein Schulterbuch herausgeben können. Aber in erster Linie sind wir den mitwirkenden Autoren zu Dank verpflichtet, die ihre Erfahrungen unter großem Zeitdruck mit viel Energie und Perfektion in ihren Buchkapiteln zusammengestellt hatten.

Schließlich möchte ich mich auch bei meiner Sekretärin Frau Gabi Gistl ganz herzlich bedanken. Alle am Buch Beteiligten wissen ihre wertvolle Hilfe beim Schreiben und Zusammenstellen der Beiträge zu schätzen. Zu großem Dank verpflichtet sind wir wiederum auch Frau Dr. Gertrud Volkert, die mich seit Jahren bei vielen Büchern sehr unterstützt und das Projekt im Steinkopff-Verlag ermöglicht hat.

München, im Juli 1999 *Andreas B. Imhoff*

* Andreas B. Imhoff, Andreas Burkart: Knieinstabilität-Knorpelschaden – Das instabile Knie und der Knorpelschaden des Sportlers, Steinkopff-Verlag, Darmstadt 1998

Inhaltsverzeichnis

Schulterinstabilität

Impingement

Rotatorenmanschette

Endoprothetik

Autorenverzeichnis

M. Allard, MD
Unité de Chirurgie de l'épaule
F-42000 St. Etienne

Dr. med. T. Barthel
Orthopädische Universitätsklink
Würzburg, Brettreichstr. 11,
97070 Würzburg

P. Boileau, MD
Hôpital de L'Archet,
Route St. Antoine des Ginestre,
F-06200 Nice

Dr. med. R. Burgkart
Klinik für Orthopädie
und Sportorthopädie
der TU München, Ismaringer Str. 22,
81675 München

Dr. med. A. Burkart
Abteilung für Sportorthopädie
der TU München, Connollystr. 32,
80809 München

Dr. med. M. Dingerkus
Abteilung für Sportorthopädie
der TU München, Connollystr. 32,
80809 München

Dr. med. B. Fink
Orthopädische Universitätsklinik,
Hamburg Eppendorf, Martinistr. 52,
20246 Hamburg

Dr. med. M. Flören
Schulthess-Klinik, Lenghalde 2,
CH-8008 Zürich

P.H.. Flurin, MD
Centre de Chirurgie Orthopédique
F-33700 Merignac

Dr. med. H. Fredrich
Abteilung für Sportorthopädie
der TU München, Connollystr. 32,
80809 München

Prof. Dr. med. D. F. Gazielly
Unité d'épaule, Institute de la Main,
F-75016 Paris

Prof. Dr. med. Dr. h.c. P. Gerhardt
Institut für Röntgendiagnostik
der TU München, Ismaninger Str. 22,
81675 München

P. Gleyze, MD
Groupe Hospitalier Privé
de Centre Alsace
F-68025 Colmar

Dr. med. K. Golser
Universitätsklinik für Unfallchirurgie
Innsbruck, Anichstr. 35,
A-6020 Innsbruck

Prof. Dr. med. R. Gradinger
Klinik für Orthopädie
und Sportorthopädie
der TU München, Ismaninger Str. 22,
81675 München

Prof. Dr. med. N. Gschwend
Schulthess-Klinik, Lenghalde 2,
CH-8008 Zürich

Prof. Dr. med. P. Habermeyer
ATOS-Klinik Heidelberg,
Zentrum für Schulter- und Ellbogen-
chirurgie, Bismarckstr. 9-15,
69115 Heidelberg

Prof. Dr. med. P. Hardy
Hôpital Ambroise-Paré 9,
avenue Charles de Gaulle
F-92104 Boulogne Cedes

Dr. med. J. Haury
Abteilung für Sportorthopädie
der TU München, Connollystr. 32,
80809 München

Dr. med. Karin Hausberger
Universitätsklinik für Unfallchirurgie
Innsbruck, Anichstr. 35,
A-6020 Innsbruck

Prof. Dr. med. H. Höfler
Institut für Allgemeine und Spezielle
Pathologie TU München,
Ismaninger Str. 22,
81675 München

Dr. med. F. Hoffmann
Klinik für Orthopädie und Sport-
orthopädie, Städt. Krankenhaus
Rosenheim, Pettenkofer Str. 10,
83022 Rosenheim

Prof. Dr. med. A.B. Imhoff
Abteilung für Sportorthopädie
der TU München, Connollystr. 32,
80809 München

Dr. med. U. König
Abteilung für Sportorthopädie
der TU München, Connollystr. 32,
80809 München

Dr. med. F.S. Kralinger
Universitätsklinik für Unfallchirurgie
Innsbruck, Anichstr. 35,
A-6020 Innsbruck

Prof. Dr. med. L. Lafosse
Clinique Générale, F-74000 Annecy

Dr. med. C.F. Lattig
Orthopädische Chirurgie
Kantonsspital St. Gallen
CH-9007 St. Gallen

Dr. med. W. Lessl
Abteilung für Sportorthopädie
der TU München, Connollystr. 32,
80809 München

PD Dr. med. J.F. Löhr
Schulthess-Klinik, Lenghalde 2,
CH-8008 Zürich

Dr. med. T. Merl
Institut für Röntgendiagnostik der
TU München, Ismaninger Str. 22,
81675 München

Dr. med. G.M. Öttl
Orthopädische Chirurgie
Kantonsspital St. Gallen,
CH-9007 St. Gallen

Dr. med. P. Povacz
LKA Unfallchirurgie Salzburg
Müllner Str. 48, A-5020 Salzburg

Prof. Dr. med H. Resch
LKA Unfallchirurgie Salzburg
Müllner Str. 48, A-5020 Salzburg

Dr. med E. Roscher
Klinik für Orthopädie
und Sportorthopädie der
TU München, Ismaninger Str. 22,
81675 München

Prof. Dr. W. Rüther
Orthopädische Universitätsklinik
Hamburg Eppendorf,
Martinistraße 52, 20246 Hamburg

H. Sano, MD
Bone and Joint Research Lab
Ottawa, Canada

Dr. med. R. Schelter
Klinik für Orthopädie TU München
Ismaninger Str. 22, 81675 München

Dr. med. T. Schwamborn
Orthopädische Klinik,
Kantonsspital Bruderholz
CH-4101 Bruderholz/BL

Dr. med. R. Schmidt-Wiethoff
Sportklinik Stuttgart,
Taubenheimstr. 8, 70372 Stuttgart

Dr. med. H.K. Schwyzer
Schulthess-Klinik
Lenghalde 2, CH-8008 Zürich

Cand. med. J. Seifert
Abteilung für Sportorthopädie
der TU München, Connollystr. 32,
80809 München

Dr. med. B.R. Simmen
Schulthess-Klinik, Lenghalde 2,
CH-8008 Zürich

Prof. Dr. med. G. Sperner
Universitätsklinik für Unfallchirurgie
Innsbruck, Anichstr. 35,
A-6020 Innsbruck

Dipl.-Ing. E. Steinhauser
Abteilung Biomechanik der Klinik für Orthopädie und Sportorthopädie der TU München, Connollystr. 32, 80809 München

H. Thomazeau, MD
Service de Chirurgie Orthopédique et Réparatrice, Pr. Langlais
F-35056 Rennes

H. K. Uhthoff, MD
Bone and Joint Research Lab
Ottawa, Canada

G. Walch, MD
Clinique Emilie de Vialar, 116 rue Antoine Charial, F-69003 Lyon

Dr. med. M. Wambacher
Universitätsklinik für Unfallchirurgie Innsbruck, Anichstr. 35, A-6020 Innsbruck

PD Dr. med. E. Wiedemann
Chirurgie Klinikum Innenstadt
Nußbaumstr. 20, 80336 München

Cand. med. S. Wirth
Abteilung für Sportorthopädie der TU München, Connollystr. 32, 80809 München

Schulterinstabilität

1 Diagnostik und Klassifikation der Schulterinstabilität

M. L. Dingerkus

Einleitung

Knapp die Hälfte aller Gelenkluxationen betreffen die Schulter, nahezu ein Viertel aller Schulterverletzungen sind Luxationen [3, 7]. Pathomorphologische Veränderungen im Bereich der Schulter sind durch die zunehmende direkte arthroskopische Betrachtung und der mittlerweile ausgezeichneten Darstellung im Arthro-CT und Kontrast-MR verständlicher geworden. Durch diese Entwicklung konnte auch die klinisch manuelle Technik der Schulteruntersuchung nachhaltig beeinflußt werden (Abb. 2). Konsequenzen hinsichtlich des weiteren therapeutischen Managements sind aber erst nach Überführung der diagnostischen Erkenntnisse in eine einfache, logische Klassifikation der Schulterinstabilität möglich.

Stabilität, Instabilität und Laxität

In der Regel kommt der Patient mit einer instabilen Schulter in die Praxis mit den richtungsweisenden Worten: „Meine Schulter springt heraus." Es gibt aber auch Patienten, meist Athleten aus Überkopfsportarten, dem Schwimmen oder Turnen, die lediglich einen „Schmerz verspüren, aber keine Instabilität." Die Erhebung der Berufs- und Sportanamnese kann uns in diesen Fällen auf den richtigen Weg bringen.

Schulterinstabilität ist zunächst definiert als die Unfähigkeit des Patienten den Humeruskopf aktiv zu zentrieren [5]. In der Praxis ist es das klinische Bild und sind es die klinischen Symptome, die den Unterschied zwischen instabil und stabil ausmachen, wobei es statische und dynamische Schulterstabilisatoren zu berücksichtigen gilt.

In diesem Zusammenhang muß der Begriff „Laxität" eingeführt werden, der für das Ausmaß der Translation am entspannten Patienten steht. Unter Translation versteht man dabei die Verschieblichkeit des Humeruskopfes ohne gleichzeitige Rotation und orientiert sich an den von Hawkins [6] beschriebenen vier Translationsgraden (Abb. 1).

Einen Hinweis auf eine allgemeine Bandlaxität ergibt die Untersuchung auf Überstreckbarkeit an Ellbogen und Zeigefinger sowie an der gegenseitigen Schulter. Die Laxität ist individuell, arbeits- und sportartbezogen zu betrach-

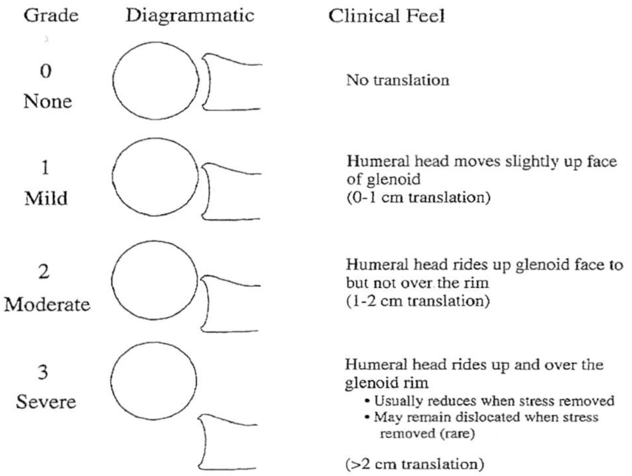

Abb. 1. Klinische Überprüfung der Translation des Oberamkopfes im Glenoid mit dem Schubladentest. (Aus: Hawkins/Bokor [6], S. 185)

ten und hat primär (ohne gleichzeitige Instabilität) keinen Krankheitswert. Im Gegenteil, verschiedene Sportarten bedingen an bestimmten Gelenken ein Maximum an Beweglichkeit, so daß ein sportartspezifischer Vorteil daraus resultiert. Die Summe von Mikroverletzungen bei mitunter jahrelangen, wiederholten Bewegungen an der physiologischen Translationsgrenze (Translationsgrad <2) können aber zu einer pathologischen Translation (Translationsgrad >2) mit echter Instabilität, also einer symptomatischen Subluxation bzw. Luxation, führen. Verschiedene Autoren weisen in diesem Zusammenhang auf das gleichzeitige Auftreten einer Instabilität mit einem sekundären Impingement hin, ein Symptomenkomplex, der nicht als separate Entität, sondern als Krankheitsbild mit fließendem Übergang zu betrachten ist [4].

Standard-Diagnostik

In der Literatur werden eine Fülle von Instabilitäts-Tests beschrieben, mit verschiedenen Namen, in unterschiedlicher Ausgangsstellung, oft nur in Nuancen verändert. Dabei gilt wie für jede erfolgreiche Untersuchungstechnik: wenige Tests mit optimaler Aussagekraft, routinemäßig (standardisiert) im Seitenvergleich durchgeführt.

Bei der Fragestellung Instabilität führen wir regelmäßig folgende Tests durch:

Vordere, hintere und untere Schublade: Die in der Regel nicht schmerzhafte Überprüfung des Gelenkspiels erfolgt als willkürlich nicht durchzuführende Bewegung entsprechend der Humeruskopfverschieblichkeit parallel zu den Gelenkflächen. Grundsätzlich erfolgen alle Untersuchungen im Seitenvergleich. Die Überprüfung der Translation erfolgt bei fixierter Skapula mit dem Codman-Griff nach anterior, posterior und inferior unter maximaler Entspannung des Kapselbandkomplexes (Abb. 2).

Sulcus-sign: Werden die Arme des stehenden Patienten kaudalwärts gezogen, so kommt es subakromial zu einer indolenten rinnenartigen Weichteileinziehung. Entsprechend des dabei erzielten Abstandes von Akromion und Humeruskopf erfolgt eine Einteilung in drei Grade nach Altcheck [1]:

- Grad 1 0–1 cm
- Grad 2 1–2 cm
- Grad 3 >2 cm

Ein positives Sulcus-zeichen und eine vermehrte Laxität (s. o.) treten immer zusammen auf, während eine subjektiv störende Instabilität meist nur einseitig vorhanden ist [8].

Die nachfolgend angeführten Untersuchungen sind Provokationstests, die sich dadurch auszeichnen, daß durch den Arzt beim Patienten ein kontrolliertes Bewegungsmanöver forciert ausgeübt wird, das beim Patienten Schmerz und eine Vermeidungsreaktion provoziert. Sie werden aus einer definierten Ausgangsstellung heraus in eine bestimmte Endstellung hinein durchgeführt.

Anteriorer Apprehensiontest: Beim anterioren Apprehensiontest erfolgt die zunehmende Außenrotation aus einer Neutralrotation bei 90°-Abduktionsstel-

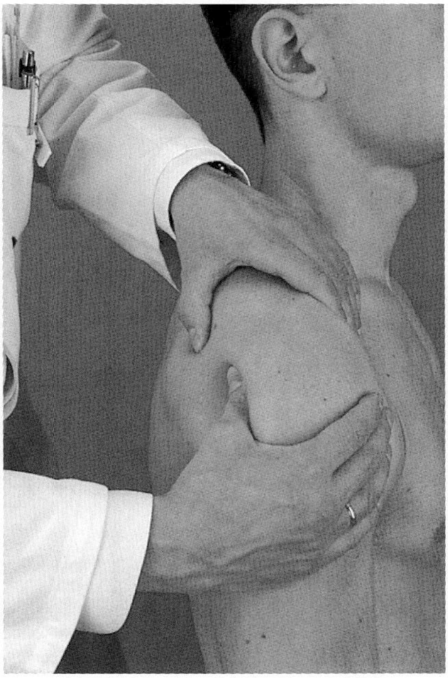

Abb. 2. Überprüfung der Translation nach vorne mit dem vorderen Schubladentest

lung und im Ellbogengelenk 90° gebeugten Armes unter gleichzeitigem, nach vorne gerichteten Druck des Untersucherdaumens auf den Humeruskopf. Das abrupte Anspannen der Schultermuskulatur, um die erwartete Luxation zu vermeiden, gilt als positiver Nachweis.

Posteriorer Apprehensiontest: Beim posterioren Apprehensiontest erfolgt manueller Druck durch den Untersucher auf den 90° flektierten Ellbogen des Patienten bei leicht adduzierten und flektierten Arm nach hinten. Beim Anspannen der Muskulatur ist der Test als positiv zu bewerten (Abb. 3).

Inferiorer Apprehensiontest: Beim inferioren Apprehensiontest ruht der Patientenarm in 90°-Abduktion auf der Untersucherschulter. Manueller Druck durch die von den oben auf den Oberarm aufgelegten Untersucherhände nach unten erzeugt im positiven Fall eine Muskelanspannung.

Die Apprehensiontests können sowohl am stehenden wie auch am sitzenden Patienten durchgeführt werden.

Relocationtest: Hier erfolgt die Untersuchung am liegenden Patienten. In 90°-Ellbogen- und 90°-Schulterstellung wird ein dosiertes Apprehensionmanöver ausgeführt. Ab einem bestimmten Grad an Außenrotation treten Schmerzen auf und es kommt zu einer Muskelanspannung, um die drohende Luxation in die Hauptrichtung nach vorne unten zu vermeiden. Erfolgt in dieser Situation ein manueller Druck von vorne-unten gegen den Humeruskopf, so wird dieser wieder zentriert, die Schmerzen werden rücklaufig und eine stärkere Außenrotation ist möglich.

Bei unveränderter Schmerzsymptomatik und Muskelanspannung muß an ein posterosuperiores Impingement gedacht werden.

O'Brien-Test: Dieser Test gibt Hinweise auf eine vorliegende SLAP-Läsion, wenn es bei Flexion des innenrotierten und pronierten Armes aus einer mitt-

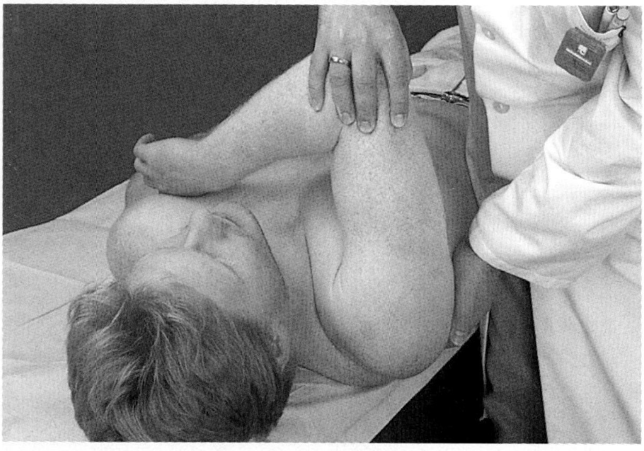

Abb. 3. Posteriorer Apprehensiontest zum Nachweis einer hinteren Instabilität

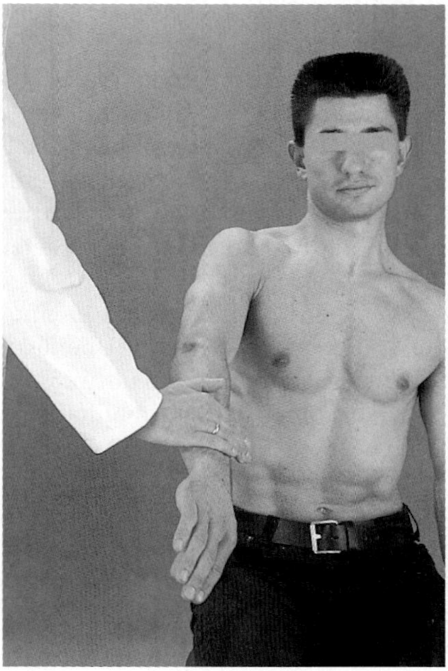

Abb. 4. Der sog. O'Brien-Test liefert Hinweise auf eine SLAP-Läsion

leren Flexionsstellung gegen den Widerstand des Untersuchers zu einer Schmerzangabe kommt (Abb. 4).

In Ausnahmefällen ist eine exakte Instabilitätsbeurteilung erst in Narkose möglich.

Klassifikation

Die Klassifikation der Schulterinstabilität orientiert sich an der Einteilung nach Warner, Schulte, Imhoff [9], die in Grad, Häufigkeit, Richtung und Ätiologie unterscheiden.

1. Grad: Nach den Definitionen von Hawkins [6] kann eine Schulterinstabilität nur als Subluxation oder Luxation auftreten.

2. Häufigkeit: Die glenohumerale Instabilität nach einer entsprechenden Verletzung bezeichnet man als akut, wenn sie innerhalb der ersten 24 Stunden gesehen wird. Liegt die Lxuation im unreponierten Zustand länger als 24 Stunden zurück, so spricht man von einer chronischen Instabilität.

Rezidivierende Instabilitäten beschreiben eine mehrmalige glenohumerale Subluxation, Luxation oder beides.

Als Sonderfall gilt die verhakte (meist hintere) chronische Instabilität, die geschlossen nicht zu reponieren ist und gewöhnlich mit einer ausgeprägten Hill-Sachs-Läsion vergesellschaftet ist.

3. Richtung: Entsprechend der Instabilitätsrichtung wird in eine anteriore, posteriore, inferiore oder eine multidirektionale Instabilität unterschieden. Die Hauptrichtung der Instabilität ist gewöhnlich nach vorne, wiewohl die „inferiore Instabilität“ wegweisend für diese Diagnose ist. Schwierigkeiten hinsichtlich der Richtung ergeben sich beim asymptomatischen Patienten mit Schmerz aber ohne Instabilitätsgefühl, Überkopfsportler mit vorderer Subluxation und sek. Impingement, Patienten mit multidirektionaler oder hinterer Instabilität und solchen mit begleitender Tendinitis.

4. Ätiologie: Ursächlich kann in eine traumatische, atraumtische, rezidivierende „mikrotraumatische“ (Überlastung), angeborene oder neuromuskuläre Schulterinstabilität eingeteilt werden.

Die traumatische Instabilität ist eindeutige Unfallfolge mit Schäden an Pfanne und Humeruskopf, während sich die atraumatische Instabilität ohne oder nach einem Minimaltrauma bei konstitutioneller Laxität entwickelt.

Die mikrotraumatische Instabilität entsteht auf dem Boden einer rezidierenden mikrotraumatischen Überlastung und ist häufig bei Überkopfsportler, Schwimmer, Handballer, Gewichtheber etc. zu finden. Angeborene Instabilitäten können sich aus Entwicklungsanomalien des proximalen Humerus oder des Glenoids entwickeln. Neuromuskuläre Instabilitäten kommen bei Anfallsleiden und der Erb’schen Dysplasie, einer geburtstraumatischen oberen Plexusschädigung, vor.

Interessant ist ferner die Frage, ob eine Subluxation oder Luxation durch selektiven Muskeleinsatz (willkürlich) oder durch eine bestimmte Armposition (unwillkürlich) erfolgt.

Literatur

1. Altcheck DW, Warren RF, Skyhar MJ, Ortiz G (1991) T-plasty modification of the Bankart procedure for multidirectional instability of the anterior and inferior types. In: J Bone Joint Surgery (Am) 73:105–112
2. Benedetto KP (1995) Schulterluxation und Schulterinstabilität Editorial. In: Arthroskopie 8:155
3. Cave EF, Burke JF, Boyd RJ (1974) Trauma Management. Chicago: Year Book Medical Publishers, pp 437–445
4. Gohlke F, Lippert MJ, Keck O (1993) Instabilität und Impingement an der Schulter des Leistungssportlers mit Überkopfbelastung. In: Sportverletzung Sportschaden 7:115–121
5. Gretenkord K, Blauth KW (1986) Die Bedeutung von Schmerz und Funktionsanalysen für die Diagnostik von Rupturen der Rotatorenmanschette – Ergebnisse einer prospektiven Studie. Hefte zur Unfallheilkunde 180:35–42
6. Hawkins RJ, Bokor DJ (1998) Clinical Evaluation of Shoulder Problems. In: Rockwood CA, Matsen FA (Hrsg): The Shoulder. Saunders Company Philadelphia, Vol 1, Chapt 4, pp 164–197
7. Kasar B, Relovszky E (1996) Prognosis of primary dislocation of the shoulder. Acta Orthop Scand 40:216–223
8. Schneeberger AG, Hersche O, Gerber C (1998) Die instabile Schulter Klassifikation und Therapie. In: Unfallchirurg, Springer, Bd 101, S 226–231 101:226–231
9. Warner JJP, Schulte KR, Imhoff AB (1995) Current Concept in Shoulder Instability. In: Advances in Operative Orthopaedics, Mosby-Year Book Inc. Vol 3, pp 217–248

2 Schnittanatomie des Schultergelenkes – Vergleich von anatomischem Präparat und MRT

R. Burgkart

Einleitung

Wegen der hohen Ortsauflösung und des ausgezeichneten Weichteilkontrastes hat sich die Kernspintomographie auch im Bereich des Schultergelenkes in den letzten Jahren zum Verfahren der Wahl bei der Diagnostik von Weichteilveränderungen entwickelt.

Insbesondere bei der differenzierten Beurteilung des subacromialen Raumes – in Bezug auf Impingement-Syndrome –, den entzündlichen, traumatischen sowie degenerativen Veränderungen der Rotatorenmanschette und glenohumuralen Instabilitäten mit Läsionen des entsprechenden Labrum-/Kapsel-Komplexes, hat dieses bildgebende Verfahren besondere Bedeutung gewonnen. Aber gerade beim Schultergelenk sind zahlreiche Fehlinterpretationen mit falsch-positivem Ergebnis möglich.

Neben einer Vielzahl von physiologischen Normvarianten (Liou 1993; Stoller 1993; Zlatkin 1991), insbesondere des Labrum-/Kapsel-Komplexes haben sich in den letzten Jahren zahlreiche Autoren mit dem Problem physiologischer Signalanhebungen im Bereich der distalen, klinisch relevanten Supraspinatussehne – kurz vor dem Ansatz im Bereich des Tuberculum majus – beschäftigt.

Dabei werden als Erklärungsansätze Anschnittphänomene aufgrund der Schichttechnik bei distal-fächerförmigem Ansatz dieser Sehne (Vahlensieck 1993), die Darstellung der Verschiebeschicht zwischen dem langen Kopf der Bizepssehne und der Supraspinatussehne (Heuck 1990) bzw. technisch-physikalisch bedingte Ursachen im Zusammenhang mit dem Kollagenfaserverlauf i.S. des „magic angle“-Phänomens (Erikson 1991) diskutiert.

Um die Möglichkeiten der Fehlinterpretation möglichst gering zu halten, ist neben dem Wissen um diese Problemzonen eine exakte Kenntnis der anatomischen Strukturen eine wesentliche Voraussetzung.

Grundlage der vorliegenden Arbeit sind Gefrierschnitte von 3 frischen Leichen-Schultergelenken – die in der schräg-coronaren, schräg-sagittalen und axialen Ebene in 3 mm-Abständen geschnitten wurden. Diese Kryo-Schnitte wurden schließlich mit entsprechenden MRT-Abbildungen verglichen.

Dabei stellt der Artikel Ausschnitte früherer Beiträge vor, aus denen sowohl die ausführliche Methodik als auch weiterführende Literatur entnommen werden kann (Burgkart 1996a, b).

Ergebnisse

Schräg coronare Schnitte: Die Schnittebene wurde wie üblich an der Hauptachse des M. supraspinatus orientiert. Der prox. Anteil der Sehne des M. biceps brachii cap. long. ist aufgrund seines schrägen Verlaufes von latero-ante-

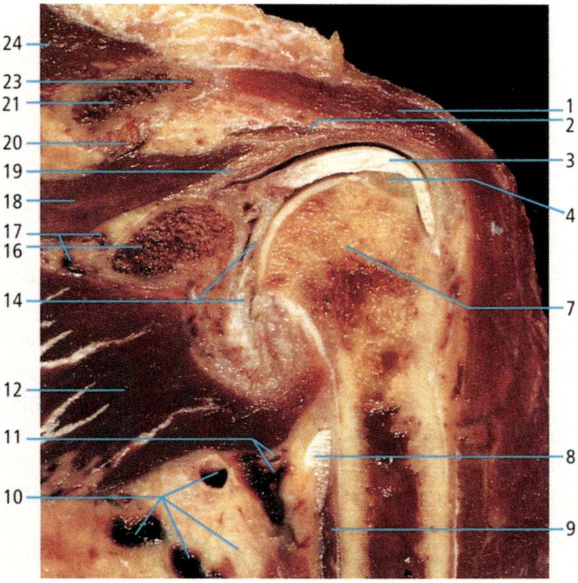

Abb. 1. Schräg koronarer Gefrierschnitt eines linken Schultergelenkes im Bereich des proximalen Ansatzes der Sehne des M. biceps brachii (Cap. long.)

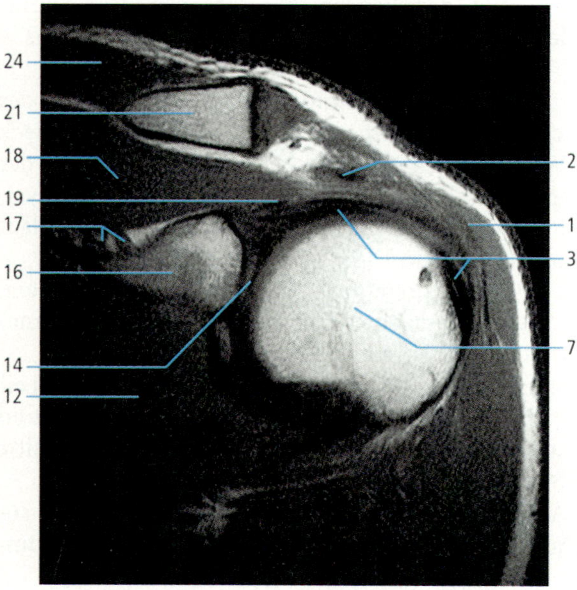

Abb. 2. Schräg koronares MRT eines linken Schultergelenkes im Bereich des proximalen Ansatzes der Sehne des M. biceps brachii (Cap. long.). SE T1-gewichtet (TR 473, TE 20, SD 3 mm, 1.0 T Magnetom)

Abb. 1–4. **1** M. deltoideus, **2** Lig. coracoacromiale, **3** Sehne des M. biceps brachii (Cap. long.), **4** Proximaler Ansatz des M. subscapularis, **5** Sehne des M. supraspinatus, **6** Tuberculum majus humeri, **7** Caput humeri, **8** Sehne des M. latissimus dorsi, **9** M. teres major, **10** A., Vv.+Plexus brachialis, **11** A.+V. circumflexa hum. post., **12** M. subscapularis, **13** Gelenkkapsel mit Lig. glenohumerale inf., **14** Labrum glenoidale, **15** Angulus lateralis scapulae, **16** Proc. coracoideus, **17** A.+V. suprascapularis, **18** M. supraspinatus, **19** Lig. coracohumerale, **20** Lig. coracoclaviculare (Lig. trapezoideum), **21** Clavicula, **22** Bursa subacromialis, **23** Acromion, **24** M. trapezius

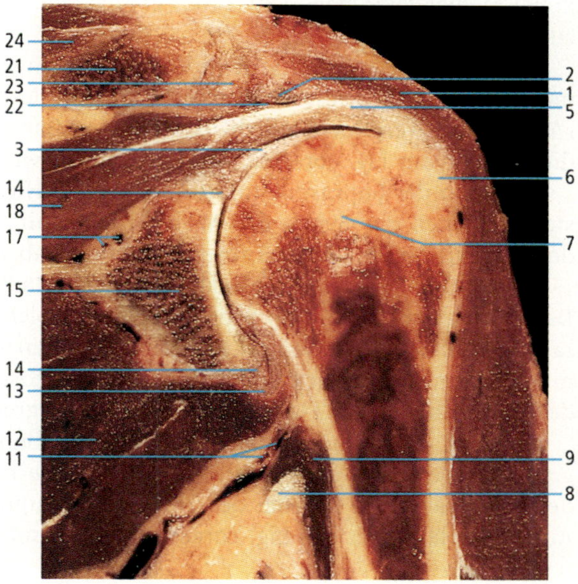

Abb. 3. Schräg koronarer Gefrierschnitt eines linken Schultergelenkes 6 mm posterior zu Abb. 1

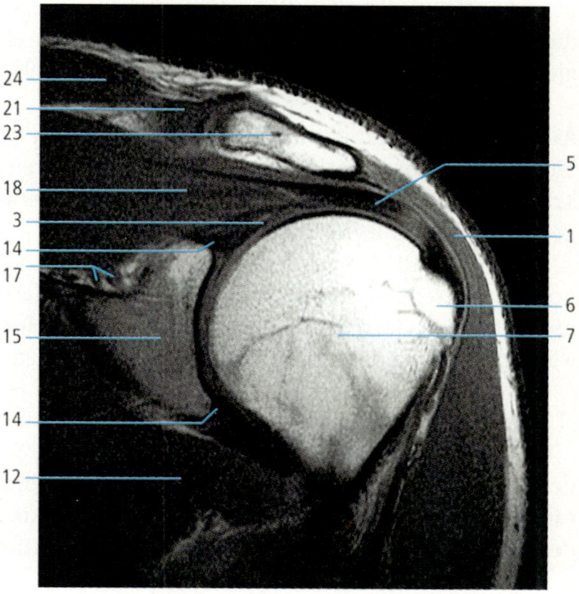

Abb. 4. Schräg koronares MRT eines linken Schultergelenkes 6 mm posterior zu Abb. 3. SE T1-gewichtet (TR 473, TE 20, SD 3 mm, 1.0 T Magnetom)

rior nach medio-posterior daher tangential angeschnitten (Abb. 1). Neben dem proximalen Ansatz im Bereich des Tuberculum supraglenoidale kommt die direkte Verbindung der Sehne mit antero-superioren Anteilen des Labrum glenoidale zur Darstellung.

Cranial der Gelenkkapsel – über der Bizepssehne – läßt sich das Lig. coracohumerale in seinem gesamten Verlauf vom Proc. coracoideus zum Tub. majus humeri abgrenzen. Der anteriore Anteil des M. supraspinatus kommt proximal-medial zwischen dem Proc. coracoideus und der lateralen Clavicula zur Abbildung.

Der laterale Anteil mit seinem kräftigen Sehnenansatz im Bereich des Tub. majus zeigt sich schließlich in dem 6 mm dorsal dazu gelegenen Schnitt (Abb. 3). Als Verschiebeschicht ist hier eine Bursa subacromialis ausgebildet, die cranial vom Lig. coracoacromiale begrenzt wird.

Zwischen der Supraspinatussehne und dem Humeruskopf läßt sich der posteriore Anteil der Sehne des M. biceps brachii in direkter Verbindung mit dem superioren Anteil des Labrum glenoidale abgrenzen.

Großflächig kommt in der linken unteren Bildhälfte der M. subscapularis zur Darstellung (Abb. 1 und 3). Schließlich finden sich oberhalb des Angulus lateralis scapulae die Arterie und Vene suprascapularis. Außer der Bursa subacromialis lassen sich alle erwähnten anatomischen Strukturen in den entsprechenden zugeordneten MRT-Abbildungen analog abgrenzen (Abb. 2 und 4).

Dabei ist insbesondere die deutliche Darstellung des Überganges der langen Bizepssehne in die entsprechenden Anteile des Labrum glenoidale bzw. dessen Ansatzes im Bereich des Tuberculum supraglenoidale erwähnenswert. Außerdem läßt sich das Lig. coracohumerale von den benachbarten Strukturen abgrenzen.

In Abbildung 4 zeigt sich im distalen Anteil der Supraspinatussehne – vor dem Ansatz im Bereich des Tub. majus – eine kurzstreckige Signalanhebung, die als normaler Befund zu werten ist und am ehesten mit dem „magic angle"-Phänomen erklärt werden kann (Erikson 1991).

Axiale Schnitte: Abbildung 5 zeigt die lange Bizepssehne quergeschnitten im Sulcus intertubercularis. Ventro-medial, im Bereich des Tub. minus setzt die kräftige Sehne des M. subscapularis an und lateral am Tub. majus der sehnige Anteil des M. infraspinatus.

Anterior und posterior des Angulus lat. läßt sich jeweils das Labrum glenoidale abgrenzen. Beim Vergleich der Zirkumferenzen der Cavitas glenoidalis gegenüber dem kartilaginären Anteil des Humeruskopfes wird die Notwendigkeit einer muskulären Stabilisierung augenfällig.

Dorsal der angeschnittenen Scapula lassen sich die Gefäße sowie der N. suprascapularis abgrenzen.

Im oberen rechten Bildrand von Abbildung 5 sind schließlich die Sehne des M. biceps brachii cap. breve, der M. coracobrachialis sowie der M. pectoralis minor dargestellt. Alle aufgeführten Strukturen lassen sich ebenfalls auf der korrespondierenden MR-Tomographie identifizieren.

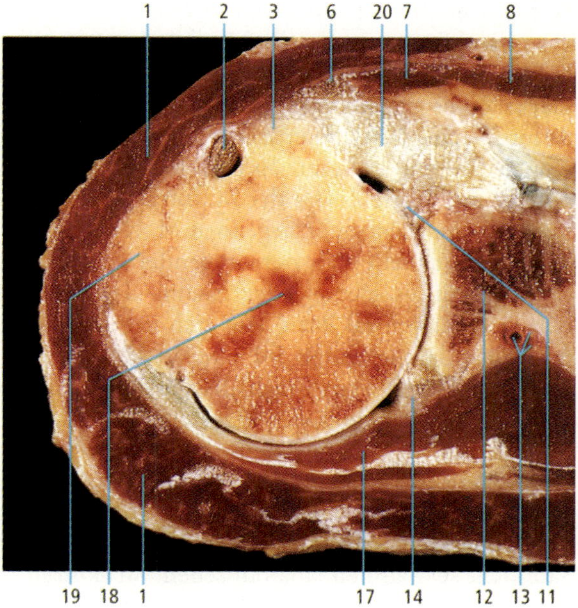

Abb. 5. Axialer Gefrierschnitt eines rechten Schultergelenkes

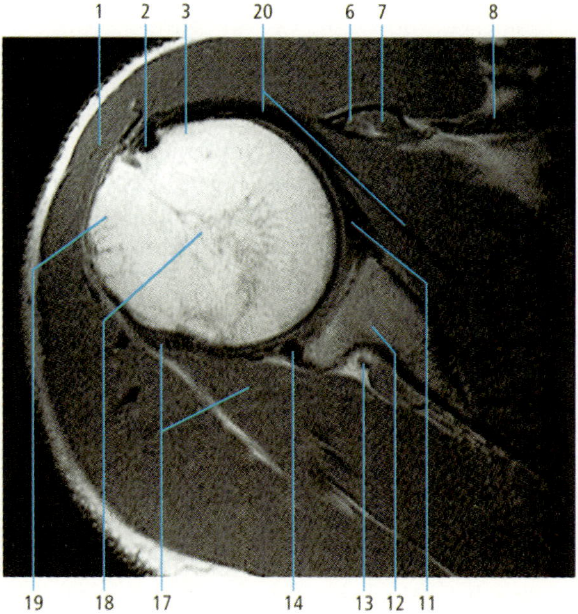

Abb. 6. Axiales MRT eines rechten Schultergelenkes. SE T1-gewichtet (TR 473, TE 20, SD 3 mm, 1.0 T Magnetom)

Abb. 5 und 6: 1 M. deltoideus, **2** Sehne des M. biceps brachii (Cap. long.), **3** Tuberculum majus humeri, **6** Sehne des M. biceps brachii (Cap. breve), **7** M. coracobrachialis, **8** M. pectoralis minor, **11** Labrum glenoidale (anteriorer Anteil), **12** Angulus lateralis scapulae, **13** A., V.+N. suprascapularis, **14** Labrum glenoidale (posteriorer Anteil), **17** M. infraspinatus mit Sehne, **18** Caput humeri, **19** Tuberculum majus humeri, **20** Sehne des M. subscapularis

Schräg sagittale Schnitte: Unmittelbar lateral der Cavitas glenoidalis, parallel zur Gelenkfläche, ist in Abbildung 7 das Acromioclavikulargelenk, die ventrale Spitze des Proc. coracoideus sowie tangential der medialste Anteil des Humeruskopfes angeschnitten. In der orthograden Aufsicht lassen sich bogenförmig – um den Humeruskopf angeordnet – alle 4 Muskeln der Rotatorenmanschette exakt abgrenzen (ventral der M. subscapularis, cranial der M. supraspinatus sowie dorsal der M. infraspinatus minor und in enger Lagebeziehung mit dem darunter liegenden M. teres min).

Kaudal schließt sich der tangential angeschnittene lange Kopf des M. biceps brachii als mediale Begrenzung der lateralen Achsellücke an. In direktem Kontakt ventral dazu, läßt sich der Muskelbauch des M. teres major mit der ventral aufliegenden Sehnenplatte des M. latissimus dorsi abgrenzen. Als Leitmuskel des Plexus brachialis, mit Begleitgefäßen, kommt schließlich ventral zum M. subscapularis der M. coracobrachialis mit seinem Ursprung im Bereich des Proc. coracoideus, zusammen mit dem M. pectoralis minor zur Darstellung.

In dem vorliegenden Schnitt stellt sich der proximale Anteil der langen Bizepssehne untrennbar mit dem ant.-sup.-Gelenkkapsel-/Labrum-Komplex dar. Sämtliche erwähnten anatomischen Strukturen lassen sich in der entsprechend zugeordneten MRT-Abbildung (Abb. 8) analog ansprechen.

Diskussion

Eine sichere anatomische Zuordnung zwischen beiden Abbildungsmodalitäten konnte auch für dicht beieinanderliegende Strukturen, wie dem transversalen interartikulären Verlauf der langen Bizepssehne gegenüber dem Lig. coracohumerale sowie dem cranial aufliegenden M. supraspinatus getroffen werden.

Auch die Abgrenzung des Labrum glenoidale in entsprechender Schnittführung war mit der verwendeten MRT-Technik exakt möglich.

Bei der schräg-sagittalen Schnittführung ergab sich eine orthograde Aufsicht auf die 4 Muskeln der Rotatorenmanschette und es konnte in beiden Abbildungsmodalitäten in vergleichbarer Weise der sog. Fornix humeri aus Proc. coracoideus und Acromion – mit dem bogenförmigen dazwischengespannten Lig. coracoacromiale – und die enge Lagebeziehung des M. supraspinatus zur Unterfläche des Acromions angesprochen werden.

Durch den vorliegenden Vergleich von anatomischen Präparaten und korrespondierenden MRT-Schnitten konnte die Bedeutung der Kernspintomographie auch für das Schultergelenk als eine wesentliche Erweiterung der diagnostischen Möglichkeiten – mit präzisem Ansprechen klinisch-relevanter Strukturen und Lageverhältnissen – bestätigt werden.

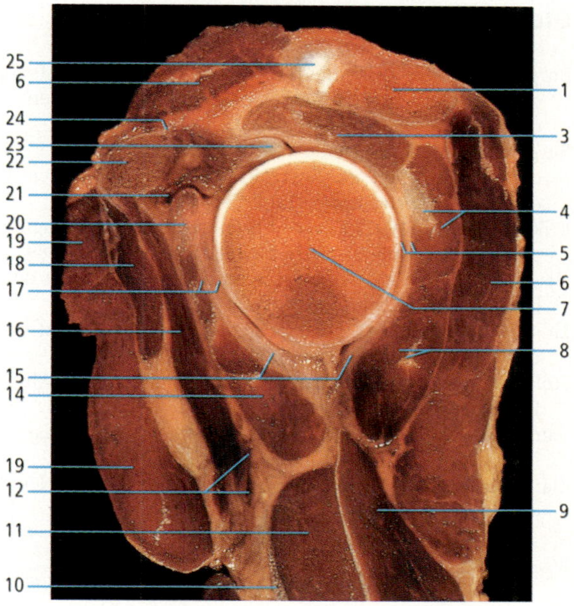

Abb. 7. Schräg sagittaler Gefrierschnitt eines linken Schultergelenkes mit Anschnitt des Akromioklavikulargelenkes und Proc. coracoideus.

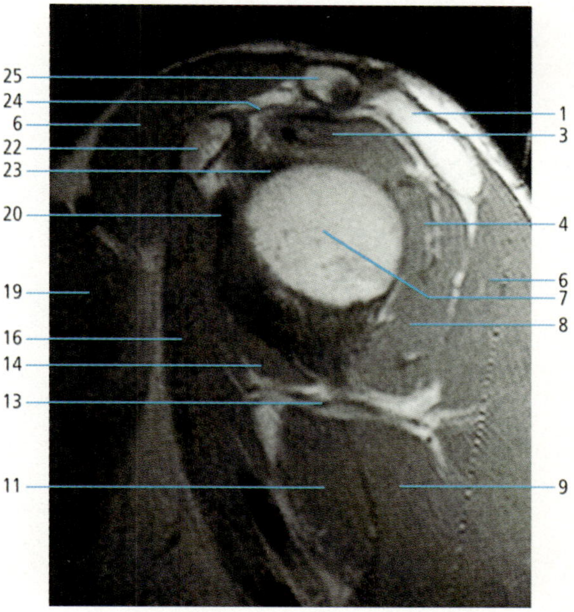

Abb. 8. Schräg sagittales MRT eines linken Schultergelenkes mit Anschnitt des Akromioklavikulargelenkes und Proc. coracoideus. SE T1-gewichtet (TR 473, TE 20, SD 3 mm, 1.0 T Magnetom)

Abb. 7 und 8. 1 Akromion, **3** M. supraspinatus mit Sehne, **4** M. infraspinatus mit Sehne, **5** Gelenkkapsel (Pars post.), **6** M. deltoideus, **7** Caput humeri, **8** M. teres minor mit Sehne, **9** M. triceps brachii (Cap. long.), **10** Sehne des M. latissimus dorsi, **11** M. teres major, **12** A., V. axillaris+Plexus brachialis, **14** M. subscapularis, **15** Gelenkkapsel (Pars inf.) mit Lig. glenohumerale inf., **16** M. coracobrachialis, **17** Gelenkkapsel (Pars ant.) mit Lig. glenohumerale med., **18** M. pectoralis minor, **19** M. pectoralis major, **20** Sehne des M. subscapularis, **21** Bursa subtendinea des M. subscapularis, **22** Proc. coracoideus, **23** Sehne des M. biceps brachii (Cap. long.), **24** Lig. coracoacromiale, **25** Klavikula

Literatur

Burgkart R, Merl T, Weinhart H, Eckstein F, Schittich I, Gerhardt P (1996) Schnittanatomie des Schultergelenkes, Korrelation von anatomischen Präparat und MRT-Teil 1. Sportorthopäd Sporttraumatolog 12(3):222–227

Burgkart R, Merl T, Weinhart H, Eckstein F, Schittich I, Gerhardt P (1996) Schnittanatomie des Schultergelenkes, Korrelation von anatomischen Präparat und MRT-Teil 2. Sportorthopäd Sporttraumatol 12(4):295–299

Erikson SJ et al (1991) Effect of orientation on MR-imaging signal intensity: a manifestation of the „magic angle"-phenomenon. Radiology 181:389–392

Heuck A et al (1990) MRT der Schulter. Möglichkeiten der Überinterpretation von Normalbefunden. Fortschr. Röntgenstr. 152:587–594

Liou JTS et al (1993) The normal shoulder: common variations that simulate pathologic conditions at MR-imaging. Radiology 186:435–341

Stoller DW (1993) MRI in Orthopaedics and Sports Medicine, 2 ed. Lippincott Company, Philadelphia

Vahlensieck M et al (1993) Two segments of the supraspinous muscle: cause of high signal intensity at MR-imaging? Radiology 186:449–454

Zlatkin MB (1991) MRI of the Shoulder. Raven Press, New York

3 Magnetresonanztomographie des Schultergelenkes bei Instabilität und Läsionen der Rotatorenmanschette

T. Merl und P. Gerhardt

Erkrankungen der Schulter sind wegen der besonders komplexen anatomischen wie funktionellen Eigenschaften der gelenkbildenden Strukturen der oberen Extremität ein diagnostisch wie therapeutisch anspruchvolles Gebiet. Adäquate Bildgebungsmethoden bilden zusammen mit einer eingehenden klinischen Untersuchung die Voraussetzung zur optimalen, frühzeitigen Therapie. Neue Erkenntnisse über die Pathogenese und sich rasch entwickelnde therapeutische, insbesondere komplexe operative Methoden, erfordern hierfür eine wesentlich differenziertere Diagnostik als bisher.

Wegen der komplizierten Anatomie des Schultergelenkes und der überwiegend die Weichteile betreffenden Erkrankungen gilt die Magnetresonanztomographie mit ihrem hohen Weichteilkontrast und der Möglichkeit zur multiplanaren Schichtführung als diagnostische Methode der Wahl.

Die hier vorgestellte Arbeit soll keine lexikalische Abhandlung der MRT der Schulter sein, hierfür sei auf die umfangreichen und guten großen Lehrbücher von Resnick [70, 72], Steinbach [77], Stoller [78] und Rafii [68] verwiesen, sondern einige der Besonderheiten der Untersuchung dieses Gelenkes und der Interpretation der Bilder herausstellen.

Im klinischen Alltag werden die Schultergelenkserkrankungen meist in eine Gruppe mit Instabilität des Schultergelenkes und in eine Gruppe mit Rotatorenmanschettenläsionen eingeteilt.

Wenngleich diese Klassifikation inzwischen durch neuere Untersuchungen teilweise überholt ist, weil sie den komplexen pathogenetischen Zusammenhängen nicht gerecht wird (insbesondere beim instabilitätsbedingten Impingement), ist diese Annäherung für viele Belange hinreichend.

Grundlage der zielgerichteten Bildgebung ist eine genaue Anamnese und differenzierte klinische Untersuchung durch einen erfahrenen Untersucher. Die klassische Röntgenaufnahme in 2 Ebenen ergänzt die erste klinische Diagnostik. Nach unserer Erfahrung muß als nächster Schritt wegen der erheblich differierenden operativen Konsequenzen die Magnetresonanztomographie mit intraartikulärer Gabe verdünnter Gadoliniumlösung und deren Auswertung durch einen muskuloskeletal erfahrenen Radiologen folgen.

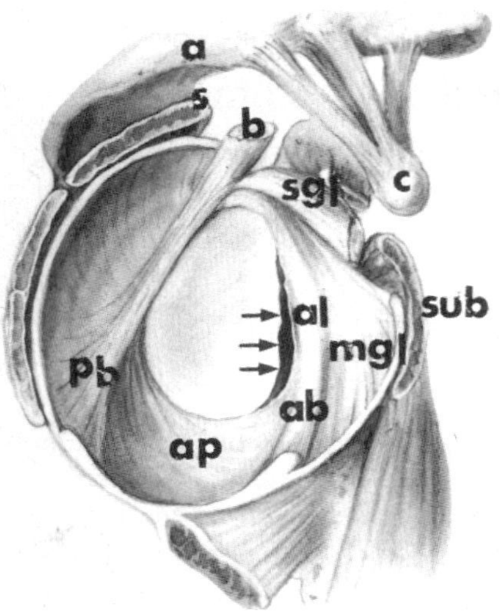

Abb. 1. Aufsicht auf das eröffnete Schultergelenk von lateral (Schema)

Technik

Die Untersuchung des Schultergelenkes stellt an den Gerät und Untersucher höhere Anforderungen als jedes andere Gelenk: Die umfassende Abbildung der komplexen Anatomie der verschiedenen Anteile dieses Gelenkes, die überwiegend in Winkeln zu den typischen MRT-Untersuchungsachsen verlaufen, die exzentrische Lage im Scanner und eine unregelmäßige Außenkontour (Fettsaturierung!) stellen hohe Anforderungen an die Hardware. Oberflächenspulen erlauben das beste Signal- zu Rauschverhältnis, homogene Fettunterdrückungstechniken sind unerläßlich. Die Wahl der Sequenzen hängt sehr vom verwendeten Scanner ab, Mindestanforderung sind bei MR-Arthrographie-Technik triplanare T1 Spinechosequenzen (axial parallel zum M. supraspinatus, oblique-sagital parallel zum Glenoid, oblique-coronar entlang der Achse des M. supraspinatus) sowie eine oblique-coronare T2 TSE Sequenz. Schnelle Turbospinecho- und Gradientenechosequenzen sind unter Berücksichtigung ihrer immanenten Probleme (Blurring, Artefakte) möglich, EPI Techniken sind noch nicht in der Routine einsetzbar.

Die Schichtdicke sollte bei höchstens 4 mm mit einem Schichtabstand von maximal 20% liegen. FOV sollte 16 cm, Matrix mindestens 192 × 256 sein, TR und TE geräteoptimiert für die empfohlenen Sequenzen, homogene, möglichst spektrale Fettsättigung bei mindestens einer coronaren Sequenz.

Wir empfinden die MR-Arthrographie als mittlerweile unabdingbaren Gewinn gegenüber der Untersuchung des nicht kontrastierten, nicht distendierten Gelenkes, weil nur so die differenzierten Fragestellungen unserer klinischen Partner zu beantworten sind (*Cave:* Gadolinium ist in Deutschland – im Gegensatz zur Schweiz und Österreich – noch nicht zur intraartikulären Applikation zugelassen!). Die ersatzweise Verwendung von Kochsalzlösung und T2 gewichteten Sequenzen ist prinzipiell möglich, wird aber durch etwas schlechtere Bildqualität erkauft, ebenso wie bei der indirekten MR-Arthrographie, die vor allem keine Distension des Gelenkes leistet. Die Indikation zur direkten MR-Arthrographie muß dabei sicher besonders kritisch hinsichtlich der therapeutischen Konsequenz hinterfragt werden.

Die Lagerung des Armes in Neutralposition ist wichtig zur Beurteilbarkeit u.a. des kapsulolabralen Komplexes, eine Untersuchung in Innenrotation, Außenrotation oder ABER (Abduktion/Außenrotation) kann bei bestimmten Fragen hilfreich sein [3, 8, 10, 13, 24, 33, 36, 37, 42, 43, 45, 46, 51, 57, 80, 87, 89, 90, 92, 95].

Läsionen der Rotatorenmanschette

Läsionen der Rotatorenmanschette können traumatische Erstverletzungen sein, meistens handelt es sich aber um Schädigungen, die – bei häufig zusätzlich vorliegenden anatomischen Prädispositionsfaktoren – durch repetitive Mikrotraumata im Rahmen des „Impingements" entstehen.

Eine angeborene Enge des subacromialen Raumes prädisponiert zu mechanischen und/oder hypoxischen Läsionen der durch diesen Raum verlaufenden Sehnen (auch als *extrinsisches Impingement* bezeichnet). Die Einengung wird durch vielfältige anatomische Varianten verursacht (siehe unten). Eine natürliche altersbedingte Degeneration trägt ebenfalls zur erhöhten Verletzbarkeit der Sehnen bei (sogenanntes *intrinsisches Impingement*)

Eine zweite Disposition für das Impingement ist die Instabilität des humeroglenoidalen Gelenkes, die sowohl durch Schäden des Labrum glenoidale, als auch durch Schäden an den Bändern (Ligg. glenohumerale superius, medius et inferius) verursacht wird. Durch sie kann der Humeruskopf aus der Gelenkpfanne subluxieren und die Sehnen der Rotatorenmanschette komprimieren (sogenanntes *instabilitätsbedingtes Impingement*).

Wenngleich das Prinzip der mechanischen Schädigung schon Ende des letzten Jahrhunderts erkannt wurde, war es das Verdienst von Sir Charles Neer anhand von Studien an Präparaten das Konzept der mechanischen Läsion durch Impingement, das Einklemmen der Sehnen der Rotatorenmanschette unter dem coracoacromialen Bogen, zu definieren:

1972 hat er ein Konzept formuliert, in dem drei Stadien der Impingement-Erkrankung unterschieden werden:

- Im ersten Stadium, das überwiegend junge Patienten betrifft, entwickelt sich durch zu starken Gebrauch ein reversibles Ödem in der Sehne, das unter konservativer Therapie meist gut ausheilt.
- Beim zweiten Stadium führen Überanstrengung in Kombination mit physiologischer Degeneration zu Mikroeinblutungen und Narbenbildungen in der Sehne.
- Im dritten und letzten Stadium entstehen Rupturen, die die Sehne ganz oder teilweise erfassen (IIIA bzw IIIB).

Diese Einteilung wird von vielen Radiologen zur Befundbeschreibung verwendet, obwohl neuere Aspekte der Biomechanik und vor allem arthroskopische Klassifikationen die Befunde etwas anders gewichten.

Die Magnetresonanztomographie ermöglicht die präzise Beschreibung prädisponierender anatomischer Faktoren und *indirekter* Zeichen des Impingements:

- Morphologie des Acromions (Typ I–III nach Bigliani),
- „downward-sloping" (d.h. nach caudolateral gerichtetes) Acromion
- Vorhandensein eines Os acromiale,
- hypertrophe ACG-Arthrose
- Unterbrechung des subacromialen Fettstreifens
- subacromiale Osteophyten
- subacromiale Bursitis
- Erguß in der Bursa subacromialis-subdeltoidea und im Gelenk
- Verdickung des coracoacromialen Bandes
- Rotatorenmanschetten-Rupturen als Spätstadium

Unglücklicherweise mußte man mit der Zeit erkennen, daß viele dieser indirekten Zeichen auch bei vollkommen schultergesunden Probanden auftreten und damit keine große diagnostische Aussagekraft besitzen. Die Abgrenzung pathologischer Veränderungen von Normvarianten bzw. Artefakten gelingt nur unter genauer Kenntnis der Normvarianten, der degenerationsbedingten Veränderungen, der beschriebenen Pitfalls und der physikalisch-technischen Besonderheiten der Untersuchung.

Da das Impingement häufig zusammen mit anderen Erkrankungen des Gelenkes auftritt, finden sich oft auch Zeichen einer Instabilität oder einer adhäsiven Kapsulitis mit einer rigiden Kapsel.

Das Impingement als *funktionelle* Störung ist in der statischen Magnetresonanztomographie bislang nicht direkt nachweisbar. Die positionelle MRT mit Untersuchung des Patienten in verschiedenen Abduktions- und Rotati-

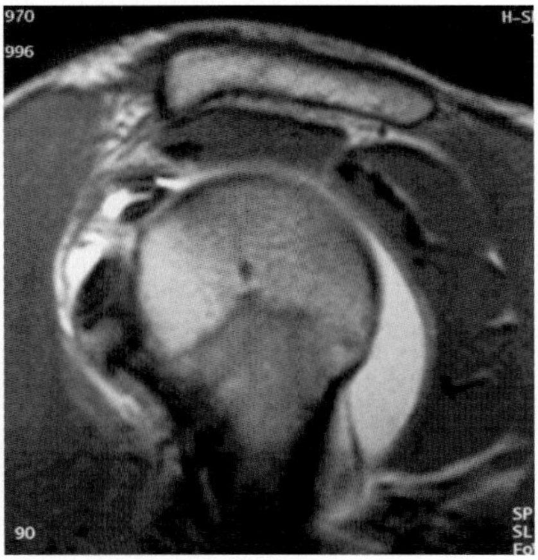

Abb. 2. Anatomischer Prädispositionsfaktor für Impingement Acromion Typ III nach Bigliani

onsgraden des Armes in offenen Magnetresonanztomographiegeräten zeigte vielversprechende Ansätze, weil sie die funktionelle Störung im Bewegungsablauf erfassen und damit bessere Aussagen über die Pathogenese treffen konnte. Die unmittelbare klinische Anwendung scheiterte aber bislang an technischen Problemen.

Der Beitrag der Bildgebung zur Diagnostik und Therapieplanung beim instabilitätsbedingten Impingement ist eingeschränkt.

Unerwünschte späte Stadien des Impingement, Partial- oder Komplettrupturen der Rotatorenmanschette lassen sich gut abgrenzen. Für die Diagnostik von Rotatorenmanschetten-Komplettrupturen sind die Treffsicherheiten in der Hand erfahrener Auswerter bei annähernd 100%. Partielle Rupturen sind leider nur mit einer Treffsicherheit von ca. 50% bis 85% erkennbar, je nach Lage, Art und Größe der Läsion. Vor allem bursaseitig ist die Treffsicherheit noch unbefriedigend. Articularseitige Teilrupturen können nach unserer Erfahrung mit Hilfe der MR-Arthrographie deutlich treffsicherer eingestuft werden, wie auch die Literatur bestätigt.

Für die Wahl des operativen Vorgehens ist die präzise Bestimmung eines Rotatorenmanschettenschadens entscheidend, ob der gesamte Durchmesser der Sehne (von artikulär bis bursaseitig) und auf welcher Breite (orthogonal zur ersten Strecke gemessen) die Sehne geschädigt ist. Alle Muskeln (mit Sehnen) der Rotatorenmanschette müssen bewertet werden, die Bizepssehne und das Rotatorenintervall ebenso wie die glenohumeralen Bänder und die Kapsel. Liegt eine Ruptur vor, müssen Retraktion und Qualität der Sehne, Durchmesser, Retraktion und Verfettungsgrad der Muskulatur bestimmt werden.

Gerade bei frischen Verletzungen ist die Umgebungsanalyse sehr wichtig, so finden sich doch häufiger kleine Impressionsfrakturen des Tuberkulum majus, die radiologisch okkult sind, Bizepssehnenveränderungen und als seltene, gleichwohl wichtige Differentialdiagnose Zysten, die zur Nervenkompression führen können und dadurch andere Befundbilder verschleiern [2, 4, 5, 7, 11, 14, 16, 17, 21, 22, 25–29, 31, 32, 34, 40, 47–50, 51, 54, 58, 59, 63–66, 73, 74, 77–79, 83, 85, 86, 88, 91, 94, 95].

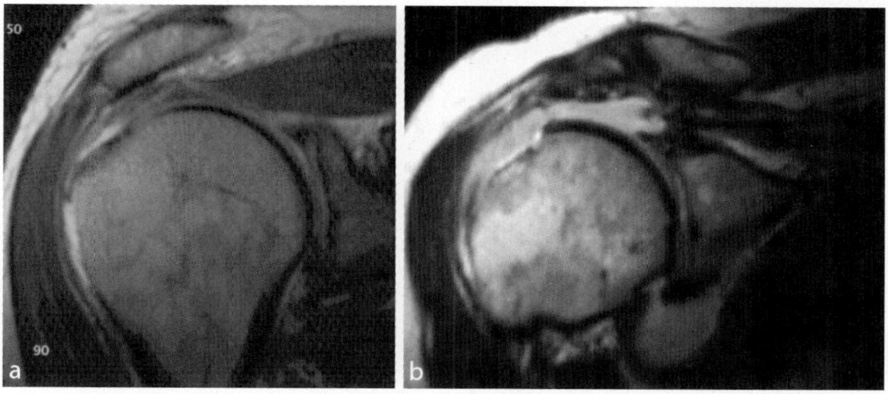

Abb. 3. a Kleine und **b** große komplette Rotatorenmanschettenruptur

Glenohumerale Instabilität

Therapeutisches Management der Instabilität - und damit eng verbunden die Algorithmen bildgebender Diagnostik - differieren noch erheblich von Klinik zu Klinik. Je nach Präferenz des Operateurs und des Radiologen kommen CT, CT-Arthrographie, Arthrographie, Magnetresonanztomographie oder MR-Arthrographie zum Einsatz. Nach unserer Erfahrung bietet die Magnetresonanztomographie dank ihres hohen Weichteilkontrastes und der Fähigkeit zur multiplanaren Schichtführung das Optimum an nichtinvasiver präoperativer Diagnostik, vor allem in MR-Arthrographie Technik. Die Computertomographie wird nur noch gelegentlich als Problemlösungswerkzeug bei fraglichen kleinsten ossären Absprengungen oder vor aufwendigen ossären Eingriffen als Planungshilfe herangezogen.

Genese, Richtung, Ausmaß, Willkürlichkeit und eventuelle Traumata prägen bestimmte Befundmuster (TUBS/AMBRI), die dennoch nur in Kenntnis der Anamnese und des klinischen Befundes von den zahlreichen Normvarianten abgegrenzt und in Beziehung zur Symptomatik gesetzt werden können. Deswegen ist die korrekte Interpretation der Bilder nur in guter Kenntnis dieser Vorinformationen im engen Dialog zwischen Kliniker und muskuloskeletal erfahrenem Diagnostiker möglich.

Hauptziel der Magnetresonanztomographie ist die Bestimmung des Ausmaßes des Schadens, der durch die Instabilität entstanden ist und weitere Differentialdiagnosen abzuklären. Um dies mit höchster Treffsicherheit tun zu können, müssen außer der normalen Anatomie die zahlreichen Normalvarianten und das Spektrum degenerativer Veränderungen bekannt sein.

Eine recht gute Leitlinie zur Interpretation von Magnetresonanztomographien der Schulter (inklusive Literaturangaben) findet sich im Internet, zur Verfügung gestellt von L. Yao von der UCLA (http://www.radsci.ucla.edu:8000/ms/y1/). Lei-

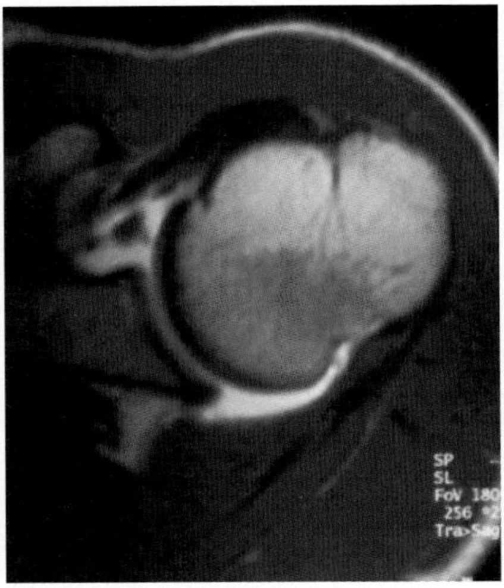

Abb. 4. Abriß des vorderen Labrums

der kann auch sie nicht die Erfahrung ersetzen, die zur Unterscheidung von „normal“ zu „pathologisch“ notwendig ist.

Die klassische Läsion bei der Instabilität ist die Bankart-Verletzung des vorderen unteren Pfannenrandes, häufig nur die Weichteile betreffend, oft aber auch den Knochen. Während das klassische Röntgenbild nur den knöchernen Defekt zeigen kann, vermag die Arthro-Computertomographie auch die Oberfläche des Gelenkbinnenraums indirekt abzubilden, aber nur die MR-Arthrographie kann auch darüberhinaus Oberflächen- *und* Binnenmorphologie der gelenkbildenden Strukturen zeigen und hochauflösende Diagnostik der extraartikulären Kompartimente bieten, bei der gleichen minimalen Invasivität wie die Arthro-Computertomographie.

Die Magnetresonanztomographie erlaubt als MR-Arthrographie eine präzise Beschreibung des gesamten kapsulolabralen Komplexes, des Labrum glenoidale, der glenohumeralen Bänder, der Bizepssehne mit ihrem Anker und der fibrösen Kapselstrukturen. Sie kann Form- und Lageveränderungen, in der Substanz gelegene und damit dem Operateur bzw. Arthroskopiker nicht einsehbare extraartikuläre Veränderungen sehr genau beschreiben.

Das eigentliche Problem beginnt bei der Bewertung dieser Befunde: Zahlreiche Normalvarianten der Kapselansätze, der glenohumeralen Bänder, des Labrum glenoidale (gerade im vorderen oberen Drittel), der synovialisierten Recessus unterhalb des Bizepssehnenankers und zwischen den glenohumeralen Bändern, physiologische Degenerationsfolgen und technische Artefakte müssen von den diversen Verletzungstypen unterschieden und hinsichtlich ihrer klinischen Relevanz gedeutet werden.

Die verschiedenen Normvarianten und Verschleißzeichen sind in der Literatur ausführlich beschrieben, als wichtige Beispiele seien Varianten der Knorpelunterschneidung unter den Ansatz des Labrum glenoidale am ventralen Pfannenrand, die vielgestaltige Labrummorphologie ventral oder die physiologische Ablösung des vorderen oberen Labrums vom Glenoid jenseits der

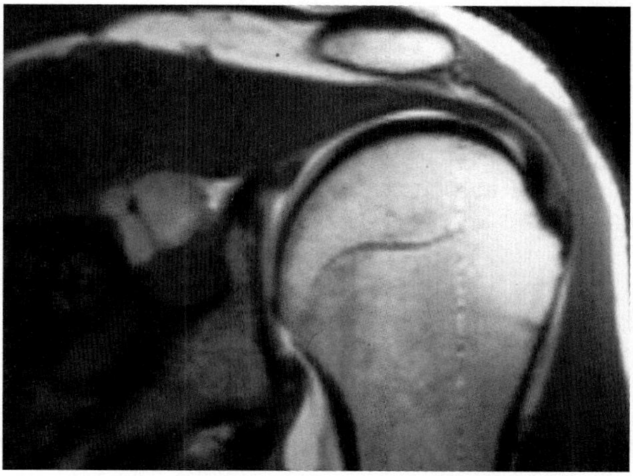

Abb. 5. Zufallsbefund Zyste am Skapulahals

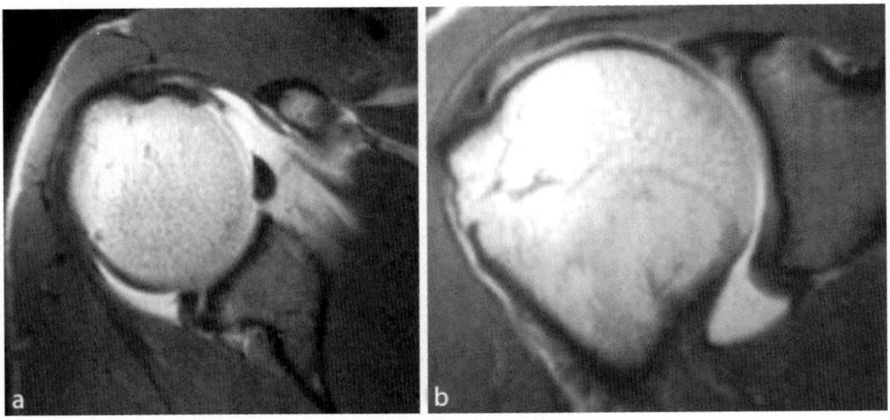

Abb. 6 a, b. SLAP Läsion Typ IV (Snyder) MR-Arthrographie axial/coronar

5. Dekade genannt. Eine präzise Befundbeschreibung und Wertung in den Klassifikationsschemata der Operateure ist aber zur Operationsindikationsstellung unabdingbar.

Verletzungen des Labrum glenoidale bei traumatischen Luxationen sind in der MR-Arthrographie mit nahezu 100% Treffsicherheit erkennbar, wichtig ist die erwähnte Abgrenzung zu degenerativen Veränderungen wie der Ablösung des Labrums oberhalb der Notch und Normvarianten wie das angeborene Fehlen des vorderen oberen Labrums. Kommt es zu Ablösungen des Periostes, ist eine genaue Lokalisation und Angabe der beteiligten Kapselstrukturen nötig. Normvarianten wie der Buford Komplex, ein sehr kräftiges mittleres glenohumerales Band assoziiert mit einem Fehlen des Labrums, oder Varianten der Ligamentansätze und der Kapselaussackungen müssen bedacht werden, bevor eine Überbewertung vorgenommen wird.

Die Läsionen des oberen Labrums von anterior nach posterior (SLAP-Läsionen) sind in den vergangenen Jahren sehr in die Aufmerksamkeit der Arthroskopiker gerückt.

Auch diese Läsionen sind in der MR-Arthrographie mit hoher Treffsicherheit erkennbar und sicher klassifizierbar. Die Magnetresonanztomographie muß darüberhinaus alle weiteren Begleitverletzungen beschreiben, die das operative Vorgehen beeinflußen können, insbesondere Teilrupturen und Rupturen von Sehnen der Rotatorenmanschette, Schädigungen der Kapsel oder auch des Knochens [1, 6, 12, 15, 18–20, 23, 35, 38, 39, 41, 44, 51–53, 55, 56, 60–62, 67–72, 75–78, 8–82, 84, 85, 89, 90, 92, 93].

Literatur

1. Andrews JR, Carson WG Jr, McLeod WD (1985) Glenoid labrum tears related to the long head of the biceps. Am J Sports Med 13:337–341
2. Bigliani LU, Morrison DS, April EW (1986) The morphology of the acromion and its relationship to rotator cuff tears. Orthop Trans 10:228

3. Bonutti PM, Norfray JF, Friedman RJ, Genez BM (1993) Kinematic MRI of the shoulder. J Comput Assist Tomogr 17:666–669
4. Burkhart SS, Esch JC, Jolson RS (1993) The rotator crescent and rotator cable: an anatomic description of the shoulder's „suspension bridge". Arthroscopy 9:611–616
5. Chandnani V, Ho C, Gerharter J, Neumann C, Kursunoglu BS, Sartoris DJ, Resnick D (1992) MR findings in asymptomatic shoulders: a blind analysis using symptomatic shoulders as controls. Clin Imaging 16:25–30
6. Chandnani VP, Yeager TD, DeBerardino T, Christensen K, Gagliardi JA, Heitz DR, Baird DE, Hansen MF (1993) Glenoid labral tears: prospective evaluation with MRI imaging, MR arthrography, and CT arthrography. AJR Am J Roentgenol 161:1229–1235
7. Davidson PA, Elattrache NS, Jobe CM, Jobe FW (1995) Rotator cuff and posterior-superior glenoid labrum injury associated with increased glenohumeral motion: a new site of impingement. J Shoulder Elbow Surg 4:384–390
8. Davis SJ, Teresi LM, Bradley WG, Ressler JA, Eto RT (1991) Effect of arm rotation on MR imaging of the rotator cuff. Radiology 181:265–268
9. Epstein RE, Schweitzer ME, Frieman BG, Fenlin JJ, Mitchell DG (1993) Hooked acromion: prevalence on MR images of painful shoulders. Radiology 187:479–481
10. Erickson SJ, Cox IH, Hyde JS, Carrera GF, Strandt JA, Estkowski LD (1991) Effect of tendon orientation on MR imaging signal intensity: a manifestation of the „magic angle" phenomenon. Radiology 181:389–392
11. Farley TE, Neumann CH, Steinbach LS, Jahnke AJ, Petersen SS (1992) Full-thickness tears of the rotator cuff of the shoulder: diagnosis with MR imaging. AJR Am J Roentgenol 158:347–351
12. Ferrari JD, Ferrari DA, Coumas J, Pappas AM (1994) Posterior ossification of the shoulder: the Bennett lesion. Etiology, diagnosis, and treatment. Am J Sports Med 22:171–175
13. Flannigan B, Kursunoglu-Brahme S, Snyder S, Karzel R, Del Pizzo W, Resnick D (1990) MR arthrography of the shoulder: comparison with conventional MR imaging. AJR Am J Roentgenol 155:829–832
14. Gagey N, Ravaud E, Lassau JP (1993) Anatomy of the acromial arch: correlation of anatomy and magnetic resonance imaging. Surg Radiol Anat 15:63–70
15. Garneau RA, Renfrew DL, Moore TE, el-Khoury GY, Nepola JV, Lemke JH (1991) Glenoid labrum: evaluation with MR imaging. Radiology 179:519–522
16. Gold RH, Seeger LL, Yao L (1993) Imaging shoulder impingement. Skeletal Radiol 22:555–561
17. Goutallier D, Postel JM, Bernageau J, Lavau L, Voisin MC (1994) Fatty muscle degeneration in cuff ruptures. Pre- and postoperative evaluation by CT scan. Clin Orthop
18. Green MR, Christensen KP (1994) Magnetic resonance imaging of the glenoid labrum in anterior shoulder instability. Am J Sports Med 22:493–498
19. Gross ML, Seeger LL, Smith JB, Mandelbaum BR, Finerman GA (1990) Magnetic resonance imaging of the glenoid labrum. Am J Sports Med 18:229–234
20. Gusmer PB, Potter HG, Schatz JA, Wickiewicz TL, Altchek DW, O'Brien SJ, Warren RF (1996) Labral injuries: accuracy of detection with unenhanced MR imaging of the shoulder. Radiology 200:519–524
21. Haygood TM, Langlotz CP, Kneeland JB, Iannotti JP, Williams GR Jr, Dalinka MK (1994) Categorization of acromial shape: interobserver variability with MR imaging and conventional radiography. AJR Am J Roentgenol 162:1377–1382
22. Hodler J, Kursunoglu-Brahme S, Snyder SJ, Cervilla V, Karzel RP, Schweitzer ME, Flannigan BD, Resnick D (1992) Rotator cuff disease: assessment with MR arthrography versus standard MR imaging in 36 patients with arthroscopic confirmation [see comments]. Radiology 182:431–436
23. Hodler J, Kursunoglu-Brahme S, Flannigan B, Snyder SJ, Karzel RP, Resnick D (1992) Injuries of the superior portion of the glenoid labrum involving the insertion of the biceps tendon: MR imaging findings in nine cases. AJR Am J Roentgenol 159:565–568
24. Holt RG, Helms CA, Steinbach L, Neumann C, Munk PL, Genant HK (1990) Magnetic resonance imaging of the shoulder: rationale and current applications. Skeletal Radiol 19:5–14

25. Iannotti JP, Zlatkin MB, Esterhai JL, Kressel HY, Dalinka MK, Spindler KP (1991) Magnetic resonance imaging of the shoulder. Sensitivity, specificity, and predictive value. J Bone Joint Surg [Am] 73:17–29
26. Imhoff A, Hodler J (1992) [Arthroscopy and MRT of the shoulder – a comparative retrospective analysis]. Z Orthop Ihre Grenzgeb 130:188–196
27. Imhoff AB, Hodler J, Perrenoud A (1993) [Possibilities of shoulder arthroscopy in comparison with magnetic resonance tomography and arthro-computerized tomography]. Z Unfallchir Versicherungsmed 86:4–17
28. Jobe FW (1989) Impingement problems in the athlete. Instr Course Lect 38:205–209
29. Jobe CM (1995) Posterior superior glenoid impingement: expanded spectrum. Arthroscopy 11:530–536
30. Kaneko K, De ME, Brunet ME (1994) MR evaluation of rotator cuff impingement: correlation with confirmed full-thickness rotator cuff tears. J Comput Assist Tomogr 18:225–228
31. Kaplan PA, Bryans KC, Davick JP, Otte M, Stinson WW, Dussault RG (1992) MR imaging of the normal shoulder: variants and pitfalls. Radiology 184:519–524
32. Kieft GJ, Bloem JL, Rozing PM, Obermann WR (1988) Rotator cuff impingement syndrome: MR imaging. Radiology 166:211–214
33. Kilcoyne RF, Reddy PK, Lyons F, Rockwood CJ (1989) Optimal plain film imaging of the shoulder impingement syndrome. AJR Am J Roentgenol 153:795–797
34. Kjellin I, Ho CP, Cervilla V, Haghighi P, Kerr R, Vangness CT, Friedman RJ, Trudell D, Resnick D (1991) Alterations in the supraspinatus tendon at MR imaging: correlation with histopathologic findings in cadavers. Radiology 181:837–841
35. Kohn D (1987) The clinical relevance of glenoid labrum lesions. Arthroscopy 3:223–230
36. Kopka L, Funke M, Fischer U, Keating D, Oestmann J, Grabbe E (1994) MR arthrography of the shoulder with gadopentetate dimeglumine: influence of concentration, iodinated contrast material, and time on signal intensity. AJR Am J Roentgenol 163:621–623
37. Kwak SM, Brown RR, Trudell D, Resnick D (1998) Glenohumeral joint: comparison of shoulder positions at MR arthrography. Radiology 208:375–380
38. Kwak SM, Brown RR, Resnick D, Trudell D, Applegate GR, Haghighi P (1998) Anatomy, anatomic variations, and pathology of the 11- to 3-o'clock position of the glenoid labrum: findings on MR arthrography and anatomic sections. AJR Am J Roentgenol 171:235–238
39. Legan JM, Burkhard TK, Goff WBd, Balsara ZN, Martinez AJ, Burks DD, Kallman DA, O'Brien TJ, Lapoint JM (1991) Tears of the glenoid labrum: MR imaging of 88 arthroscopically confirmed cases. Radiology 179:241–246
40. Liou JT, Wilson AJ, Totty WG, Brown JJ (1993) The normal shoulder: common variations that simulate pathologic conditions at MR imaging. Radiology 186:435–441
41. Loredo R, Longo C, Salonen D, Yu J, Haghighi P, Trudell D, Clopton P, Resnick D (1995) Glenoid labrum: MR imaging with histologic correlation. Radiology 196:33–41
42. McCauley TR, Pope CF, Jokl P (1992) Normal and abnormal glenoid labrum: assessment with multiplanar gradient-echo MR imaging. Radiology 183:35–37
43. Middleton WD, Kneeland JB, Carrera GF, Cates JD, Kellman GM, Campagna NG, Jesmanowicz A, Froncisz W, Hyde JS (1987) High-resolution MR imaging of the normal rotator cuff. AJR 148:559–564
44. Minkoff J, Stecker S, Cavaliere G (1997) Glenohumeral instabilities and the role of MR imaging techniques. The orthopedic surgeon's perspective. Magn Reson Imaging Clin N Am 5:767–785
45. Mirowitz SA (1991) Normal rotator cuff: MR imaging with conventional and fat-suppression techniques. Radiology 180:735–740
46. Monu JU, Pope TL Jr, Chabon SJ, Vanarthos WJ (1994) MR diagnosis of superior labral anterior posterior (SLAP) injuries of the glenoid labrum: value of routine imaging without intraarticular injection of contrast material. AJR Am J Roentgenol 163:1425–1429
47. Monu JU, Pruett S, Vanarthos WJ, Pope TL Jr (1994) Isolated subacromial bursal fluid on MRI of the shoulder in symptomatic patients: correlation with arthroscopic findings. Skeletal Radiol 23:529–533

48. Needell SD, Zlatkin MB, Sher JS, Murphy BJ, Uribe JW (1996) MR imaging of the rotator cuff: peritendinous and bone abnormalities in an asymptomatic population. AJR Am J Roentgenol 166:863–867
49. Neer CSD (1972) Anterior acromioplasty for the chronic impingement syndrome in the shoulder: a preliminary report. J Bone Joint Surg [Am] 54:41–50
50. Neer CSD (1983) Impingement lesions. Clin Orthop 70–77
51. Nelson MC, Leather GP, Nirschl RP, Pettrone FA, Freedman MT (1991) Evaluation of the painful shoulder. A prospective comparison of magnetic resonance imaging, computerized tomographic arthrography, ultrasonography, and operative findings. J Bone Joint Surg [Am] 73:707–716
52. Neumann CH, Petersen SA, Jahnke AH, Jr, Steinbach LS, Morgan FW, Helms C, Genant HK, Farley TE (1991) MRI in the evaluation of patients with suspected instability of the shoulder joint including a comparison with CT-arthrography. Rofo Fortschr Geb Roentgenstr Neuen Bildgeb Verfahr 154:593–600
53. Neumann CH, Petersen SA, Jahnke AH (1991) MR imaging of the labral-capsular complex: normal variations. AJR Am J Roentgenol 157:1015-1021
54. Neumann CH, Holt RG, Steinbach LS, Jahnke AH Jr, Petersen SA (1992) MR imaging of the shoulder: appearance of the supraspinatus tendon in asymptomatic volunteers. AJR Am J Roentgenol 158:1281–1287
55. Neviaser TJ (1993) The GLAD lesion: another cause of anterior shoulder pain. Arthroscopy 9:22–23
56. Neviaser TJ (1993) The anterior labroligamentous periosteal sleeve avulsion lesion: a cause of anterior instability of the shoulder. Arthroscopy 9:17–21
57. Newhouse KE, el KG, Nepola JV, Montgomery WJ (1988) The shoulder impingement view: a fluoroscopic technique for the detection of subacromial spurs. AJR Am J Roentgenol 151:539–541
58. Ogata S, Uhthoff HK (1990) Acromial enthesopathy and rotator cuff tear. A radiologic and histologic postmortem investigation of the coracoacromial arch. Clin Orthop 39–48
59. Ozaki J, Fujimoto S, Nakagawa Y, Masuhara K, Tamai S (1988) Tears of the rotator cuff of the shoulder associated with pathological changes in the acromion. A study in cadavera. J Bone Joint Surg [Am] 70:1224–1230
60. Palmer WE, Caslowitz PL (1995) Anterior shoulder instability: diagnostic criteria determined from prospective analysis of 121 MR arthrograms. Radiology 197:819–825
61. Palmer WE, Caslowitz PL, Chew FS (1995) MR arthrography of the shoulder: normal intraarticular structures and common abnormalities. AJR Am J Roentgenol 164:141–146
62. Pappas AM, Goss TP, Kleinman PK (1983) Symptomatic shoulder instability due to lesions of the glenoid labrum. Am J Sports Med 11:279–288
63. Park JG, Lee JK, Phelps CT (1994) Os acromiale associated with rotator cuff impingement: MR imaging of the shoulder. Radiology 193:255–257
64. Patten RM, Spear RP, Richardson ML (1994) Diagnostic performance of magnetic resonance imaging for the diagnosis of rotator cuff tears using supplemental images in the oblique sagittal plane. Invest Radiol 29:87–93
65. Patten RM (1994) Tears of the anterior portion of the rotator cuff (the subscapularis tendon): MR imaging findings. AJR Am J Roentgenol 162:351–354
66. Rafii M, Firooznia H, Sherman O, Minkoff J, Weinreb J, Golimbu C, Gidumal R, Schinella R, Zaslav K (1990) Rotator cuff lesions: Signal patterns at MR imaging. Radiology 177:817–823
67. Rafii M, Firooznia H, Golimbu C (1997) MR imaging of glenohumeral instability. Magn Reson Imaging Clin N Am 5:787–809
68. Rafii M, Minkoff J (1998) Advanced arthrography of the shoulder with CT and MR imaging. Radiol Clin North Am 36:609–633
69. Recht MP, Kramer J, Petersilge CA, Yu J, Pathria M, Trudell D, Sartoris DJ, Resnick D (1994) Distribution of normal and abnormal fluid collections in the glenohumeral joint: implications for MR arthrography. J Magn Reson Imaging 4:173–177
70. Resnick D (1995) Diagnosis of Bone and Joint Disorders. WB Saunders, Philadelphia

71. Resnick D (1997) Shoulder imaging. Perspective. Magn Reson Imaging Clin N Am 5:661–665
72. Resnick D, Kang HS (1997) Internal Derangement of Joints. WB Saunders, Philadelphia
73. Rockwood CA Jr, Matsen FA (1998) The Shoulder. WB Saunders, Philadelphia
74. Seeger LE, Gold RH, Bassett LW, Ellman H (1988) Shoulder Impingement Syndrome: MR Findings in 57 Shoulders. AJR 150:334–347
75. Smith AM, McCauley TR, Jokl P (1993) SLAP lesions of the glenoid labrum diagnosed with MR imaging. Skeletal Radiol 22:507–510
76. Snyder SJ, Karzel RP, Del Pizzo W, Ferkel RD, Friedman MJ (1990) SLAP lesions of the shoulder. Arthroscopy 6:274–279
77. Steinbach LS, Tirman PFJ, Peterfy CG, Feller JF (1998) Shoulder Magnetic Resonance Imaging. Lippincott-Raven, Philadelphia
78. Stoller D (1997) MRI in Orthopedics and Sports Medicine. Lippincott-Raven, Philadelphia
79. Thomazeau H, Rolland Y, ucas C, Duval JM, Langlais F (1996) Atrophy of the supraspinatus belly. Assessment by MRI in 55 patients with rotator cuff pathology. Acta Orthop Scand 67:264–268
80. Tirman PF, Stauffer AE, Crues JD, Turner RM, Nottage WM, Schobert WE, Rubin BD, Janzen DL, Linares RC (1993) Saline magnetic resonance arthrography in the evaluation of glenohumeral instability. Arthroscopy 9:550–559
81. Tirman PF, Bost FW, Steinbach LS, Mall JC, Peterfy CG, Sampson TG, Sheehan WE, Forbes JR, Genant HK (1994) MR arthrographic depiction of tears of the rotator cuff: benefit of abduction and external rotation of the arm. Radiology 192:851–856
82. Tirman PF, Feller JF, Janzen DL, Peterfy CG, Bergman AG (1994) Association of glenoid labral cysts with labral tears and glenohumeral instability: radiologic findings and clinical significance. Radiology 190:653–658
83. Tirman PF, Bost FW, Garvin GJ, Peterfy CG, Mall JC, Steinbach LS, Feller JF, Crues JV, 3rd (1994) Posterosuperior glenoid impingement of the shoulder: findings at MR imaging and MR arthrography with arthroscopic correlation. Radiology 193:431–436
84. Tirman PF, Feller JF, Palmer WE, Carroll KW, Steinbach LS, Cox I (1996) The Buford complex – a variation of normal shoulder anatomy: MR arthrographic imaging features. AJR Am J Roentgenol 166:869–873
85. Tsao LY, Mirowitz SA (1997) MR imaging of the shoulder. Imaging techniques, diagnostic pitfalls, and normal variants. Magn Reson Imaging Clin N Am 5:683–704
86. Tuite MJ, Yandow DR, DeSmet AA, Orwin JF, Quintana FA (1994) Diagnosis of partial and complete rotator cuff tears using combined gradient echo and spin echo imaging. Skeletal Radiol 23:541–545
87. Tuite MJ, Yandow DR, De Smet AA, Orwin JF, Quintana FA (1995) Effect of field of view on MR diagnosis of rotator cuff tears. Skeletal Radiol 24:495–498
88. Tuite MJ, Toivonen DA, Orwin JF, Wright DH (1995) Acromial angle on radiographs of the shoulder: correlation with the impingement syndrome and rotator cuff tears. AJR Am J Roentgenol 165:609–613
89. Tuite MJ, De Smet AA, Norris MA, Orwin JF (1995) MR diagnosis of labral tears of the shoulder: value of T2*-weighted gradient-recalled echo images made in external rotation. AJR Am J Roentgenol 164:941–944
90. Tuite MJ, Orwin JF (1996) Anterosuperior labral variants of the shoulder: appearance on gradient-recalled-echo and fast spin-echo MR images. Radiology 199:537–540
91. Vahlensieck M, Pollack M, Lang P, Grampp S, Genant HK (1993) Two segments of the supraspinatus muscle: Cause of high signal intensity at MR imaging? Radiology 186:449–454
92. Vahlensieck M, Peterfy CG, Wischer T, Sommer T, Lang P, Schlippert U, Genant HK, Schild HH (1996) Indirect MR arthrography: optimization and clinical applications. Radiology 200:249–254
93. Williams MM, Snyder SJ, Buford Jr (1994) The Buford complex – the „cord-like" middle glenohumeral ligament and absent anterosuperior labrum complex: a normal anatomic capsulolabral variant [see comments]. Arthroscopy 10:241–247

94. Williamson MP, Chandnani VP, Baird DE, Reeves TQ, Deberardino TM, Swenson GW, Hansen MF (1994) Shoulder impingement syndrome: diagnostic accuracy of magnetic resonance imaging and radiographic signs. Australas Radiol 38:265–271
95. Zlatkin MB (1991) MRI of the Shoulder. Raven Press, New York

4 Anatomie des Labrum-Kapsel-Komplexes der Schulter

U. König, T. Barthel und A. B. Imhoff

Einleitung

Die Bedeutung des Labrum-Kapsel-Komplexes als eines der wichtigsten statisch stabilisierenden Elemente des Glenohumeralgelenkes ist in der Literatur schon vielfach beschrieben [2–5, 9, 17, 22, 24]. Läsionen dieses Komplexes, wie die klassische Bankart-Läsion, führen zu Instabilitäten bzw. zu einem sekundären Impingement-Syndrom [1, 14, 18, 21].

Um pathologische Befunde des Labrum-Kapsel-Komplexes richtig einzustufen, ist es für den Operateur erforderlich die normale Anatomie sowie Histologie mit möglichen Normvarianten zu kennen [6, 8, 10, 11, 15, 25].

Das Labrum glenoidale wird von vielen Autoren als faserknorpelige Randzone der hyalinen Gelenkfläche beschrieben [18, 19] und als von der Kapsel getrennte anatomische Struktur beurteilt. Es hat im Querschnitt eine dreieckige Form, vergrößert die Gelenkpfanne, verbessert die Konkavität des Glenoids und führt somit zu einer besseren Zentrierung des Humeruskopfes [24]. Superior strahlt die lange Bizepssehne in das Labrum glenoidale ein [13, 20, 23].

Demgegenüber behaupten Moseley/Övergaard [16], Detriasac/Johnson [8] und Cooper/Arnoczky [6], daß das Labrum Faserbündeln entspricht, die der Gelenkkapsel entspringen und über eine schmale „transition zone“ am hyalinen Knorpel fixiert sind. Putz [11] wiederum interpretiert das Labrum als Fortsetzung der langen Bizepssehne superior und der Sehne des Musculus trizeps inferior, welche sich zirkulär um das Glenoid legt und anterior im Bereich der Incisura glenoidalis in den subchondralen Knochen einstrahlt.

Die glenohumerale Gelenkkapsel besteht posterior aus einem dünnen Kollagenfasergeflecht, anterior und inferior werden die glenohumeralen Bänder beschrieben. Das superiore Glenohumeralband (SGHL) ist eine konstant vorkommende Kapselverstärkung, welches superior gemeinsam mit der langen Bizepssehne am Labrumkomplex inseriert, das mittlere Band (MGHL) liegt in unterschiedlichen Formen vor, es kann fehlen oder ein sehnenartiges „cord-like“ Aussehen haben [3–5, 9, 16].

Anterior und inferior liegt der sog. inferiore glenohumerale Ligament Komplex (IGHLC) vor. Dieser bildet eine hängemattenartige Schlinge für den Humeruskopf. Er besteht aus dem vorderen und hinteren Zügel sowie dem „axillary pouch“ [2, 3, 9] und bildet einen wesentlichen Eckpfeiler der Stabilität des Gelenkes.

Der Labrum-Kapsel-Komplex ist in den unteren Quadranten fest am Glenoid fixiert, während in den oberen Quadranten, kranial des Äquators, eine große Variabilität und Mobilität beschrieben wird. So bezeichneten Arnoczky/Altchek 1991 [2] und O'Brien 1992 [17] das superiore Labrum als „Meniskus der Schulter".

De Palma erklärte sich diese Mobilität schon 1973 [7] als degenerativ bedingte Ablösung des Labrum vom Glenoid, während Snyder 1990 [21] erstmals von SLAP-Läsionen (Superior labrum anterior to posterior lesion) im Bereich der Bizepsinsertion sprach, deren Ursache traumatischer Natur ist. Ebenfalls durch Mikrotraumata beim Überkopfsportler entstehen Labrumablösungen in der anterosuperioren Position, die nach Andrews 1985 benannt wurden [1].

Davon muß differentialdiagnostisch das sublabrale Foramen [3–6, 10, 25] sowie der Buford-Komplex [25] abgegrenzt werden, die als anatomische Normvarianten eingestuft werden. Das sublabrale Foramen ist eine Ablösung des Labrum vom Glenoid in der $1^{\circ\circ}$-Position bei einem „cord-like" MGHL, der Buford-Komplex ist charakterisiert durch ebenfalls ein „cord-like" MGHL, welches am Bizepsanker bei fehlendem anterosuperioren Labrum inseriert.

Um diese beschriebenen Normvarianten als tatsächlich „normal" einstufen zu können und vom pathologischen Befund zu differenzieren, wurde an der Orthopädischen Universitätsklinik Würzburg (Ärztlicher Direktor: Prof. Dr. J. Eulert) unter der Leitung von Dr. Th. Barthel eine *eigene Studie* durchgeführt. Zielsetzung war die exakte Darstellung des anatomisch-histologischen Aufbaus des Labrum-Kapsel-Komplexes unter Berücksichtigung der möglichen Normvarianten anterosuperior und der pathologischen Wertigkeit der SLAP-Läsionen superior.

Es wurde bei 36 formalinfixierten Schultergelenken (18 × rechte Gelenke, 18 × linke Gelenke) bei einem durchschnittlichen Sterbealter von 73,6 Jahren (51–86) der Labrum-Kapsel-Komplex makroskopisch präpariert und dokumentiert. Im Anschluß daran erfolgte – nach einer Kunstoffeinbettung (Technovit 7100) – die Herstellung von Serienschnitten des gesamten Labrumkomplexes in der Radiärebene. Die 3 μm dicken Schnitte wurden nach Richardson (Methylenblau/Azur II) und Azan gefärbt und polarisationsmikroskopisch ausgewertet.

Makroskopische Befunde

Die Funktion des Labrum glenoidale besteht in einer Vergrößerung und Vertiefung der Gelenkpfanne, so daß es stabilisierend und zentrierend auf den Humeruskopf wirkt. Daneben stellt das Labrum die entscheidende Verbindung zwischen dem Glenoid und den einstrahlenden Nachbarstrukturen dar.

Schon makroskopisch ist auffallend, daß das Labrum sich nicht einheitlich in allen Bereichen um das Glenoid präsentiert. Lediglich posterior und inferior ist es eindeutig zu identifizieren und fest am Glenoid fixiert. Superior und anterior erscheint es wesentlich mobiler und enger mit der langen Bizepssehne bzw. den glenohumeralen Bändern verknüpft (Abb. 2, 3).

So kann superior von einem *Labrum-/LBS-Komplex* gesprochen werden, der vor allem knöchern am Tuberkulum supraglenoidale fixiert ist. Zwischen diesem Komplex und dem hyalinen Knorpel zeigt sich bei 34 der 36 untersuchten Präparate ein Recessus (Abb. 7) im Sinne einer SLAP II Läsion [21], der im Querschnitt dem Labrum-/LBS-Komplex ein keilförmiges Aussehen (Abb. 7) verleiht. Von dieser Struktur geht bei 30 Präparaten eine meniskoide Falte aus, die sich über den Rand der hyalinen Gelenkfläche legt und fälschlicherweise als Labrum fehlgedeutet werden kann (Abb. 2,5,7).

Fasern der langen Bizepssehne strahlen in unterschiedlicher Ausprägung mit einem hinteren und vorderen Zügel in das Labrum ein. In Anlehnung an Vangsness 1994 [23] lassen sich vier Varianten nachvollziehen (Abb. 1). Lediglich bei sechs Präparaten existiert ausschließlich ein hinterer Zügel (Abb. 2). Die genaue Verteilung ist in Tabelle 1 angegeben.

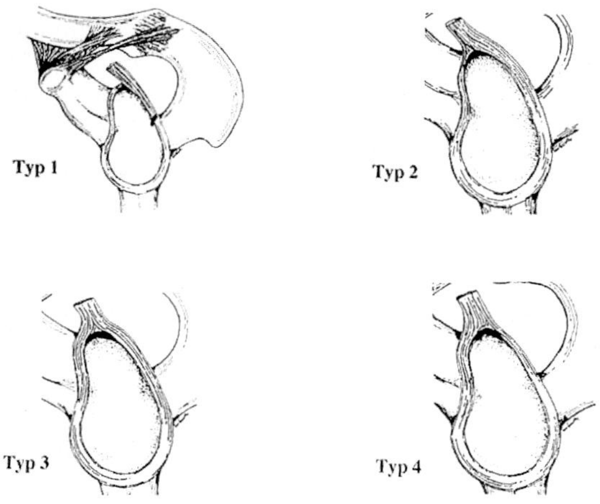

Abb. 1. LBS-Einstrahlung in das Labrum nach Vangsness (JBJS 1994)
Typ 1: ein posteriorer LBS-Zügel; Typ 2: kräftiger posteriorer Zügel, schwacher anteriorer Zügel; Typ 3: kräftiger posteriorer und anteriorer Zügel; Typ 4: schwacher posteriorer, kräftiger anteriorer Zügel

Tabelle 1. LBS-Einstrahlung in das Labrum nach Vangsness

	Typ 1	Typ 2	Typ 3	Typ 4
Vangsness 1994 n=105	22%	33%	37%	8%
Eigene Studie n=36	16,6% n=6	50% n=18	19,4% n=7	13,8% n=5

Auch anterior und anterosuperior stellt sich die anatomische Situation nicht einheitlich dar. Vor allem eine Differenzierung des Labrum vom vorderen Zügel des unteren Glenohumeralbandes ist bei mehr als der Hälfte der Präparate makroskopisch nicht möglich, so daß von einem *Labrum-/IGHL-*

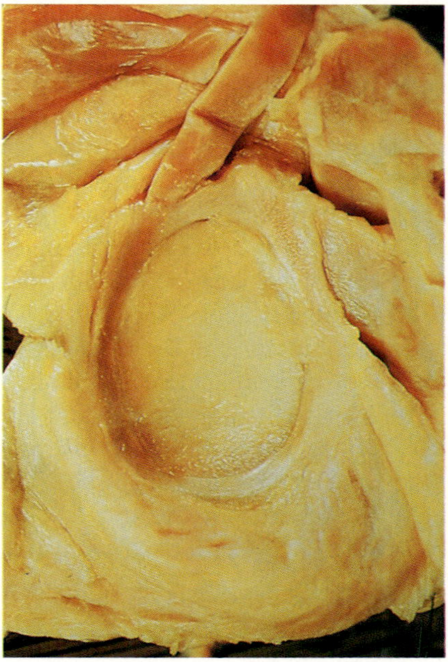

Abb. 2. Glenoidaufsicht einer rechten Schulter ohne sublabrales Foramen mit kräftigem anterioren Labrum und deutlich zu identifizierendem SGHL, MGHL und IGHL sowie der langen Bizepssehne superior mit einem posterioren Zügel. In der 1°°-Position und 2°°-Position jeweils eine meniskoide Falte, die als funktionelles Labrum gelten kann

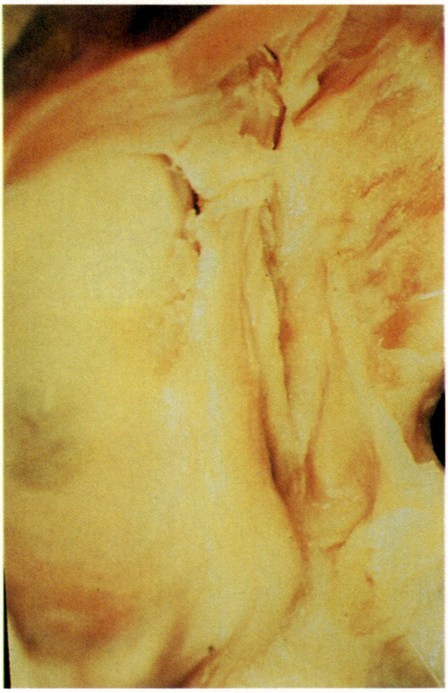

Abb. 3. Glenoidaufsicht einer rechten Schulter mit einem sublabralen Foramen in der 1°°-Position bei einem anterioren Labrum-/IGHL-Komplex

Komplex gesprochen werden kann. Diese Struktur erstreckt sich bei 17 von den 36 Präparaten bis in die anterosuperiore Position. Acht Schultern zeigen hier eine völlige Ablösung vom Glenoid, im Sinne eines sublabralen Foramen, und acht einen tiefen sublabralen Recessus (Abb. 3,9). Zudem inseriert in diesen Fällen ein strangartiges „cord-like" mittleres Glenohumeralband an diesem Labrum-/IGHL-Komplex.

Bei den restlichen Präparaten läßt sich das Labrum vom IGHL differenzieren und Ablösungen des Labrum vom Glenoid sind nicht nachzuweisen. Das MGHL inseriert in diesen Fällen eher am knöchern-labralen Übergang im anterosuperioren Bereich (Abb. 2, 4, 5).

Unabhänig von Recessusbildungen existieren sowohl anterior als auch anterosuperior gehäuft Meniskoide, deren Ursprung am Labrum bzw. Labrum-/IGHL-Komplex liegt (Abb. 2, 4, 5, 7) und deren zentraler Anteil in den Gelenkspalt hineinragt. Diese meniskoiden Falten bedingen, die vor allem arthroskopisch beobachtete Mobilität (Abb. 4) des Labrum.

Inferior stellt sich das Labrum als kräftig ausgebildete Struktur dar, an der der mittlere Zügel des IGHL inseriert. Posterior ist es am Schwächsten ausgeprägt und der hintere Zügel des IGHL bzw. die dorsale Kapsel setzen zunehmend knöchern am Glenoid an. Recessusbildungen und Meniskoide sind in diesen Bereichen praktisch nicht nachzuweisen.

Mikroskopische Befunde

Das Labrum glenoidale zeigt im radiären Schnitt, das heißt im Querschnitt, einen zwei- bzw. dreiteiligen Aufbau (Abb. 4, 5).

1. Zone: Übergangs-/Verankerungszone
2. Zone: Zirkulär verlaufende Kollagenfaserbündel
3. Zone: Variabel vorkommende meniskoide Falte

Die erste Zone stellt die Verbindung zwischen hyalinem Knorpel und dem makroskopisch sichtbaren zweiten Teil des Labrum dar. Sie wird als Über-

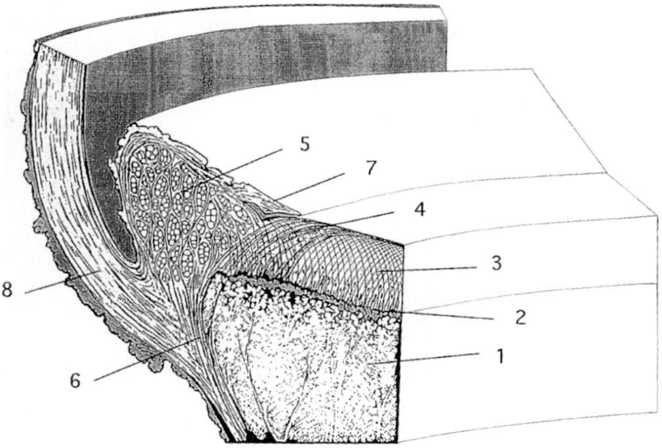

Abb. 4. Histologischer Aufbau des Labrum glenoidale im radiären Schnitt. **1** Knochen, **2** Verkalkungszone, **3** Hyaliner Knorpel, **4** Übergangszone mit scherengitterartig kreuzenden Fasern, **5** Kollagenfaserbündel, **6** Sharpey'sche Fasern, **7** Meniskoide Falte, **8** Kapsel/Ligament. (Zeichnung: modifiziert nach F. Gohlke, Würzburg)

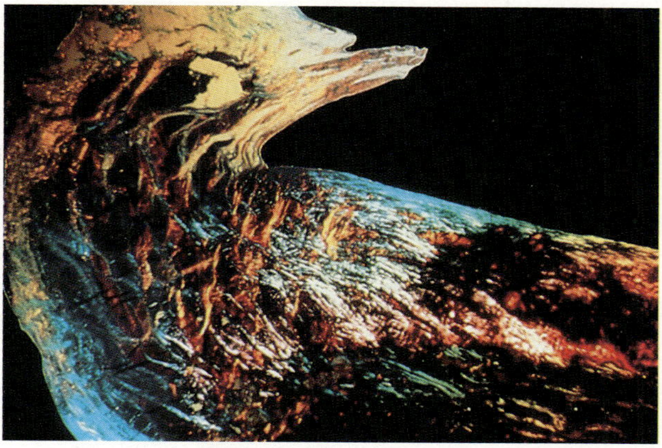

Abb. 5. Labrum glenoidale in der radiären Schnittebene; Richardson-Färbung polarisationsmikroskopisch, 12,5fach vergrößert; rechts unten: Knochen; rechts oben: hyaliner Knorpel; links: zirkulärer Faserzug; oben: meniskoide Falte; Mitte: Übergangszone

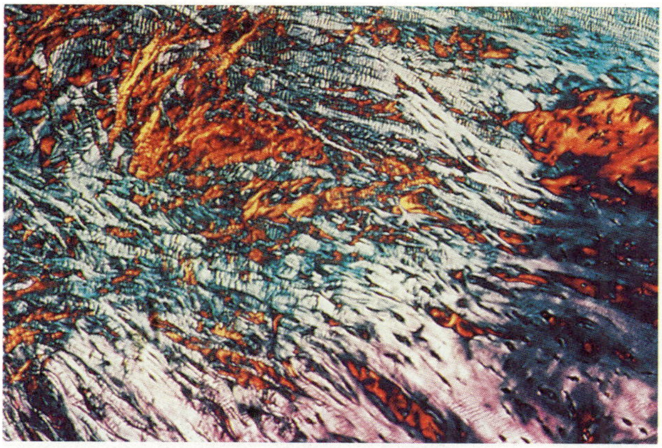

Abb. 6. Übergangszone 100fach vergrößert, polarisationsmikroskopisch, Richardson-Färbung; rechts unten: hyaliner Knorpel; links oben: kreuzende Kollagenfasern der Übergangszone

gangs- oder Verankerungszone bezeichnet und besteht aus scherengitterartig verflochtenem Faserknorpel, der lichtmikroskopisch maskiert ist. Fasern des Scherengitters strahlen – ausgehend von der Verkalkungszone zwischen Knochen und Knorpel – zum einen in die Tangentialfaserschicht des hyalinen Knorpels ein, zum anderen in den zirkulären Faserzug (Abb. 5,6).

In den anterioren und inferioren Segmenten ist die Verankerungszone kräftig ausgebildet (bis zu 3 mm), posterior wesentlich schwächer. Im superioren Segment läßt sie sich nicht nachweisen, so daß der hyaline Gelenkknorpel bei vorhandenem Recessus bis an die laterale Glenoidkante reicht.

Die zweite Zone ist mächtiger als die Übergangszone und übernimmt damit die gelenkflächenvertiefende Funktion des Labrum. Sie ist im Wesentlichen aufgebaut aus Kollagenfaserbündeln, die sich um den Glenoidrand erstrecken (Abb. 5).

Neben der Verankerung über die Übergangszone sind die Bündel noch durch Sharpey'sche Fasern am Glenoid fixiert, die radiär in spitzem Winkel in den subchondralen Knochen einstrahlen (Abb. 5,7). Zwischen diesen Zonen bestehen fließende Übergänge ebenso wie zwischen zirkulärem Faserzug und den einstrahlenden Nachbarstrukturen. Superior ist dies die lange Bizepssehne, die v.a. posterosuperior das Labrum teilweise ersetzt, anterior die glenohumeralen Bänder (Abb 2,3). Lediglich posterior und inferior sind die Kollagenbündel von dem Kapsel-/Band-Apparat zu differenzieren.

Der dritten Zone des Labrum entspricht die variabel vorkommende meniskoide Falte, die sich v.a. superior und anterior bis zu vier Millimeter über die hyaline Gelenkfläche legt. Ihr Ursprung liegt an der Grenze zwischen Übergangszone und zirkulärem Faserzug. Aufgebaut ist das Meniskoid aus basisnahen Kollagenfasern und Synovialgewebe. Dieses Meniskoid kann als funktionelles Labrum interpretiert werden (Abb. 2,5,7).

Der Labrum-/LBS-Komplex

Die histologische Betrachtung des Labrum-/LBS-Komplexes orientiert sich an der makroskopischen Klassifikation nach Vangsness.

Beim Typ 2–4 mit einem hinteren und einem vorderen Bizepssehnenzügel zeigt sich im Querschnitt der superioren Position eine eng verbackene Struktur aus Labrum und Sehnengewebe, die auch polarisationsmikroskopisch nicht zu differenzieren sind. Fixiert ist der Komplex über Sharpey'sche Fasern am subchondralen Knochen. Es zeigt sich – bis auf zwei Präparate –

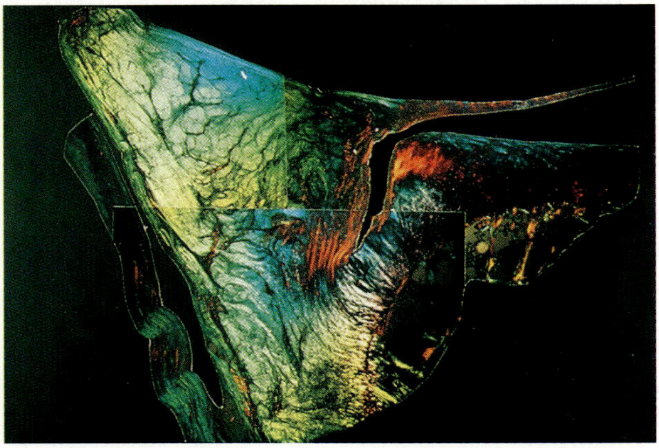

Abb. 7. Labrum-/LBS-Komplex in der radiären Schnittebene, 12,5fache Vergrößerung, polarisationsmikroskopisch, Richardson-Färbung; rechts: hyaliner Knorpel und Knochen; links: Labrum-/LBS-Komplex, der über Sharpey'sche Fasern am subchondralen Knochen inseriert; Mitte: sublabraler Recessus, der von einer meniskoiden Falte bedeckt ist; keine Übergangszone vorhanden

keine Übergangszone, sondern der hyaline Knorpel schließt glatt mit der Glenoidkante ab und mündet in einen tiefen sublabralen Recessus, der einer SLAP II-Läsion entspricht. Dieser Recessus sowie eine nahezu immer vorhandene meniskoide Falte bedingen die Mobilität des Labrum-/LBS-Komplexes im superioren Bereich (Abb. 2, 7).

Beim Typ 1 inseriert die LBS mit einem hinteren Zügel im posterosuperioren Segment und in der superioren Position ist mikroskopisch das Labrum von der langen Bizepssehne zu unterscheiden. Es existiert nur eine Verknüpfung über lockeres Bindegewebe.

Typisierung des Labrum in der anterosuperioren Position

In der anterosuperioren Position finden sich drei Varianten des histologischen Aufbaus des Labrum glenoidale (Abb. 8).

Beim Typ I zeigt sich der normale histologische Aufbau mit einer sehr kräftigen Übergangszone und ebenfalls mächtigem zirkulären Faserzug. Meniskoide treten gelegentlich auf. Dieser Typ findet sich in 44,4% der Fälle und entspricht makroskopisch den Präparaten, die keine Ablösung vom Glenoid aufweisen und deren MGHL breitbasig am knöchern-labralen Übergang inseriert (Abb. 2, 5).

47,2% der Präparate weisen einen sublabralen Recessus auf, was mit den makroskopischen Befunden übereinstimmt (Abb. 3). Bei diesem Typ II fehlt histologisch die Übergangszone, der hyaline Knorpel schließt glatt mit der lateralen Glenoidkante ab (Abb. 9) und der zirkuläre Faserzug wird ersetzt durch ein knorpelig-ligamentäres Mischgewebe, welches Labrum-/IGHL-Komplex bezeichnet wird (Abb. 3, 9). Das MGHL inseriert strangförmig „cord-like" an diesem Komplex. Auch bei diesen Präparaten liegt gehäuft ein Meniskoid vor, das sich teilweise über den Recessus oder das Foramen legt.

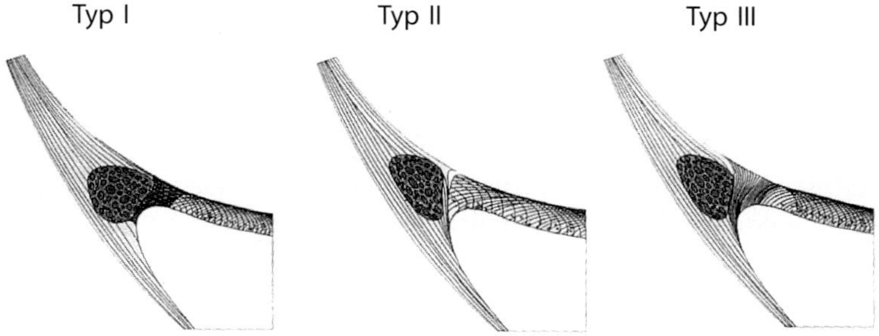

Abb. 8. Histologische Typisierung des Labrum in der anterosuperioren Position. (Zeichnung: modifiziert nach F. Gohlke, Würzburg)
Typ I: „Scherengitter"; scherengitterartige Übergangszone vorhanden; kräftiger zirkulärer Faserzug
Typ II: „sublabral hole"; keine Übergangszone vorhanden; kräftiger Labrum-/IGHL-Komplex aus knorpelig-ligamentärem Mischgewebe, welches die zirkulären Fasern ersetzt
Typ III: „Mischtyp"; keine kreuzenden Fasern in der Übergangszone; kräftiger zirkulärer Faserzug

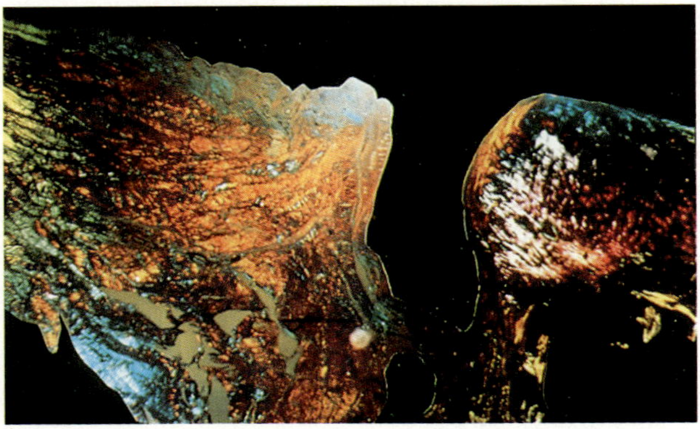

Abb. 9. Labrum-/IGHL-Komplex in der 1°°-Position bei sublabralem Foramen, radiäre Schnittebene 12,5fach vergrößert, polarisationsmikroskopisch, Richardson-Färbung; rechts unten: Knochen; rechts oben: hyaliner Knorpel; links: knorpelig-ligamentärer Labrum-/IGHL-Komplex; Mitte: sublabrales Foramen; hyaliner Knorpel reicht bis an die laterale Glenoidkante, keine faserknorpelige Verankerungszone nachweisbar

Der Typ III (8,4%) liegt nur bei drei Schultergelenken vor und ist charakterisiert durch eine schmale bogenförmig verlaufende Übergangszone, deren Fasern sich nicht kreuzen und einen kräftigen zirkulären Faserzug. Diese Präparate stellen eine Mischform aus Typ I und II dar.

Beim Vergleich der linken und rechten Schulter einer Leiche finden sich im Hinblick auf die makroskopische Typisierung des Labrum-/LBS-Komplexes bei knapp 90% der Präparate übereinstimmende Typen. Nur bei zwei Leichen unterscheidet sich die Form der einstrahlenden LBS-Zügel in das Labrum deutlich.

Bezüglich der histologischen Einteilung in der anterosuperioren Position liegt bei 72% der Leichen jeweils links und rechts der gleiche Typ vor. Bei 28% ist der Typ I „Scherengitter" mit dem Typ II „sublabral hole" kombiniert.

Ablösungen des Labrumkomplexes im Sinne von SLAP II-Läsionen beim Labrum-/LBS-Komplex bzw. von sublabralen Foramen beim Labrum-/IGHL-Komplex sind in allen untersuchten Lebensdekaden gleichmäßig vorhanden. Es zeigt sich keine Häufung in höherem Alter.

Im Rahmen der Recessusbildungen bzw. Ablösungen des Labrum treten keine oder nur gering ausgeprägte degenerative histologische Befunde in Form von Narbengewebe oder minderwertigem Knorpel auf, so daß diese Ablösungen entweder der anatomischen Norm entsprechen oder an den entsprechenden Prädilektionsstellen zwar degenerativ bedingt sind, aber keine Pathologie bedeuten.

Schlußfolgerung

Die Mobilität des Labrum glenoidale im superioren und anterioren Bereich läßt sich histologisch durch den Labrum-/Bizepssehnen-Komplex sowie den Labrum-/IGHL-Komplex begründen.

Sogenannte meniskoide Falten, die v.a. arthroskopisch leicht als eigentliches Labrum gedeutet werden können, stellen lediglich einen Teil des Labrum dar und können auch als funktionelles Labrum glenoidale bezeichnet werden.

Die pathologische Wertigkeit von SLAP II-Läsionen nach Snyder ist kritisch zu beurteilen, da die stabilisierenden Fasern der LBS knöchern inserieren und die Einstrahlung ins Labrum eher eine formgebende Funktion hat. Somit ist eine gewisse Mobilität im superioren Bereich nicht gleichzusetzen mit superiorer Instabilität. Eine operative Refixation einer SLAP II-Läsion ist nur bei klinischer Symptomatik im Sinne eines Instabilitätsimpingements notwendig. SLAP III und IV-Läsionen dagegen müssen bei entsprechender Klinik operativ versorgt werden.

Bei Ablösungen des Labrum-Komplexes in der anterosuperioren Position sollte zur traumatischen Andrews-Läsion die Differentialdiagnose des sublabralen Foramens berücksichtigt werden, welches einer anatomischen Variante, zumindest aber einer Prädilektionsstelle für Ablösungen, entspricht. Auch das sublabrale Foramen bedarf keiner operativen Refixation, außer es zeigt sich klinisch eine anterosuperiore Instabilität.

Literatur

1. Andrews JR, Carson WG, Mc Leod WD (1985) Glenoid labrum tears related to the long head of the biceps. American journal of sports medicine 13(5):337–341
2. Arnoczky SP, Altchek DW, O'Brien SJ (1991) Anatomy of the shoulder. In: McGinty (ed) Operative Arthroscopy. Raven Press, New York, pp 425–443
3. Barthel T, König U, Gohlke F (1998) Anatomie des anterosuperioren Labrum-Kapsel-Komplexes. Z Orthop 136:A141
4. Barthel T, König U, Gohlke F, Eulert J (1995) The collagen fiber structure of the glenoid labrum. Conf of sh and elb soc Helsinki
5. Barthel T, König U, Gohlke F, Löhr J (1999) Das Labrum glenoidale – eine anatomisch-histologische Studie. Der Orthopäde (in Druck)
6. Cooper DE, Arnoczky SP, O'Brien SJ, Warren RF, Di Carlo E, Allen AA (1992) Anatomy, histology and vascularity of the glenoid labrum. J Bone Joint Surg 74(1):46–52
7. De Palma AF (1973) Surgery of the Shoulder, 2nd ed. JB Lippincott, Philadelphia, p 425
8. Detriasac DA, Johnson LL (1986) Arthroscopic Shoulder Anatomy; Pathologic and Surgical Implications. Thorofare
9. Gohlke F, Essigkrug B, Schmitz F (1994) The pattern of the collagen fiber bundels of the capsule of the glenohumeral joint. J Shoulder and Elbow Surg 3:111–128
10. Hoppert M, Refior HJ (1993) Das sublabrale Foramen als Differentialdiagnose zur Labrumruptur bei der Schulterarthroskopie. Arthroskopie 6:137–139
11. Huber W, Putz R (1997) Periarticular Fiber System of the Shoulder Joint. Arthroscopy 13(6):680–691
12. Imhoff AB (1997) The role of capsuloligamentous structure in the unstable shoulder – a biomechanical and arthroscopical approach. 24th Annual Meeting of the Japan Shoulder Society October 31 – November 1, Kyoto Japan
13. Loehr JF, Moreau G, Koenig U, Fersch N, Barthel T, Uhthoff HK (1995) Pathomorphology of the long head of the biceps tendon. In: Jaalovara M (ed) Surgery of the shoulder. Elsevier Science Publishers, Amsterdam, pp 107–115
14. Maffet MW, Gartsman GM, Moseley G (1995) Superior labrum biceps tendon complex – Lesions of the shoulder. In: Am J Sports Med 23(1):93–98

15. Morgan CD, Rames RD, Snyder SJ (1991) Anatomical variations of the glenohumeral ligaments. Annual Meeting of the American Academy of Orthopaedic Surgeons. In: Snyder SJ (ed) Shoulder Arthroscopy. McGraw-Hill New York St. Louis San Francisco Anaheim, California, USA
16. Moseley HF, Övergaard B (1962) The anterior capsular mechanism in recurrent anterior dislocation of the shoulder. J Bone Joint Surg 44(4):913–927
17. O'Brien SJ, Neves MC, Arnoczky SP, Rozbruck SR, Dicarlo EF, Warren RF, Schwartz R, Wickiewicz TL (1990) The anatomy and histology of the inferior glenohumeral ligament complex of the shoulder. Am J Sports Med 18(5):449–456
18. Pappas AM, Goss TP, Kleinman PK (1983) Symptomatic shoulder instability due to lesions of the glenoid labrum. Am J Sports Med 11(5):279–288
19. Prodromos CL, Ferry JA, Schiller AL, Zarins B (1990) Histological studies of the glenoid labrum from fetal life to old age. J Bone Joint Surg 72(9):1344–1348
20. Rodosky MW, Harner CD, Fu FH (1994) The role of the long head of the biceps muscle and superior glenoid labrum in anterior stability of the shoulder. Am J Sports Med 22(1):121–130
21. Snyder SJ, Karzel RP, Del-Pizzo W, Ferkel RD, Friedman MJ (1990) SLAP lesions of the shoulder. Arthroscopy 6(4):274–279
22. Turkel SJ, Panio MW, Marshall JL, Girgis FG (1981) Stabilizing mechanism preventing anterior dislocation of the glenohumeral joint. J Bone Joint Surg 63(8):1208–1217
23. Vangsness CT, Jorgenson SS, Watson T, Johnson DL (1994) The origin of the long head of the biceps from the scapula and glenoid labrum. J Bone Joint Surg 76(6):951–954
24. Warner JJ, Schulte KR, Imhoff AB (1995) Current concepts in shoulder instability. Adv Operat Orthop 3:217–248
25. Williams MM, Snyder SJ, Buford D Jr (1994) The Buford complex – The „cord-like" middle glenohumeral ligament and absent anterosuperior labrum complex. A normal anatomic capsularlabral variant. Arthroscopy 10(5):586

5 Biomechanik der Schulter

A. B. Imhoff

Einleitung

In der Beurteilung, ob eine Schulter stabil ist, hilft die mechanisch-technische Terminologie wenig, wenn wir diese auf die Schulter übertragen wollen [46]. Meistens sagt uns der Patient, ob seine Schulter stabil ist oder nicht. Zudem variiert nicht nur die Qualität der kapsuloligamentären Strukturen von Patient zu Patient erheblich, sondern auch der Anspruch an den täglichen Gebrauch ist sehr unterschiedlich. Es sind das klinische Bild und die klinischen Symptome, die den Unterschied zwischen instabil und stabil ausmachen [22, 24, 31, 45]. Die Stabilität der Schulter wird durch statische und dynamische Faktoren beeinflußt. Zu den statischen Faktoren zählen die Geometrie der Gelenkanteile von Humerus und Scapula, das Labrum glenoidale, die Schultergelenkskapsel und die glenohumeralen Ligamente, während wir die Muskeln der Rotatorenmanschette und die lange Bizepssehne als dynamische Elemente betrachten [44].

Statische Faktoren

Humerus: Das glenohumerale Gelenk wird durch die Gelenkfläche des Humeruskopfes und die glenoidale Gelenkfläche der Scapula gebildet. In der normalen Ruheposition mit hängendem Arm ist die Scapula um 30° nach vorne und um 3° noch lateral oben gekippt [1, 36] Humerusseitig sind die 30° Retroversion und die dorsale Inklination von 130° notwendig, um eine optimale Ausgangslage für die normale Schulterkinematik zu haben (Abb. 1). Studien, die der Orientierung des Humeruskopfes bei Dislokationen mehr Beachtung schenken wollten und drei Humerustypen definierten, sind heute in den Hintergrund getreten [36]. Die Problematik der Humerustorsion liegt vor allem in der Schwierigkeit der Definition von reproduzierbaren Referenzachsen. Während Saha und andere noch spezielle axiale Röntgenaufnahmen für ihre Untersuchungen anfertigten, konnten diese Unterschiede seither weder konventionell radiologisch noch computertomographisch nachgewiesen werden. Man ist sich heute einig, daß die Humerustorsion keine signifikante Rolle in Rahmen der Schulterstabilität spielt [32].

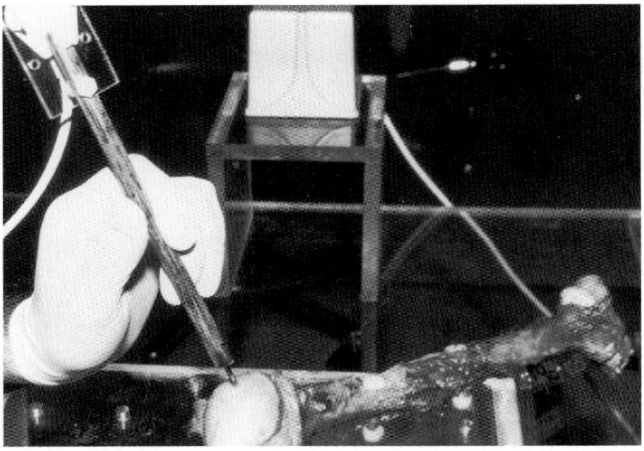

Abb. 1. Humerusseitig sind die 30° Retroversion und die dorsale Inklination von 130° notwendig, um eine optimale Ausgangslage für die normale Schulterkinematik zu haben

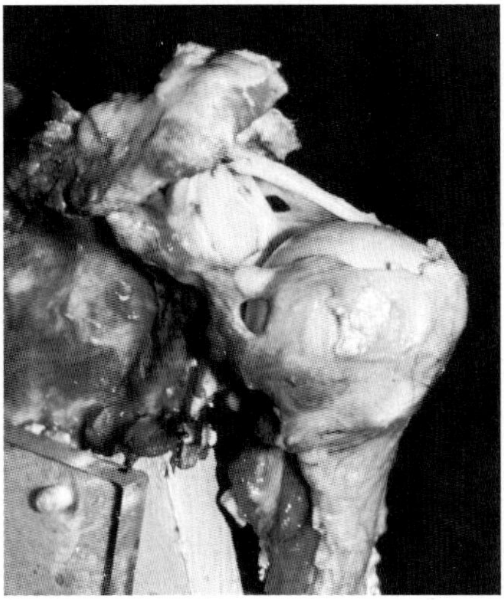

Abb. 2. Das Glenoid und das Labrum bilden eine Art Pfanne mit einer Tiefe von etwa 5 mm in anteroposteriorer Richtung und 9 mm in superoinferiorer Richtung. Das Glenoid weist eine durchschnittliche Größe von 35 mm vertikal zu 25 mm horizontal auf, während der Humeruskopf eine Gelenkfläche von 48 mm vertikal zu 45 mm horizontal hat. Lediglich 25–30% der humeralen Gelenkfläche stehen jeweils in jeder Stellung in Kontakt mit dem Glenoid

Glenoid: Die glenoidale Gelenkfläche ist im Verhältnis zur Skapulaebene 7° nach dorsal (Retroversion) und im Verhältnis zur Senkrechten 5° nach oben („superior tilt") orientiert, wie Saha [37] und Basmajian [1] übereinstimmend festgestellt hatten. Das Glenoid und das Labrum bilden eine Art Pfanne mit einer Tiefe von etwa 5 mm in anteroposteriorer Richtung und 9 mm in superoinferiorer Richtung (Abb. 2). Das Labrum glenoidale ist für etwa die Hälfte dieser Vertiefung verantwortlich [14, 17]. Das Glenoid weist eine durchschnittliche Größe von 35 mm vertikal zu 25 mm horizontal auf, während der Humeruskopf eine Gelenkfläche von 48 mm vertikal zu 45 mm horizontal hat. Die Größenbeziehung zwischen Humeruskopf und Glenoid wird als *Glenohumeraler Index (GHI)* bezeichnet, der in der sagittalen Ebene

0,86 und in der transversalen Ebene 0,58 betragen darf [32]. Lediglich 25–30% der humeralen Gelenkfläche stehen jeweils in jeder Stellung in Kontakt mit dem Glenoid. Nachdem Saha noch drei Typen des Glenoids beschrieben hatte: Typ A mit konkaver, Typ B mit flacher und Typ C mit konvexer Gelenkfläche, d.h. mit glenoidalem Radius kleiner als dem humeralen Radius, haben CT und MRI Studien auch diese Einteilung in Zweifel gezogen [38]. Soslowsky hatte nun als erster die Knorpeldicke der ganzen glenohumeralen Gelenkanteile gemessen. Die Knorpeldicke des Glenoids war mit 3,8 mm peripher am dicksten im Vergleich zum Zentrum mit 1,2 mm. Die humerale Fläche wies hingegen den dicksten Anteil zentral mit 2,0 mm gegenüber 0,6 mm peripher auf [39]. Die um 5 Grad nach oben gerichtete Neigung des Glenoids scheint nur einen geringen Effekt auf die inferiore Stabilisierung zu haben, wie Basmajian bereits 1959 [1] zeigen konnte. Man ist sich heute einig, daß auch die knöchernen Anteile des glenohumeralen Gelenkes nur einen geringen und lange Zeit überschätzten Einfluß auf die Stabilität ausüben [31, 32].

Labrum glenoidale

Anatomisch ist das Labrum ein fibröser, im Schnitt dreieckiger, meniskusartiger Ring an der Kante des Glenoids, wo es als Anker und Insertionspunkt der Ligg. glenohumeralia und der langen Bizepssehne dient. Das Labrum ist zwar regelmäßig in allen Schultergelenken vorhanden, weist aber eine große Variabilität in Größe und Struktur auf [7]. So konnte Kohn in sogenannt asymptomatischen Schultern eine sehr große Anzahl Läsionen feststellen. Bei der Präparation von 106 Schulterpräparaten fanden sich in 16% Läsionen des Labrum glenoidale [29]. Die Vergrößerung der Kontaktfläche durch das ringförmig aufliegende Labrum glenoidale ist ein weiterer Faktor der zur Stabilisierung beiträgt (Abb. 2). Während das Labrum am inferioren Pol relativ immobil und an der Glenoidkante gut fixiert ist, weist es an der anterosuperioren Ecke und am Tuberculum supraglenoidale mehr Beweglichkeit auf und ist oberhalb des Äquators nur locker aufgehängt [7]. Diese Flexibilität des anterosuperioren Labrums erlaubt für eine optimale Positionierung des Humeruskopfes in der Pfanne eine gewisse Adaptation in verschiedenen Bewegungsrichtungen. In seiner Funktion wurde es mit der Radschuhfunktion des Meniskus verglichen, indem es durch Verbreiterung und Vertiefung des glenoidalen Widerlagers um etwa 50% zur Stabilität beiträgt [14, 17]. Diese Radschuhfunktion ist insbesondere am unteren Glenoidpol sehr deutlich festzustellen. Der Humeruskopf kann nicht subluxieren ohne zuerst herausgehebelt zu werden. Eine Ablösung des Labrums am anteroinferioren Pol repräsentiert denn auch mehr eine pathologische Instabilität als eine Normvariante wie das lose aufgehängte anterosuperiore Labrum [7].

Kapsuloligamentärer Komplex

Dieser Komplex scheint der wichtigste Faktor in der Frage der Schulterstabilität zu sein. Während Bankart noch von einer Ablösung des Labrum glenoidale vom vorderen Rand des Glenoids als der wesentlichen Verletzung sprach, ist man heute eher der Ansicht, daß es zu einer Verletzung des gesamten kapsuloligamentären Komplexes kommt. Reeves [36] hatte an 141 Schulterpräparaten die Ausreißkraft der Kapsel am Labrum glenoidale und am Skapulahals getestet und bei unter 20-Jährigen und über 50-Jährigen eine deutlich geringere Reißfestigkeit der Kapsel als die durchschnittlichen 70 N gefunden. Die schwächste Stelle bei den jüngeren Präparaten war die Insertion am Glenoidrand und Scapulahals. Während die hintere Kapsel sehr dünn und im wesentlichen unauffällig ist, weist die vordere Kapsel typische, aber sehr variable und variantenreiche Verdickungen auf, die als glenohumerale Ligamente bezeichnet werden (Abb. 2). Sie bilden kollagenreiche Verstärkungen der Gelenkkapsel und sind von außen kaum, umsomehr aber unter arthroskopischer Sicht von innen sehr gut und je nach Rotationsstellung prononciert sichtbar.

Ligamentum coracohumerale (CHL): Das Lig. coracohumerale spannt sich von der anterolateralen Basis des Processus coracoideus y-förmig über den Sulcus intertubercularis mit je einem vorderen (AB-CHL) und hinteren (PB-CHL) Band zum Tuberculum minus und zum Tuberculum majus auf (Abb. 3a). Seine Insertion an der Basis des Processus coracoideus ist flach und sehr dünn, jedoch bis zu 2,5 cm breit. Die inserierenden Fasern können gelegentlich über den Processus coracoideus in den M. pectoralis minor weiterführen, wie wir selbst dies bei unseren anatomischen Präparationen und Versuchen in Einzelfällen nachweisen konnten. Auch in sehr alten anatomischen Büchern wurde dies gelegentlich erwähnt, so daß das Ligament auch schon als Verlängerung des Pectoralis minor angesehen wurde. Zusammen mit dem superioren glenohumeralen Ligament (SGHL) und der anterosuperioren Kapsel bildet das CHL das dreiecksförmige Rotatoren Intervall {*Rotator Interval Capsule (RIC)*}, wie Harryman et al. [15] sie genannt hatten. Als kapsuloligamentäre Struktur überdeckt sie wie ein Dach die Lücke zwischen der vorderen Kante des M. supraspinatus und der oberen Kante des M. subscapularis. Die Fasern des CHL haben lateral mit der Kapsel eine enge Verbindung und gehen in das Ligamentum transversum humeri (THL), welches das Dach des Sulcus intertubercularis bildet, über (Abb. 3b). Das CHL ist eine recht konstante und gut definierte Struktur wie bereits Neer bei 59 seiner 63 Schulterpräparaten nachgewiesen hatte. Er hatte eine durchschnittliche Länge von 18 mm angenommen [33]. Histologische Studien von Clark [6] hatten Kollagenfasern nachgewiesen, die sandwichartig in die tiefen und die oberflächlichen Schichten um den Supraspinatus und den Subscapularis herum einstrahlen und zur Verstärkung der anterosuperioren Kapsel im Rotatoren Intervall (RIC) beitragen.

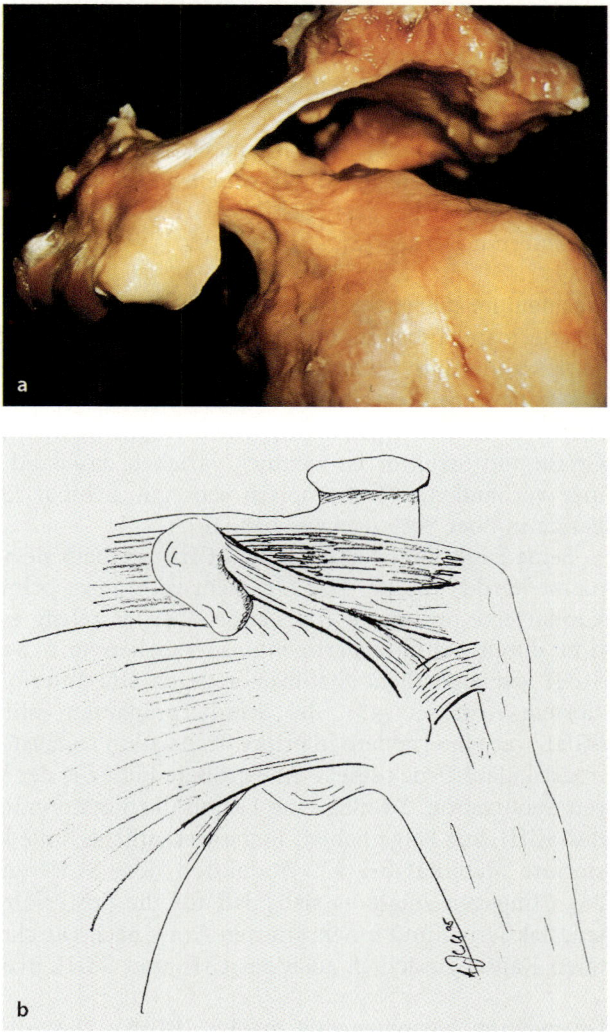

Abb. 3 a, b. Das Lig. coracohumerale spannt sich von der anterolateralen Basis des Processus coracoideus y-förmig über den Sulcus intertubercularis mit je einem vorderen und hinteren Band zum Tuberculum minus und zum Tuberculum majus auf. Zusammen mit dem superioren glenohumeralen Ligament (SGHL) und der anterosuperioren Kapsel bildet das CHL die dreiecksförmige *Rotator Interval Capsule (RIC)*. Die Fasern des CHL haben lateral mit der Kapsel eine enge Verbindung und gehen in das Ligamentum transversum humeri (THL), welches das Dach des Sulcus intertubercularis bildet, über

Seine biomechanische Funktion ist bis heute noch nicht vollständig klar. Es scheint, den Humeruskopf bei Adduktion stabilisierend aufzuhängen und bei zunehmender Abduktion freizugeben. Zusammen mit dem superioren glenohumeralen Band (SGHL) verhindert es als wichtigster Stabilisator die inferiore Translation und Subluxation sowie die Außenrotation des adduzierten Armes [1, 2, 3, 9, 13, 49]. Warner [42] und auch Cooper [8] hingegen waren der Ansicht, daß das CHL gegenüber dem SGHL eine unwesentliche Rolle bei der inferioren Stabilisierung spiele, nachdem Warner in seinen Versuchen selektiv das CHL durchtrennt hatte, ohne das SGHL zu verletzen, und keine Änderung der inferioren Translation finden konnte. Andererseits macht das retrahierte Band bei einer Rotatorenmanschettenruptur das Mobilisieren der Rotatorenanteile schwierig, so daß oft ein Release an der Basis des Coracoids notwendig wird. Dabei darf aber das SGHL, wie von Cooper kürzlich betont, nicht durchtrennt werden [8].

Ligamentum glenohumerale superius (SGHL): Das Lig. glenohumerale superius inseriert am Tuberculum supraglenoidale anterior der Insertion der langen Bizepssehne und am anterosuperioren Labrum und verläuft quasi als Boden des Rotatoren Intervalls zur proximalen Ecke des Tuberculum minus mit Fasern, die in das Ligamentum transversum humeri (THL) einstrahlen. Seine Größe und Struktur ist ziemlich variabel, das Band ist jedoch praktisch immer vorhanden, arthroskopisch sehr gut sichtbar [20, 21, 23] und nach De Palma in über 90% nachweisbar [10].

Seine Funktion ist ähnlich dem CHL, weshalb sie auch gerne zusammen genannt werden [2, 26]. Das Ligament verhindert primär eine inferiore und sekundär eine posteriore Translation. Warner gelang es, seine eigentliche Funktion durch Schnittexperimente aufzuhellen und war der Ansicht, daß das SGHL der eigentliche Stabilisator gegen eine inferiore Subluxation bei adduziertem Arm sei [43]. Bei Schulterpräparaten mit schlecht ausgebildetem SGHL war eine größere inferiore Translation festzustellen und der negative intraartikuläre Druck spielte eine größere Rolle bei der Verhinderung der inferioren Subluxation. So mag eine Läsion des Rotatorenintervalls eine Insuffizienz des SGHL zur Folge haben. Keine wesentliche Rolle konnte für die antero-posteriore Stabilität bei 90° Abduktion dem SGHL zugeschrieben werden [9, 26]. Hingegen zeigte es sich, daß für die posteriore Luxation des adduzierten, flektierten und innenrotierten Arms nach Durchtrennung der ganzen hinteren Kapsel zusätzlich auch das CHL und SGHL inzidiert werden mußte [3].

Ligamentum glenohumerale medius (MGHL): Das Lig. glenohumerale medius inseriert ebenfalls am Tuberculum supraglenoidale und der anterosuperioren Labrum- Kante etwas unterhalb des SGHL, zieht über den M. subscapularis zum Tuberculum minus und steht mit einzelnen Fasern in engster Verbindung zum M. subscapularis. Es zeigt die größte Variabilität in Größe und Struktur, die von einer dünnen bindegewebigen Schicht, die auf dem Subscapularis liegt, bis zu einem dicken seilartigen Band von der Größe der Bicepssehne reichen kann (Abb. 4). Das Band ist nach De Palma in etwa 80% vorhanden [10]. Diese bis zu 2,5 cm lange enge Verbindung zum M. subscapularis kann eine Präparation schwierig machen. Die kaudale Abgrenzung ist oft durch eine Bursa subscapularis inferiora (Foramen Rouvière [19, 23]) festgelegt. Wir haben bei unseren Dissektionen zudem festgestellt, daß bei jüngeren Patienten, das Band deutlich dicker ist, das Band aber auch bei älteren Präparaten immer vorhanden und wenigstens gut palpiert werden konnte.

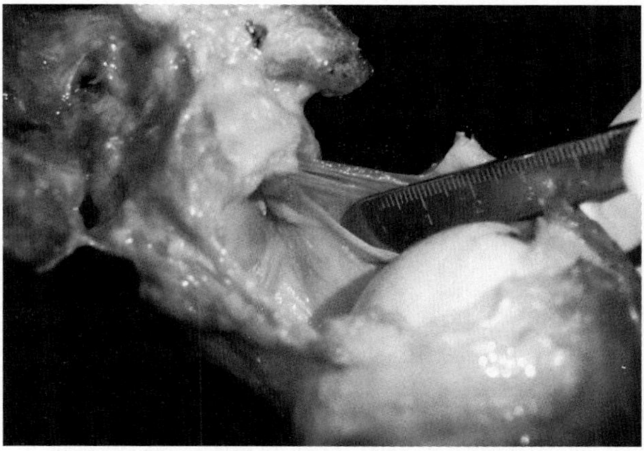

Abb. 4. Das Lig. glenohumerale medius inseriert ebenfalls am Tuberculum supraglenoidale und der anterosuperioren Labrum- Kante etwas unterhalb des SGHL, zieht über den M. subscapularis zum Tuberculum minus und steht mit einzelnen Fasern in engster Verbindung zum M. subscapularis

Dies steht im Widerspruch zu De Palma [10], der glaubte daß die Kapsel mit zunehmendem Alter dicker werde.

Nur in den Fällen, wo das Band kräftig strukturiert ist, kann ihm eine relevante stabilisierende Funktion zugeschrieben werden. Stabilisierend wirkt es in extremer AR und IR. Seine hauptsächliche Funktion ist die anteriore Stabilisierung in 45° Abduktion, nicht aber in 0° oder in 90° und eine Limitierung der AR zu Beginn der Abduktion. Wenn auch eine Straffung in 90° Abduktion und AR zu beobachten ist, kann es doch nicht eine anteriore Translation verhindern, wirkt aber in dieser Position als sekundärer Stabilisator, falls das inferiore Band durchtrennt wurde. Als sekundärer Stabilisator gegen die inferiore Translation wirkt es auch bei adduzierter und außenrotierter Schulter [3].

Ligamentum glenohumerale inferius (IGHL): Das Lig. glenohumerale inferius ist eher als Komplex denn als ein einzelnes Band zu betrachten (inferior glenohumeral ligament complex, IGHLC) und besteht aus dem anterioren Band (AB), dem Recessus axillaris und dem posterioren Band (PB). Wie eine Hängematte ist dieser Kapselband - Komplex zwischen Glenoid und Humerus aufgespannt (Abb. 5). Während das anteriore Band am Labrum glenoidale, am Glenoid oder am Skapulahals zwischen 3 und 4 Uhr inseriert, orientiert sich das posteriore Band zwischen 8 und 9 Uhr. Humerusseitig ist der Komplex direkt unterhalb der knorpligen Zone zirkulär fixiert, teils mehr V-, teils eher U-förmig. Histologisch lassen sich die beiden Bänder (AB/PB) in der innersten der drei Kollagenschichten, die neben der synovialen Zone die Schulterkapsel bilden, als gut definierte Verdickung von Kollagenfasern verifizieren [6].

Mehrere klinische und experimentelle Studien haben sich mit seiner Funktion auseinandergesetzt [3, 10, 39, 43]. Funktionell wirkt es als wichtigster Sta-

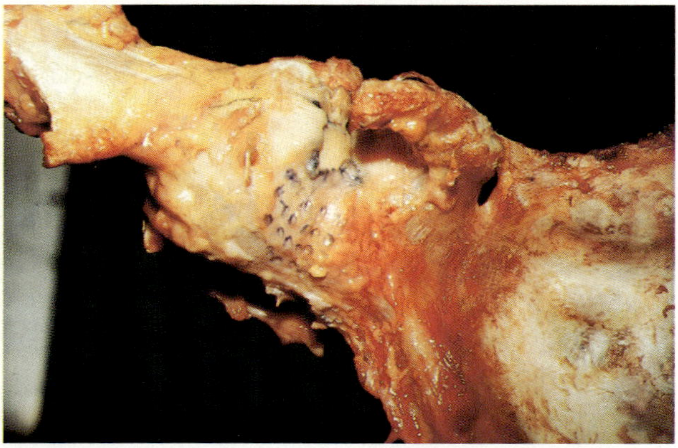

Abb. 5. Das Lig. glenohumerale inferius ist eher als Komplex denn als ein einzelnes Band zu betrachten (*inferior glenohumeral ligament complex, IGHLC*) und besteht aus dem anterioren Band (AB), dem Recessus axillaris und dem posterioren Band (PB). Wie eine Hängematte ist dieser Kapselband – Komplex zwischen Glenoid und Humerus aufgespannt. Das anteriore Band inseriert am Labrum glenoidale, am Glenoid oder am Skapulahals zwischen 3 und 4 Uhr und ist humerusseitig direkt unterhalb der knorpligen Zone zirkulär fixiert

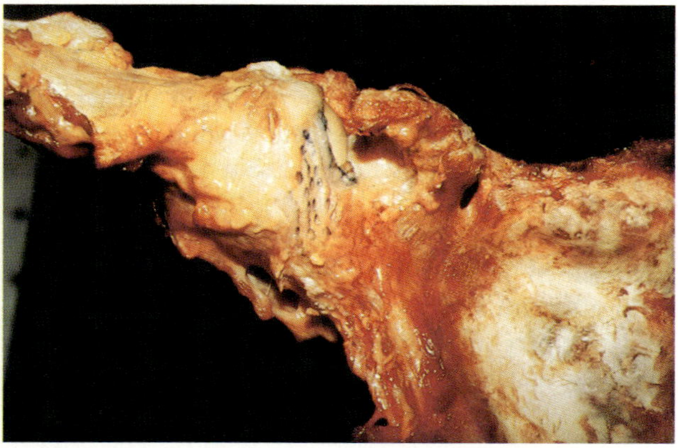

Abb. 6. Funktionell wirkt das anteriore Band (AB) als wichtigster Stabilisator des abduzierten Arms. Es verhindert exzessive Translation und wirkt umso stärker, je mehr der Arm abduziert wird. In maximaler Außenrotation und Abduktion wandert das anteriore Band nach vorne zur ventralen Stabilisierung. Diese Verwindung der beiden Bänder gegeneinander führt zusätzlich zu einem höheren Gelenkdruck, der weiter zur Stabilität beiträgt

bilisator des abduzierten Arms. Es verhindert exzessive Translation und wirkt umso stärker, je mehr der Arm abduziert wird. Bei 30° Horizontal-Extension wirkt das anteriore Band primär stabilisierend, während bei 30° Horizontal-Flexion vor allem das posteriore Band eine posteriore Translation verhindert. Bei Rotation wirken beide Bänder reziprok. In maximaler Außenrotation und Abduktion wandert das anteriore Band nach vorne zur ventralen Stabilisierung (Abb. 6), während das posteriore Band nun kaudal den Humeruskopf umfängt (Hängematte). Bei maximaler Innenrotation und Abduktion spannt sich das posteriore Band und stabilisiert den Humeruskopf dorsal, während das anteriore Band nun kaudal den Humeruskopf aufhängt. Diese Verwindung der beiden Bänder gegeneinander führt zusätzlich zu einem höheren Gelenkdruck, der weiter zur Stabilität beiträgt. Dadurch erklärt sich auch die geringe posteriore Translation, wie sie bei Außenrotation und Abduktion zustande kommt [14, 17].

Die Rolle des inferioren glenohumeralen Bandes in superiorer-inferiorer Richtung ist trotz verschiedenen Schnittversuchen noch kontrovers. Während Warner et al. [42, 43], die zuerst das SGHL isoliert disseziert hatten und nach Durchtrennung des AB und des PB des IGHLC keine weitere inferiore Translation feststellen konnten, der Ansicht waren, daß das IGHLC für die inferiore Stabilität der adduzierten Schulter kein wesentlicher Faktor darstelle, kamen Bowen et al. [3] bei ihren Versuchen, als sie zuerst das IGHLC durchtrennten und erst anschließend das SGHL dissezierten, zu gegenteiligen Schlüssen. Sie sahen, dass das IGHLC für die inferiore Stabilität bei 0° Abduktion eine primäre, jedoch nicht signifikante Rolle spiele.

Posteriore Kapsel: Die posteriore Kapsel ist im Gegensatz zur anterioren sehr dünn. Sie spannt sich hinter der Bizepssehne zum posterioren Band des IGHLC auf (Abb. 7 und 8). Die Inzision der ganzen dorsalen Kapsel zwischen 6 und 12 Uhr genügt zur posterioren Dislokation des adduzierten, flektierten und innenrotierten Armes nicht, bis auch der anterio-superiore Anteil zwischen 12 und 3 Uhr eingeschnitten resp. lädiert ist. So konnten Ovesen et al. durch die Inzision der oberen Hälfte der hinteren Kapsel die Innenroation in den ersten 40° Abduktion verdoppeln, während die Inzision der unteren Hälfte die Innenroation erst bei einer Abduktion von mehr als 40° signifikant veränderte. Verletzungen der hinteren Kapsel und der hinteren Rotatorenmanschetten – Anteile allein haben keine anteriore Subluxation zur Folge [40] und umgekehrt kommt es zu keiner hinteren Luxation, solange die vorderen Strukturen intakt sind [34, 35].

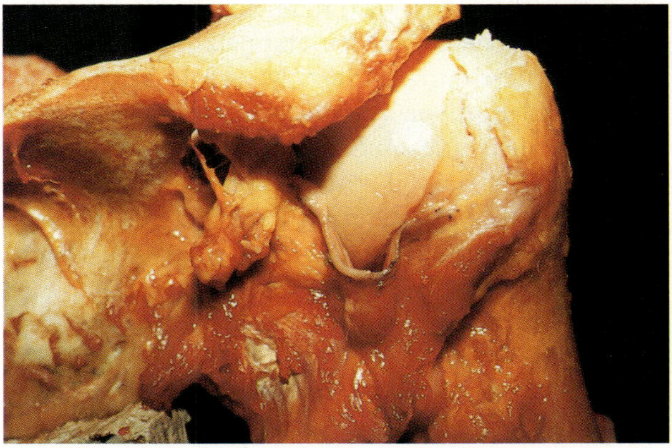

Abb. 7. Die posteriore Kapsel ist im Gegensatz zur anterioren sehr dünn. Sie spannt sich hinter der Bizepssehne zum posterioren Band des IGHLC auf

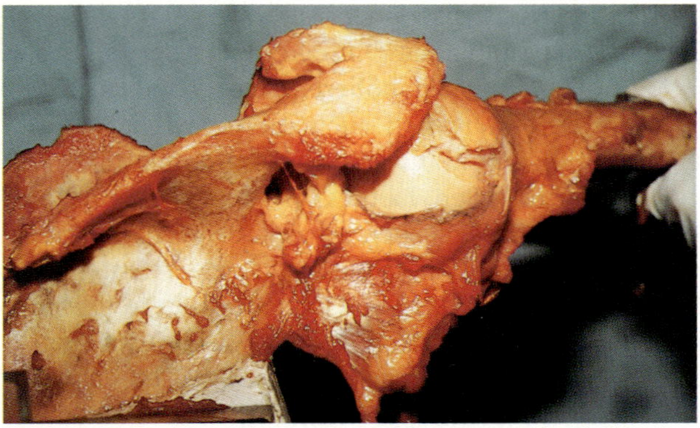

Abb. 8. Bei Rotation wirken beide Bänder reziprok. Bei maximaler Innenrotation und Abduktion spannt sich das posteriore Band und stabilisiert den Humeruskopf dorsal (Hängematte)

Intraartikulärer Druck: Als weiteren Faktor konnte der negative intraartikuläre Druck, der normalerweise im glenohumeralen Gelenk herrscht, u.a. von Kumar et al. an frisch tiefgefrorenen Leichenschultern radiologisch nachgewiesen werden. So konnte bereits das Einfließen von Luft durch eine feine Punktionsnadel bei intaktem Muskelmantel eine inferiore Subluxation bewirken, die jedoch nicht bei intakter Kapsel und schrittweiser Dissektion der einzelnen Muskeln zu beobachten war. Der gemessene intraartikuläre Druck wurde von ihnen mit –42 mm H_2O angegeben. Sie folgerten, daß der negative Druck einer der wesentlichen Faktoren der Schulterstabilität sein müsse [30]. Leider wurden weder Hinweise zum Ausmaß der Translation gegeben noch eine Normalisierung zur Größe des Humeruskopfes resp. des glenohumeralen Indexes angestrebt. Helmig et al. [16] hingegen konnten kürzlich eine inferiore Translation von 16,6 mm in 20° Abduktion nach einfacher Punktion der Kapsel in unbelasteter Versuchsanordnung nachweisen. Gleichzeitig kam es zu einer spontanen Außenrotation, die in mit 20 N belasteter Versuchsanordnung bis zu einem Maximum von 15,8° bei 50° Abduktion zugenommen hatte. Die Versuche wurden erstmals im ganzen Abduktionsspectrum von 0–80° Abduktion durchgeführt. So wurde in 0° Abduktion lediglich eine inferiore Translation von 7,5 mm gemessen. Nach Insufflation der Kapsel hingegen nahm neben der Außenrotation die antero-posteriore Translation um maximal 14 mm bei 30° Abduktion zu. Zu ähnlichen Ergebnissen kamen Browne et al. [4, 5], die nach Punktion eine inferiore Translation von 22 mm bei 10 N Belastung resp. 17,8 mm bei 20° Abduktion maßen.

Dynamische Elemente

Rotatorenmanschette: Die Rotatorenmanschette hat als vierteilige Muskelgruppe ihren Ursprung an der anterioren und posterioren Fläche der Skapula und inseriert halbkugelförmig an der ventralen, der lateralen und der dorsalen

Humeruskopfhälfte. Ihre hauptsächliche Funktion ist die Kompression des Humeruskopfes gegen das Glenoid.

Der *M. subscapularis* zieht von der vorderen Fläche der Skapula zum Tuberculum minus und ist eng mit der vorderen Schulterkapsel verbunden, wo sein laterales Ende als sehniger Anteil durch den Recessus subscapularis ins Gelenk zieht, jedoch extrasynovial bleibt. Innerviert wird er durch den oberen und unteren Ast des N. subscapularis aus dem Plexus brachialis. Funktionell ist er primär ein Innenrotator und hat sekundär einen anterior stabilisierenden Effekt.

Der *M. supraspinatus* entspringt aus der Fossa supraspinata der Skapula und läuft unter den coracoacromialen Bogen als breite sehnige, kaum durchblutete Platte zum Tuberculum majus und bildet das Dach des glenohumeralen Gelenkes. Seine Lage und Struktur macht ihn sehr verletzungsanfällig, sei es im Rahmen des subakromialen Impingements oder als Ort der häufigsten Manschettenrupturen. Innerviert wird er durch den N. suprascapularis nach seiner Passage durch die Incisura scapulae von medial her aus dem Plexus brachialis.

Der *M. infraspinatus* kommt von der dorsalen Fläche der Skapula entstammend als kräftige Sehne dorsal zum Tuberculum majus. Wie der Subkapularis hat auch er durch direkt einstrahlende Fasern eine enge Beziehung zur posterioren Kapsel. Funktionell ist er primär ein Außenrotator und schließlich auch ein Abduktor. Seine Innervation steht in enger Nachbarschaft zum M. supraspinatus. Der N. suprascapularis zieht anschließend unter der Spina scapulae in die Fossa infraspinata.

Der *M. teres minor* schließlich hat seinen Ursprung an der lateralen Kante der Skapula und inseriert unterhalb des M. infraspinatus dorsal am Tuberculum majus. Primär wirkt er auch als Außenrotator. Die Innervation erfolgt durch den N. axillaris, der auf seinem Weg durch den *Quadrangular Space* nach dorsal um den Muskel zieht [11]. Bei Abduktion wird der N. axillaris unmittelbar an die vordere und untere Kapsel gespannt, so daß er hier bei zu tiefer Lage des Arthroskopes leicht verletzt werden kann [18, 19].

Lange Sehne des M. biceps humeri: Anatomisch hat die lange Sehne des M. biceps ihren Ursprung am Tuberculum supraglenoidale an der superioren Ecke des Glenoids und im superioren Labrum glenoidale, wo Fasern in den posterosuperioren und weniger auch in den anterioren Teil des Labrum glenoidale y-förmig ausstrahlen. Die Sehne durchquert das Gelenk ventral zum Sulkus intertubercularis, wo sie in einer Sehnenscheide das Gelenk verläßt und sich mit dem kurzen Kopf, der vom Proc. coracoideus herkommt, vereinigt, um anschließend zum Ellbogengelenk zu ziehen, wo sie lateral an der Tuberositas des Radius und medial als Aponeurose an der Ulna inseriert. Durch das Ligamentum transversum humeri wird die Sehne im Sulkus gehalten. Obwohl der Sulkus meist der Ort der Bizeps-Rupturen und Luxationen ist, konnte doch keine Korrelation zwischen knöcherner Sulkus-Morphologie und Läsionsarten festgestellt werden. Hingegen sind Rupturen der Bizepssehne meist mit Läsionen der Rotatorenmanschette kombiniert. Bei Abduktion und Adduktion bewegt sich der Humeruskopf gegen die Sehne im Sulkus, wobei diese vor allem in Außenrotation als Depressor einem Impingement entgegenwirkt [25, 27].

Funktion

Erst das Zusammenwirken der vorderen und hinteren Kapsel- und Ligamentanteile gewährleistet die Stabilität des glenohumeralen Gelenkes. Dieses Zusammenwirken als gemeinsame Aktion der kapsuloligamentären Strukturen läßt sich am besten mit „Circle Concept" umschreiben (Abb. 9) [28, 31]. Translation in der einen Richtung bewirkt eine erhöhte Spannung der gegenüberliegenden Bänder. Keine einzige Struktur wirkt für sich allein [40]. Das SGHL verhindert zusammen mit dem CHL eine inferiores Absinken des Humerus, wenn der Arm an der Körperseite gehalten wird, während bei den mittleren Abduktionsgraden diese Funktion vom MGHL und dem AB des IGHLC übernommen wird. Mit zunehmender Abduktion kommt zunehmend der ganze IGHLC mit dem vorderen und dem hinteren Band (AB/PB) mit dem Recessus axillaris in Funktion. Bei 90° Abduktion mit dem Humerus in der Ebene der Skapula wird die größte anteroposteriore Laxität des humeralen Gelenkes gesehen, während bereits bei 30° Horizontalflexion diese auf die Hälfte reduziert wird. Die Durchtrennung eines der beiden Bänder des IGHLC hat denn auch eine verstärkte Translation in beiden Richtungen zur Folge. Deshalb bedarf es einer Verletzung der vorderen und der hinteren Strukturen, damit es zu einer Dislokation der Schulter kommen kann. Chir-

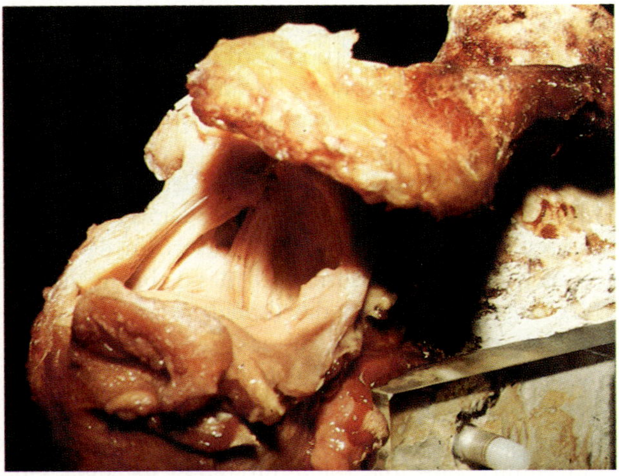

Abb. 9. Das Lig. glenohumerale inferius und besteht aus dem anterioren Band (AB), dem Recessus axillaris und dem posterioren Band (PB) (inferior glenohumeral ligament complex, IGHLC). Wie eine Hängematte ist dieser Kapselband – Komplex zwischen Glenoid und Humerus aufgespannt. Diese kapsuloligamentären Strukturen läßt sich am besten mit „Circle Concept" umschreiben. Translation in der einen Richtung bewirkt eine erhöhte Spannung der gegenüberliegenden Bänder

urgische Rekonstruktionen haben unbedingt eine zu starke Straffung einer Seite der Gelenkkapsel, also einer Hälfte des Circles zu vermeiden, weil dies den Humeruskopf in die entgegengesetzte Richtung drückt und eine verstärkte Translation und verstärkte Gelenkkompression bewirkt [28].

Die gesamte Stabilität des glenohumeralen Gelenkes ist das Resultat des Zusammenspiels der knöchernen Kugelgelenkanteile, der ligamentären Strukturen für die zu haltenden Extrempositionen und der muskulären Stabilisatoren, im speziellen der Muskeln der Rotatorenmanschette. Diese dynamischen Elemente treten in Funktion je nach Art der angewandten Lastverteilung. Im Gegensatz zu anderen Muskeln, die bei ihrer Aktion das jeweilige Gelenk stabilisieren können, können die Muskeln der Rotatorenmanschette ihre Aufgabe nur gemeinsam lösen. Während bei der Abduktion der M. deltoideus den Humeruskopf nach oben gegen das Akromion in ein Impingement zieht, zentriert der M. supraspinatus den Kopf in die Gelenkpfanne. So wirkt jeder Rotatorenmuskel in seiner Weise zentrierend auf den Humeruskopf [41, 47, 48].

Literatur

1. Basmajian JV, Bazant FJ (1959) Factors preventing downward dislocation of the adducted shoulder joint. J Bone Joint Surg 41A:1182–1186
2. Boardman ND, Debski RE, Warner JJP, Taskiran E, Maddox L, Imhoff AB, Fu FH, Woo SL-Y (1996) Tensile properties of the superior glenohumeral and coracohumeral ligaments. J Shoulder Elbow Surg 5:249-254
3. Bowen MK, Warren RF (1991) Ligamentous control of shoulder stability based on selective cutting and static translation experiments. Clin Sports Med 10/4:757–781
4. Browne AO, Hoffmeyer P, Tanaka S, An KN, Morrey BF (1990) Glenohumeral elevation studied in three dimensions. J Bone Joint Surg 72B:843–845
5. Browne AO, Hoffmeyer P, Morrey BF, An KN (1990) The influence of atmospheric pressure on shoulder stability. In: Proceedings of the 7th meeting of the European Society of Biomechanics B 9
6. Clark JM, Harryman DT (1992) Tendons, ligaments and capsule of the rotator cuff. J Bone Joint Surg 74A:713–725
7. Cooper DE, Arnoczky SP, O'Brien SJ, Warren RF, DiCarlo E, Allen AA (1992) Anatomy, histology and vascularity of the glenoid labrum. J Bone Joint Surg 74A:46–52
8. Cooper DE, O'Brien SJ, Arnoczky SP, Warren RF (1993) The structure and function of the coracohumeral ligament: An anatomic and microscopic study. J Shoulder Elbow Surg 2:70–77
9. Debski RE, Imhoff AB, Boardman ND, Warner JJP, Fu FH, Woo SL-Y (1995) Interrelationsships of the capsuloligamentous restraints during passive glenohumeral motion. Abstract. ORS/AAOS-Meeting Feb. 1995 Orlando FL
10. De Palma AF, Callery G, Bennet GA (1949) Variational anatomy and degenerative lesions of the shoulder bone. Instr Course Lect 16:255–281
11. Fredrich H, Imhoff AB, Höfler H (1998) Biomechanische und histomorphologische Untersuchungen zur Laserwirkung an der Schultergelenkskapsel. Z Orthop 136/5:A119–120
12. Fu FH, Imhoff A, Warner JJP, Boardman ND, Debski RE, Taskiran E, Maddox L, Woo SL-Y (1994) Structural properties of the superior glenohumeral and coracohumeral ligaments. Abstract. American Shoulder & Elbow Surgeons Closed Meeting (ASES). September 25-28th, 1994 Vermont/USA
13. Fu FH, Ticker JB, Imhoff AB (eds) (1998) An Atlas of Shoulder Surgery. Dunitz Publishers London, pp 336

14. Galinat BJ, Warren RF, Buss DD (1991) Pathophysiology of shoulder instability. In McGinty JB et al (eds) Operative Arthroscopy. Raven New York . 501–506
15. Harryman DT, Sidles JA, Harris SL, Matsen FA (1992) The role of the Rotator Interval Capsule in passive motion and stability of the shoulder. J Bone Joint Surg 74A:53–66
16. Helmig P, Sojbjerg JO, Sneppen O, Löhr JF, Ostgaard SE, Suder P (1993) Glenohumeral movement patterns after puncture of the joint capsule: An experimental study. J Shoulder Elbow Surg 2:209–215
17. Howell SM, Galinat BJ (1989) The glenoid-labral socket: a constrained articular surface. Clin Orthop 243:122–125
18. Imhoff AB (1986) Schulterprobleme bei neurologischen Syndromen. Schweiz Rundschau Med (Praxis) 75/20:571–576
19. Imhoff AB, Kubik S, Büsser G, Romero J (1989) N. Axillaris – Schädigung bei Schulterarthroskopie und Mobilisation. In: Contzen H (Hrsg): Komplikationen bei der Arthroskopie. Fortschritte in der Arthroskopie Band 5, Enke Stuttgart
20. Imhoff AB, Perrenoud A, Neidl K (1992) MRI bei Schulterinstabilität – Korrelation zum Arthro-CT und zur Arthroskopie der Schulter. Arthroskopie 5/3:122–129
21. Imhoff AB, Hodler J (1992) Stellenwert von Arthroskopie und MRI an der Schulter. Eine vergleichende Untersuchung. Z Orthop 130:188–196
22. Imhoff AB (1993) New developments in arthroscopic joint surgery of the shoulder: arthroscopic subacromial decompression and rotator cuff debridement by Holmium: YAG – Laser. Swiss Med 10-S:306–310
23. Imhoff AB (1994) Arthroskopie der Schulter und der Bursa subacromialis – Indikationen und Komplikationen (Instructional Course – Deutscher Orthopädenkongress 16. – 20. September 1992 Mannheim). In: Springorum HW, Katthagen BD (Hrsg): Aktuelle Schwerpunkte der Orthopädie Band 5. Thieme Stuttgart p 103–112
24. Imhoff AB, Ledermann Th (1994) Schulter Impingement Syndrom. Arthroskopische subakromiale Dekompression mit Holmium: YAG – Laser – Eine prospektive Studie. Arthroskopie 7/4:158–169
25. Imhoff AB, Ledermann Th (1995) Arthroscopic subacromial decompression with and without the Holmium: YAG-Laser – a prospective comparative study. Arthroscopy 11/5:549–556
26. Imhoff AB, Debski RE, Warner JJP, Patel PR, Demirhan M, Fu FH, Woo SL-Y (1995) Biomechanical Function of the Glenohumeral Ligaments – A Quantitative Assessment. (Capsuloligamentous stabilization of the glenohumeral joint during motion). Abstract. AOSSM, July 16–19, 1995 Toronto, Canada. pp 87–88
27. Imhoff AB, Ledermann Th. (1996) Das Impingementsyndrom der Schulter, Definition – Pathogenese – pathologische Befunde. In Eulert J, Hedtmann A (Hrsg): Das Impingementsyndrom der Schulter. Thieme-Verlag S 1–13
28. Imhoff AB, Roscher E, König U (1998) Arthroskopische Schulterstabilisierung. Differenzierte Behandlungsstrategie mit Suretac, Fastak, Holmium: YAG-Laser und Elektrochirurgie. Der Orthopäde 27/8:518–531
29. Kohn D (1987) The clinical relevance of glenoid labrum lesions. Arthroscopy 3:223–230
30. Kumar VP, Balasubramaniam P (1985) The role of atmospheric pressure in stabilizing the shoulder: An experimental study. J Bone Joint Surg 67B:719–721
31. Matsen FA, Fu FH, Hawkins RJ (eds) (1993) The shoulder: A balance of mobility and stability. American Academy of Orthopaedic Surgeons, Rosemont IL
32. Morrey BF, An KN (1990) Biomechanics of the shoulder. In Rockwood CA, Matsen FA (eds) The shoulder. WB Saunders Philadelphia p 208–245
33. Neer CS II, Satterlee CC, Dalsey RM, Flatow EL (1992) The anatomy and potential effects of contracture of the coracohumeral ligament. Clin Orthop 280:182–185
34. Ovesen J, Nielsen S (1986) Posterior instability of the shoulder. A cadaver study. Acta Orthop Scand 57:436–439
35. Perrenoud A, Imhoff AB (1992) Die veraltete hintere Schulterluxation. Z Unfallchir Vers med 85/3:127–133
36. Reeves B (1968) Experiments on the tensile strength of the anterior capsule structures of the shoulder in man. J Bone Joint Surg 50B:858–865

37. Saha AK (1971) Dynamic stability of the glenohumeral joint. Acta Orthop Scand 42:491–505
38. Sarrafian SK (1983) Gross and functional anatomy of the shoulder. Clin Orthop 173:11–19
39. Soslowsky LJ, Bigliani LU, Flatow EL et al (1992) Articular geometry of the glenohumeral joint. Clin Orthop 285:181–190
40. Turkel SJ, Panio MW, Marshall JL, Gigis FG: Stabilizing mechanisms preventing anterior dislocation of the glenohumeral joint. J Bone Joint Surg 63A (1981) 1208–1217
41. Warner JJP, Micheli LJ, Arslanian LE, Kennedy J, Kennedy R (1992) Scapulothoracic motion in normal shoulders and shoulders with glenohumeral instability and impingement syndrome. A study using Moiré topographic analysis. Clin Orthop 285:191–199
42. Warner JJP, Deng XH, Warren RF, Torzilli PA (1992) Static capsuloligamentous restraints to superior-inferior translation of the glenohumeral joint. Am J Sports Med. 20:675–685
43. Warner JJP, Caborn DNM, Berger R, Fu FH, Seel M (1993) Dynamic capsuloligamentous anatomy of the glenohumeral joint. J Shoulder Elbow Surg 2:115–133
44. Warner JJP, Schulte KR, Imhoff AB (1995) Current Concepts in Shoulder Instability. Advances in Operative Orthopaedics, Mosby Vol 3:217–248
45. Warner JJP, Imhoff AB, Debski RE, Demirhan M, Patel PR, Fu FH, Woo SL-Y (1996) Functional relationships of the glenohumeral ligaments: a quantitative study. Abstract. J Shoulder Elbow Surg 5/2 part 2:111
46. Webster's Collegiate Thesaurus (1976) Merriam-Webster Inc., Spingfield, Mass. USA
47. Woo SL-Y, Debski RE, Patel PR, Imhoff AB, Fu FH (1995) Biomechanics of the full upper extremity in simple abduction: Application of the Pittsburgh dynamic shoulder testing apparatus. In Wu JJ, Shih LY, Fukuda H, Chan KM (eds) Shoulder Surgery. Mosby June 1995, pp 23–28
48. Woo SL-Y, Debski RE, Imhoff AB, Patel PR, Saito R, Warner JJP, Fu FH (1995) Soft tissue restraints around the glenohumeral joint. In Wu JJ, Shih LY, Fukuda H, Chan KM (eds) Shoulder Surgery. Mosby June 1995, pp 29–34
49. Wullschleger M, Imhoff AB (1997) Zur ligamentären Instabilität des Schultergelenkes – In vitro Untersuchungen. Dissertation Universität Zürich

6 Arthroskopische Stabilisierung mit Ankern

6.1 Intraartikuläre arthroskopische Suretac-Technik

E. Roscher und A. B. Imhoff

Einleitung

Gerade für Sportler und hier insbesondere Überkopfsportler, wie z. B. Schwimmer oder Werfer, kann eine gegenüber konservativen Maßnahmen therapierefraktäre Schulterinstabilität eine deutliche Einschränkung der Leistungsfähigkeit, mitunter sogar das Karriereende bedeuten. Aber auch „Nichtsportler" können eine solche Beeinträchtigung in ihrer Aktivität bis hin zur drohenden Berufsunfähigkeit erleben. Ziel eines operativen Eingriffes sollte es daher sein, so gering als möglich zu traumatisieren, die anatomischen Verhältnisse möglichst exakt wiederherzustellen, eine rasche Rehabilitation zu gewährleisten und eine möglichst folgenlose Ausheilung insbesondere bezüglich des postoperativen Bewegungsumfanges zu erreichen. Hier bietet sich ein minimalinvasives Verfahren wie die arthroskopische Stabilisierung an, die im Laufe des vergangenen Jahrzehntes hinsichtlich der Verfahrenstechniken eine stetige Weiterentwicklung erlebt hat.

Bezüglich des Therapieerfolges ist hierbei die exakte prä- und intraoperative Diagnose und somit Indikationsstellung von essentieller Bedeutung, denn im Erscheinungsbild sehr ähnliche Instabilitäten besitzen u. U. eine völlig unterschiedliche Pathomorphologie.

Nicht jede veränderte bzw. verletzte anatomische Struktur ist einem arthroskopischen Verfahren zugänglich. Dies gilt insbesondere bei knöchernen Veränderungen i. B. der Pfanne, die nach wie vor eine Domäne der offenen Operationen wie z. B. der Spanplastik sind.

Hingegen haben sich insbesondere im Bereich des klassischen „Bankart-Repair" zunehmend arthroskopische Verfahren etabliert und durch die Entwicklung des medizinischen Lasers und in neuester Zeit thermischer Verfahren besteht zudem die Möglichkeit einer arthroskopischen Kapselraffung.

Pathologische Anatomie: Beschrieben wird im folgenden die Pathomorphologie der beiden Krankheitsbilder die als klassische Indikationen für arthroskopische Stabilisierungsverfahren gelten.

Antero-inferiore Instabilität: Als typisches pathologisches Korrelat ist hier die sogenannte Perthes- oder Bankartläsion [2] bereits seit Anfang dieses Jahrhunderts bekannt. Sie beschreibt eine Ablösung des antero-inferioren Kapsel-Labrum-Komplexes vom Glenoid. Gerade die Arthroskopie hat hier jedoch gezeigt, daß es sich nicht um einen spezifischen anatomischen Defekt handelt, sondern um sich einander ähnelnde Läsionen, deren Gemeinsamkeit der Funktionsausfall des IGHL in Bezug auf die glenoidale Insertion ist. Sowohl von Rowe [39] als auch von Warner et al. [56] werden Klassifikationen beschrieben, die sowohl eine mögliche Ablösung der Kapsel vom Glenoidhals als auch eine Degeneration des Labrums berücksichtigen. Es sei darauf hingewiesen, daß diese Differenzierung eine wichtige prognostische Bedeutung bezüglich der Wahl und des Erfolges eines Stabilisationsverfahrens haben kann.

Weitere klinische und biomechanische Studien konnten zeigen, daß nicht nur ein Versagen der glenoidalen Insertion des antero-inferioren Kapsel-Ligamentkomplexes, sondern auch eine Ruptur des ligamentären Anteiles sowie eine Ablösung i.B. der humeralen Insertion, als HAGL-Läsion bezeichnet, ursächlich für eine entsprechende Instabilität sein kann [4]. Letztere Möglichkeit sollte immer bedacht werden, wenn trotz klinisch eindeutiger anteriorer Instabilität bei der arthroskopischen Diagnostik keine Pathologie i.B. des Labrums gesehen wird. Wichtig für die operative Technik ist auch die i.R. biomechanischer Studien [4, 46] aufgestellte Hypothese, daß im Falle eines Versagens im Bereich der glenoidalen Insertion es zuvor immer zu einer plastischen Deformierung des IGHL kommt.

SLAP-Läsionen: Mit diesem Begriff, erstmals von Snyder et al. [44] eingeführt, werden Läsionen des superioren Labrums i.B. des Ankers der langen Bicepssehne (LBS) beschrieben (*s*uperior *l*abrum, *a*nterior to *p*osterior).

Sie werden überproportional häufig bei Überkopfsportlern, insbesondere Werfern gesehen und sowohl auf akut traumatische Ereignisse als auch auf chronische Mikrotraumatisierung zurückgeführt.

Basierend auf arthroskopischen Befunden unterteilt Snyder in 4 Typen, wobei Kombinationen möglich sind.

- Typ I: Ausfransung des Labrums bei fester Fixation
- Typ II: Ablösung von Labrum u. LBS-Anker vom Glenoid
- Typ III: Korbhenkelriß des Labrums ohne Beteiligung des LBS-Ankers
- Typ IV: Korbhenkelriß des Labrums mit Ausdehnung in den LBS-Anker

Die Symptome reichen von nur Schmerzen, über hör- und spürbares Klicken bis hin zur antero-posterioren Instabilität in Form von Subluxationen. Diese Instabilität konnte in 2 biomechanischen Studien nachgewiesen werden, wobei sie nur bei einer kombinierten Läsion von Labrum und LBS-Anker entsprechend einer Typ II o. Typ IV-Läsion auftrat [32, 38].

Einteilung der Schulterinstabilität: Spricht man von Instabilität, so darf diese nicht verwechselt werden mit einer Laxität, die in den meisten Fällen multidirektional ausgebildet ist. Instabil ist ein Schultergelenk erst, wenn es Beschwerden verursacht und dann erst ist die Indikation zu einer operativen Intervention gegeben. Möglich ist durchaus auch die Konstellation, daß bei

Tabelle 1. Klassifikation der Schulterinstabilität (Modifiziert nach Imhoff). Diese Tabelle ist angelehnt an die Einteilung von Warner et al. [56]

Ätiologie	Traumatisch	
	Atraumatisch	Willkürlich
		Unwillkürlich
	Mikrotraumata	
	Kongenital	
	Neuromuskulär	
Grad	Luxation	
	Subluxation	
	Vermehrte Translation	
Richtung	Anterior	
	Posterior	
	Inferior	
	Superior	Antero-superior
		Postero-superior
Frequenz	Akut	
	Rezidivierend	
	Chronisch (verhakt)	

dem gleichen Gelenk eine Kombination aus einer unidirektionalen Instabilität und einer multidirektionalen Laxität besteht.

Allgemeine Einteilung: Um verschiedene Formen der Instabilität besser zu differenzieren, was wie bereits oben erwähnt entscheidend für das operative Procedere ist, wird zunehmend eine Klassifikation verwendet die 6 verschiedene Kriterien berücksichtigt. Diese sind Ätiologie, Richtung, Ausmaß, Zeitpunkt, Häufigkeit und Willkürverhalten (s. Tabelle 1).

Je nach Konstellation ändert sich hierbei die Prognose bezüglich einer operativen Stabilisierung. Gebräuchlich sind auch die von Matsen [27] geprägten Begriffe TUBS (Traumatic, Unidirectional, Bankart und Surgical) und AMBRI (Atraumatic, Multidirectional, Bilateral, Rehabilitation und Inferior capsular shift) zur Differenzierung zwischen traumatischer und multidirektionaler Instabilität.

Instabilität des Überkopfsportlers: Jobe et al. [25] entwickelten eine Klassifikation betreffend die Schulterpathologie des Überkopfsportlers, die zwischen einem reinen primären Impingement, einem durch Instabilität verursachten sekundären Impingement und einer reinen Instabilität differenziert (s. Tabelle 2).

Ein typischer Befund für das sekundäre Impingement bei anteriorer Instabilität ist dabei der postero-superiore Schmerz beim Apprehensionmanöver ohne eigentliches Apprehensionsign, der meist verursacht wird durch ein postero-superiores glenoidales Impingement des Labrums [50]. Gerade diese Form des Impingement kann refraktär gegenüber einer konservativen Therapie sein und eine operative Stabilisierung erfordern.

Tabelle 2. Klassifikation der schmerzhaften Schulter beim Überkopfsportler. (Nach Jobe 1989 [25])

Gruppe I	Primäres Impingement Keine Instabilität	
Gruppe II	Primäre Instabilität Sekundäres Impingement	Rezidivierende Mikrotraumata – intern (z. B. post.-sup.) – subacromial
Gruppe III	Primäre Instabilität Sekundäres Impingement	Generalisierte Hyperlaxität – intern – subacromial
Gruppe IV	Reine Instabilität Kein Impingement	Post-traumatisch

Tabelle 3. Einteilung in Indikationen und Kontraindikationen für die arthroskopische Schulterstabilisierung, die in der Abteilung und Poliklinik für Sportorthopädie, TU München (Leitung: Prof. Dr. A. B. Imhoff) angewandt wird

Primäre Indikationen	Relative Indikationen	Kontraindikationen
Unidirektionale anteriore posttraumatische Instabilität – Rezidivierend – Erstluxation (< 22 J., Sportler)	Kleine knöcherne Bankart-Läsionen Kombinierte unidirektionale Instabilität mit multidirektionaler Laxität	Glenoidkantenfrakturen HAGL-Läsion bei ant. Instabilität
SLAP-Läsionen Typ 2 Typ 4	Arthroskopische Restabilisierungen	Willkürliche Schulterinstabilität (v. a. Kinder und Jugendliche)
Andrews-Läsion (antero-superiore Labrumläsion)	Unidirektionale posteriore Instabilität	Verhakte anteriore oder posteriore Luxation

Indikation

Aufgrund der mittlerweile zahlreichen Verfahrenstechniken, einer zunehmenden Anzahl unterschiedlichster Fixationssystemen sowie des jüngst hinzugekommenen Einsatzes von Laser und elektrochirurgischen Instrumenten besteht ein stetiger Fluß in der Indikationsstellung zur arthroskopischen Intervention. Nachdem im ersten Enthusiasmus nach Einführung dieser mikroinvasiven Technik das Indikationsspektrum eher weit gefaßt wurde, haben viele Autoren mit Erreichen der ersten mittelfristigen Ergebnisse dieses wieder vermehrt eingegrenzt. Durch verbesserte Techniken und Fixationsmöglichkeiten sowie die Möglichkeit einer Kapselschrumpfung z. B. mittels Laser sehen wir derzeit wieder einen weiteren Rahmen, so daß den primären Indikationen relative Indikationen zugefügt werden können.

Zu betonen ist, daß es derzeit, berücksichtigt man die Literatur, keine einheitliche Indikationsstellung gibt. Dies gilt insbesondere für die posterioren und multidirektionalen Instabilitäten.

Die folgende Darstellung entspricht der Indikationsstellung unserer Klinik. Sie erhebt keinen Anspruch auf Allgemeingültigkeit [s. auch Tabelle 3].

Primäre Indikationen: An erster Stelle zu nennen ist hier die unidirektionale, rezidivierende, posttraumatische, anteriore Schulterinstabilität. Die Prognose ist umso günstiger je kräftiger das anteriore Band des IGHL ausgebildet ist und je besser das vordere Labrum differenziert werden kann [26, 37, 46].

Aufgrund der Ergebnisse großer epidemiologischer Studien in denen bei Patienten unter 22 Jahren hohe Rezidivraten zwischen 55 und 94% nach traumatischer Luxation nachgewiesen wurden [22, 23, 24, 29], empfehlen wir diesen Patienten, v. a wenn sie sportlich ambitioniert sind, die Stabilisierung meist bereits im Falle der Erstluxation.

Als zweite große Gruppe sind die oben beschriebenen SLAP-Läsionen des Typs II bis IV zu nennen, die von Stetson et al. [47] in großer Fallzahl stabilisiert und nachuntersucht werden konnten.

Relative Indikationen: Bei kombinierter unidirektionaler Instabilität und multidirektionaler Laxität wird durch die Anwendung von Laser und elektrochirurgischen Instrumenten eine arthroskopische Kapselschrumpfung möglich, so daß hier zunehmend auf einen offenen Kapselshift verzichtet werden kann. Da es sich um noch junge Techniken handelt, muß allerdings gesagt werden, daß es bislang nur wenige Publikationen hierzu gibt, die zudem noch kleine Patientenzahlen und ein kurzes Follow-up aufweisen [16]. Die ersten Ergebnisse stimmen zuversichtlich, jedoch sollte die Technik vorerst dem erfahrenen Arthroskopeur vorbehalten sein.

Arthroskopische Restabilisierungen sind dann möglich, wenn der arthroskopische Befund eine ausreichende Qualität des Labrum-Ligament-Komplexes zeigt. Beispiele hierfür sind technische Fehler beim Primäreingriff sowie eine zu frühe post-operative Aktivität über das erlaubte Ausmaß. Über das entsprechende Procedere muß in diesen Fällen, v.a. auch unter Berücksichtigung der Patientencompliance, individuell entschieden werden.

Auch kleinere knöcherne Bankart-Läsionen stellen für uns keine Kontraindikation für ein arthroskopisches Vorgehen dar, da davon auszugehen ist, daß im weiteren Heilungsverlauf dieses Fragment resorbiert wird und durch das Einheilen des gerafften Kapsel-Labrum-Komplexes eine ausreichende Stabilität erreicht wird.

Von wenigen Operateuren [30] wird auch bei posteriorer Instabilität ein arthroskopisches Vorgehen beschrieben. Aus unserer Sicht sind die Zugangsmöglichkeiten zum posterioren Glenoidrand schwierig, wobei wir in diesen Fällen zunehmend ein arthroskopisches Verfahren bevorzugen (vgl. Kap. 8).

Kontraindikationen: Eindeutige Kontraindikationen sind für uns zum einen die sogenannten Glenoidkantenfrakturen, die in Abhängigkeit ihrer Größe und Dislokation von Bigliani in Typ I, II, IIIa und IIIb eingeteilt werden [5] zum anderen die anteriore Instabilität, die durch eine sogenannte HAGL-Läsion (*h*umeral *a*vulsion of *g*lenohumeral *l*igaments) verursacht wird sowie die volontäre Schulterinstabilität, bei der in aller Regel auch offene Verfahren versagen.

Warner seinerseits rät aufgrund klinischer Erfahrungen bei einem fehlenden oder schwach ausgebildeten anterioren Band des IGHL, dessen Durchmesser weniger als 1/3 des der langen Bicepssehne beträgt, von einer arthroskopischen Stabilisierung ab [55].

Bioresorbierbare Implantate

Die Gebiete in denen bioabsorbierbare Implantate bislang am häufigsten zur Anwendung kamen sind die Mund-Kiefer-Gesichts-Chirurgie sowie die Traumatologie in erster Linie bei der Versorgung von Malleolarfrakturen.

In der Mund-Kiefer-Gesichts-Chirurgie begann man bereits Ende der 60er Jahre bioresorbiere Implantate zu verwenden. Allerdings wurden bis in die 80er Jahre nur wenige Forschungsergebnisse veröffentlicht. Erst dann stieg das Interesse an diesen Materialien und erst dann gelang es auch komplexere Formen wie Schrauben und Osteosyntheseplatten herzustellen, die seither kontinuierlich weitererforscht und -entwickelt wurden [6].

In der Traumatologie und Orthopädie stellte sich nach ersten tierexperimentellen Studien zur Frakturversorgung mit bioresorbierbaren Materialien Anfang der 80er Jahre [11, 12, 15] zunächst das Problem, daß das Indikationsspektrum aufgrund der niedrigen Primärstabilität und der raschen Absorption der Implantate sehr eingegrenzt wurde. Dies betraf insbesondere auch die aus PGA (Polyglykolid) bestehenden Implantate [11]. Entscheidend verbessert werden konnten diese Eigenschaften Ende der 80er Jahre z.B. mit der Entwicklung sogenannter selbst-verstärkender Kompositimplantate (z.B. SR-PGA, SR-PLA) [6, 49]. Indem man die Polymermatrix mit aus dem gleichen Material bestehenden Fasern verstärkte, veränderte sich die Textur der Implantate und ihre mechanischen Eigenschaften, was zu einer deutlichen Erhöhung der initialen Biegungsfestigkeit führte [49].

Entsprechend der verbesserten Anwendbarkeit durch die ständige Weiterentwicklung der Materialien wurden seit Ende der 80er Jahre zahlreiche klinische Nachuntersuchungen insbesondere bezüglich der Malleolarfrakturen [8] sowie in etwas geringerer Zahl auch bezüglich der distalen und proximalen Radiusfrakturen veröffentlicht.

Über die Verwendung von bioresorbierbaren Implantaten in der Schulterchirurgie, respektive der arthroskopischen Bankartoperation berichten erstmals J.J. Warner et al. 1991 [57], die Mitentwickler des dazu verwendeten, als Suretac bezeichneten Dübels waren. Erste größere und mittelfristige klinische Nachuntersuchungen folgten ab 1994 von der Gruppe um J.J. Warner [26, 46, 48, 53–55] sowie von wenigen europäischen [34–37] und australischen [41] Anwendern. Zu den ersten Anwendern in Europa zählt die Gruppe um H. Resch [34–37], die den Suretac ebenfalls bereits seit 1989 verwendeten und im Verlauf der Anwendung eine eigene sogenannte extra-artikuläre Technik entwickelten, über deren Ergebnisse sie 1997 berichteten [36].

Chemische Zusammensetzung: Es handelt sich hier um absorbierbare, synthetisch hergestellte Kunststoffe oder *Polymerwerkstoffe* die aus organischen Makromolekülen bestehen. Grundbaustein dieser Polymere sind die sogenannten *Monomere*, organische Kohlenstoffverbindungen, die zusätzlich Sauerstoff, Stickstoff, Silicium, Phosphor und Schwefel enthalten können [6, 20, 33].

Die Polymersynthese erfolgt entweder bei an beiden Enden reaktionsfähigen Monomeren durch Polykondensation unter Abspaltung von H_2O oder bei sonstigen Monomeren durch Polymerisation unter Verwendung eines Initiators [10]. Reagieren identische Monomere miteinander entstehen sogenannte *Homopolymere*, sind verschiedene Monomere beteiligt werden *Copolymere* gebildet. Die Eigenschaften der entstandenen Makromoleküle werden durch ihre Struktur und funktionellen Gruppen (Ester-, Amid-, Urethan- etc.) bestimmt.

Die in der Traumatologie und Orthopädie als bioabsorbierbare Implantate meistverwandten Polymere sind die *α-Polyester* [6] (Synonyme: aliphatische Polyester [50], Poly(α-hydroxy)Säuren [33, 50]). Ihre gebräuchlisten Monomere sind die *Glykolsäure* mit dem Homopolymer PGA (*p*oly*g*lycolic *a*cid, Dexon®), die *Milchsäure* mit dem Homopolymer PLA (*p*oly*l*actic *a*cid) und *Paradioxanon* mit dem Homopolymer Polyparadioxanon (PDS). Ausgehend von den Monomeren Glykolsäure und Milchsäure sind zudem Copolymere in verschiedenen Zusammensetzungen auf dem Markt. Hierzu zählt auch das als Nahtmaterial bekannte Vicryl®, das sich aus 90PGA:10PLA zusammensetzt.

Biokompatibilität und Gewerbereaktion: Allgemein gilt der Grundsatz, daß ein in der Medizin verwendetes Fremdmaterial biokompatibel sein muß. Definitionsgemäß bedeutet dies, daß das Material selbst sowie seine Abbauprodukte in vivo angewendet keine unerwünschten Reaktionen des Empfängers auslösen [33]. Dies betrifft an erster Stelle eine kanzerogene oder toxische Wirkung, aber auch Nekrosen, entzündliche oder allergische Reaktionen sowie Thrombosen sind hier gemeint.

Suretac

Dies ist ein resorbierbarer aus einem Copolymer von Polygluconat (PGA) und Trimethylencarbonat bestehender kanülierter Dübel (Acufex Microsurgical, Inc., Mansfield, MA). Der von uns verwandte Dübel ist eine Weiterentwicklung des Ende der 80er Jahre erstmals verwendeten Suretacs, der noch nicht mit Spikes versehen war. Er hat eine Länge von 18 mm, einen Durchmesser von 3,2 mm und einen mit Spikes versehenen Kopf unter dem der Labrum-Ligament-Komplex gefaßt wird. Klinische Versuche durch Warner und Warren [57] haben gezeigt, daß diese Dübel nach 4–6 Wochen ihre Fixationsfestigkeit verlieren und im Durchschnitt nach 6 Monaten resorbiert sind.

Arthroskopische Schulterstabilisierung

Instrumentarium: Neben der üblichen optischen Arthroskopieeinheit und den Arbeitstrokaren benötigt man ein für die Stabilisierung spezifisches Instrumentarium. Die Arbeitsgeräte, die bei der Stabilisierung mittels Suretac verwendet werden, sind in der Reihenfolge ihrer Anwendung in der nachfolgenden Liste aufgeführt.

- *Bankart-Raspel:* halbmondförmig, konkav geformt, angepaßt an den Glenoidrand
- *Shaver und Kugelfräße*
- *Labrumfaßzange:* mit zentraler Aussparung zum Setzen des Bohrers
- *Bohrer mit Führungsdraht:* spezifisch entwickelter Suretac-Bohrer mit Längenmarkierung
- *Kanülierter Stößel*

Operationstechnik: Wir führen die Operation nach Möglichkeit in Intubationsnarkose durch, um Bewegungen des Patienten weitestgehend ausschalten zu können. Andere, vor allem ambulant arbeitende Operateure verwenden oftmals eine Regionalanästhesie, die sog. Scalenusblockade.

Gelagert werden die Patienten auf dem Rücken in halbsitzender Position, der sogenannten Beach-Chair-Position. Der zu operierende Arm wird in einem Schulterhalter am Handgelenk fixiert und kann hierbei in beliebiger Position eingestellt werden.

Nach Durchführung der klinischen Untersuchung in Narkose werden die arthroskopischen Zugänge mit einer gefäßkonstringierenden Lösung (Por 8) vorgespritzt.

Begonnen wird die Arthroskopie mit der Inspektion des Gelenkes über den klassischen posterioren Optikzugang im sog. „soft spot" ca. 2 cm distal und medial der Acromionkante. Die anschließende Inspektion überprüft den präoperativ erhobenen Befund mit einer exakten Beurteilung von Kapsel, Ligamenten, Labrum und Rotatorenmanschette und unter besonderer Beachtung des Bicepssehnenankers.

Unabhängig von der Verwendung von Dübeln oder Fadenankern erfolgt anschließend die Präparation der Insertionsstellen im Bereich der Glenoidkante über den anterio-superioren Zugang. Dieser liegt unmittelbar ventral des AC-Gelenkes, so daß der Trokar artikulärseitig im sogenannten Rotatorenintervall medial der langen Bicepssehne zu liegen kommt.

Je nach Läsionstyp wird zunächst der Glenoidrand an entsprechender Lokalisation mit dem gebogenen Shaver und dem Bankart-Raspatorium debridiert und im Anschluß mit der Kugelfräse entlang der Kante eine Nute gefräst, so daß eine gute Durchblutung des späteren Insertionslagers gewährleistet ist. Zusätzlich werden die geplanten Dübellokalisationen noch einmal eigens vertieft, so daß die Implantate sicher versenkt werden können und nicht beim Einschlagen oder Einbohren an der Kante abscheren. Die typischen Lokalisationen für die Implantate liegen bei einer klassischen Bankart-Läsion bei $5^{\circ\circ}$,$4^{\circ\circ}$ und $2–3^{\circ\circ}$ (rechte Schulter) bei einer Slap-Läsion anterior und posterior des Bicepsankers.

In Abhängigkeit der Läsion wird im weiteren Verlauf der 2. Arbeitszugang gelegt.
Im Falle der antero-inferioren Instabilität verwenden wir dazu einen antero-inferioren Zugang – auch Slalomzugang genannt – der 2 cm distal des Coracoids parallel zum Humerusschaft gelegt wird, wobei in Slalomtechnik zunächst in 45° nach dorso-lateral bis zu einem festen Widerstand eingegangen wird und dann um 90° nach dorso-medial gekippt wird. Der Trokar perforiert den Bauch des M. Subscapularis [37]. Mit diesem Zugang wird ein orthograde Einstellung zum unteren Glenoidrand ermöglicht und somit die sicherere Fixation der untersten Verankerung, die idealerweise bei 5°° liegen sollte. Resch et al. [37] konnten zeigen, daß in einer Serie an anatomischen Präparaten die eingebrachten Dübel immer zwischen 4 und 5°° lagen und keine in Nachbarschaft gelegene Gefäß-Nerven-Strukturen gefährdet wurden.

Im Falle einer SLAP-Läsion kann als Alternative ein 2 Zugang durch die Fossa Supraspinata gelegt werden.

Das Prinzip der antero-inferioren Stabilisierung ist eine Refixierung des Labrums kombiniert mit einem supero-medialen Shift des Komplexes aus Kapsel und IGHL, caudal bei 5°° beginnend bis zwischen 2°° und 3°° nach kranial. Es sollten mindestens 2 Implantate, oft besser 3 Implantate verwendet werden [41, 57]. Der Arm befindet sich hierbei in einer 0°-Rotationsstellung. Der zu verankernde Kapsel-Labrum-Komplex wird durch eine mit einer zentralen Aussparung versehenen Faßzange von intraartikulär gefaßt und unter Sicht nach supero-medial in die vorbereitete Nute geshiftet.

Durch diesen Komplex hindurch wird der Kanal im Bereich der vorgefertigten Vertiefung mit einem kanülierten Bohrer vorbereitet, in den ein Führungsdraht eingebracht ist, der 3 mm vorsteht. Anschließend wird der Bohrer entfernt und der Führungsdraht belassen. Über diesen wird der Suretac eingebracht und eingeschlagen, so daß der Komplex fest in die Nute gepreßt wird.

Technikfehler: Jeder Schritt des Eingriffes beherbergt typische Fehlerquellen, die zum Therapieversagen führen können.

Ein insuffizient von vorbestehendem Narbengewebe befreiter sowie ein nicht ausreichend angefrischter, d. h. vaskularisierter Glenoidrand führt zu einer reduzierten Vernarbung des reponierten Kapsel-Labrumkomplexes und somit verminderten Stabilität.

Seitens des Kapsel-Labrumkomplexes kann ein unzureichendes supero-mediales Shiften die Ursache sein, ebenso wie das Fassen von zu wenig Material oder eine von vorneherein falsche Indikationsstellung bei einem fehlenden oder sehr schwach ausgebildetem IGHL-Komplex.

Bei der Plazierung des Suretac-Dübels erhöht im Falle der ant.-inf. Instabilität eine zu weit superiore Position des untersten Suretacs oder eine zu mediale Position das Rezidivrisiko. Ebenso schlecht ist es zu viel Material zu fassen, da hierdurch die Kompression durch den Dübel und damit die Primärstabilität deutlich vermindert wird. Eine unmittelbar intra-operative Komplikation ist die durch einen fehlgeleiteten bzw. zu lateral gesetzten Bohrkanal gesetzte Knorpelläsion meist in Form einer tangentialen Abscherung. Ihre definitive Konsequenz, insbesondere hinsichtlich einer möglichen frühzeitigen Arthrose, ist derzeit noch nicht sicher abschätzbar.

Nachbehandlung

Den Patienten wird unmittelbar post-operativ ein Gilchrist-Verband angelegt, der zunächst 24 h belassen wird und weitere 2 Wochen noch nachts getragen wird. Am 1. oder 2. post-operativen Tag wird mit Pendelübungen in 45° Innenrotation begonnen, wobei eine maximale Flexion und Abduktion bis 45° erlaubt ist. Diese Limitierung besteht bis einschließlich der 3. Woche. Die Rotation kann dann bis zur Neutralstellung erweitert werden und ab der 6. Woche bis zur 12. Woche bis zur vollen Außenrotation bei maximal 90° Abduktion beübt werden. Überkopfsportarten ohne Körperkontakt sind nach dem 3. Monat erlaubt, Kontaktsportarten ab dem 6. Monat.

Ergebnisse

Material und Methode: Im Zeitraum 4/96 bis 12/97 wurde bei 53 Patienten (12 w, 38 m), Durchschnittsalter 28 Jahre (15–53 Jahre), eine arthroskopische Schulterstabilisierung mit resorbierbaren Suretac-Dübeln durchgeführt. Die Stabilisierung mit Suretac-Dübeln erfolgte 36mal bei vorderer Instabilität und 17mal bei SLAP-Läsionen (Typ 2 und 4). Prospektiv konnten 45 der Suretac-Patienten (84,9%) mit einem Mindest-Follow-up von 18 Monaten postoperativ und jeweils 5 Patienten stichprobenartig nach 3, 6 und 12 Monaten mittels MRT kontrolliert werden.

Klinische funktionelle Ergebnisse: Die Patienten zeigten kurze Hospitalisationsaufenthalte (3–5 Tage). Der Constant-Score lag im Mittel 6 Wochen postoperativ bei 61 Punkten, 6 Monate/85 Punkte, 18 Monate/95 Punkte und 24 Monate/95 Punkte. Alle Sportler, bzw. Patienten haben ihre Sportart, bzw. Tätigkeit durchnittlich nach 13 Wochen wieder aufgenommen. Es fanden sich 5 (9,4%) Luxationsrezidive nach adäquatem Trauma (nach 6 Wo, 4 und 6 Monaten) und 2 (3,7%) traumatische Subluxationsrezidive. Der Apprehensiontest ohne Sub-/Luxationrezidiv war in 6,1% der Fälle schmerzhaft.

Bei vier Patienten mit Suretac-Stabilisierung kam es im frühen postoperativen Verlauf zu einer sterilen Fremdkörperreaktion mit Synovialitis, die in der MRT bestätigt wurde und die eine operative Revision erforderte. Sie alle zeigten eine ausgeprägte Schmerzsymptomatik mit Nachtschmerzen, vom Beschwerdebild von einem postoperativen Infekt nicht zu unterscheiden.

Radiologische Befunde: Bei der MRT-Untersuchung von je 5 stichprobenartig ausgesuchten asymptomatischen Patienten 3 Monate postoperativ waren am Glenoid im Bereich der Implantatlager die Suretac-Dübel noch darstellbar, zeigten im T2 keine Signalanhebungen und keinen Anhalt für Osteolysen so-

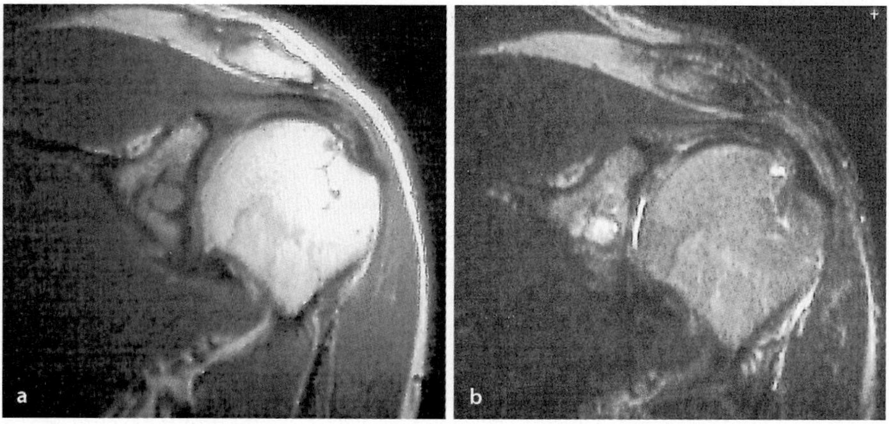

Abb. 1. Osteolyse 12 Monate nach Suretacimplantation (**a**: T1 und **b**: T2 Wichtung)

wie intraarticulär keinen Erguß und keine Synovialitis. Nach 6 Monaten waren die Kanäle weiterhin darstellbar, der Inhalt nach MR-Signalitätskriterien fibrotisches Material, das sich an Stelle der Suretacs gebildet hat. Kein Nachweis von Osteolysen bzw. Synovialitis. 12 Monate postoperativ waren die ehemaligen Suretac-Kanäle weiterhin abgrenzbar und nach MR-Kriterien mit fibrotischem Material gefüllt. Weiterhin keine Zeichen einer Osteolyse oder einer Synovialitis. In den radiologischen Verlaufskontrollen, welche bei allen Patienten durchgeführt wurden, waren nach 3 Monaten die Suretackanäle unverändert zu erkennen, nach 6 Monaten mit beginnenden und nach 12 Monaten mit deutlichem Sklerosesaum weiterhin dargestellt. Hier zeigten sich in einem Fall nach 6 Monaten und in einem weiteren Fall nach 12 Monaten Osteolysezeichen, die in den konsekutiv durchgeführten MRT-Untersuchungen bestätigt werden konnten [s. Abb. 1]. Beide Patienten waren beschwerdefrei und zeigten weder ein Sub- noch ein Luxationsrezidiv.

Zusammenfassung

Wie bereits einleitend erwähnt, ist bei der instabilen Schulter die exakte prä- und intraoperative Diagnosestellung von entscheidender Bedeutung für das operative Ergebnis v.a. hinsichtlich der stabilisierenden Wirkung. Dies betrifft nicht nur die Frage ob ein offenes oder arthroskopisches Procedere gewählt wird, sondern auch in welcher Form ein arthroskopischer Eingriff durchgeführt wird. Dieser kann nur suffizient sein, wenn sowohl das Ausmaß der Läsion als auch die Qualität des kapsulo-ligamentären Komplexes exakt beurteilt werden [26, 54, 55]. Autoren, die gerade die Therapieversager in ihrem Patientenkollektiv eingehend – z. T. auch mit einer „Second-Look“ Arthroskopie – analysiert haben, sehen die Ursache v. a. in einem qualitativ schlechten IGHL-Komplex [52]. Diese Annahme wurde insbesondere dadurch bestärkt, daß sich in über 50% der Fälle die Refixierung i. B. des Glenoidrandes als stabil erwies, obwohl die Patienten klinisch ein Instabilitätsrezidiv zeigten. Hieraus ergab sich die Forderung, bei einer solchen Konstellation ein offenes Vorgehen mit einem Kapselshift zu wählen und so eine stabile Narbenbildung der vorderen Kapsel zu erreichen. Mit dem Einsatz von Laser und elektrochirurgischen Instrumenten und der hierdurch möglichen arthroskopischen Kapselschrumpfung sieht es derzeit so aus, als müsse man diese Aussage relativieren. So konnten Hardy et al. [17] bereits sehr optimistisch stimmende Kurzzeitergebnisse bei der arthroskopischen Durchführung eines Bankartrepairs in Kombination mit einer laserassistierten Kapselschrumpfung (LACS) zeigen, erste mittel- bis langfristige Operationsergebnisse stehen hier jedoch noch aus. In die Kritik geraten waren die arthroskopischen Verfahren zunächst auch aufgrund einer deutlich höheren Rezidivrate gegenüber den offenen Verfahren, so daß mancher Operateur sogar gänzlich zu den offenen Verfahren zurückgekehrt ist [18, 52].

Diese Zahlen müssen jedoch unserer Ansicht nach sehr differenziert gesehen werden, denn zu berücksichtigen sind neben den o.g. anatomischen Kriterien, die hohe Lernkurve bei arthroskopischen Techniken, die Wahl des Fixationsverfahrens und die Auswirkung technischer Verfahrensfehler. Die Bedeutung letzterer konnte v.a. in der Gruppe um Warren und Warner herausgestellt werden [54–57], die zu den Erstanwendern des Suretacs gehörten und im Laufe seiner Verwendung durch eine strengere Indikationsstellung und eine stetige Verbesserung der Verfahrenstechnik eine Senkung der Rezidivrate von 21% auf 10% [26] erreichen konnten. Unsere Gesamtrezidivrate bei den Suretac-Patienten (Luxationen und Subluxationen) liegt bei 13,2% und ist vergleichbar mit derer weiterer Autoren, die bei mittelfristigen Verlaufskontrollen von 1 bis 3 Jahren zwischen 5,7% und 12% liegt [13, 21, 36, 41]. Erwähnenswert ist hier die Feststellung von Resch et al., die unter Ausschluß der ersten 30% der operierten Schultern – entsprechend der veranschlagten Lernkurve- bei einer Gesamtrezidivrate von 9% ein signifikantes Absinken auf 5,7% feststellten [36]. Alle genannten Autoren sehen Vorteile der Methode in der geringen Einschränkung der Außenrotation post-operativ, die im Schnitt unter 7° liegt sowie in der raschen Rehabilitation und Wiederaufnahme sportlicher Aktivitäten. Mögliche Nachteile des Suretacs – mit einem möglichen Therapieversagen – liegen in der gegenüber anderen Fixationsverfahren niedrigeren Ausreißkraft [28, 43], eine Gefahr v.a. bei zu rascher Mobilisation, sowie dem Risiko einer sterilen Fremdkörperreaktion [14, 41], die auch wir in 4 Fällen beobachten konnten.

Literatur

1. Bankart ASB (1923) Recurrent or habitual dislocation of the shoulder joint. Br Med J 2:1132–1133
2. Bankart ASB (1938) Pathology and treatment of recurrent dislocation of the shoulder joint. Br J Surg 26:23–29
3. Barber FA, Cawley P, Prudich JF (1993) Suture anchor failure strength – an in vivo study. Arthroscopy 9(6):647–652
4. Bigliani LU, Pollock RG, Soslowsky LJ, Flatow EL, Pawluk RJ, Mow VC (1992) Tensile properties of the inferior glenohumeral ligament. J Orthop Res 10:187–197
5. Bigliani LU, Newton PM, Steinmann SP, Connor PM, McIlveen SJ (1998) Glenoid rim lesions associated with recurrent anterior dislocation of the shoulder. Am J Sports Med 26(1):41–45
6. Böstman OM (1991) Absorbable implants for the fixation of fractures. J Bone Joint Surg [Am] 73(1):148–153
7. Böstman OM (1991) Osteolytic changes accompanying degradation of absorbable fracture fixation implants. J Bone Joint Surg [Br] 73(4):679–682
8. Böstman OM (1992) Intense granulomatous inflammatory lesions associated with absorbable internal fixation devices made of polyglycolide in ankle fractures. Clin Orthop 278:193–199
9. Böstman OM, Pihlajamaki HK (1998) Late foreign-body reaction to an intraosseous bioabsorbable polylactic acidscrew. A case report. J Bone Joint Surg Am Dec 80(12):1791–1794
10. Breuer H (1983) Band 2: Organische Chemie und Kunststoffe. In: dtv-Atlas zur Chemie. München, Deutscher Taschenbuch Verlag
11. Bruch HP, Schmidt E, Gay B, Galandiuk S, Greulich M, Romen W (1981) Resorbable bone dowels in bone surgery – indication – technique – results. Langenbecks Arch Chir 355:623
12. Claes L, Burri H, Kiefer H, Mutschler W (1986) Resorbierbare Implantate zur Refixierung von osteochondralen Fragmenten in Gelenkflächen. Akt Traumatol 16:74–77
13. DeBerardino TM, Arciero RA, Taylor DC (1996) Arthroscopic stabilization of acute initial anterior shoulder dislocation: the West Point experience. J South Orthop Assoc 5(4):263–271
14. Edwards DJ, Hoy G, Saies AD, Hayes MG (1994) Adverse reactions to an absorbable shoulder fixation device. J Shoulder Elbow Surg 3(3):230–233
15. Gay B, Bucher H (1985) Tierexperimentelle Untersuchungen zur Anwendung von absorbierbaren Osteosyntheseschrauben aus Polydioxanon (PDS). Unfallchirurg 88:126–133
16. Gohlke F, Schneider P, Siegel K, Balzer C (1993) Tensile strength of various anchor systems in surgical correction of instability of the shoulder joint. Unfallchirurg 96(10):546–550
17. Hardy P, Thabit G 3rd, Fanton GS, Blin JL, Lortat-Jacob A, Benoit J (1996) Arthroscopic management of recurrent anterior shoulder dislocation by combining a labrum suture with antero-inferior holmium:YAG laser capsular shrinkage. Orthopäde 25(1):91–93
18. Hawkins RJ, Mohtadi NG (1991) Controversy in anterior shoulder instability. Clin Orthop 272:152–161
19. Hecker AT, Shea M, Hayhurst JO, Myers ER, Meeks LW, Hayes WC (1993) Pull-out strength of suture anchors for rotator cuff and Bankart lesion repairs. Am J Sports Med 21(6):874–879
20. Hollinger JO, Battistone GC (1986) Biodegradable bone repair materials. Synthetic polymers and ceramics. Clin Orthop 207: 290–305
21. Horns HJ, Laprell HG (1996) Developments in Bankart repair for treatment of anterior instability of the shoulder. Knee Surg Sports Traumatol Arthrosc 4(4):228–231
22. Hovelius L (1987) Anterior dislocation of the shoulder in teenagers and young adults. Five-year prognosis. J Bone Joint Surg [Am] 69(3):393–399

23. Hovelius L, Augustini BG, Fredin H, Johansson O, Norlin R, Thorling J (1996) Primary anterior dislocation of the shoulder in young patients. A ten-year prospective study. J Bone Joint Surg Am 78(11):1677–1684
24. Hovelius L, Eriksson K, Fredin H, Hagberg G, Hussenius A, Lind B, Thorling J, Weckstrom J (1983) Recurrences after initial dislocation of the shoulder. Results of a prospective study of treatment. J Bone Joint Surg [Am] 65(3):343–349
25. Jobe FW, Kvitne RS, Giangarra CE (1989) Shoulder pain in the overhand or throwing athlete: The relationship of anterior instability and rotator cuff impingement. Orthop Rev 18:963–975
26. Laurencin CT, Stephens S, Warren RF, Altchek DW (1996) Arthroscopic Bankart repair using a degradable tack. A followup study using optimized indications. Clin Orthop 332:132–137
27. Matsen FA (1988) TUBS-AMBRI - mnemonics to differenciate traumatic instability from multidirectional instability. Academy of Orthopaedic Surgeons, Summer Institute, San Diego
28. McEleney ET, Donovan MJ, Shea KP, Nowak MD (1995) Initial failure strength of open and arthroscopic Bankart repairs. Arthroscopy 11(4):426–431
29. McLaughlin HL, Cavallaro WU (1950) Primary anterior dislocation of the shoulder. Am J Surg 80:615–621
30. Morgan CD, Bodenstab AB (1987) Arthroscopic bankart suture repair. Technique and early results. Arthroscopy 3(2):111–122
31. Murrell GA, Warren RF (1995) The surgical treatment of posterior shoulder instability. Clin Sports Med 14(4):903–915
32. Pagnani MJ, Deng XH, Warren RF, Torzilli PA, O'Brien (1996) Role of the long head of the biceps brachii in glenohumeral stability: a biomechanical study in cadavera. J Shoulder Elbow Surg 5(4):255–262
33. Pilkin E (1994) Biodegradable polymers as biomaterials. J Biomater Sci Polymer Edn 6(9):775–795
34. Resch H (1991) Neuere Aspekte in der arthroskopischen Behandlung der Schulterinstabilität. Orthopäde 20:273–281
35. Resch H, Golser K, Thoeni H, Sperner G (1993) Arthroscopic repair of superior glenoid labral detachment (the SLAP lesion). J Shoulder Elbow Surg 2:147–155
36. Resch H, Povacz P, Wambacher M, Sperner G, Golser K (1997) Arthroscopic extra-articular Bankart repair for the treatment of recurrent anterior shoulder dislocation. Arthroscopy 13(2):188–200
37. Resch H, Wykypiel HF, Maurer H, Wambacher M (1996) The antero-inferior (transmuscular) approach for arthroscopic repair of the Bankart lesion: an anatomic and clinical study. Arthroscopy 12(3):309–319
38. Rodosky MW, Harner CD, Fu FH , Ferguson AB Jr (1994) The role of the long head of the biceps muscle and superior glenoid labrum in anterior stability of the shoulder. Am J Sports Med 22(1):121–130
39. Rowe CR (1988) Dislocations of the shoulder. In: Rowe CR (ed) The Shoulder. New York, Churchill Livingstone, p 179
40. Rowe CR, Patel D, Southmayd WW (1978) The Bankart procedure: A long-term end-result study. J Bone Joint Surg 60A:1–16
41. Segmüller HE, Hayes MG, Saies AD (1997) Arthroscopic repair of glenolabral injuries with an absorbable fixation device. J Shoulder Elbow Surg 6(4):383–392
42. Shalaby SW, Burg KJL (1995) Bioabsorbable polymers update: degradations mechanisms, safety, and application. J Appl Biomater 6:219–221
43. Shall LM, Cawley PW (1994) Soft tissue reconstruction in the shoulder. Comparison of suture anchors, absorbable staples, and absorbable tacks. Am J Sports Med 22(5):715–718
44. Snyder SJ, Karzel RP, Del Pizzo W, Ferkel RD, Friedman MJ (1990) SLAP lesions of the shoulder. Arthroscopy 6(4):274–279
45. Snyder SJ, Strafford BB (1993) Arthroscopic management of instability of the shoulder. Orthopedics 16(9):993–1002

46. Speer KP, Warren RF, Pagnani M, Warner JJ (1996) An arthroscopic technique for anterior stabilization of the shoulder with a bioabsorbable tack. J Bone Joint Surg Am 78(12):1801–1807
47. Stetson WB, Costigan W, Snyder SJ (1998) Long-Term Clinical Follow-up of 140 SLAP Lesions of the Shoulder. AANA Specialty Day, New Orleans
48. Swenson TM, Warner JJ (1995) Arthroscopic shoulder stabilization. Overview of indications, technique, and efficacy. Clin Sports Med 14(4):841–862
49. Törmälä P, Vainionpää S, Kilpikari J, Rokkanen P (1987) The effects of fibre reinforcement and gold plating on the flexural and tensile strength of PGA/PLA copolymer materials in vitro. Biomaterials 8:42–45
50. Vert M, Li SM, Garreau H (1994) Attempts to map the structure and degradation characteristics of aliphatic polyesters derived from lactic and glycolic acids. J Biomater Sci Polymer Edn 6(7):639–649
51. Walch G, Liotard JP, Boileau P, Noel E (1993) Postero-superior glenoid impingement. Another impingement of the shoulder. J Radiol 74:47–50
52. Walch G, Boileau P, Levigne C, Mandrino A, Neyret P, Donell S (1995) Arthroscopic stabilization for recurrent anterior shoulder dislocation: results of 59 cases. Arthroscopy 11(2):173–179
53. Warner JJ, Kann S, Marks P (1994) Arthroscopic repair of combined Bankart and superior labral detachment anterior and posterior lesions: technique and preliminary results. Arthroscopy 10(4):383–391
54. Warner JJ, Miller MD, Marks P (1995) Arthroscopic Bankart repair with the Suretac device. Part II: Experimental observations. Arthroscopy 11(1):14–20
55. Warner JJ, Miller MD, Marks P, Fu FH (1995) Arthroscopic Bankart repair with the Suretac device. Part I: Clinical observations. Arthroscopy 11(1):2–13
56. Warner JJ, Schulte KR, Imhoff AB (1995) Current concepts in shoulder instability. In: Advances in Operative Orthopaedics, vol. 3; Mosby-Year Book, Inc
57. Warner JJP, Warren RF (1991) Arthroscopic Bankart repair using a cannulated, absorbable, fixation device. Op Tech Orthop 1:192–198
58. Warren RF, Kornblatt IB, Marchand R (1984) Static factors affecting posterior shoulder stability. Orthop Trans 8:89

6.2 Die arthroskopische extraartikuläre Bankartoperation – eine Stabilisierung mit resorbierbaren Stapels (Suretac)

K. Hausberger und G. Sperner

Die arthroskopische extraartikuläre Bankart-Operation zielt auf eine Verkürzung der vorderen unteren Gelenkkapsel ab. Der wesentliche Unterschied dieser Technik zur Vielzahl anderer arthroskopischen Techniken [1, 4, 7–10, 12–14, 16, 23, 26, 28, 29] besteht in der Verwendung eines vorderen unteren Zuganges. Über diesen Zugang [20] werden mit einem kanülierten Refixationssystem von extraartikulär resorbierbare Implantate zur Refixierung des abgelösten Labrum-Kapsel-Komplexes eingebracht.

Indikation

Vor Indikationsstellung zur arthroskopischen Bankartoperation ist die Anamnese der Ursache und eine exakte diagnostische Abklärung zur Klassifizierung der Schulterinstabilität notwendig. Hier werden grob zwei Typen von Instabilitäten unterschieden: TUBS und AMBRI [15].

In der TUBS-Gruppe finden sich Patienten mit **t**raumatischer **u**nidirektionaler Schulterinstabilität, bei denen eine **B**ankartläsion nachgewiesen ist, sie benötigen daher eine **S**tabilisierung (Surgery). Nur Patienten dieser Gruppe eignen sich für eine arthroskopische Stabilisierung, während Patienten der anderen Gruppe (**a**traumatische und/oder **m**ultidirektionale, oft **b**ilaterale Schulterinstabilität) eine physiotherapeutische **R**ehabilitation bzw. offene Schulteroperation mit **i**nferiorem Kapsel-Shift benötigen.

Eine Kontraindikationen sehen wir bei Patienten der AMBRI-Gruppe, bei alten knöchernen Bankartläsionen (>5 mm) und/oder Pfannenpathologien mit zu kleiner oder zu flacher Pfanne und zu geringer Retroversion (<5°). Als relative Kontraindikationen werden Patienten mit einer frischen Pfannenrandfraktur und Leistungssportler im Überkopfsport gesehen.

Operationstechnik

Ziel dieser Technik ist die Nachahmung der von Bankart [2, 3] und anderen [6, 21] beschriebenen offenen Technik, nämlich die Refixierung des abgelösten Labrum-Kapsel-Defektes am Ort der Läsion, am anterior-inferioren Pfannenrand mit einer Raffung der überdehnten Kapsel.

Während eine Refixierung vorne-unten von extraartikulär (über einen anterior-inferioren Zugang) annähernd senkrecht zur Pfanne erfolgt, wäre von intraartikulär der Refixierungswinkel zur Pfanne zu steil. Außerdem garantiert die extraartikuläre Refixierung einen kontinuierlichen Übergang vom Glenoid auf die refixierte Kapsel. Damit wird eine Schlaufenbildung um das Glenoid und eine Spannung auf den Implantatkopf vermieden [17, 18, 19, 24, 25]. Läsionen, die oberhalb der Pfannenincisur liegen (Andrews-, SLAP-Läsionen) werden von intraartikulär via anterior-superiores Portal versorgt.

Instrumentarium: Neben einer Standard-Arthroskopie-Einheit (30°-Weitwinkel-Optik, Shaver, Pumpe) wird ein spezielles kanüliertes Instrumentarium und resorbierbare Implantate für die Refixierung benötigt.

Implantate: Zur Refixierung werden resorbierbare Nieten (Suretac, Smith and Nephew Endoscopy, Mansfield M.A., USA) aus Polygyconat verwendet. Der Suretac II mit einem Kopfdurchmesser von 8 mm und einer Länge von 18 mm ist an der Unterfläche mit Spikes versehen und eignet sich besonders gut für die extraartikuläre Anwendung (Abb. 1). Der Suretac I hat einen Kopfdurchmesser von 6 mm bei gleicher Länge und wird für die intraartikuläre Refixierung verwendet.

Lagerung: Die Operation wird standardmäßig in Intubationsnarkose und in halbsitzender Lagerung (Beach Chair Position [22]) durchgeführt. Der Kopf des Patienten ist dabei in einer speziellen Kopfhalterung befestigt, der Arm des Patienten frei beweglich abgedeckt und in einem 90-Grad gewinkelten sterilen Ellenbogen-Brace fixiert. Über eine Zugvorrichtung wird der Arm mit 2–3 kg extendiert. Die Ellbogenhalterung ermöglicht intraoperativ die freie Rotation des Armes zur diagnostischen arthroskopischen Untersuchung und eine exakte Einstellung der Außenrotation (30–40°) bei der Refixierung.

Zugänge: Für das Einbringen der Optik über einen stumpfen Trocar wird ein dorsaler Standardzugang verwendet (Softspot ca. 1 cm caudal und medial des

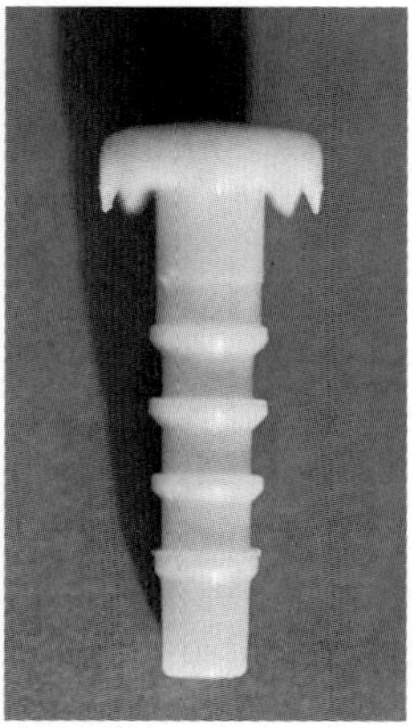

Abb. 1. Resorbierbarer Staple (Suretac II) mit einer Länge von 18 mm und einem Kopfdurchmesser von 8 mm; der Kopf ist an der Unterfläche mit Spikes versehen

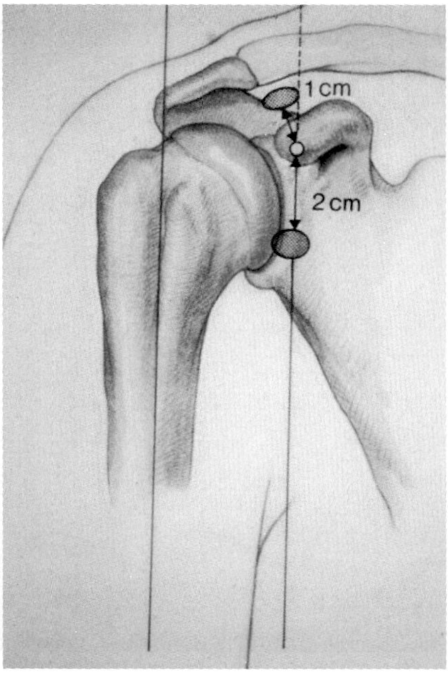

Abb. 2. Vorderer unterer Zugang (Refixierung): dieser Zugang liegt 2 cm unterhalb des Processus coracoideus auf einer Linie, die vom Processus coracoideus ausgehend parallel zum Oberarmschaft verläuft

Angulus acromialis scapulae). Ventral werden 2 Portale benötigt: ein vorderer oberer Standardzugang für Instrumente zur Diagnostik (Häkchen) und Präparation des Pfannenrand (Shaver etc.) und ein vorderer unterer transmuskulärer Zugang [20] für die extraartikuläre Refixierung (2 cm unterhalb des Processus coracoideus, lateral von diesem und parallel zum Humerusschaft verlaufend) (Abb. 2).

Zur besseren Kontrolle der Präparation und der Lage der Implantate kann zusätzlich ein superolaterales Portal verwendet werden.

Diagnostische Arthroskopie: Nach Einbringung des Arthroskopieschaftes und Auffüllung des Gelenkes mit Resectal-Flüssigkeit wird der vordere obere Arbeitszugang angelegt. Hierfür wird unter arthroskopischer Sicht ein hochflexibler Stift ca. 1 cm lateral und etwas cranial des Processus coracoideus knapp oberhalb des Musculus subscapularis in das Gelenk eingebracht. Über diesen Stift wird eine Arbeitskanüle (Schraubkanüle) eingebracht und der Stift entfernt. Anschließend wird mit Hilfe des Häkchens die diagnostische Arthroskopie durchgeführt (Inspektion der langen Bicepssehne, der Rotatorenmanschette, des Knorpels des Caput humeri und des Glenoids, des Labrums und der Kapsel mit den Ligamenta).

Präparation des Pfannenrandes: Nach Identifikation der Bankart-Läsion (Abb. 3) und Beurteilung der Labrum- und Kapsel-Bandverhältnisse werden mit dem Bankartelevatorium die noch anhaftenden, meist nach medial dislozierten Labrum-Kapsel-Anteile mobilisiert. Anschließend wird mit dem Bankart-Raspatorium der knöcherne vordere Pfannenrand dargestellt und

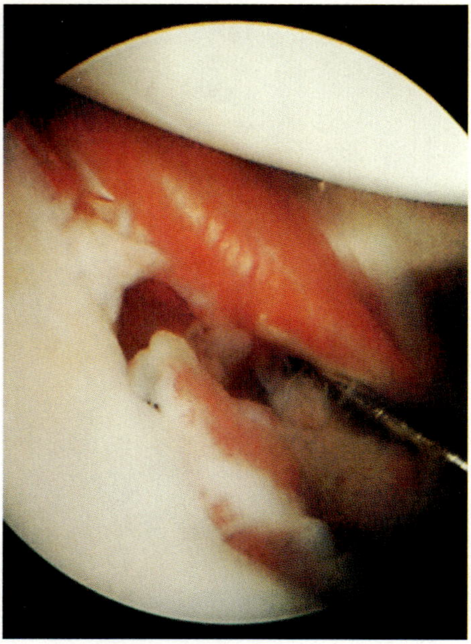

Abb. 3. Mit dem Tasthäkchen wird der vom Pfannenrand abgelöste Labrum-Kapsel-Komplex (Bankartläsion) abgehoben

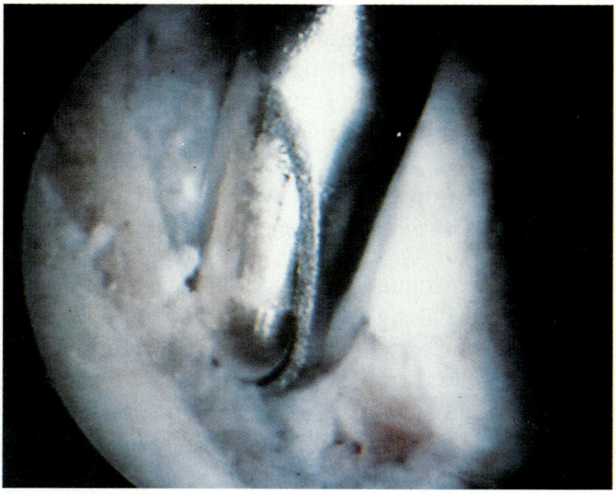

Abb. 4. Anfrischen des knöchernen vorderen Pfannenrandes mit dem Shaver

mit dem Shaver (Abb. 4) ca. 4–5 mm medial von der Knorpel-Knochen-Grenze am Glenoid-Hals ein Sulcus für die Refixation des Labrum-Kapsel-Komplexes geschaffen. Um mit der 30°-Optik den Pfannenrand einsehen zu können, muß der randständige Knorpel am vorderen Glenoidrand geglättet und eventuell sogar etwas abgetragen werden.

Refixierungstechnik: Nun wechseln Operateur und Assistent die Plätze, daß heißt der Assistent übernimmt das Arthroskop und die Einstellung während der Refixierung. Er muß außerdem während der Refixierung mit Häkchen oder Faßzange am Labrum-Kapsel-Komplex manipulieren, um dem Operateur jederzeit gute Sichtverhältnisse und vor allem eine Refixierung unter Sicht zu ermöglichen.

Der Operateur steht jetzt vor dem Patienten, der vordere untere Zugang für die Refixierung wird wie oben beschrieben angelegt. Für die Refixierung wird der Arm des Patienten 30–40° außenrotiert. Anschließend wird die Trocarhülse mit einem stumpfen kanülierten Trocar eingebacht. Um ein Läsion des Nervus musculocutaneus zu vermeiden, wird ein sogenanntes Slalom (Zigzag)-Manöver um die gemeinsame Sehne (Caput breve m. bicipitis, M. coracobrachialis, M. pectoralis minor), die vom Processus coracoideus entspringt, durchgeführt werden. Der Trocar liegt nach diesem Manöver lateral der gemeinsamen Sehne.

Slalom Manöver (Abb. 5): Nach Penetration des subcutanen Fettgewebes mit dem Trocar wird mit diesem weiter der Musculus deltoideus in einer transveralen dorsolateralen Richtung perforiert, und in dieser Richtung vorangeschoben, bis ein Widerstand getastet werden kann (Oberarmkopf). Der Trocar wird dann nach dorsomedial (lateral um die gemeinsame Sehne) geschwenkt und anschließend der Musculus subscapularis penetriert. Nach Passage des muskulären Teiles des M. subscapularis, was nur in Außenrotation möglich ist, buchtet der stumpfe Trocar die Gelenkskapsel ins Gelenk vor, was arthroskopisch kontrolliert werden kann.

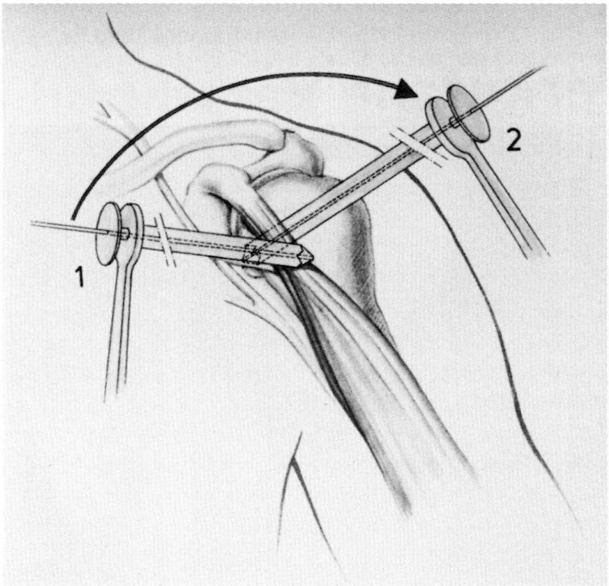

Abb. 5. Slalom (Zigzag) Manöver mit dem stumpfen Trocar zur Vermeidung einer Schädigung des Nervus musculocutaneous

Durch den kanülierten stumpfen Trocar, der etwa in die 5 Uhr Position gebracht wird, wird die Kapsel mit einem zentralem Stift perforiert. Anschließend wird mit liegendem und die Kapsel perforiertem Stift ein Kapselshift probeweise durchgeführt bis die richtige Stelle gefunden ist. Dann werden der stumpfe Trocar und der Stift aus der Trocarhülse zurückgezogen und die mit Zacken versehene äußere Trocarhülse in situ belassen.

Der kanülierte Bohrer wird mit eingespanntem Führungsstift durch die Trocarhülse eingebracht und die Kapsel an gewünschter Stelle perforiert. Mit Hilfe des Bohrers wird die Gelenkskapsel an den zuvor präparierten vorderen unteren Pfannenrand reponiert (Abb. 6). Hier muß der Assistent mit dem über den vorderen oberen Zugang eingebrachten Häkchen bei der Reposition helfen und den Labrum-Kapselkomplex während des Bohr- und Refixierungsvorganges hochhalten, damit der Operateur unter Sicht arbeiten kann. Nur dadurch kann der Operateur den korrekten Abstand zur Knorpeloberfläche nach medial bestimmen und einen Knorpelschaden während des Bohrens bzw. durch die zu randständige Implantation des Suretac vermeiden.

Ist die richtige Stelle am vorderen Pfannenrand gefunden, wird der Bohrer mit dem eingespannten Führungsstift in das Glenoid bis zur Markierung von 18 mm, welche als Stufe am Bohrer erkennbar ist, eingebohrt. Dann wird der Stift durch Aufdrehen der Arretierschraube gelockert und der Bohrer vorsichtig zurückgezogen, der Stift verbleibt im Glenoid. Wichtig ist, daß bei diesem Manöver die Richtung der Trocarhülse und damit die Einschlagrichtung des Suretacs nicht verändert wird, da sonst der Suretac nicht ins Bohrloch gelangt sondern an der Kante des Bohrloches ansteht, sich verbiegt und so die Refixierung mißlingt.

Nach Entfernen des Bohrers wird ein 8 mm Suretac über den 1 mm Führungsdraht geschoben, zuerst mit der Hand in den knöchernen Bohrkanal

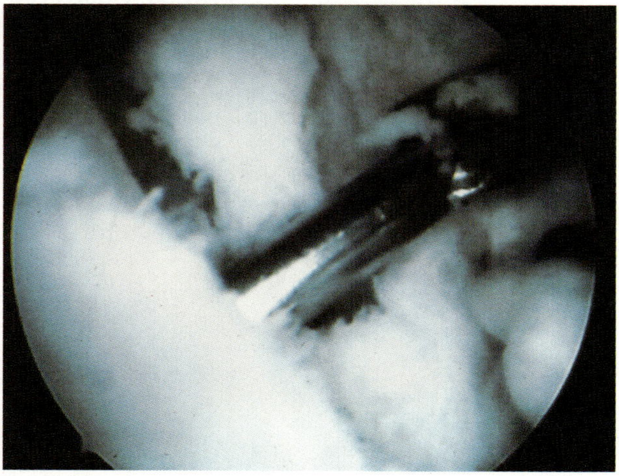

Abb. 6. Reposition der Gelenkkapsel an den vorderen unteren Pfannenrand mit Hilfe der Stift-Bohrer-Kombination

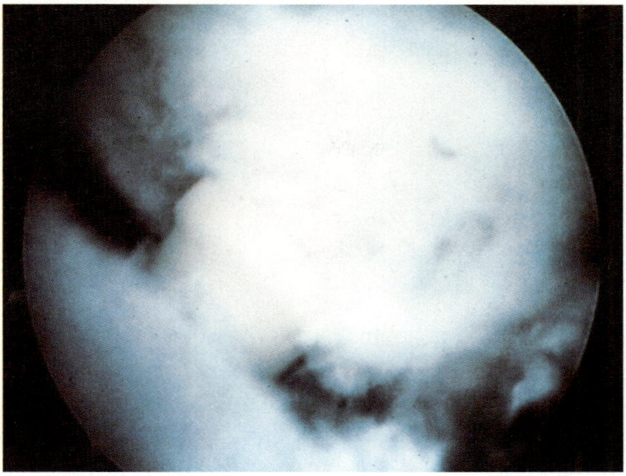

Abb. 7. Arthroskopisches Bild des in den Bohrkanal eingebrachten Suretacs

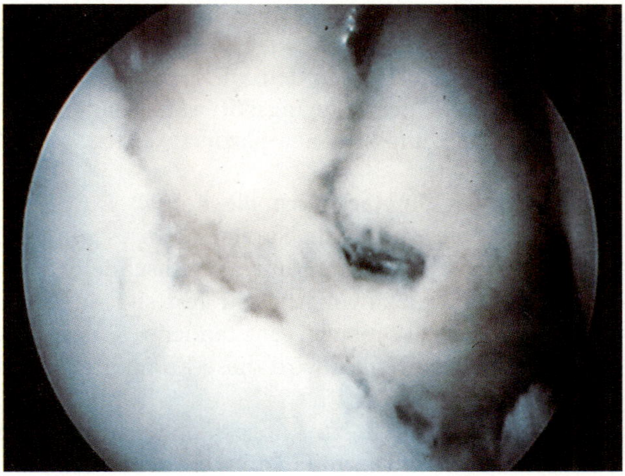

Abb. 8. Überprüfung des Refixationsergebnisses mit dem Tasthäckchen

vorgetrieben, dann mit dem kanüliertem Stößel eingeschlagen und dadurch der Labrum-Kapsel-Komplex an den vorderen Pfannenrand gepreßt (Abb. 7). Nach Kontrolle des Refixationsergebnisses (Abb. 8) wird der Stift entfernt.

In analoger Technik wird ein zweiter 8 mm Suretac von extraartikulär eingebracht (3 Uhr Position). Reicht die Labrumläsion über die Incisur der Pfanne wird diese zusätzlich mit einem 6 mm Suretac über das vordere obere Portal von intraarticulär (Abb. 9) refixiert.

Mögliche intraoperative Probleme

Abknicken des Führungsstiftes: Trotz Verwendung von hochflexiblem Metall kann es vorkommen, daß sich der Führungsstift bei Einbringen des Suretac

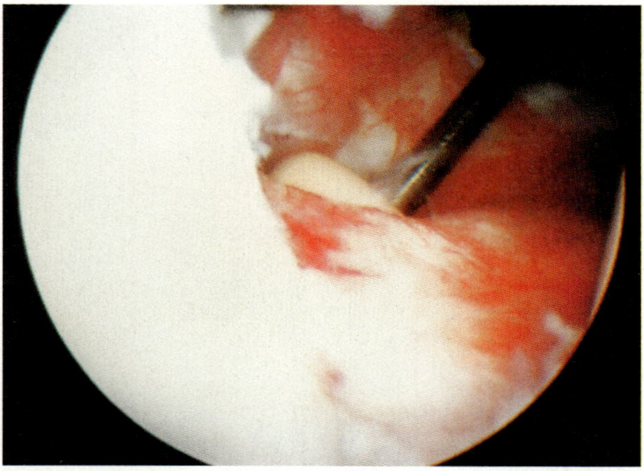

Abb. 9. Von intraartikulär eingebrachter 6 mm Suretac bei Labrumläsion über der Pfannenincisur

verbiegt (Abb. 10). Dies geschieht meist dann, wenn der Suretac nicht vorsichtig genug mit der Hand in den knöchernen Bohrkanal vorgeschoben wird.

Es muß dann der Führungsstift samt Implantat entfernt werden und der Bohrer mit Führungsstift neu plaziert werden.

Perforation des Suretac durch die Kapsel: Durch den relativ scharfkantigen Rand des Kopfes des 6 mm Suretac kann es vorkommen, daß beim Einschlagen des Suretac dieser die Kapsel durchschneidet. Ein Problem ist dann nicht nur die Extraktion des meist sehr fest sitzenden Suretacs, sondern auch die durch das Durchschneiden entstandene Kapsellücke. Seit Verwendung des 8 mm Suretac mit Spikes wird diese Komplikation kaum mehr beobachtet.

Knorpelschäden: Durch zu knorpelnahe (laterale) Plazierung des Bohrloches am vorderen Pfannenrand, kann es beim Einschlagen des Suretacs durch Kompression des Bohrkanales zu einer Vorwölbung des Knorpels oder zu Knorpelfrakturen kommen. Dies läßt sich vermeiden, daß unter arthroskopischer Sicht der richtige Abstand zum Knorpel bei Anlage des Bohrloches gewählt wird.

Implantatverlust: Bei der nach Refixierung durchgeführten Stabilitätsprüfung kann es zu einem Ausreißen des Implantates (Abb. 11) aus dem Bohrkanal kommen (meist bei zu starker Raffung der Gelenkskapsel). Das Implantat wird dann nach extraartikulär geschoben und in den Weichteilen belassen, die Refixierung muß dann aber erneut durchgeführt werden.

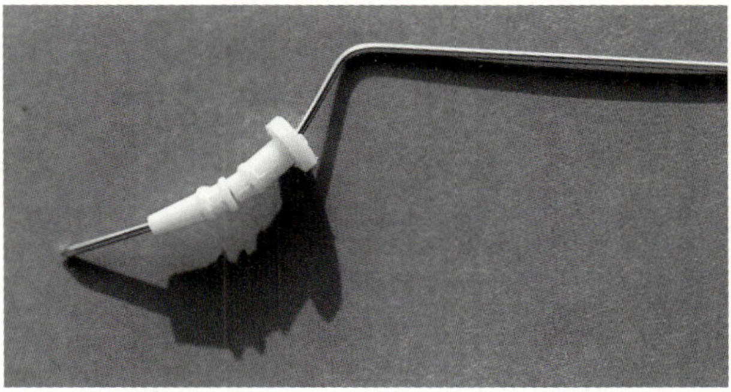

Abb. 10. Verbogener Führungsstift mit gebrochenem Suretac

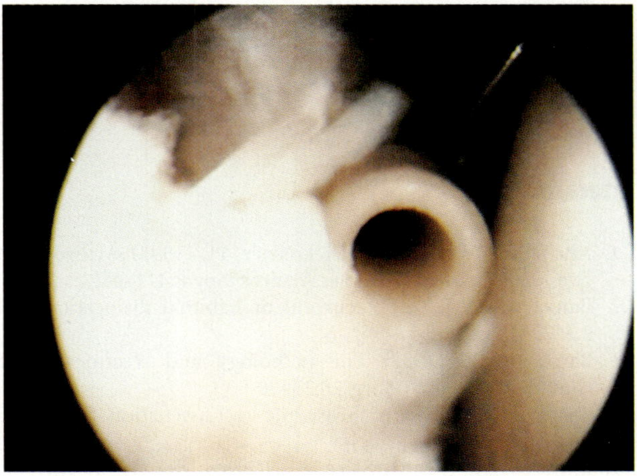

Abb. 11. Implantatverlust

Postoperative Komplikationen

Allergische Reaktionen: Allergische Rektionen [5, 11] können vor allem bei Patienten auftreten, bei denen neben einer extraartikulären auch eine intraartikuläre Refixierung durchgeführt wurde. Klinische Symptome bestehen in subfebrilen Temperaturen und Schmerzen in der operierten Schulter, die Blutsenkungsgeschwindigkeit und CRP sind erhöht, die Leukozyten im Normbereich. Bei Persistieren der klinischen Symptomatik muß eine Rearthroskopie durchgeführt werden. Meist zeigt sich eine massive Synovitis mit Gelenkserguß. Die Implantate sollen entfernt werden.

Frozen Shoulder: Im Gegensatz zu den früher auftretenden allergische Reaktionen kommt es hier meist um die 6. postoperative Woche zu einer zunehmenden schmerzhaften Bewegungseinschränkung. Das Erreichen einer freien Schulterbeweglichkeit ist prolongiert, die Laborparameter sind völlig unauffällig und es sind keine subfebrilen Temperaturen feststellbar. Durch eine intensive Physiotherapie und einer eventuellen einmaligen intraartikulären Applikation von Cortison klingen die Beschwerden meist ab. In einigen Fällen war jedoch eine arthroskopische Arthrolyse notwendig.

Nachbehandlung

Die operierte Schulter wird für 3 Wochen mit einem Schultergurt fixiert.

Ab der 4. postoperativen Woche wird mit einer limitierten Übungsbehandlung (Flexion bis 90°, Abduktion bis 60°, keine Außenrotation) begonnen.

Ab der 6. postoperativen Woche sind Bewegungen in allen Richtungen erlaubt. Es sind allerdings forcierte Abduktions-Außenrotationsbewegungen und eine Belastung der operierten Schulter zu vermeiden.

Ab der 12. postoperativen Woche wird mit Belastung und koordinativem Aufbautraining in der präoperativen Sportart [27] begonnen.

Überkopfsport sollte vor dem 6. postoperativem Monat vermieden werden.

Literatur

1. Altchek D, Warren RF, Wickiewicz TL (1992) Arthroscopic capsular shift: a retrospective analysis of 21 patients. Arthroscopy 8:411–412
2. Bankart ABS (1923) Recurrent or habitual dislocation of the shoulder joint. Br Med J 2:1123–1133
3. Bankart ABS (1938) The pathology and treatment of recurrent dislocation of the shoulder joint. Br J Surg 26:23–29
4. Caspari RB (1988) Arthroscopic reconstruction for anterior shoulder instability. Tech Orthop 3:59–66
5. Edwards DJ, Hoy G, Saies AD, Hayes MG (1994) Adverse reactions to an absorbable shoulder fixation device. J Shoulder Elbow Surg 3:230–233
6. Gill TJ, Micheli LJ, Gebhard F, Binder C (1997) Bankart repair for anterior instability of the shoulder. J Bone Joint Surg 79A:850–857
7. Grana WA, Buckley PD, Yates CK (1993) Arthroscopic Bankart suture repair. Am J Sports Med 21:348–353
8. Green MR, Christensen LP (1993) Arthroscopic versus open Bankart procedure: A comparison of early morbidity and complications. Arthroscopy 9:371–374
9. Habermeyer P, Wiedemann E (1992) Arthroscopic three-point Bankart suture repair. In: Rech H, Beck E, eds. Arthroscopy of the shoulder. New York: Springer-Verlag, pp 90–98
10. Hawkins RB (1989) Arthroscopic stapling repair for shoulder instability: A retrospective study of 50 cases. Arthroscopy 5:122–128
11. Imhoff AB, Burkart A, Roscher (1998) Adverse Reactions to bioabsorbale Suretac device in arthroscopic shoulder stabilisation SLAP-refixation. Presented at the eighth Congress of the European Society of Sports Traumatology, Knee Surgery and Arthroscopy, Nice, F, April 29
12. Jobe FW, Giangarra CE, Kvitne RS, Glousman RE (1991). Anterior capsulo labral reconstruction of the shoulder in athletes in overhead sports. Am J Sports Med 19:428–434
13. Landsiedl F (1992) Arthroscopic therapy of recurrent anterior luxation of the shoulder by capsular repair. Arthroscopy 8:296–304
14. Maki NJ (1989) Arthroscopic stabilisation for recurrent shoulder instability. Orthop Trans 13:508

15. Matsen FA, Thomas CD, Rockwood CA (1998) Anterior glenohumeral instability. In: Rockwood CA, Matsen FA (eds) The Shoulder. Philadelphia: WB Sauders, p 526
16. Morgan CD, Bodenstab AB (1987) Arthroscopic Bankart suture repair: Techniques and early results. Arthroscopy 3:111–122
17. Resch H (1991) Neue Aspekte in der arthroskopischen Behandlung der Schulterinstabilität Orthopäde 20:273–281
18. Resch H, Povacz P, Wambacher M, Golser K, Sperner G (1997) Arthroscopic extra-articular Bankart repair for the treatment of reccurent anterior shoulder dislocation. Arthroscopy 13 (2):188–200
19. Resch H, Sperner G, Golser K, Thöni H, Kathrein A (1992) Die arthroskopische extraartikuläre Limbusverschraubung bei unidirektionaler Schulterinstabilität. Arthroskopie 5:79–86
20. Resch H, Wykypiel HF, Maurer H, Wambacher M (1996) The antero-inferior (transmuscular) approach for arthroscopic repair of the Bankart lesion – An anatomical and clinical study. Arthroscopy 12:309–322
21. Rowe CR, Patel D, Southmayd WW (1978) The Bankart procedure. A long-term end result study. J Bone Joint Surg 60A:1–16
22. Shyhar MJ, Altchek DW, Wickiewicz, O'Brien SJ (1988) Shoulder arthroscopy with the patient in beach-chair position. Arthroscopy 4:256–259
23. Speer KP, Warren RF, Pagnani M, Warner JP (1996) An arthroscopic technique for anterior stabilisation of the shoulder with bioabsorbable tack. J Bone Joint Surg 78A:1801–1807
24. Sperner G, Hamberger A, Resch H (1998) Extra-articular arthroscopic repair for anterior glenohumeral instability. In: Fu, Ticker JB, Imhoff AB (eds) An atlas of shoulder surgery. Dunitz Ltd, London, pp 87–94
25. Sperner G, Wischatta R (1998) Shoulder instability – arthroscopic management. In: Chan KM, Fu F, Maffulli N, Rolf C, Kurosaka M, Liu S (eds) Controversies in orthopedic sports medicine. Williams&Wilkins, Hong Kong, pp 389–399
26. Walch G,Boileau P, Levigne C, Mandrino A, Neyret P, Donell S (1995) Arthroscopic stabilisation for recurrent anterior shoulder dislocation: Result of 59 cases. Arthroscopy 11:173–179
27. Wambacher M, Golser K, Hausberger K, Sperner G, Resch H (1998) Sports activity after repair of glenohumeral instability. Presented at the eighth Congress of the European Society of Sports Traumatology, Knee Surgery and Arthroscopy, Nice, F, April 29
28. Warner JP, Warren RF (1991) Arthroscopic Bankart repair using a cannulated, absorbable, fixation device. Oper Tech Orthop Surg 1:192–198
29. Wolf EM, Wilke RM, Richmond JC (1991) Arthroscopic Bankart repair using suture anchors. Oper Tech Orthop Surg 1:171

6.3 Arthroskopische Schulterstabilisierung mit FASTak

G.M. Öttl, U. König, C.F. Lattig und A.B. Imhoff

Einleitung

Die arthroskopische Schulterstabilisierung ist ein minimalinvasives Verfahren, das im letzten Jahrzehnt eine deutliche Verbesserung hinsichtlich arthroskopischer Fertigkeiten, Material und Indikation erfahren hat. Nicht jede Instabilitätsform ist geeignet für eine geschlossene Rekonstruktion. Deshalb ist eine exakte prä- und intraoperative Diagnose und Indikationsstellung für den Therapieerfolg entscheidend. Bei den arthroskopischen Stabilisierungsverfahren werden derzeit zwei Verfahren hauptsächlich verwendet: Fadenanker- und Dübel-Techniken. Bei der Fadenankertechnik werden mit Nahtmaterial armierte Metallanker exakt am Glenoidrand eingebracht, damit anschließend eine Rekonstruktion und Fixierung des Labrum-Kapsel-Ligament-Komplexes erreicht werden kann. Die anatomische Integrität des ganzen Kapsel-Ligament-Komplexes soll durch eine arthroskopische kapsulolabrale Reparatur wiederhergestellt werden.

Indikation und Patientenselektion

Neben den primären Indikationen für eine arthroskopische Schulterstabilisierung sehen wir an unserer Klinik aufgrund der neuen Möglichkeiten der arthroskopischen Kapselschrumpfung mit dem medizinischen Laser oder einem elektrothermischen Instrument auch relative Indikationen (Tabelle 1). Durch Anamnese und sorgfältige körperliche Untersuchung des Patienten werden präoperativ Richtung und Ausmaß der Instabilität dokumentiert und mit den entsprechenden bildgebenden Verfahren (Röntgen, Arthro-MRT oder Arthro-CT) die Läsionen genauer evaluiert [2, 19, 26].

Als eine der Hauptindikationen ist die unidirektionale, rezidivierende, posttraumatische, anteriore Schulterinstabilität zu nennen. Aufgrund der hohen Rezidivraten bei Patienten unter 22 Jahren über 50% nach traumatischer Erstluxation, ist eine primäre Stabilisierung, v.a bei Überkopftätigkeit (Arbeit oder Sport), bereits bei der traumatischen Erstluxation indiziert. Zumal mit jedem Rezidiv eine weitere Schädigung des Kapsel-Ligament-Komplexes im Sinne einer plastischen Deformierung zu erwarten ist. Eine weitere gute Indikation sind symptomatische, rezidivierende, anteriore Subluxationen mit iso-

Tabelle 1. Indikationen und Kontraindikationen der arthroskopischen Schulterstabilisierung mit FASTak

Primäre Indikationen
- Unidirektionale, posttraumatische, anteriore, rezidivierende Schulterinstabilität
- Unidirektionale, posttraumatische, anteriore Erstluxation
- Symptomatische, rezidivierende, anteriore Subluxation
- SLAP-Läsion

Relative Indikationen
- Unidirektionale Instabilität bei einer multidirektionalen Laxität
- Arthroskopische Restabilisierung
- Kleinere, frische, knöcherne Bankart-Läsion

Kontraindikationen
- Glenoidkantenfrakturen nach Bigliani
- HAGL-Läsion (humeral avulsion of glenohumeral ligaments) mit ant. Instabilität
- Willkürliche Schulterinstabilität
- Verhakte oder hintere Schulterluxation

lierten Labrumdefekten. SLAP-Läsionen (superior labrum, anterior to posterior) werden sowohl auf akut traumatische Ereignisse als auch auf chronische Mikrotraumatisierung zurückgeführt. Durch eine resultierende superiore Instabilität können sie auch die Ursache eines sekundären Impingements sein [27, 30]. SLAP-Läsionen eignen sich gut zur arthroskopischen Stabilisierung. Sie sind mit offenen Techniken schwierig zu versorgen. Die Stabilisierung einer SLAP-Läsion ist die kausale Therapie bei sekundärem Impingement [1, 13, 17, 18, 27, 29, 30].

Bei kombinierter unidirektionaler Instabilität und multidirektionaler Laxität wird neben der arthroskopischen Stabilisierung mittels Fadenanker noch durch die Anwendung von Laser oder elektrochirurgischen Instrumenten eine arthroskopische Kapselschrumpfung möglich, so daß hier zunehmend auf einen offenen Kapselshift verzichtet werden kann. Arthroskopische Restabilisierungen sind dann möglich, wenn der arthroskopische Befund noch eine ausreichende Qualität des Labrum-Ligament-Komplexes zeigt. Ebenso können kleinere frische knöcherne Bankart-Läsionen fixiert werden, wobei durch das Einheilen des gerafften Kapsel-Labrum-Komplexes eine ausreichende Stabilität erreicht wird.

Klassische Kontraindikationen sind die sogenannten Glenoidkantenfrakturen, die in Abhängigkeit ihrer Größe und Dislokation von Bigliani in Typ I, II, IIIa und IIIb eingeteilt werden. Dazu zählen ebenso die anteriore Instabilität, die durch eine sogenannte HAGL-Läsion (humeral avulsion of glenohumeral ligaments) verursacht wird sowie die willkürliche Schulterinstabilität, bei der in aller Regel auch offene Verfahren versagen. Bei verhakten oder hinteren Schulterluxationen ziehen wir die offene Rekonstruktion vor [6, 15, 18].

Vorbereitung

Wir führen die Operation nach Möglichkeit in Intubationsnarkose durch, um eine gute Muskelrelaxation zu erhalten. Gelagert werden die Patienten in der sogenannten Beach-Chair-Position. Der Arm wird im Mc Connell Armhalter fixiert und kann hierbei in beliebiger Position eingestellt werden. Der Oberkörper des Patienten ist um ca. 60° zur Tischebene aufgerichtet. Dies ermöglicht einen freien Zugang zur Schulter von vorne und hinten sowie eine freie Beweglichkeit im Glenohumeralgelenk. Die Schulteranatomie wird in einem identischen Blickwinkel wie bei der offenen Operation wiedergegeben und erleichtert somit die Orientierung. Zudem kann jederzeit ohne Umlagerung des Patienten auf ein offenes Verfahren übergegangen werden. Anschließend erfolgt die systematische Untersuchung unter Anästhesie zur exakten Beurteilung von Grad und Richtung der Translation des Humeruskopfes. Zur Orientierung und zum Festlegen der arthroskopischen Zugangswege markieren wir die palpierbaren Anteile der Clavicula, der Spina Scapulae mit dem Akromion, das AC-Gelenk sowie den Processus Coracoideus mit einem sterilen Stift. Die arthroskopischen Zugänge werden mit einer gefäßkonstringierenden Lösung (Por-8®) vorgespritzt. Für die arthroskopische Stabilisierung benötigen wir einen dorsalen, einen antero-superioren, einen antero-inferioren und evtl. einen superioren Zugang. Der dorsale Zugang gilt als Standardoptikzugang und liegt ca. 2 cm distal und 2 cm medial des dorso-lateralen Akromionrandes im sogenannten „Softspot". Der antero-superiore Zugang liegt unmittelbar ventral des AC-Gelenkes, so daß der Trokar artikulärseitig im sogenannten Rotatorenintervall ventral und medial der langen Bicepssehne zu liegen kommt. Bei einer antero-inferioren Instabilität ist der inferiore Zugang der Schlüssel, um den Anker am Glenoidrand zwischen 3°° und 5°° zu setzen. Für ein exaktes Anbringen eines Ankers in der 5°° Position ist der häufig verwendete Zugangsweg durch das Foramen Weitbrecht, d.h. oberhalb der Sehne des M. subscapularis zu weit superior. Wir verwenden in diesen Fällen einen antero-inferioren Zugang (auch Slalomzugang genannt), der 2 cm distal und lateral des Coracoids parallel zum Humerusschaft gelegt wird, wobei in Slalomtechnik mit dem Trokar zunächst in 45° nach dorso-lateral bis zu einem festen Widerstand eingegangen wird und dann um 90° nach dorso-medial gekippt wird. Der Trokar perforiert die Sehne des M. Subscapularis. Damit wird eine 45°-Einstellung zum unteren Glenoidrand ermöglicht (Abb. 3). Bei einer SLAP-Läsion kann als Alternative zum antero-superioren Zugang ein superiorer Zugang durch die Fossa Supraspinata angelegt werden [10, 18, 28]. Begonnen wird die Arthroskopie mit der Inspektion des Gelenkes über den klassischen posterioren Optikzugang. Mit einem standardisierten Untersuchungsgang überprüft man den prä-operativ erhobenen Befund mit einer exakten Beurteilung von Kapsel, Ligamenten, Labrum und Rotatorenmanschette unter besonderer Beachtung des Bicepssehnenankers.

Mit den gewonnenen Informationen aus der Untersuchung in Anästhesie in Verbindung mit den arthroskopischen Befunden kann der Operateur nochmals sein geplantes operatives Vorgehen bestätigen oder ändern.

Operative Technik FASTak

Der FASTak (Fa. Arthrex) ist ein Fadenanker aus Titan mit 2,4 mm Durchmesser (neue Generation 2,8 mm), selbstschneidendem Gewinde und einer proximalen Öse, durch die ein resorbierbarer PDS-Faden der Stärke 1 oder ein nicht-resorbierbarer Ethibond Faden Nr. 2-0 gezogen wird. In Kürze wird ein resorbierbarer FASTak auf dem Markt erscheinen.

Prinzip: Das OP-Prinzip bei der antero-inferioren Stabilisierung ist eine Fixierung des Labrums exakt an die Glenoidvorderkante kombiniert mit einem supero-medialen Shift des abgelösten Komplexes aus Kapsel und IGHL, caudal bei $5^{\circ\circ}$ beginnend bis zwischen $2^{\circ\circ}$ und $3^{\circ\circ}$ nach kranial reichend unter korrekter Spannung. Es sollten mindestens 2 Anker, oft besser 3 verwendet werden [12, 18, 21, 32].

Operationsschritte: Mobilisation der Weichteile am Glenoidrand und Schulterblatthals über den antero-superioren Zugang. Auf Höhe der Labrumläsion wird mit dem gebogenen Shaver und dem Bankart-Raspatorium debridiert, deperiostiert und der Labrum-Kapsel-Ligament-Komplex mobilisiert.

Präparation der Insertionsstellen: Anfrischen des Glenoidrandes mit dem Turbofräser des Shavers entlang der Kante und Fräsen einer Knochennut exakt am osteochondralen Übergang bis zum spongiösen Knochen. Damit ist eine gute Durchblutung und Bandeinheilung im späteren Insertionslager des Bandansatzes gewährleistet.

Zusätzliche Vertiefung der geplanten Ankerlokalisationen, so daß die Implantate sicher versenkt werden können und nicht beim Einbohren an der Kante abscheren (Abb. 1). Die typischen Lokalisationen für die Implantate liegen bei einer klassischen Bankart-Läsion bei $5^{\circ\circ}$, $4^{\circ\circ}$ und 2–$3^{\circ\circ}$ (rechte Schulter), bei einer SLAP-Läsion anterior und wenn nötig auch posterior des Bicepssehnenankers.

Fixierung des Labrums exakt an die Glenoidvorderkante, Shiften und Anspannen des abgelösten Komplexes aus Kapsel und IGHL, caudal bei $5^{\circ\circ}$ beginnend bis zwischen $2^{\circ\circ}$ und $3^{\circ\circ}$ nach kranial unter korrekter Spannung und Aufhebung der Kapselelongation.

Es sind verschiedene Fixierungs-Varianten möglich. Bei Technik A wird in einem Durchgang (1-Schritt-Technik) der Kapsel-Labrum-Komplex gefaßt und mit dem FASTak stabilisiert. Der Nachteil ist der, daß durch den geshifteten Kapsel-Komplex die Glenoidkante nicht gesehen werden kann, so daß der FASTak an der Glenoidkante ungenau plaziert werden kann. Wir bevorzugen deshalb die 2-Schritt-Technik (wie unter B und C beschrieben). Primär erfolgt das Setzen des Ankers unter visueller Kontrolle an anatomisch korrekter Position (Abb. 2) und sekundär Fassen, Shiften und Fixieren des Kapsel-Labrum-Komplexes. Wichtig ist dabei, die richtige Position und Eindringrichtung des FASTak unter arthroskopischer Sicht zu bestimmen, um eine Perforation des Knorpels zu vermeiden.

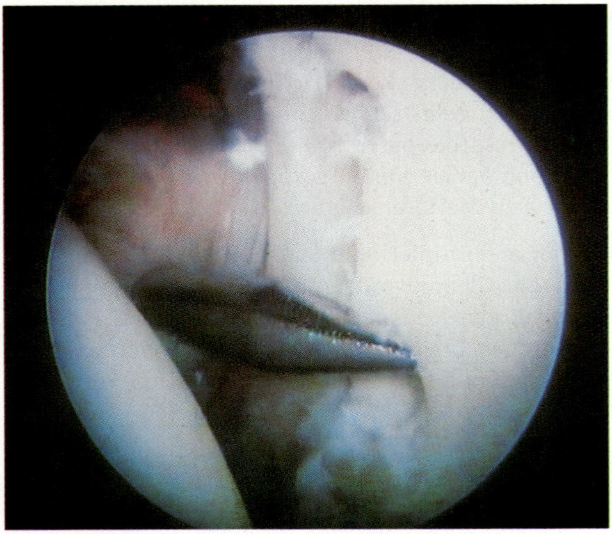

Abb. 1. Zusätzliche Vertiefung der geplanten Ankerlokalisationen, so daß die Implantate sicher versenkt werden können und nicht beim Einbohren an der Kante abscheren

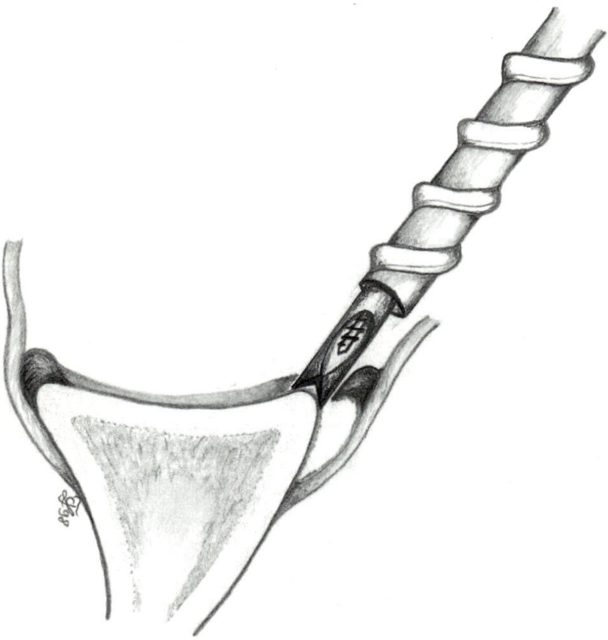

Abb. 2. Setzen des Ankers unter visueller Kontrolle an anatomisch korrekter Position an der Glenoidvorderkante. Wichtig ist dabei, die richtige Position und Eindringrichtung des FASTak unter arthroskopischer Sicht zu bestimmen, um eine Perforation des Knorpels zu vermeiden

Technik A (1-Schritt-Technik): Über den jeweiligen anterioren Arbeitszugang wird eine kanülierte „FASTak-Faßzange" (Fa. Arthrex) eingebracht. Der Kapsel-Labrum-Komplex wird damit gefaßt und mit einem supero-medialen Shift an der vorderen Glenoidkante positioniert. Über diese „Faßzange" wird der bereits mit einem Faden armierte FASTak durch den Komplex eingebohrt und inklusive der Öse versenkt (Abb. 3). Ausleiten einer der beiden Fadenenden aus dem Labrum und Verknüpfen mit dem arthroskopischen Knotenschieber (Abb. 4). Dieses Vorgehen kann auch mit dem „Speer" (ein kanülierter Spiess mit einer V-Zacke und einem Sichtfenster am Ende zur besseren Positionierung am Labrum, Fa. Arthrex) oder dem „FASTak Neptun" (ein kanülierter Spieß mit einer abgewinkelten V-Zacke zur besseren Positionierung am Labrum, Fa. Arthrex) erfolgen. Der zweite FASTak Anker sollte etwa 1,5 cm superior des ersten positioniert werden (Abb. 5).

Technik B (2-Schritt-Technik): Zunächst wird über den jeweiligen anterioren Arbeitszugang ein kanülierter „Speer" eingebracht, der entsprechend der späteren Verankerung ausgerichtet wird. Die Richtung entspricht der Winkelhalbierenden zwischen Glenoidebene und vorderem Skapulahals. Über diesen „Speer" wird der mit einem Faden armierte FASTak direkt eingebohrt und

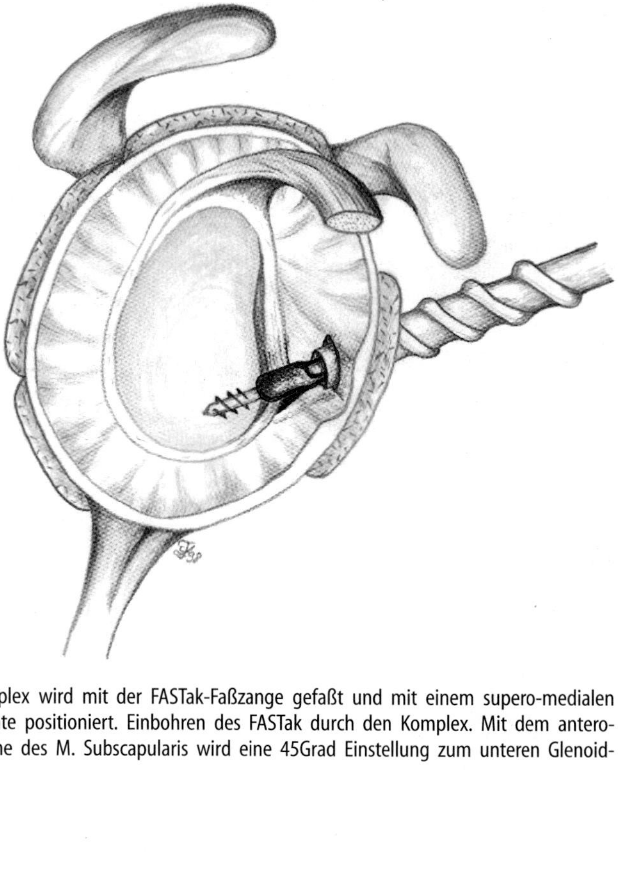

Abb. 3. Der Kapsel-Labrum-Komplex wird mit der FASTak-Faßzange gefaßt und mit einem supero-medialen Shift an der vorderen Glenoidkante positioniert. Einbohren des FASTak durch den Komplex. Mit dem antero-inferioren Zugang durch die Sehne des M. Subscapularis wird eine 45Grad Einstellung zum unteren Glenoidrand ermöglicht

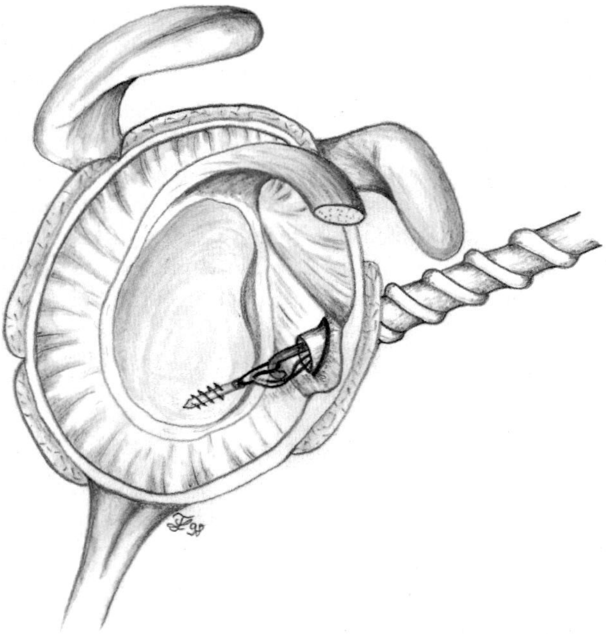

Abb. 4. Ausleiten einer der beiden Fadenenden aus dem Labrum und Verknüpfen mit dem arthroskopischen Knotenschieber

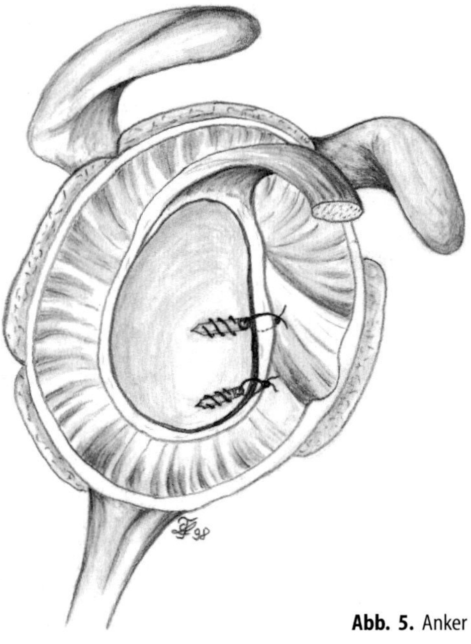

Abb. 5. Anker wird etwa 1,5 cm superior des ersten positioniert

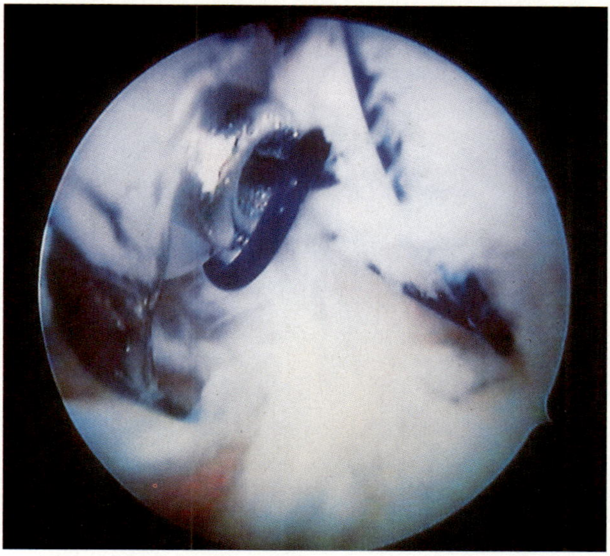

Abb. 6. Die Fäden werden über einen arthroskopischen Knotenschieber verknüpft

inklusive der Öse im Knochen versenkt (Abb. 2). Mit dem 90Grad „Lasso-Arthrex" wird der Kapsel-Labrum-Komplex unter entsprechendem Shifting aufgenommen und ein Fadenende mit dem Lasso durch den Kapselkomplex zurückgezogen. Alternativ kann auch eine 90Grad gebogene und kanülierte Mitek-Nadel und ein sogenanntes „Shuttle-Relay" (Concept®) verwendet werden. Mit Hilfe des „Shuttle-Relay" kann das ausgeleitete Fadenende über einen 2. Zugang wieder zurückgezogen werden. Jetzt können beide aus dem 1. Zugang ausgeleiteten Fadenenden über einen arthroskopischen Knotenschieber, den „Sixth Finger-Arthrex", miteinander verknüpft werden und fixieren den gerafften Kapsel-Labrum-Komplex am Glenoid (Abb. 6).

Technik C (SLAP-Läsion): Bei einer SLAP-Läsion sollte anterior und wenn erforderlich auch posterior des Bicepssehnenankers eine Fixierung erfolgen. Dazu wird der antero-superiore Arbeitszugang verwendet oder wenn nötig ein Zugang durch die Fossa supraspinata. Zu achten ist hier auf den N. suprascapularis, der etwa 1,5 cm medial der superioren Glenoidkante verläuft. Auch hier bevorzugen wir die 2-Schritt-Technik. Primär wird mit dem „Speer" der mit Faden armierte FASTak direkt am antero-superioren Glenoidrand eingebohrt und inklusive der Öse versenkt. Anschließend eignet sich hier besonders der „Penetrator" (Fa. Arthrex) zur Fixierung des Labrums. Dieser kann auch gut bei $2^{\circ\circ}$–$4^{\circ\circ}$ Positionierungen bei antero-inferioren Instabilitäten verwendet werden. Mit diesem vorne leicht gebogenen Spieß durchbohrt man bei SLAP-Läsionen vom superioren Arbeitszugang aus das Labrum, faßt mittels einer sich öffnenden Öse eines der Fadenenden und zieht es retrograd durch das Labrum. Anschließend Verknotung über einen Knotenschieber (Abb. 7, 8).

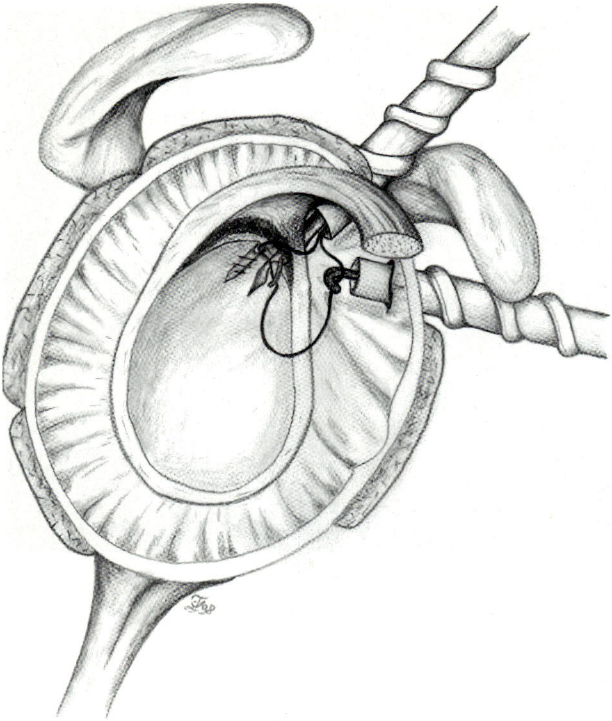

Abb. 7. Bei einer SLAP-Läsion wird nach dem Einbohren des FASTak am antero-superioren Glenoidrand mit dem „Penetrator" vom superioren Arbeitszugang aus das Labrum durchbohrt. Fassen eines der Fadenenden mittels einer sich öffnenden Öse und retrogrades Durchziehen durch das Labrum

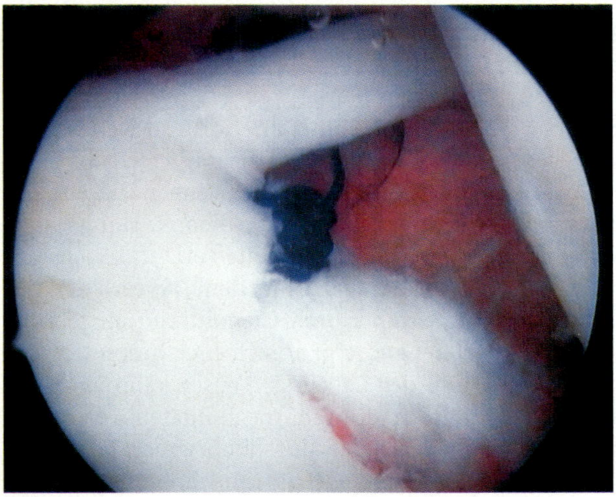

Abb. 8. Anschließend Verknotung über einen Knotenschieber. Bei einer SLAP-Läsion sollte anterior und wenn nötig auch posterior des Bicepssehnenankers eine Fixierung erfolgen

Knotentechnik: Mit entscheidend für die Stabilität bei Fadenankern ist eine gute Knotentechnik. Wir bevorzugen jeweils die einzelne Verknotung an jedem Fadenanker mit einem arthroskopischen Knotenschieber (Abb. 5). Es sollte zumindest ein gegenläufiger Knoten gelegt werden. Beschrieben werden aber auch Brückenknoten zwischen zwei Ankern: Nachdem zwei FASTak-Anker im Abstand von 1,5 cm gesetzt sind, werden jeweils zwei Fadenenden dieser Anker verbunden und ein Knoten gesetzt. Anschließend werden die beiden anderen Fadenenden verknotet. Brückenknoten bieten eine schlechtere Fixierung als die Punktfixation bei Einzelknoten.

Nachbehandlung

Unmittelbar post-operativ wird ein Gilchrist-Verband für zunächst 24 h, dann für weitere 2 Wochen nur noch nachts angelegt. Ab dem 1. oder 2. post-operativen Tag sind Pendelübungen in 45° Innenrotation bei maximaler Flexion und Abduktion bis 45° bis einschließlich der 3. Woche erlaubt. Die Rotation kann dann ab der 4. Woche bis zur Neutralstellung erweitert werden und ab der 6. Woche bis zur 12. Woche bis zur vollen Außenrotation bei maximal 90° Abduktion beübt werden. Überkopfsportarten ohne Körperkontakt sind nach dem 3. Monat erlaubt, Kontaktsportarten ab dem 6. Monat. Bei SLAP-Fixierungen sollen aktive Flexion im Ellbogengelenk und Supination für die ersten 6 Wochen vermieden werden.

Eigene Ergebnisse

Im Zeitraum 10/96 bis 1/99 wurde bei 73 Patienten (46m, 27w), Durchschnittsalter 26,7 Jahre (15–53), eine Schulterstabilisierung mit Fastak-Ankern vorgenommen. Die Operationsindikation wurde 59 × bei vorderer Instabilität gestellt (4 × in Kombination mit multidirektionaler Hyperlaxität, 9 × in Kombination mit einer SLAP-Läsion), 2 × bei multidirektionaler Instabilität und 12 × bei isolierter SLAP-Läsion. Die Aufnahme sportlicher Tätigkeit war nach dem dritten postoperativen Monat erlaubt.

Die ersten 51 Patienten konnten mit einem durchschnittlichen Follow-up von 20 Monaten (12–28 Monate) klinisch nachkontrolliert werden. Es zeigte sich bisher keine Reluxation und nur eine posteriore Subluxation nach Fastak-Stabilisierung in Kombination mit einem anterioren „laser assisted capsular shrinking“. Nur ein Patient zeigte postoperativ ein Rotationsdefizit von 20° im Vergleich zur Gegenseite, ein Weiterer von 10°. Zwei Drittel der Patienten, die präoperativ Wettkampfsport auf höherem Niveau ausübten, erreichten postoperativ wieder den gleichen Level, ein Drittel ein etwas niedrigeres Niveau. Der Constant Score verbesserte sich bei den vorderen und multidirektionalen Instabilitäten von 66 Punkten präoperativ auf 96 Punkte postoperativ, bei den isolierten SLAP-Läsionen nur von 74 Punkten auf 90 Punkte.

Auch im Gesamt Follow-up (0–28 Monate) zeigte sich bisher keine Relaxation, bei zwei Patienten traten jedoch intraartikuläre Krepitationen auf, deren Ursache eine ungenügend tiefe ossäre Plazierung der Fastak-Anker war, so daß sich ein kleiner Teil des Ankers auf Knorpelniveau befand und bei weichem Knorpel Kontakt zum Humeruskopf bekam. Bei einem Patienten wurde der Anker bei fixiertem Labrum entfernt, beim zweiten Patienten wurde ebenfalls eine Ankerentfernung und erneute Fastak-Stabilisierung durchgeführt.

Diskussion

Bei der Schulterinstabilität handelt es sich um eine Störung des integrierten Systems von kapsuloligamentären (statischen) und muskulären (dynamischen) Widerständen. So zählen zu den statischen Stabilisatoren sowohl das Labrum glenoidale als auch der kapsulo-ligamentäre Komplex, die als Hauptstabilisatoren bei endgradigen Schulterbewegungen wirken. Die wichtigste stabilisierende Struktur in der typischen ant.-inf. Luxationsstellung (90° Abduktion und 90° Außenrotation) ist das anteriore Band des inferioren glenohumeralen Ligaments (IGHL). Eine Ablösung des antero-inferioren Kapsel-Labrum-Komplexes vom Glenoid (sog. Bankart-Läsion) mit Funktionsausfall des IGHL in Bezug auf die glenoidale Insertion ist das typische pathologische Korrelat bei der antero-inferioren Instabilität. Entscheidend für die operative Versorgung ist auch die Annahme, daß bei einer Schulterluxation oder bei einem Versagen im Bereich der glenoidalen Insertion es zuvor auch immer zu einer Überdehnung bis zum interstitiellen Einriß des Kapsel-Ligament-Komplexes, einer sog. „plastischen Deformierung" des IGHL kommt. Durch jedes erneute Luxationsrezidiv kann es dann zur weiteren Schädigung bis zur Bandinsuffizienz kommen. Auch die bestehende Degeneration des Labrums ist zu beurteilen. Für die Wahl der entsprechenden Therapie ist die Kenntnis über das Ausmaß der Läsion als auch die Qualität des kapsulo-ligamentären Komplexes entscheidend. Bei kräftig ausgebildetem IGHL und gut erhaltenem vorderen Labrum ist die Prognose bei einer arthroskopischen Stabiliserung am günstigsten [4, 6, 11, 25, 29].

Ältere Publikationen zeigen bei den arthroskopischen Verfahren zunächst noch eine deutlich höhere Rezidivrate als nach offenen Verfahren. Doch in der neueren Literatur läßt sich erkennen, daß bei strenger Indikationsstellung, guter operativer Erfahrung und stetiger Verbesserung der Verfahrenstechnik und des Fixationsmaterials eine Rezidivrate unter 10% erreicht wird. Viele Autoren sehen Vorteile der Methode durch die geringe Traumatisierung, geringe Störung der Propriozeption, eine nahezu exakte Wiederherstellung der anatomischen Verhältnisse, eine rasche Rehabilitation mit erhaltenem Bewegungsumfang, das postoperativ gute funktionelle Ergebnis und die rasche Wiederaufnahme sportlicher Aktivitäten [3, 8, 12, 15, 18, 23, 24, 31, 37].

Der Trend, bei einem qualitativ schlechten IGHL-Komplex eine offene Rekonstruktion mit einem Kapselshift zu wählen, kann mit dem Einsatz von Laser und elektrothermischen Instrumenten und der hierdurch möglichen arthroskopischen Kapselschrumpfung relativiert werden. Es handelt sich um neue Techniken mit noch kleinen Patientenzahlen und einem kurzem Follow-up, die eine endgültige Bewertung noch nicht zulassen. Die wenigen Publikationen zeigen bisher günstige Ergebnisse [7, 9, 14, 16, 18, 20, 21, 32].

In der Literatur finden sich zwar einige experimentelle Studien zur Ausreißkraft verschiedener Anker. Gut dokumentierte mittelfristige Nachuntersuchungsergebnisse für den FASTak sind bisher nicht zu finden [5, 10, 22, 33]. Die Vorteile des FASTak sind sicherlich seine geringe Größe und seine hohe experimentell bestimmte knöcherne Ausreißfestigkeit. Durch das selbstschneidende Schraubgewinde ist eine Vorbohrung wie bei einigen anderen Fadenankern oder Dübeln nicht nötig. Ebenso ist ein gleichzeitiges Eingehen durch die Weichteile direkt in den Knochen möglich. Ein Nachteil dieser metallischen Anker liegt darin, daß sie bei inkorrekter Implantation abbrechen. Bei Revisionsoperationen kann das Entfernen oder die Neuplazierung von FASTaks neben den alten Ankern Schwierigkeiten bereiten. Ein weiterer Schwachpunkt liegt in der Stabilität der Knoten sowie der Ausrißfestigkeit des Fadens in der Öse. Die postoperative Kontrolle im MRT ist bei Titanankern erschwert.

Schlußfolgerung

Die arthroskopische Schulterstabilisierung mit dem FASTak ist ein minimalinvasives Verfahren mit dem die anatomische Integrität des Komplexes aus Labrum, IGHL (inferiores glenohumerales Ligament) durch eine arthroskopische kapsulolabrale Reparatur wiederhergestellt werden kann. Es wird bei geringer Traumatisierung eine rasche Rehabilitation mit erhaltenem Bewegungsumfang und ein postoperativ funktionell gutes Ergebnis mit rascher Wiederaufnahme der sportlicher Aktivitäten erreicht. Bei strenger Indikationsstellung, guter operativer Erfahrung und stetiger Verbesserung der Verfahrenstechnik sind die Rezidivraten ähnlich wie bei offenen Rekonstruktionen. Da es sich aber noch um Kurzzeitergebnisse handelt, sind weitere Follow-ups notwendig. Durch die Entwicklung des medizinischen Lasers und thermischer Verfahren besteht zudem die Möglichkeit einer arthroskopischen Kapselraffung und die Ausweitung der Indikationsstellung.

Literatur

1. Arciero RA, Wheeler JH, Ryan JB, McBride JT (1994) Arthroscopic Bankart Repair versus Nonoperative Treatment of Acute Initial Anterior Shoulder Dislocations. Am J Sport Med 22:589–594
2. Bachmann G, Bauer T, Jurgensen I, Schwab J, Weimar B, Rau WS (1998) The diagnostic accuracy and therapeutic relevance of CT arthrography and MR arthrography of the shoulder. Rofo Fortschr Geb Rontgenstr Neuen Bildgeb Verfahr 168(2):149–156
3. Bacilla P, Field LD, Savoie FH (1997) Arthroscopic Bankart Repair in a High Demand Patient Population. Arthroscopy 13:51–60

4. Bankart ASB (1938) Pathology and treatment of recurrent dislocation of the shoulder joint. Br J Surg 26:23–29
5. Barber FA, Cawley P, Prudich JF (1993) Suture anchor failure strength – An in vivo study. Arthroscopy 9(6):647–652
6. Bigliani LU, Newton PM, Steinmann SP, Connor PM, McIlveen SJ (1998) Glenoid rim lesions associated with recurrent anterior dislocation of the shoulder. Am J Sports Med 26(1):41–45
7. Fanton GS, Wall MS, Markel MD (1998) Electrothermally – assisted capsule shift (ETACS) procedure for shoulder instability. Oratec Company (in Druck)
8. Fellmann J, Imhoff A, De Simoni C (1995) Schulterinstabilität – Erfahrungen mit arthroskopischen Rekonstruktionseingriffen. Sportorthop Sporttraumatol 11:255–260
9. Fredrich H, Imhoff A, Höfler H (1998) Biomechanische und histomorphologische Untersuchungen zur Laserwirkung an der Schultergelenkskapsel. Abstract. Z Orthop 136:A119
10. Fu FH, Ticker JB, Imhoff AB (1997) An atlas of shoulder surgery. Transglenoid arthroscopic techniques and suture anchor repair. Dunitz, London, pp. 81–86
11. Gohlke F, Schneider P, Siegel K, Balzer C (1993) Tensile strength of various anchor systems in surgical correction of instability of the shoulder joint. Unfallchirurg Oct; 96(10):546–550
12. Green MR, Christensen KP (1993) Arthroscopic versus open Bankart procedures: a comparison of early morbidity and complications. Arthroscopy 9:371–374
13. Habermeyer P (1998) Behandlungsstrategie bei der traumatischen vorderen Erstluxation. Unfallchirug 101:327–341
14. Hardy P, Thabit G 3rd, Fanton GS, Blin JL, Lortat-Jacob A, Benoit J (1996) Arthroscopic management of recurrent anterior shoulder dislocation by combining a labrum suture with antero-inferior holmium:YAG laser capsular shrinkage. Orthopäde Feb 25(1):91–93
15. Hawkins RJ, Mohtadi NG (1991) Controversy in anterior shoulder instability. Clin Orthop Nov 272:152–161
16. Hayashi K, Thabit G, Bogdanske JJ et al. (1996) The effect of nonablative laser energy on the ultrastructure of joint capsular collagen. Arthroscopy 12(4):474–481
17. Hovelius L, Augustini BG, Fredin H, Johansson O, Norlin R, Thorling J (1996) Primary anterior dislocation of the shoulder in young patients. A ten-year prospective study. J Bone Joint Surg Am Nov 78(11):1677–1684
18. Imhoff AB, Roscher E, König U (1998) Arthroskopische Schulterstabilisierung. Differenzierte Behandlungsstrategie mit Suretac, Fastak, Holmium: YAG-Laser und Elektrochiurgie. Orthopäde 27:518–531
19. Imhoff AB, Perrenoud A, Neidl K (1992) MRI bei Schulterinstabilität – Korrelation zum Artho-CT und zur Arthroskopie der Schulter. Arthroskopie 5:122–129
20. Imhoff A (1995) The use of lasers in orthopaedic surgery. Contoversial topics in sports medicine. Operat Tech Orthop 5:192–203
21. Imhoff AB (1997) Arthroscopic shoulder stabilisation and capsular shift with FASTak and Laser assited capsular shift – procedure (LACS). 5th Symposium of the Korean Arthroscopy Association June 20, 1997, Seoul Korea
22. Koss S, Richmond JC, Woodward JS Jr (1997) Two- to five-year followup of arthroscopic Bankart reconstruction using a suture anchor technique. Am J Sports Med 25(6):809–812
23. McEleney ET, Donovan MJ, Shea KP, Nowak MD (1995) Initial failure strength of open and arthroscopic Bankart repairs. Arthroscopy 11(4):426–431
24. Morgan CD, Bodenstab AB (1987) Arthroscopic bankart suture repair. Technique and early results. Arthroscopy 3(2):111–122
25. Mosely HF, Overgaard B (1962) The anterior capsular mechanism in recurrent anterior dislocation of the shoulder. J Bone Joint Surg 44B:913–927
26. Oettl G, Imhoff AB, Merl T, Keydel M (1998) Physical examination, MRI, MRA and Arthroscopy of SLAP-Lesions – a prospective comparison. 8th congress of the European Society of Sports Traumatology, Knee Surgery and Arthroscopy (ESSKA) April 29–May 2, 1998, Nizza/France: p 422

27. Oettl GM, Imhoff AB, Roscher E, Merl T, Burkart A (1998) Sekundäres Impingement bei superiorer Instabilität und bei Überkopfsportarten – eine prospektive Studie. 62. Jahrestagung der Deutschen Gesellschaft für Unfallchirurgie e.V. 18.–21. November 1998, Berlin: S 435
28. Resch H, Wykypiel HF, Maurer H, Wambacher M (1996) The antero-inferior (transmuscular) approach for arthroscopic repair of the Bankart lesion: an anatomic and clinical study. Arthroscopy 12(3):309–319
29. Rowe CR (1988) Dislocations of the shoulder. In Rowe CR (ed): The Shoulder. New York, Churchill Livingstone, p 179
30. Stetson WB, Costigan W, Snyder SJ (1998) Long-Term Clinical Follow-up of 140 SLAP Lesions of the Shoulder. AANA Specialty Day, New Orleans, March 1998
31. Walch G, Boileau P, Levigne C, Mandrino A, Neyret P, Donell S (1995) Arthroscopic stabilization for recurrent anterior shoulder dislocation: results of 59 cases. Arthroscopy 11(2):173–179
32. Warner JJP, Schulter KR, Imhoff AB (1995) Current concepts in shoulder instability. Adv Operat Orthop 3:217–248
33. Zuckerman JD, Matsen FA 3d (1984) Complications about the glenohumeral joint related to the use of screws and staples. J Bone Joint Surg [Am] 66(2):175–180

6.4 Arthroskopische Schulterstabilisierung mit Mitek-Ankern

F. Hoffmann

Die Bedeutung des glenohumeralen Ligament-Labrum-Komplexes ist bekannt seit der ersten Beschreibung durch Broca und Hartmann im Jahre 1890 [3]. Im Jahre 1906 konnte Perthes zeigen, daß die Ablösung des Labrums den Grund für eine vordere Schulterinstabilität darstellt und empfahl die Labrumrefixation zur Wiederherstellung der Schulterstabilität [17]. Dieser Eingriff wurde dann durch die erneute Beschreibung durch den Engländer Bankart 1923 im englischsprachigen Raum populär [1].

Bis Mitte der achtziger Jahre wurden fast alle Schulterstabilisationen in offener Technik durchgeführt. 1986 publizierte Johnson seine arthroskopische Staple-Kapsuloraphie und 1987 Morgan eine arthroskopische transglenoidale Nahttechnik [11, 15]. Seit dieser Zeit sind eine ganze Reihe von arthroskopischen Techniken beschrieben unter Verwendung von Schrauben, Nahtankern und Dübeln [8, 10, 18, 19, 21, 23].

Nachfolgend wird eine arthroskopische Technik zur Schulterstabilisation beschrieben unter Verwendung von resorbierbaren Panalok-Ankern (Mitek-Ethicon Norderstedt).

Indikation

Die Indikation für diesen Eingriff ist die posttraumatische anteriore oder antero-inferiore Schulterinstabilität beim Vorliegen einer Perthes-Bankart oder ALPSA-Läsion (**a**nterior **l**abroligamentous **p**eriostal **s**leeve **a**vulsion) mit noch gut erhaltenem Labrum und glenohumeralen Ligamenten [16]. Bereits bei der Erstluxation kommt es vor Ausbildung einer Perthes-Bankart-Läsion zu einer Elongation der glenohumeralen Ligamente, die bei nachfolgenden Reluxationen immer mehr zunimmt [2]. Nach unseren Erfahrungen ist deshalb eine arthroskopische Schulterstabilisation mit Nahtankern nach der fünften Luxation in der Regel nicht mehr aussichtsreich. Weitere Kontraindikationen sind die multidirektionale Instabilität, der Knochenverlust am ventralen Glenoidrand und die Ablösung der glenohumeralen Ligamente im Bereich der humeralen Insertion (HAGL-Läsion).

Operationstechnik

Man benötigt für diesen Eingriff ein normales, 4 mm 30° Weitwinkel-Arthroskop mit einer Videokamera und einem Monitor. Weiterhin notwendig sind ein arthroskopisches Motorsystem, eine Bohrmaschine, eine Arthroskopiepumpe und das Mitek-Instrumentarium für die arthroskopische Verwendung des Panalok-Ankers.

Wir führen den Eingriff in der Strandstuhlposition (Beachchair-Position) durch. Nach Anzeichnen der Landmarken (Spina scapulae mit dem Acromion, laterales Claviculaende mit dem AC-Gelenk, Prozessus coracoideus und Ligamentum coraco-acromiale) wird das Arthroskop durch den posterioren Standardzugang ins Gelenk eingebracht (2 cm medial des lateralen Angulus der Scapula und 2 cm inferior der Spina). Es erfolgt ein diagnostischer Rundgang mit der Beurteillung des Labrums und der glenohumeralen Ligamente. Unter arthroskopischer Sicht wird die Stabilität unter Beurteilung der ventralen, dorsalen und inferioren Translation des Humeruskopfes beurteilt.

Findet sich eine Perthes-Bankart und ALPSA-Läsion wird der antero-inferiore Arbeitszugang angelegt [22]. Dazu wird die Inzisionsstelle lateral der Spitze des Prozessus coracoideus mit einer Kanüle aufgesucht. Im Gelenk sollte dieser Zugang cranial des Oberrandes der Sehne des Muskulus subscapularis in Höhe der Glenoidebene gelegen sein (Abb. 1). Mit Hilfe eines Trokars wird eine 8,5 mm dicke wiederverwendbare Arbeitskanüle plaziert, auf die ein Dichtungsring aufgesetzt wird. Falls von dorsal mit dem Arthroskop eine ungenügende Übersicht auf den Scapulahals besteht, wird eine zweite Arbeitskanüle mit Dichtung in der antero-superioren Porta plaziert. Mit einem Rasparatorium in der antero-inferioren Porta wird bei Vorliegen einer ALPSA-Läsion das in Fehlstellung am Scapulahals verheilte Labrum mit den glenohumeralen Ligamenten abgelöst und nach medial mobilisiert. Auch bei Vorliegen einer Per-

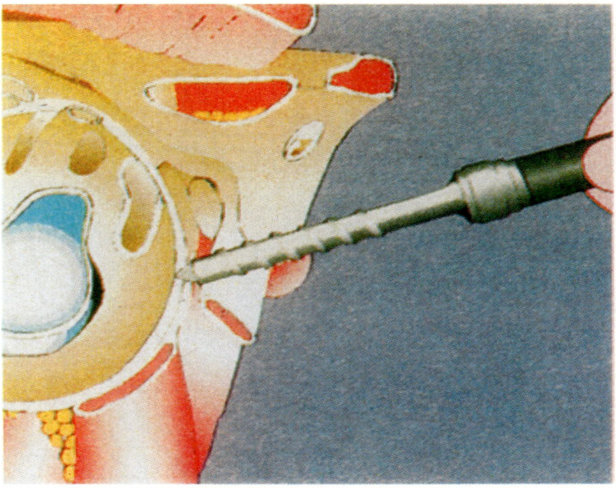

Abb. 1. Zugang kranial des Oberrandes der Sehne des M. subscapularis

thes-Bankart-Läsion wird der Labrum-Ligament-Komplex nach medial und caudal etwas weiter abgelöst, damit eine spätere Straffung nach cranial möglich ist. Mit Hilfe der Motorfräse muß nun der Scapulahals bis zum Auftreten von frischen Blutungen aus dem Knochen angefrischt werden. Anschließend wird die Bohrhülse unmittelbar an der Knorpel-Knochen-Grenze des anterioren Glenoids aufgesetzt, wobei das erste caudalste Bohrloch bei der rechten Schulter bei etwa 5.00 Uhr liegen sollte (linke Schulter bei 7.00 Uhr) (Abb. 2). Der Bohrer weist einen Tiefenbegrenzer auf, so daß damit der glenoidale Knochen nicht nach dorsal perforiert werden kann. Danach werden in gleicher Weise die restlichen, blind endenden Bohrtunnel angelegt, wobei in der Regel 2–3 Bohrlöcher ausreichend sind. Reicht die Bankartläsion nahe an den Bizepssehnenanker heran, müssen 4 Anker zur Refixation des Labrums eingebracht werden. Mit Hilfe des Kopfraumfräsers werden die Kanten des Bohrtunnels abgeschrägt. Nach Entfernung des Bohrmehls mit einem Shaver wird durch die antero-inferiore Arbeitskanüle das Fadenführungsinstrument ins Gelenk geschoben. Mit der Spitze (30°, 60°, 90° Ansätze sind verfügbar) wird das Labrum möglichst caudal perforiert, so daß es später beim Knüpfen der Naht nach cranial gestrafft werden kann (Abb. 3). Da der langsam resorbierbare Fäden der Stärke 2 (Panacryl, Mitek-Ehticon, Norderstedt) nicht durch das Fadenführungsinstrument geschoben werden kann, muß für diesen Schritt ein Hilfsmittel verwendet werden. Es handelt sich um einen sog. „shuttle relay suture passer“ (Linvatec Deutschland, Trebur), ein mit einer Kunststoffhülle überzogener steifer Metallfaden mit einer Öse in der Mitte. Das Fadenführungsinstrument wird entfernt, der geflochtene Faden in die Öse des „shuttle relay suture passers“ eingelegt und durch das Labrum gezogen. Das dem Glenoid näher gelegene Fadenende wird durch das Fadenloch des resorbierbaren Nahtankers gezogen (Abb. 4). Mit dem vorgefertigten, am Nahtanker befestigten Setzgerät wird der Nahtanker anschließend bis zum Anschlag des verbrei-

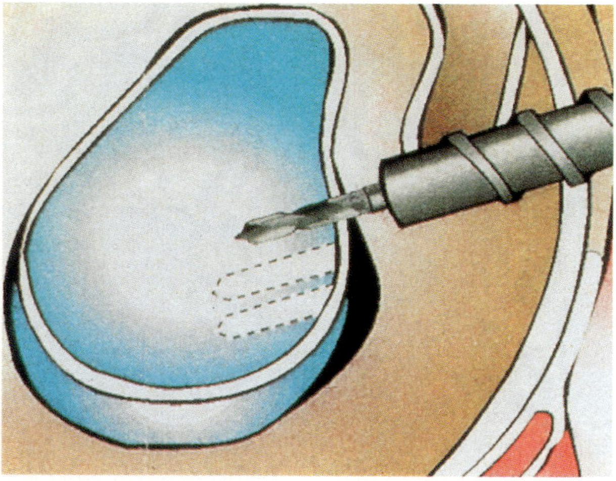

Abb. 2. Das kaudalste Bohrloch sollte bei 5 Uhr liegen

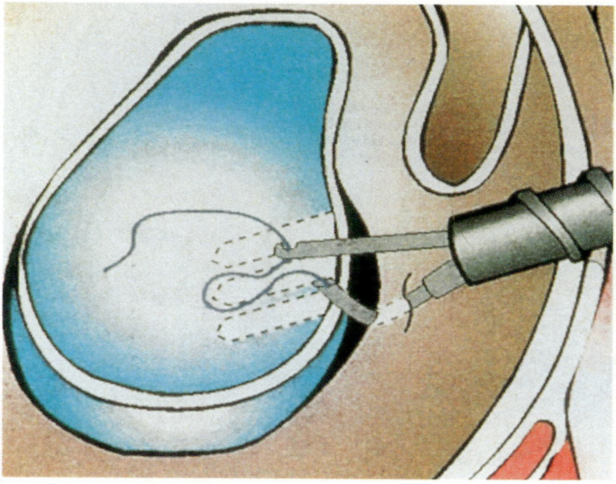

Abb. 3. Raffung der Kapsel nach kranial

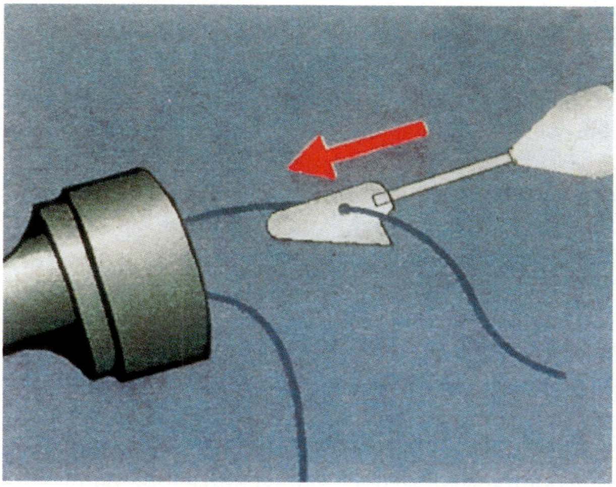

Abb. 4. Faden wird durch das Fadenloch des Ankers gezogen

terten Anteils des Setzgerätes im Glenoid versenkt. Es muß immer mit dem caudalsten Anker begonnen werden (Abb. 5). Beim Einsetzen des Panalok-Ankers neigt sich dieser um etwa 20°, damit der Stabilisierungskeil des Ankers in die Bohrung paßt. Durch kurzes Herausziehen des Setzinstrumentes richtet sich der Anker in seine ursprüngliche Form wieder auf. Da auf der Höhe des Stabilisierungskeiles der Durchmesser größer ist als der Bohrlochdurchmesser, wird der Stabilisierungskeil in der Spongiosa arretiert. Anschließend muß das Setzinstrument ruckartig herausgezogen werden. Durch Zug an den beiden Enden des Fadens wird sichergestellt, daß der Anker stabil im Knochen

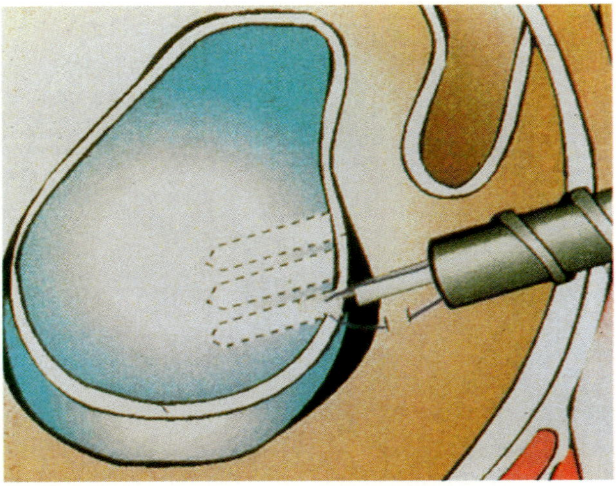

Abb. 5. Rutschknoten wird mit dem Knotenschieber ins Gelenk transportiert

fixiert ist. Ein außerhalb des Gelenkes vorgelegter Rutschknoten (Fischerknoten) wird mit dem Knotenschieber ins Gelenk transportiert (Abb. 5). Zwei gegenläufige einfache Knoten vervollständigen die Naht. Die überstehenden Fäden werden danach mit dem Fadenschneider durchtrennt. Der gleiche Vorgang muß anschließend entsprechend der Anzahl der verwendeten Anker wiederholt werden. Beim Knüpfen der Naht wird der angelegte Oberarm in 30° Außenrotation gehalten, um nicht eine zu starke Raffung des Kapsel-Ligament-Komplexes zu bewirken.

Nachbehandlung

Der Arm wird in einer Ultrasling-Bandage für 4 Wochen ruhiggestellt (Medi, Bayreuth). Die Bandage darf zur Körperpflege und zu täglichen Pendelübungen abgenommen werden. Es sind geführte Bewegungen bis 40° Abduktion und 70° Flexion in Innenrotation erlaubt. Nach der 4. Woche wird die Schulter freigegeben, wobei allerdings noch nicht in die Außenrotation geübt werden darf. Dies ist erst nach der 6. Woche der Fall. Schultersportarten sollten frühestens nach 4 Monaten und Kampfsportarten nach 6–12 Monaten betrieben werden.

Ergebnisse

Vom 1.1.1993 bis 31.10.1996 haben wir 64 arthroskopische Schulterstabilisationen mit Mitek-GII-Ankern und permanenten Nähten durchgeführt. 60 Patienten kamen zu den Nachkontrollen nach 3, 6 und 12 Monaten und danach zu den jährlichen Kontrollen. Der durchschnittliche Beobachtungszeitraum betrug 42 Monate (zwischen 24 und 60 Monate). Keiner dieser Patienten hatte präoperativ mehr als 5 Schulterluxationen erlitten (im Durchschnitt 2,8). Patienten mit lediglich Subluxationen befanden sich nicht in dieser Gruppe. Alle Operationen wurden von nur 2 Operateuren durchgeführt.

An intraoperativen Läsionen fanden sich bei 48 Patienten reine Perthes-Bankart-Läsionen (80%), 8 Patienten wiesen eine ALPSA-Läsion auf (13,3%) und 4 die Kombination einer Perthes-Bankart-Läsion mit einer SLAP II-Läsion (6,7%).

In der Bewertung nach dem Rowe-Score ergaben sich nach durchschnittlich 42 Monaten bei 38 Patienten (63,3%) ein exzellentes Ergebnis, bei 20 Patienten (33,4%) ein gutes. 2 Patienten erlitten Reluxationen und wurden deshalb als schlecht eingestuft (3,3%).

Diskussion

Die arthroskopische Behandlung von vorderen Schulterinstabilitäten hat sich in den letzten Jahren immer mehr entwickelt. Die ersten Techniken unter Verwendung von Metallklammern zur Refixation eines abgerissenen Labrums oder zur Straffung einer insuffizienten Kapsel hatten eine hohe Reluxationsrate (16–33%) und zeigten auch Komplikationen von Seiten der implantierten Hardware [5, 7, 11, 12, 14]. Auch bei arthroskopischen Nahttechniken werden bei gleicher Technik Reluxationsraten zwischen 4% und 49% angegeben [4, 20]. Bei Verwendung von Suretac-Implantaten sind abakterielle Entzündungsreaktionen wohl in Zusammenhang mit der Resorption der Dübel beschrieben [6, 10].

Bei guter Patientenselektion, d.h. Auswahl von Patienten mit gut erhaltenen Labrum- bzw. glenohumeralen Ligamenten, konnten wir eine Reluxationsrate von 3,3% erreichen, welches mit den offenen Bankart-Operationen vergleichbar ist [9, 13, 18]. Wir sehen die Bedingungen für die arthroskopische Stabilisation in der Regel bei den Patienten erfüllt, die maximal 5 Luxationen präoperativ hatten. Der Vorteil der Nahtanker liegt darin, daß keine Gefahr besteht wie bei den transglenoidalen Nahttechniken den Nervus suprascapularis zu verletzen. Außerdem kann der Anker auch im antero-inferioren Anteil des Glenoids plaziert werden (rechte Schulter bei 5.00 Uhr, linke Schulter bei 7.00 Uhr). Eine stabile Fixation an dieser Stelle ist mit transglenoidalen Nähten nicht erreichbar. Anders als bei Verwendung des Suretac muß dazu auch nicht durch den Musculus subscapularis zugegangen werden. Da die in dieser Studie verwendeten Mitek-GII-Anker sich sicherlich bei Komplikationen nur schwer wieder aus dem Knochen entfernen lassen, verwenden wir in letzter Zeit resorbierbare Anker. Dies hat auch den Vorteil, daß bei möglichen traumatischen Reluxationen der vordere Glenoidrand nicht durch metallische Implantate besetzt ist. Es handelt sich ja in der Regel bei den arthroskopisch stabilisierten Patienten um junge Sportler, die ja durchaus für traumatische Reluxationen in Frage kommen. Irgendwelche afebrile Entzündungsreaktionen oder Osteolysen infolge der Resorption der Anker haben wir bisher nicht gesehen.

Literatur

1. Bankart ASB (1923) Recurrent or habituel dislocation of the shoulder joint. Br Med J2:1123–1133
2. Bigliani LU, Pollock RG, Soslowsky LJ, Flatow EL, Pawluk RJ, Mow VC (1992) Tensile properties of the inferior glenohumeral ligament. J Orthop Res 10:187–197
3. Broca A, Hartmann H (1890) Contribution à è etude des luxations de l'épaule. Bull Soc Anat Paris 4:312–336
4. Caspari RB, Savoie FH (1991) Arthroscopic reconstruction of the shoulder: The Bankart repair. In: Mc Ginty JB (ed) Operative Arthroscopy. Raven Press, New York, pp 507–515
5. Coughlin L, Rubinovich M, Johannson J, White B, Greenspan J (1992) Arthroscopic staple capsulorrhaphy for anterior shoulder instability. Am J Sports Med 20:253– 256
6. Edwards DJ, Hoy G, Saies AD, Hayes MG (1994) Adverse reactions to an absorbable shoulder fixation device. J Shoulder Elbow Surg 3:230–233
7. Hawkins RB (1989) Arthroscopic stapling repair for shoulder instability: A retrospective study of 50 cases. Arthroscopy 5:122–128
8. Hoffmann F, Reif G (1995) Arthroscopic shoulder stabilization using Mitek anchors. Knee Surg Sports Traumatol Arthroscopy 3:50–54
9. Hovelius L, Thorling J, Fredin H (1979) Recurrent anterior dislocation of the shoulder. Results after the Bankart and Putti-Platt operations. J Bone Joint Surg 61A:566–569
10. Imhoff AB, Roscher E, König U (1998) Arthroskopische Schulterstabilisierung. Orthopäde 27:518–531
11. Johnson LL (1986) Shoulder arthroscopy. In: Johnson LL (ed) Arthroscopic Surgery: Principles and Practice. CV Mosby, St. Louis
12. Lane JG, Sachs RA, Riehl B (1993) Arthroscopic staple capsulorrhaphy: a long-term follow-up. Arthroscopy 9:190–194
13. Matsen FA, Thomas SC, Rockwood CA (1990) Anterior glenohumeral instability. In Rockwood CA, Matsen FA (eds) The shoulder. WB Saunders, Philadelphia, pp 526–612
14. Matthews LW, Vetter WL, Orveida SJ, Spearmann J, Helfet DL (1988) Arthroscopic staple capsulorrhaphy for recurrent anterior shoulder instability. Arthroscopy 4:106–111
15. Morgan CD, Bodenstab AB (1987) Arthroscopic Bankart suture repair: Technique and early results. Arthroscopy 3:111–122
16. Neviaser TJ (1993) The anterior labroligamentous periostal sleeve avulsion lesion: a cause of anterior instability of the shoulder. Arthroscopy 9:17–19
17. Perthes G (1906) Über Operationen bei habitueller Schulterluxation. Dtsch Z Chir 85:199–227
18. Resch H (1989) Die vordere Instabilität des Schultergelenkes. Hefte Unfallheilkd 195:205
19. Resch H (1991) Neuere Aspekte in der arthroskopischen Behandlung der Schulter-instabilität. Orthopäde 20:273–281
20. Walch G, Boileau P, Levigne C, Mandrino A, Neyret P, Donell S (1995) Arthroscopic stabilization for recurrent anterior shoulder dislocation: results of 59 cases. Arthroscopy 11:173–179
21. Wolf EM (1988) Arthroscopic anterior shoulder capsulorrhaphy. Tech in Orthop 3:67–73
22. Wolf EM (1989) Anterior portals in shoulder arthroscopy. Arthroscopy 5:201–208
23. Wolf EM, Wilk RM, Richmond JC (1991) Arthroscopic Bankart repair using suture anchors. Op Techn in Orthop 1:184–191

7 Stellenwert der offenen Stabilisierung

E. Wiedemann

Bei der traumatischen Erstluxation der Schulter kommt es in über 90% der Fälle zu einem Abriß des Labrum-Kapsel-Komplexes vom vorderen Pfannenrand [24]. Verursacht wird dies durch den in Abduktion und Außenrotation nach vorne und unten drängenden Humeruskopf, der das Labrum bzw. den Kapselansatz von der Pfanne abschert. Unter konservativer Therapie kann diese Läsion selten adäquat ausheilen, so daß die ventrale Abstützung des Humeruskopfes durch das abgerissene bzw. fehlverheilte Labrum und den medialisierten bzw. abgerissenen Kapselansatz unzureichend ist.

Hinzu kommt, daß die muskuläre Führung der Schulter durch den gestörten propriozeptiven Regelkreis nicht dynamisch gesichert werden kann [14]. Die niedrige Vorspannung der inkompetenten glenohumeralen Bänder führt dazu, daß die Reizschwelle der Rezeptoren zu hoch liegt, um rechtzeitig zu signalisieren, daß die Luxation des Humeruskopfes droht. Es resultiert dann zumindest ein subjektives Instabilitätsgefühl des Patienten, häufig treten aber rezidivierende Schulter(sub)luxationen ein. Dies geschieht nach eindeutigen epidemiologischen Studien [13, 22, 23] umso häufiger, je jünger der Patient bei der ersten Luxation ist und je stärker die Schulter sportlich belastet wird.

Das von Perthes bzw. Bankart entwickelte, allgemein anerkannte Prinzip der operativen Therapie besteht darin, die anatomischen Verhältnisse so gut als möglich wiederherzustellen [26]. Dies bedeutet, das abgerissene Labrum wieder transossär am vorderen Pfannenrand zu refixieren und kompetente glenohumerale Bänder zu schaffen. Dabei kommt dem inferioren glenohumeralen Band (IGHL) eine entscheidende biomechanische Bedeutung zu, weil es die Schulter in 90 Grad Abduktion und Außenrotation stabilisiert [25]. Die mühevolle Arbeit, in klassischer Technik in den Pfannenrand quere Löcher zur Aufnahme der Nähte zu bohren, ist heute zugunsten moderner Knochenanker verlassen, die in einer Vielzahl von Variationen zur Verfügung stehen.

Nach der klassischen Arbeit von Rowe [21] lassen sich mit der offenen Stabilisierung in der Technik nach Bankart hervorragende funktionelle Ergebnisse erreichen: Bei einer mittleren Nachuntersuchungszeit von 6 Jahren traten bei 124 Patienten nur 3,5% Rezidive auf; 97,4% der Patienten wurden sportfähig. Neuere Untersuchungen bestätigen diese exzellenten Ergebnisse [4].

Ein Nachteil der offenen Versorgung liegt darin, daß beim Standardzugang die Subscapularissehne durchtrennt werden muß, um an den Pfannenrand zu gelangen. Deshalb kann eine sportlich beeinträchtigende Einschränkung der

Außenrotation und eine Kraftabschwächung der aktiven Innenrotation bestehen bleiben. Darüberhinaus können jedoch postoperativ Subscapularisabrisse eintreten, die womöglich die Hauptursache für Rezidive nach offener Versorgung darstellen [8]. Die sichere Refixation der durchtrennten Subscapularissehne mit einer sorgfältigen Naht ist deshalb eine wesentliche Voraussetzung für das Gelingen des Eingriffs. Als Alternative bietet sich an, die Subscapularissehne nur längs zu spalten, um an den Pfannenrand zu gelangen [5]. Allerdings erschwert dies den Zugang, der bei muskelkräftigen Patienten ohnehin eng sein kann.

Sofern ein größerer knöcherner Pfannenranddefekt besteht, läßt sich entweder das abgesprengte Fragment osteosynthetisch versorgen oder die Pfanne in der Technik nach Resch mit einem J-förmigen Knochenspan aufbauen. Auf extraanatomische Verfahren muß kaum mehr zurückgegriffen werden. Der Coracoidtransfer nach Bristow in der Modifikation von Patte („triple verrouillage“) wird in Frankreich gegenüber der Bankart-Technik favorisiert [17], hat aber den Nachteil, daß bei einem (seltenen) Fehlschlag die Revisionsoperation wegen der Gefährdung des N. axillaris sehr schwierig ist. Die Rotationsosteotomie nach Weber hat nur noch bei der seltenen, zentralen, sehr großen Hill-Sachs-Impressionsfraktur des Humeruskopfes eine Bedeutung. Dann ist aber ebensogut zu überlegen, ob hier nicht besser der prothetische Ersatz des Humeruskopfes in Betracht kommt, um so die Bewegungseinschränkung nach einer ausgedehnten Rotationsosteotomie zu vermeiden.

Insgesamt mußten wir in den Jahren 1995 bis 1997 bei 210 konsekutiven Patienten mit 214 Eingriffen zur Behandlung einer vorderen-unteren Schulterinstabilität nur in 14% vom Vorgehen nach Bankart – sei es offen oder arthroskopisch – abgehen. Dabei wurden 21 Bankart-Frakturen osteosynthetisch versorgt und 8 bei uns seltene Eingriffe ausgeführt. Diese bestanden aus zwei J-Span-Plastiken zum knöchernen Pfannenaufbau, zwei Coracoidtransfer-Operationen, zwei Glenoidprothesen, einer Humeruskopfprothese und einer Arthrodese als ultima ratio bei multiplen Voreingriffen.

Trotz technisch unterschiedlicher Methoden stützen sich alle arthroskopischen Operationsverfahren auf das Prinzip der anatomischen Rekonstruktion von Bankart [2]. Der entscheidende Vorteil des arthroskopischen Vorgehens ist neben der genauen Differenzierung der pathologischen Veränderungen die geringe Weichteilschädigung. Insbesondere muß die Subscapularissehne nicht durchtrennt werden. Nach heutigen Erkenntnissen ist aber problematisch, daß mit zunehmender Anzahl der Luxationen das Labrum zusehends zerstört und die Kapsel ausgeweitet wird („laxity dilemma“ nach Harryman, [12]). Die Redundanz der Kapsel ist mit arthroskopischen Standardtechniken – im Gegensatz zur offenen Versorgung – nur teilweise korrigierbar, so daß die Rezidivhäufigkeit mit der Zahl der Luxationsereignisse zunimmt. So fanden Green und Christensen [7] bei weitgehender Zerstörung von Labrum und Kapsel nach durchschnittlich 6,7 Luxationen eine Rezidivhäufigkeit von 87%, nach 4 Luxationen dagegen eine Rezidivhäufigkeit von nur 4,5% (Tabelle 1).

Tabelle 1. Abhängigkeit der Rezidivquoten nach arthroskopischer Bankart-Operation vom Ausmaß der Zerstörung von Labrum und Kapsel. (Nach [7])

Labrumläsion	Anzahl der Luxationen	Rezidivhäufigkeit
Typ II	4	4,5%
Typ IV und V	6,7	87%

Tabelle 2. Ergebnisse der arthroskopischen Bankart-Naht

Autoren	Follow-up	Rezidive
Pagnani et al. Am J Sports Med 1996	5,6 Jahre	19%
Youssef et al. Arthroscopy 1995	3,2 Jahre	27%
Mologne et al. Am J Sports Med 1996	2,5 Jahre	41%
Green und Christensen Am J Sports Med 1995	2–5 Jahre	42%
Grana et al. Am J Sports Med 1993	3 Jahre	44%

Versucht man, unabhängig von der Anzahl der Luxationen bzw. der Qualität von Labrum und Kapsel alle Patienten mit einer traumatischen Schulterinstabilität in arthroskopischer Technik zu stabilisieren, so ergeben sich nach neueren Studien durchschnittliche Rezidivquoten von mindestens 10 bis 20%, wobei bis zu 44% berichtet wurden [6, 7, 18, 19, 28] (Tabelle 2). Die Euphorie Ende der achtziger Jahre, als noch geglaubt wurde, mit der arthroskopischen Technik einen einfachen Weg zur sicheren Stabilisierung der Schulter mit minimaler perioperativer Morbidität zu besitzen, ist deshalb verflogen. Für den Komfort des Patienten ist es auch von Bedeutung, daß nach arthroskopischer Stabilisierung der Schulter eine Ruhigstellung von 3 Wochen empfohlen wird [16], wogegen nach offener Operation höchstens zwei Wochen ruhiggestellt werden muß.

Vergleicht man die funktionellen Ergebnisse beider Verfahren [27], so zeigen aktuelle Untersuchungen, daß die allgemein verbreitete Ansicht nicht zutrifft, die bessere Stabilität der offenen Versorgung würde mit funktionellen Nachteilen erkauft. In einer Studie von Geiger et al. [3] (Tabelle 3) hatten 83% der offen operierten Patienten gute bis exzellente Ergebnisse gegenüber nur 50% der arthroskopisch versorgten Patienten, von denen 44% offen revidiert werden mußten. Die Außenrotation zeigte keine signifikanten Unterschiede. Ähnliche, wenngleich nicht ganz so drastische Unterschiede ergaben sich in einer Studie von Guanche et al. [9].

Tabelle 3. Ergebnisse der offenen versus arthroskopischen Bankart-Operation. (Nach [3])

n=34	Offen (n=18)	ASK (n=16)
Nachuntersuchung	34 Monate	23 Monate
Gut und sehr gut	83%	50%
Rezidive/Revision	0%	44%

Tabelle 4. Ausrißfestigkeit offener und arthroskopischer Bankart-Techniken. (Nach [15])

Methode	1-Punkt-Fixation	2-Punkt-Fixation
Nativ		236 N
Originalmethode	75 N	122 N
Transglenoidale Naht		167 N
Mitek II	96 N	
Statak	95 N	
Suretac	82 N	

Nicht verkannt soll werden, daß die Arthroskopie wesentliche Verbesserungen bei der Behandlung der Schulterinstabilität erbrachte. Zum einen war es der direkte Blick in das Gelenk, der das Verständnis der Pathophysiologie der Schulter wesentlich erweiterte. Zum anderen ist es die exakte Einschätzung der pathologischen Veränderungen in einer Schulter, die es nach der diagnostischen Arthroskopie erleichtert, einen Eingriff durchzuführen, der an die spezielle Situation eines Patienten adaptiert ist. Dies gilt unabhängig von der Frage, ob der Eingriff in offener oder arthroskopischer Technik durchzuführen ist.

Nachdem die arthroskopische Technik der Schulterstabilisierung mittlerweile etabliert ist, kann nicht erwartet werden, daß die Lernkurve noch Reserven zur Verbesserung der Ergebnisse enthält. Auch kann für Fehlschläge nicht die Ausrißfestigkeit der verwendeten Anker verantwortlich gemacht werden, weil diese noch über der Festigkeit der Originalmethode liegt [15] (Tabelle 4). Eine Verbesserung der Ergebnisse kann deshalb nur von technischen Innovationen erwartet werden. Hierfür ergeben sich gegenwärtig mehrere Angriffspunkte:

- Die intraartikuläre Labrumrefixation wird durch einen Kapselshift bzw. eine Kapselplastik in arthroskopischer Technik ergänzt [10]. Alle Methoden, die dies anstreben, limitieren sich über die dann notwendige Präparation der Schicht zwischen der Außenseite der Kapsel und dem M. subscapularis. Diese Präparation ist technisch anspruchsvoll und nicht beliebig weit in Richtung Humeruskopf fortzuführen. Das Fassen und die Refixation der einmal präparierten Kapsel ist dagegen mit geeigneten arthroskopischen Instrumenten unproblematisch.

- Die Kapsel und das Labrum werden in der Technik nach Resch [20] extraartikulär mit einem Sure-Tack gemeinschaftlich auf dem Pfannenrand refixiert. Der Vorteil dieser Technik liegt darin, daß die Kapsel durch Verkürzung der medialen Reservefalte nahezu beliebig verkleinert werden kann. Allerdings ist das extraartikuläre Vorgehen technisch schwierig, weil nur der Führungsdraht arthroskopisch kontrollierbar ist und wesentliche Operationsschritte ohne Sicht vollzogen werden müssen. Zudem muß ein ventroinferiore Zugang in „Slalomtechnik" angelegt werden, um den N. musculocutaneus nicht zu gefährden.
- Die Normalisierung des Kapselvolumens wird durch laser- oder strominduzierte Schrumpfung angestrebt [11]. Dabei bleibt letztlich unklar, welche Veränderungen im Bindegewebe bei seiner Schrumpfung auftreten und wie sich diese langfristig auswirken. Schwierig ist es auch abzuschätzen, wie stark die Kapsel geschrumpft werden muß, um ihr Volumen zu normalisieren.

Bevor gesicherte Langzeitergebnisse dieser Neuerungen vorliegen, sollte die Indikation zur arthroskopischen Stabilisierung auf wenige Luxationsrezidive beschränkt werden, sofern man von kontrollierten Studien absieht. Eine gute Indikation zum arthroskopischen Vorgehen ergibt sich bei der traumatischen Erstluxation der Schulter beim jungen, sportlichen Patienten unter 25 Jahren [1]. Zwar läßt sich prospektiv nicht sicher abschätzen, ob die Schulter eines bestimmten Patienten nach einer traumatischen Erstluxation unter konservativer Therapie instabil werden wird, die sehr hohen Rezidivraten rechtfertigen es aber, hier einen aktiven Standpunkt einzunehmen. Ausschlaggebend ist dabei nicht allein die Frage, ob es zu rezidivierenden Luxationen kommt, weil auch die nur subjektiv instabile Schulter mit positivem Apprehension-Zeichen erhebliche Beschwerden bis hin zur Sportunfähigkeit bedingen kann. Hinzu kommt, daß bestimmte Sportarten (Kajak, Segeln, Klettern) bei einer luxierten Schulter mit einem vitalen Risiko verbunden sein können.

Die offene Versorgung ist bei solchen Patienten zu bevorzugen, bei denen arthroskopisch eine hohe Rezidivquote erwartet werden muß. Dies sind alle nicht-traumatischen Instabilitätsformen, traumatische Schulterinstabilitäten mit mehr als 4 Luxationen, der Verbrauch des Labrums bzw. die Überweitung der Kapsel und knöcherne Pfannenrandschäden. Die funktionell hervorragenden Ergebnisse der offenen Stabilisierung sprechen klar für die Rückbesinnung auf diesen wirklich „goldenen" Standard.

Literatur

1. Arciero RA, Wheeler JH, Ryan JB, McBride JT (1994) Arthroscopic Bankart repair versus nonoperative treatment for acute, initial anterior shoulder dislocations. Am J Sports Med 22:589–594
2. Brunner U, Wiedemann E, Trupka A, Habermeyer P (1995) Langzeitergebnisse nach arthroskopischer Bankart-Naht bei vorderen Schulterinstabilitäten (modifizierte Morgan-Technik). Arthroskopie 8:168–172

3. Geiger DF, Hurley JA, Tovey JA, Rao JP (1997) Results of arthroscopic versus open Bankart suture repair. Clin Orthop 337:111–117
4. Gill TJ, Micheli LJ, Gebhard F, Binder C (1997) Bankart repair for anterior instability of the shoulder. Long-term outcome. J Bone Joint Surg 79-A:850–857
5. Glousman RE, Jobe FW (1996) Anterior and multidirectional instability. In: Jobe FW, Pink MM, Glousman RE, Kvitne RS, Zemel NP (eds) Operative techniques in upper extremity sports injuries. Mosby, St Louis, pp 191–210
6. Grana WA, Buckley PD, Yates CK (1993) Arthroscopic Bankart suture repair. Am J Sports Med 21:348–353
7. Green MR, Christensen KP (1995) Arthroscopic Bankart procedure: Two- to five-year followup with clinical correlation to severity of glenoid labral lesion. Am J Sports Med 23:276–281
8. Greis PE, Dean M, Hawkins RJ (1996) Subscapularis tendon disruption after Bankart reconstruction for anterior instability. J Shoulder Elbow Surg 5:219–222
9. Guanche CA, Quick DC, Sodergren KM, Buss DD (1996) Arthroscopic versus open reconstruction of the shoulder in patients with isolated Bankart lesions. Am J Sports Med 24:144–148
10. Habermeyer P (1996) Operative Arthroskopie bei Schulterinstabilität. In: Habermeyer P, Schweiberer L (eds) Schulterchirurgie, Urban und Schwarzenberg, München, S 285–304
11. Hardy P, Thabit G, Fanton GS, Blin JL, Lortat-Jacob A, Benoit J (1996) Arthroskopische Behandlung der rezidivierenden vorderen Schulterluxation durch Kombination der Labrumnaht mit einer anteroinferioren Kapselschrumpfung mit dem Holmium: YAG-Laser. Orthopäde 25:91–93
12. Harryman II DT (1994) Letter to the editor. Arthroscopy 10:584–585
13. Hovelius L, Augustini BG, Fredin H, Johansson O, Norlin R, Thorling J (1996) Primary anterior dislocation of the shoulder in young patients. A ten-year prospective study. J Bone Joint Surg 78-A:1677–1684
14. Jerosch J, Steinbeck J, Schröder M, Westhues M (1995) Intraoperative EMG-Ableitung bei Reizung der glenohumeralen Gelenkkapsel. Unfallchirurg 98:580–585
15. McEleney ET, Donovan MJ, Shea KP, Nowak MD (1995) Initial failure strength of open and arthroscopic Bankart repairs. Arthroscopy 11:426–431
16. Merk H, Pap G, Machner A, Nebelung W (1996) Arthroskopische Refixation des Labrum glenoidale in der transossären 3-Punkt-Knoten-Technik. Frühergebnisse unter Betrachtung unterschiedlich langer postoperativer Immobilisationszeiten. Z Orthop Ihre Grenzgeb 134:546–552
17. Molé D, Walch G (1993) Traitement chirurgical des instabilités de l'épaule. Articulation glénohumérale. Techn Chir Orthop Traumatol 44-265. Ed Techn Encycl Méd Chir, Paris
18. Mologne TS, Lapoint JM, Morin WD, Zilberfarb J, O'Brien TJ (1996) Arthroscopic anterior labral reconstruction using a transglenoid suture technique. Am J Sports Med 24:268–274
19. Pagnani MJ, Warren RF, Altchek DW, Wickiewicz TL, Anderson AF (1996) Arthroscopic shoulder stabilization using transglenoid sutures. A four-year minimum followup. Am J Sports Med 24:459–467
20. Resch H, Povacz P, Wambacher M, Sperner G, Golser K (1997) Arthroscopic extra-articular Bankart repair for the treatment of recurrent anterior shoulder dislocation. Arthroscopy 13:188–200
21. Rowe CR, Patel D, Southmayd WW (1978) The Bankart procedure. A long-term end-result study. J Bone Joint Surg 60-A:1–16
22. Rowe CR, Sakellarides HT (1961) Factors related to recurrences of anterior dislocations of the shoulder. Clin Orthop 20:40–48
23. Simonet WT, Cofield RH (1984) Prognosis in anterior shoulder dislocation. Am J Sports Med 12:19–24
24. Taylor DC, Arciero RA (1997) Pathologic changes associated with shoulder dislocations. Arthroscopic and physical examination findings in first-time, traumatic anterior dislocations. Am J Sports Med 25:306–311

25. Turkel SJ, Panio MW, Marshall JL, Girgis FG (1981) Stabilizing mechanisms preventing anterior dislocation of the glenohumeral joint. J Bone Joint Surg 63-A:1208–1217
26. Wiedemann E, Habermeyer P (1996) Schulterluxation. In: Habermeyer P, Schweiberer L (eds) Schulterchirurgie, Urban und Schwarzenberg, München, S 215–238
27. Wiedemann E, Habermeyer P, Brunner U (1994) Vergleich der arthroskopischen Bankart-Refixation und der offenen Operation nach Bankart und Neer zur Versorgung der vorderen Schulterinstabilität. In: Kohn D, Wirth CJ (eds) Arthroskopische versus offene Operationen. Fortschritte in der Arthroskopie 10:30–35, Ferdinand Enke, Stuttgart
28. Youssef JA, Carr CF, Walther CE, Murphy JM (1995) Arthroscopic Bankart suture repair for recurrent traumatic unidirectional anterior shoulder dislocations. Arthroscopy 11:561–563

8 Hintere Schulterinstabilität

U. König und A. B. Imhoff

Die hintere Schulterinstabilität tritt mit einer Häufigkeit von 2% aller Schulterinstabilitäten auf, wobei Tibone 1995 [44] anmerkte, daß die wahre Inzidenz v.a. von posterioren Subluxationen unbekannt bleibt. Dies liegt im Wesentlichen daran, daß die hintere Instabilität ein schwieriges diagnostisches und therapeutisches Problem darstellt.

Hinter der Diagnose posteriore Schulterinstabilität verbergen sich ätiologisch und pathogenetisch unterschiedliche Krankheitsbilder, die in früheren Jahren nicht deutlich voneinander differenziert wurden. Um jedoch therapeutische Vorschläge machen zu können, bedarf es zunächst einer Klassifikation der hinteren Instabilität.

Klassifikation

Drei Gruppen müssen unterschieden werden [45]. Die erste Gruppe wird gebildet von den *traumatischen* hinteren Luxationen. Hierzu gehört die *primäre* Form, d. h. die traumatische Erstluxation, deren Ursache immer ein Makrotrauma ist. Der Unfallmechanismus ist in der Regel ein Sturz auf den adduzierten, flektierten und innenrotierten Arm. Selten kommt ein epileptischer Anfall oder Stromunfall in Frage. Pathomorphologisch handelt es sich um Impressions-Luxations-Frakturen, wobei eine reversed Hill-Sachs-Läsion am anteromedialen Humeruskopf, sowie eine hintere Glenoidfraktur bzw. hintere Labrumablösung, auftritt.

Die *rezidivierende* Form basiert auf solch einer traumatischen Luxation, tritt allerdings selten auf [47]. Als Sonderform ist die *verhakte* chronisch persistierende Form der ersten makrotraumatisch bedingten Gruppe zuzuordnen. Diese Form der hinteren Schulterluxation wird häufig in der klinischen und radiologischen Diagnostik übersehen, da die Beschwerden oftmals rasch verschwinden. Allerdings bleibt eine deutliche Bewegungseinschränkung und Funktionsverlust bestehen. Das axiale Röntgenbild und das CT sind in solchen Fällen das diagnostische Mittel der Wahl [34].

Zudem kann sich auf dem Boden einer allgemeinen Bandlaxität vor allem beim jungen Überkopfsportler durch chronische Überbelastung im Sinne von rezidivierenden *Mikrotraumen* eine geringgradige Instabilität bis hin zu Subluxationen entwickeln [16, 28]. Diese Instabilitätsform stellt die zweite Gruppe dar.

Die dritte große Gruppe wird gebildet von den *atraumatischen* hinteren Instabilitäten und schließt drei Formen ein. Bei der ersten Form steht eine *willkürliche* Komponente im Vordergrund. Diese Patienten zeigen in der Regel eine allgemeine Bandhyperlaxität und demonstrieren Subluxations- bzw. Luxationsereignisse absichtlich durch gezielten Einsatz einzelner Muskelgruppen, um möglicherweise einen sekundären Krankheitsgewinn zu erzielen. Desweiteren existieren Übergangsformen von *willkürlichen zu unwillkürlichen* Instabilitäten. Diese entwickeln sich meist aus willkürlichen Luxationen im Kindesalter heraus und treten im Erwachsenenalter unbeabsichtigt positionell bedingt bei entsprechenden Bewegungen auf. Die Luxations- bzw. Subluxationsereignisse werden aber vom Patienten nach Möglichkeit vermieden. Die dritte Form der atraumatischen hinteren Instabilitäten ist der rein *unwillkürliche* Typ. Ursache ist hierbei meist eine angeborene Kapsel-/Bandlaxität, aber auch knöcherne Abnormalitäten wie eine vermehrte Glenoidretroversion, Humerusretrotorsion oder Glenoidhypoplasie sind zu finden [6, 35, 38].

Pathomorphologisch liegt bei den traumatischen Luxationen eine reversed Hill-Sachs-Läsion und hintere knöcherne oder knorpelige Bankart-Läsion vor, bei den atraumatischen und repetitiv-mikrotraumatischen Formen findet sich eher ein großes hinteres Kapselvolumen oder knöcherne Anomalien [2, 3, 5].

Klinik und Diagnostik

Die klinischen Zeichen einer akuten Erstluxation sowie einer verhakten hinteren Luxation sind eine Außenrotationseinschränkung, eine posteriore Prominenz der Schulter und eine Prominenz des Processus coracoideus anterior. Neben der klinischen Untersuchung sollte diagnostisch die betroffene Schulter in drei Ebenen (1. wahre a.p.-Projektion, 2. axial, 3. Y-View) geröntgt werden. Ergänzend kann eine Computertomographie durchgeführt werden, um das Ausmaß der knöchernen Läsionen feststellen zu können. Bei der rezidivierenden hinteren sowie der mikrotraumatisch-bedingten Instabilität ist der positive hintere Apprehension Test das wichtigste klinische Zeichen. Neben einem Arthro-CT sollte unbedingt ein Arthro-MRT durchgeführt werden, um das Labrum und die Kapsel optimal beurteilen zu können.

Bei den atraumatischen Formen nimmt die klinische Untersuchung und das Arthro-CT/-MRT den gleichen Stellenwert ein. Insbesondere mit dem CT gelingt es knöcherne Anomalien bei unwillkürlichen Instabilitäten exakt zu erfassen. Willkürliche Formen werden vom Patienten schon während der Untersuchung gerne demonstriert, während bei der positionsbedingt ausgelösten Form der atraumatischen Instabilität, der Patient nur auf deutliche Aufforderung die Schulter luxiert.

Neben der Erfassung von Begleitverletzungen wie Rotatorenmanschettenläsionen und neurovaskulären Verletzungen muß auch eine multidirektionale Komponente der Instabilität berücksichtigt werden [10].

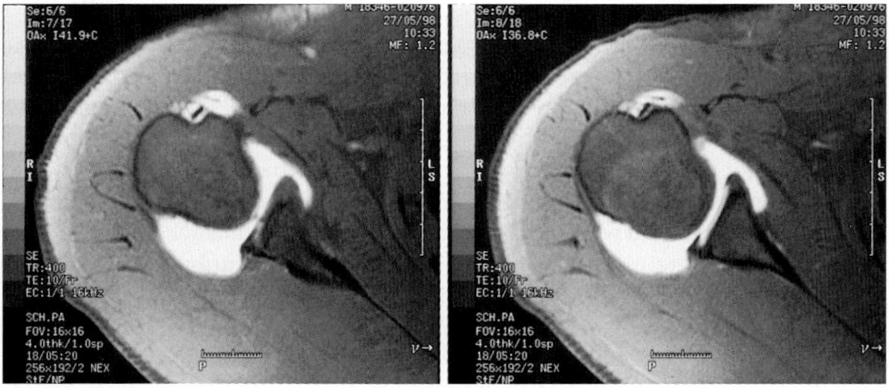

Abb. 1. Arthro-MRT in der axialen Schichtung bei vermehrter Retroversion und weitem Kapselvolumen posterior bei hinterer Schulterinstabilität

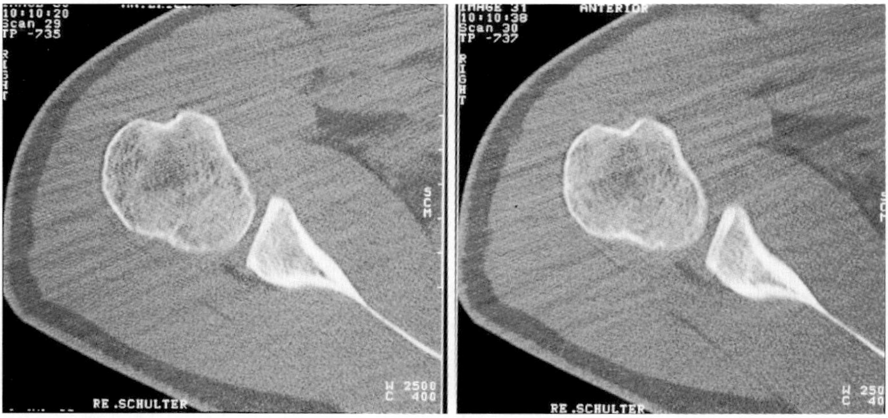

Abb. 2. Arthro-CT in der axialen Schichtung bei vermehrter Retroversion und weitem Kapselvolumen posterior bei hinterer Schulterinstabilität

Therapie

Bei makrotraumatisch bedingten hinteren Luxationen sollte zunächst die Reposition erfolgen. Dies gelingt meist unter Gabe von Analgetika und Muskelrelaxantien. Selten ist eine Vollnarkose notwendig. Ist die Schulter daraufhin stabil, sollte eine sechswöchige Ruhigstellung in 10 Grad Abduktion, 20 Grad Außenrotation und 20 Grad Extension erfolgen. Daran muß sich ein intensives Rehabilitationsprogramm zur Kräftigung der Außenrotatoren anschließen.

Bei persistierendem Instabilitätsgefühl und nachgewiesenem Kapsel-Labrum-Defekt besteht dann die Indikation zu einem arthroskopischen bzw. offenen Kapselshift. Liegt eine Glenoidfraktur vor, sollte gleich eine Spanplastik durchgeführt werden. Die gleichen Operationstechniken bieten sich, in

Tabelle 1. Algorhythmus der Therapieoptionen bei hinterer Schulterinstabilität

Ätiologie		Therapie	OP-Methoden
Traumatisch	**Primär**	Reposition, konservativ, ggf. operativ	
	• Labrum-Kapsel-Defekt		• arthroskopisch/offener Kapselshift
	• Glenoidfraktur		• Spanplastik
	Rezidivierend	Operativ	
	• weite Kapsel, intaktes Glenoid		• arthroskopisch/offener Kapselshift
	• verstärkte Glenoidretroversion		• Spanplastik/Glenoidosteotomie
	Verhakt	Operativ	
	• kleiner rev. Hill-Sachs		• Spanplastik
	• großer rev. Hill-Sachs		• Tub. minus Transfer
	• sehr großer rev. Hill-Sachs		• Prothese
Mikrotraumatisch		Operativ	• arthroskopisch/offener Kapselshift
Atraumatisch	**Willkürlich** (muskulär)	Konservativ	• keine
	Willkürlich/unwillkürlich (positionell)	Operativ	
	• weite Kapsel, intaktes Glenoid		• arthroskopisch/offener Kapselshift
	• verstärkte Retroversion		• Spanplastik/Glenoidosteotomie
	Unwillkürlich/angeboren	operativ	
	• Hyperlaxität		• arthroskopisch/offener Kapselshift
	• Glenoiddysplasie		• Spanplastik/Glenoidosteotomie

Abhänigkeit vom pathomorphologischen Substrat, bei den rezidivierenden Luxationen an (s. Tabelle 1).

Die Sonderform der verhakten hinteren Luxation stellt immer eine OP-Indikation dar.

Die zweite Gruppe der mikrotraumatisch bedingten hinteren Instabilität kann zunächst ebenfalls mit einem Rehabilitationsprogramm therapiert werden. Jedoch sollte der Zeitpunkt einer operativen Versorgung auch nicht zu spät gestellt werden, da mit einem Kapselshift in der offenen, aber auch arthroskopischen Technik, die Pathologie einer weiten Kapsel erfolgreich behandelt werden kann.

Die atraumatischen hinteren Schulterinstabilitäten, insbesondere die willkürlichen Formen sind eine Hochburg der konservativen Therapie [27, 36]. Neben humeruskopfzentrierenden Übungen mit besonderer Kräftigung des M. infraspinatus und M. teres minor, müssen Koordinationsübungen unterstützt durch Biofeedbackmaßnahmen erfolgen [8]. Das Rehabilitationsprogramm sollte mindestens sechs Monate intensiv absolviert werden. Operative

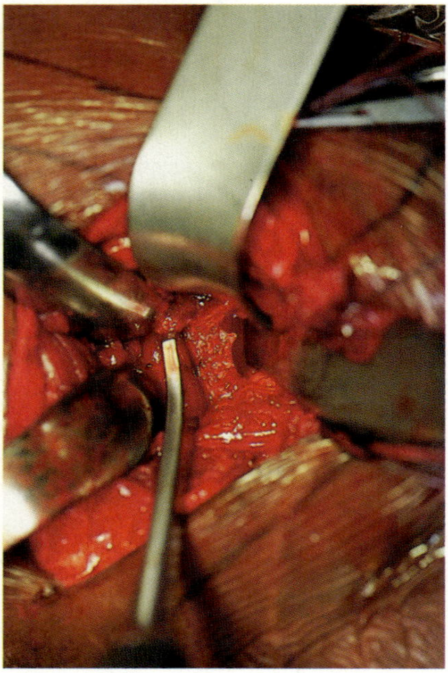

Abb. 3. Intraoperatives Bild: Glenoidosteotomie

Maßnahmen bei willkürlichen Formen der Instabilität zeigen extrem schlechte Ergebnisse und sollten nur als allerletzte Maßnahme in Erwägung gezogen werden [17, 22].

Demgegenüber sind unwillkürliche atraumatische positionsbedingte hintere Instabilitäten, sowie unwillkürliche angeborene Instabilitäten (Hyperlaxität, Glenoiddysplasie) der operativen Therapie gut zugänglich. Nach einem sechsmonatigem konservativen Programm, welches bei 70% der Patienten erfolgreich verläuft, kann die Operationsindikation gestellt werden. Hierbei kommen verschiedene knöcherne Operationen und Weichteiloperationen in Frage [46]. Bei einer hyperlaxen und weiten Kapsel ist dies der Kapselshift, bei knöchernen Anomalien die Spanplastik bzw. die Glenoidosteotomie (s. Tabelle 1).

Operationsmethoden

Bei Betrachtung der möglichen Weichteiloperationen zeigen die dorsalen Kapselshift-Techniken die besten Ergebnisse [32, 33, 39, 42].

Zwei sehr ähnliche Techniken, die vom Prinzip dem vorderen T-Shift nach Neer [4, 20] gleichen, können durchgeführt werden. Zum einen kann der T-Shift glenoidnah erfolgen und der kraniale Kapselanteil über den kaudalen gelegt und fixiert werden [1], zum anderen kann der T-Shift humeruskopfnah durchgeführt werden [9] und der kaudale über den kranialen Kapselanteil gelegt werden. Bei der glenoidnahen Technik ist der N. suprascapularis vermehrt gefährdet, bei der humeruskopfnahen der N. axillaris. Zudem muß

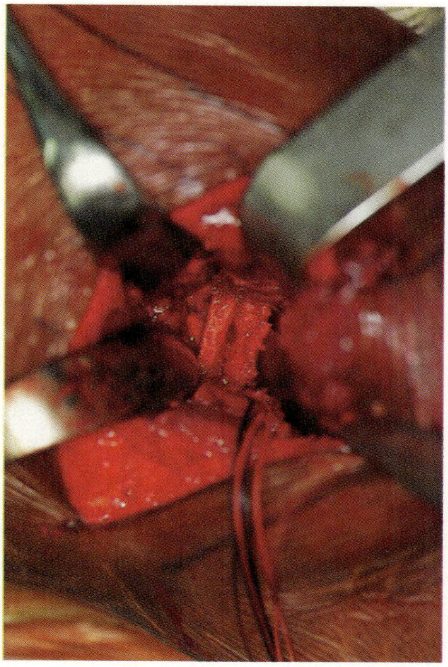

Abb. 4. Intraoperatives Bild: Durchgeführte Glenoidosteotomie und eingebrachter Span

bei der humeruskopfnahen Technik der M. infraspinatus und M. teres minor abgelöst werden [43]. Beide Techniken können zu einem sekundären Impingement, zu Bewegungseinschränkungen und zu anterioren Subluxationen bei zu starkem Shiften, führen [44]. In der Literatur wird jedoch von einer Erfolgsrate von 90–100% berichtet [11, 14, 26, 30].

In den letzten Jahren wurden auch zunehmend arthroskopische Stabilisierungen bei hinterer Schulterinstabilität durchgeführt. Die Indikation zur arthroskopischen Technik kann gestellt werden bei Läsionen des hinteren Zügels des inferioren glenohumeralen Ligamentes und Läsionen des posterioren Labrums. Als Verankerungsdübel kommt bei hinteren Instabilitäten der Suretac® in Frage, da posterior die extraartikuläre Technik zur Anwendung kommt und damit das Auftreten von Fremdkörperreaktionen reduziert ist (vgl Kap. 6). Zudem ist der Einsatz von Fadenankern wie dem Fastak® oder dem Panalok® technisch aufgrund des weiten Weges durch die Weichteile noch nicht gelöst. Unterstützend muß ein Kapselshrinking mit dem Laser (LACS) oder elektrothermisch (ETACS) durchgeführt werden. McIntyre/Caspari/Savoie berichteten 1997 [29] über ihre ersten 20 arthroskopisch stabilisierten Patienten bei hinterer Instabilität. 5 Patienten zeigten ein Rezidiv, wobei 4 eine willkürliche Komponente aufwiesen [18, 19, 21, 47].

Erfolgversprechende knöcherne Eingriffe sind die dorsale Spananlagerung und die Glenoidosteotomie [12, 25, 31].

Bei der dorsalen Spananlagerung wird der Span entweder aus der Spina scapulae oder der Crista iliaca entnommen und extrakapsulär am dorsalen Glenoid mittels einer Schraube fixiert. Neben einer Gefährdung des N. su-

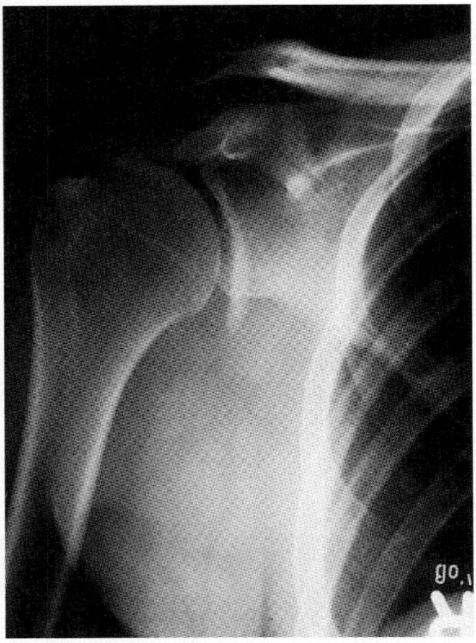

Abb. 5. Postoperatives Röntgen (a.p.) nach glenoidnahem Kapselshift und Glenoidosteotomie

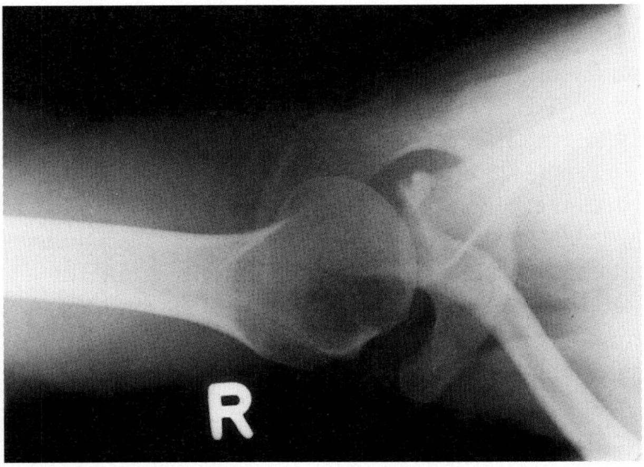

Abb. 6. Postoperatives Röntgen (axial) nach glenoidnahem Kapselshift und Glenoidosteotomie

prascapularis und axillaris besteht bei dieser Technik allerdings die Gefahr einer vorzeitigen Arthrose, Impingementphänomene dorsal (gegen den Span) und ventral (gegen das Korakoid) können ausgelöst werden und der Span kann sich lockern. In der Literatur wird jedoch von einer Erfolgsrate von 50–100% berichtet.

Die Indikation zu einer Glenoidosteotomie sollte bei einer Retroversion des Glenoids von mehr als 15 Grad und bei Glenoidhypoplasien gestellt werden. Die Osteotomie wird 8 mm medial der posterioren Glenoidkante durchgeführt und mit einem kortikospongiösen Span aufgefüllt. Das Ziel dieser Technik ist die Reduktion der Glenoidretroversion auf ca. 5 Grad. Mögliche Komplikationen sind eine intraartikuläre Penetration, eine Verletzung des N. suprascapularis, eine Glenoidnekrose sowie ein sekundäres subkorakoidales Impingement. Über Erfolgsraten zwischen 60–90% wird in der Literatur berichtet [13, 23].

Bei den verhakten hinteren Luxationen treten die oben beschriebenen Impressionsfrakturen am Humeruskopf auf. Ist mehr als 20% der Humeruskopfzirkumferenz betroffen, sollte eine dorsale Spanplastik durchgeführt werden.

Liegt die Humeruskopfdefektgröße zwischen 20% und 50% der Zirkumferenz wird die OP-Technik nach McLaughlin empfohlen. Hiebei wird mit der Subscapularissehne bzw. modifiziert mit dem Tuberkulum minus, der reversed Hill-Sachs-Defekt aufgefüllt. Hawkins beschrieb 1987 mit dieser modifizierten Neer/McLaughlin Technik eine Erfolgsrate von annähernd 100%. Alternativ zu dieser Technik kann eine subkapitale Rotationsosteotomie durchgeführt werden.

Bei einer reversed Hill-Sachs-Läsion von größer als 50% der Humeruskopfzirkumferenz sollte eine prothetische Versorgung erfolgen, beim jüngeren Patienten alternativ eine Defektauffüllung mit Femurallograft [15, 40].

Schlußfolgerung

Konservative Therapiemaßnahmen sind bei hinterer Schulterinstabilität in den meisten Fällen erfolgreich. Bei richtiger ätiologischer und pathogenetischer Einteilung sowie richtiger Indikationsstellung sind aber auch operative Maßnahmen erfolgversprechend. Als goldenen Standard sehen wir den offenen glenoidnahen Kapselshift an, bei entsprechender knöcherner Beteiligung in Kombination mit einer Spanplastik oder Glenoidosteotomie [24].

Bei guter Indikationsstellung erreicht auch die arthroskopische Therapie annähernd gute Ergebnisse wie die offenen Verfahren.

Literatur

1. Allen AA, O'Brien SJ, Fealy S (1998) The glenoid-based capsular shift for anterior and posterior glenohumeral instability. In: Fu F, Ticker JB, Imhoff AB (eds) An atlas of shoulder surgery. Martin Dunitz, London, pp 23–38
2. Barthel T, König U, Gohlke F (1998) Anatomie des anterosuperioren Labrum-Kapsel-Komplexes. Z Orthop 136:A141
3. Bigliani LU, Kelkar R, Flatow EL, Pollock RG, Mow VC (1996) Glenohumeral stability. Biomechanical properties of passive and active stabilizers. Clin Orthop 330:13–30
4. Bigliani LU, Pollock RG, McIlveen SJ, Endrizzi DP, Flatow EL (1995) Shift of the posteroinferior aspect of the capsule for recurrent posterior glenohumeral instability. J Bone Joint Surg Am 77:1011–1020
5. Blasier RB, Soslowsky LJ, Malicky DM, Palmer ML (1997) Posterior glenohumeral subluxation: active and passive stabilisation in a biomechanical model. J Bone and Joint Surg Am 79(3):433–440

6. Boyd HB, Sisk D (1972) Recurrent posterior dislocation of the shoulder. J Bone Joint Surg Am 77:1011–1020
7. Burkhead WZ Jr, Rockwood CA Jr (1992) Treatment of instability of the shoulder with an exercise program. J Bone and Joint Surg 74-A:890–896, July 1992
8. Burkhead WZ, Rockwood CA (1992) Treatment of instability of the shoulder with an exercise program. J Bone Joint Surg Am 74:890–896
9. Codd TP, Parsons IV IM (1998) Humerus-based capsular shift for posterior glenohumeral instability. In: Fu F, Ticker JB, Imhoff AB (eds) An atlas of shoulder surgery. Martin Dunitz, London, pp 23–38
10. Flatow EL, Warner JP (1998) Instability of the Shoulder: Complex Problems and Failed Repairs. J Bone and Joint Surg Am 80-A:122–140
11. Fronek J, Warren RF, Bowen M (1989) Posterior subluxation of the glenohumeral joint. J Bone Joint Surg Am 71:205–216
12. Fu F, Ticker JB, Imhoff AB (1998) An atlas of shoulder surgery. Dunitz, London
13. Hawkins RH (1996) Glenoid osteotomy for recurrent posterior subluxation of the shoulder: assessment by computed axial tomography. J Shoulder Elbow Surg 5:393–400
14. Hawkins RJ, Janda DH (1996) Posterior instability of the glenohumeral joint. A technique of repair. J Shoulder Elbow Surg 5:275–278
15. Hawkins RJ, Neer CS, Pianta RM (1987) Locked posterior dislocation of the shoulder. J Bone Joint Surg Am 69:9–18
16. Hawkins RJ, Koppert G, Johnston G (1984) Recurrent posterior instability (subluxation) of the shoulder. J Bone Joint Surg Am 66:169–174
17. Hurley JA, Anderson TE, Dear W (1992) Posterior shoulder instability: Surgical versus conservative results with evaluation of glenoid version. Am J Sports Med 20:396–400
18. Imhoff A, De Simoni C (1996) Die arthroskopische Schulterstabilisierung mit Suretacs – eine Komplikationsanalyse. 2. Zentraleuropäischer Unfallkongress 29.5.–1.6., Davos, Swiss Surgery, 2:30
19. Imhoff AB, Burkart A, Roscher E (1998) Adverse reactions to bioabsorbable suretac device in arthroscopic shoulder stabilisation and SLAP-refixation. 8th Congress of the European Society of Sports Traumatology, Knee Surgery and Arthroscopy (ESSKA) April 29–May 2, 1998 Nizza/France, p 163
20. Imhoff AB, Debski RE, Warner JJP, Patel PR, Demirhan M, Fu FH, Woo SL-Y (1995) Biomechanical function of the glenohumeral ligaments – A quantitative assessment. AOSSM, July 16–19, Toronto, Canada, pp 87–88
21. Imhoff AB, Roscher E, König U (1998) Arthroskopische Schulterstabilisierung: Differenzierte Behandlungsstrategie mit Suretac, Fastak, Holmium: YAG-Laser und Elektrochirurgie. Orthopäde 27:518–531
22. Jobe FW, Moynes DR, Brewster CF (1987) Rehabilitation of shoulder joint instability. Orthop Clin 17:473-482
23. Jobe FW, Tibone JE, Jobe CM, Kvitne RS (1990) The shoulder in sports. In: Rockwood CA, Matsen FA (eds) The shoulder, WB Saunders, Philadelphia, pp 961–990
24. König U, Imhoff AB (1998) Hintere Schulterinstabilität: offen versus arthroskopisch. Abstractband Int. Schulterchirurgie und -arthroskopiekurs 22.–24.10.1998, München
25. Levigne C, Walch G (1998) Osteotomy and bone block techniques for posterior glenohumeral instability. In: Fu F, Ticker JB, Imhoff AB (eds) An atlas of shoulder surgery. Martin Dunitz, London, pp 23–38
26. Matsen FA, Thomas SC, Rockwood CA, Wirth MA (1998) Glenohumeral instability. In: Rockwood CA, Matsen FA (eds) The shoulder. Saunders, Philadelphia, pp 611–754
27. McFarland EG (1997) Voluntary glenohumeral instability. In: Jobe FW (ed) Operative techniques in upper extremity sports injuries. Mosby, St. Louis, pp 285–294
28. McFarland EG, Campbell G, McDowell J (1996) Posterior shoulder laxity in asymptomatic athletes. Am J Sports Med 24:468–471
29. McIntyre LF, Caspari RB, Savoie FH 3rd (1997) The arthroscopic treatment of posterior shoulder instability: two-year results of a multiple suture technique. Arthroscopy Aug 13(4):426–432

30. Murrell GA, Warren RF (1995) The surgical treatment of posterior shoulder instability. Clin Sports Med 14:903–915
31. Neer CS (1990) Dislocations. In: Neer CS (ed) Shoulder reconstruction. Saunders, Philadelphia, pp 273–362
32. Norwood LA, Terry GC (1984) Shoulder posterior subluxation. Am J Sports Med 12:25–30
33. Papendick LW, Savoie FH 3rd (1995) Anatomy-specific repair techniques for posterior shoulder instability. J South Orthop Assoc 4(3):169–176
34. Perrenoud A, Imhoff AB (1996) Locked posterior dislocation of the shoulder. Bulletin Hospital for Joint Diseases, 54:3
35. Pollock RG, Bigliani LU (1993) Recurrent posterior shoulder instability: diagnosis and treatment. Clin Orthop 291:85–96
36. Rowe CR, Pierce DS, Clark JG (1973) Voluntary dislocation of the shoulder. J Bone Joint Surg Am 55:445–460
37. Rowe CR, Zarins B (1981) Recurrent transient subluxation of the shoulder. J Bone Joint Surg Am 63:863–872
38. Savoie FH 3rd, Caspari RB (1996) Instability of the shoulder: superior, posterior and multidirectional. In: McGinty JB, Caspari RB (eds) Operative arthroscopy, Second edition, Lippincott, Philadelphia
39. Schwartz E, Warren RF, O'Brien SJ (1987) Posterior shoulder instability. Orthop Clin N Am 18:409–419
40. Seebauer L, Keyl W (1998) Die hintere Schultergelenkinstabilität. In: Orthopäde 27:542–555
41. Surin V, Blader S, Markhede G (1990) Rotational osteotomy of the humerus for posterior instability of the shoulder. J Bone Joint Surg Am 72:181–186
42. Tibone JE (1991) Posterior capsulorraphy for posterior shoulder subluxation. In: Paulos LE, Tibone JE (eds) Operative techniques in shoulder surgery (Aspen: Gathersburg, Maryland), pp 143–147
43. Tibone JE, Bradley JP (1993) The treatment of posterior subluxation in athletes. Clin Orthop 291:124–137
44. Tibone JE, Brewster CE (1997) Posterior glenohumeral instability. In: Jobe FW (ed) Operative techniques in upper extremity sports injuries. Mosby, St. Louis, pp 273–284
45. Walch G, Molé D (1991) Instabilités et luxations de l'épaule (articulation gléno-humérale), Edition techniques, Encycl Méd Chir (Paris-France), Appareil Locomoteur, 14037, A10
46. Warner JJP, Schulte R, Kary, Imhoff AB (1995) Current Concepts in Shoulder Instability. Adv in Operative Orthopaedics 3:217–248
47. Wolf EM, Eakin CL (1998) Arthroscopic capsular plication for posterior shoulder instability. Arthroscopy 14:153–163

9 Multidirektionale Schulterinstabilität

Klassifikation, Klinik, Differentialdiagnose, Behandlungsmethoden

U. König und A.B. Imhoff

Einleitung

Die operative Therapie der Schulterinstabilität erlebte in den letzten Jahren einen enormen Wandel. Zusätzlich zur Wiederherstellung der Stabilität und Minimierung der Reluxationsrate wird vor allem bei sportlich aktiven Patienten zunehmend auf die Bedeutung der Kraft und der vollen postoperativen Beweglichkeit Wert gelegt. Neben den etablierten offenen Operationsmethoden (z.B. Kapselshift nach Neer) gelingt dies vor allem durch die exakte Rekonstruktion der anatomischen Verhältnisse mittels der arthroskopischen OP-Technik [4]. Als sehr komplexes Problem im Hinblick auf Diagnostik und Therapie, stellen sich Schulterinstabilitäten dar, die in verschiedene Richtungen ausgeprägt sind. Diese multidirektionalen Instabilitäten (MDI) sind mit 2% der Gesamtzahl aller Instabilitäten relativ stelten und wurden früher in der Regel konservativ therapiert. Aber nicht zuletzt aufgrund der Kenntnis von Übergangsformen zwischen diesen multidirektionalen und den häufigen unidirektionalen Instabilitäten tritt die operative Therapie immer mehr in den Vordergrund [7, 9, 13, 17, 24, 46, 57–59, 64, 71, 75]. Um die optimale Therapieform einzusetzen, ist die Kenntnis der Begriffe Laxität und Instabilität sowie die Kenntnis einer differenzierten Klassifikation der Schulterinstabilität Voraussetzung [24, 78].

Laxität/Instabilität

Unter Laxität versteht man das Ausmaß der Translation des Humeruskopfes in der Gelenkpfanne ohne Rotation, das heißt das Ausmaß der Verschieblichkeit des Kopfes in der Pfanne beim „shift und load"-Test. Eine gewisse Laxität der Schultergelenkkapsel ist notwendige Voraussetzung für das normale Bewegungsausmaß der Schulter. Definitionsgemäß versteht man hingegen unter Instabilität die Unfähigkeit den Humeruskopf unter normaler aktiver Belastung in der Pfanne zu zentrieren [24]. Hawkins [30] klassifizierte 4 Grade der Translation, wobei Grad 0 keiner Verschieblichkeit entspricht, bei Grad 1 beträgt die Translation bis zu 1 cm. Der Grad 2 entspricht einer Subluxation mit spontaner Reposition des Kopfes (Translation bis zu 2 cm), Grad 3 einer vollständingen Luxation, d.h. der Kopf springt über die Glenoidkante

(Translation über 2 cm). Die beiden letzten Grade können pathologischen Befunden und damit instabilen Schultergelenken entsprechen.

Die Diagnose einer Instabilität sollte anhand der Symptome und der klinischen Untersuchung gestellt werden und nicht durch eine Narkoseuntersuchung [18, 72], da die Narkose häufig sehr laxe Gelenke bei jüngeren Sportlern subluxieren, aber nicht wirklich instabil sind.

Klassifikation der Schulterinstabilität

Bei der Klassifizierung der Schulterinstabilität sollten 4 Kriterien berücksichtigt werden: die *Ätiologie*, der *Grad*, die *Frequenz* und die *Richtung*. Die Anwendung dieser Einteilung ermöglicht in der Regel ein individuelles therapeutisches Vorgehen bei den Patienten [67] und erfaßt auch die komplexen multidirektionalen Instabilitäten.

Die Ätiologie der Schulterinstabilität kann getrennt werden in traumatisch, atraumatisch, mikrotraumatisch bei wiederholt auftretenden Überbeanspruchungen, kongenital und neuromuskulär. Thomas und Matsen [71] verwendeten in ihrer Klassifikation die extremen Begriffe *TUBS* und *AMBRI*, wobei an einem Ende des Instabilitätsspektrums *TUBS* die traumatischen unidirektionalen Instabilitäten mit typischen Bankart-Defekten beschreibt, die gut einer operativen Therapie zugänglich sind. Am anderen Ende des Spektrums steht *AMBRI* für die atraumatischen mit multidirektionaler Komponente (meist bilateral), die mit einem konservativen Rehabilitationsprogramm therapiert werden und erst bei Therapieresistenz mit einem inferioren Kapselshift [53, 57, 58] versorgt werden sollten. Diese beiden Begriffe stehen allerdings nur für zwei klar zu differenzierende Formen der Instabilität, neben denen aber noch Übergangsformen existieren, die oft mit einer Hyperlaxität einhergehen. Auf dem Boden einer ligamentären Laxität, die z.B. für die Ausübung von Überkopfsportarten (Werfer, aber auch Schwimmer) notwendig ist, kann sich beispielsweise durch Überbeanspruchung ebenso eine symptomatische Instabilität entwickeln [1, 16, 18, 69, 76]. Angeborene Instabilitäten, wie eine starke Ante- bzw. Retroversion des Glenoids, Dysplasien oder neurologische Erkrankungen (z.B. Erb'sche Lähmung), sind relativ selten [43].

Bei der Beurteilung der Instabilitäten ist es wichtig zwischen willkürlichen und unwillkürlichen Luxationen/Subluxationen zu differenzieren. Bei der willkürlichen Instabilität ist der Patient in der Lage durch Einsatz der Schultermuskulatur die Schulter selbständig nach anterior, inferior und posterior zu subluxieren oder zu luxieren. Diese willkürlichen Instabilitäten sind meist mit psychischen Erkrankungen kombiniert [65] und sollten nicht operativ versorgt werden. Getrennt davon müssen jedoch Patienten betrachtet werden, die eine Luxation bei bestimmten Armpositionen demonstrieren können. Diese Patienten meiden im Alltag die entsprechende Bewegung und sind durchaus für eine operative Versorgung geeignet.

Der Grad der Instabilität wird unterteilt in Subluxationen, die der Patient subjektiv als Instabilität empfindet und bei denen der Humeruskopf spontan seine regelrechte Position wieder erreicht und in vollständige Luxationen.

Die Frequenz der Instabilität kann unterteilt werden in akut, chronisch und rezidivierend. Von einer akuten Instabilität spricht man in den ersten 24 Stunden nach erstmaliger Luxation, bei längerer Luxationsposition liegt dann eine chronische Instabilität vor. Der Begriff rezidivierende Instabiliät beschreibt wiederholt auftretende Subluxations- bzw. Luxationsereignisse. Eine Sonderform stellt die verhakte Luxation dar, die aus einer nicht geschlossenen reponierbaren chronischen Luxation besteht und mit großen Impressionen des Humeruskopfes einhergeht (*Hill-Sachs-Defekt* bzw. *reversed Hill-Sachs-Defekt*).

Die Richtung der Instabilität wird unterteilt in anterior, inferior, posterior, superior (anterosuperior und posterosuperior) und multidirektional. Mit 95% ist die anteriore Instabilität die häufigste Form. Besondere Aufmerksamkeit sollte auf die superiore Instabilität gerichtet sein, da die Patienten mit den Symptomen eines sekundären Impingements den Arzt aufsuchen. Dieses Impingement, das sogenannte Instabilitätsimpingement, kann bedingt sein durch eine generalisierte Hyperlaxität, durch SLAP-Läsionen am superioren Glenoidpol [47, 48, 60, 68, 73] oder durch kombinierte Läsionen. Ursache für eine SLAP-Läsion (*Lesion of the Superior labrum from anterior to posterior*) kann ein Makrotrauma sein, häufiger jedoch sind sie auf Mikrotraumata oder überlastungsbedingte Degenerationen im Bereich des Ansatzes der langen Bizepssehne zurückzuführen. Die Therapie der Wahl ist in solchen Fällen eine stabilisierende Operation der superioren Instabilität und nicht eine operative Entlastung des Impingementsyndroms durch eine subakromiale Dekompression [2, 3, 41].

Multidirektionale Instabilität (MDI)

Die multidirektionale Instabilität wird definiert als symptomatische glenohumerale Instabilität in mehr als eine Richtung: nach anterior, inferior und posterior [7, 14, 22, 25, 54, 58, 59]. Meist sind beide Schultern jüngerer Patienten betroffen, die auch psychische Auffälligkeiten zeigen, weshalb eine willkürliche Komponente berücksichtigt werden muß [32, 65]. Es wird in der Literatur kontrovers diskutiert, ob die multidirektionale Instabilität wirklich ein klar einzustufendes Krankheitsbild darstellt.

Wir sind mit Bigliani [8] und Walch [72] der Ansicht, daß die multidirektionale Instabilität nur die Extremform einer Gelenklaxität unterschiedlichen Grades darstellt. Somit sollte besser von einer multidirektionalen Hyperlaxität mit anteriorer, inferiorer oder posteriorer Instabilität gesprochen werden, als von einer multidirektionalen Instabilität. Die eine Extremform ist die multidirektionale instabile Schulter des Kindes und des Jugendlichen, während sich die andere symptomatische Instabilitäts-Form typischerweise auf dem Boden einer generalisierten Hyperlaxität z. B. durch repetitive Mikrotraumata beim Überkopfsportler [72] entwickelt.

Beides können Ursachen für ein sekundäres Impingement-Syndrom sein. Zudem kann ein Patient mit multidirektionaler Hyperlaxität ebenso ein adäquates Trauma, z. B. im Sinne einer vorderen Luxation erleiden, womit sich traumatische und atraumatische Komponenten einer Schulterinstabilität zu Mischformen überlagern [16, 18, 49, 69, 76].

Pathomorphologie

Das entscheidende pathomorphologische Korrelat der Instabilität befindet sich am Labrum-Kapsel-Komplex. Die traumatischen Instabilitäten zeigen bei Erstluxation meist die typischen knöchernen oder knorpeligen Bankart-Läsionen, das heißt eine Abscherfraktur des Glenoidrandes, oder eine Ablösung des Kapsel-Labrum-Komplexes von hyalinen Gelenkknorpel [4, 15, 28, 29, 34, 36, 41, 61]. Bei den rezidivierenden traumatischen Luxationen liegen häufiger sogenannte Perthes-Läsionen (Kapsel-Labrum-Ablösungen vom Skapulahals bis in den subperiostalen Bereich) bzw. ALPSA-Läsionen (Anterior Labrum Periosteal Sleeve Avulsion; völlige Kapsel-Labrum-Periost-Ablösung) vor [2, 3, 41]. Begleitend sind oft Kapselüberdehnungen in die entsprechende Luxationsrichtung zu finden.

Bei den multidirektionalen Instabilitäten steht die Kapselabnormalität mehr im Vordergrund als die Labrumablösung. Anterior imponiert eine weite laxe Kapsel mit schwach ausgebildeten glenohumeralen Verstärkungsbändern und weitem Rotatorenintervall, womit eine inferiore Translation bei angelegtem Arm erklärt werden kann. Inferior bzw. posterior fällt ein großer Recessus axillaris auf, was einem zu großen Kapselvolumen entspricht und womit die inferiore Translation bei abduziertem Arm erklärt werden kann [78]. In Kombination mit einem hypoplastisch angelegten Labrum glenoidale kann in diesen Fällen von einer Non-Bankart-Läsion gesprochen werden [41, 66, 74].

Klinik

Patienten mit multidirektionaler Instabilität berichten häufiger von rezidivierenden Subluxationsereignissen und Instabilitätsgefühl als von richtigen Luxationen [78]. Im Falle einer Luxation ist ein adäquates Makrotrauma eher die Seltenheit, sondern es sind häufiger Bagatelltraumata. In der Regel reponieren sich die Gelenke spontan. Hierbei ist wichtig willkürliche Komponenten zu berücksichtigen [32].

Meist existiert eine dominierende Richtung der Instabilität. Im Falle einer deutlichen vorderen Instabilitätskomponente klagt der Patient über Schmerzen oder ein unangenehmes Gefühl bei abduziertem und außenrotierten Arm, bei hinterer Instabilitätskomponente eher bei flektiertem, innenrotierten Arm. Bei Patienten mit vorwiegend unterer Instabilität liegen häufig Schmerzen beim Tragen schwerer Lasten vor und bei oberer Instabilität zeigen sich die typischen Impingementzeichen. Häufig wird auch von Luxationsereignissen während des Schlafens berichtet [24]. Ebenso sollte die Familienanamnese, eine allgemeine Gelenklaxität und systemische Erkrankungen wie das Ehlers-Danlos-Syndrom berücksichtigt werden [5, 12, 21, 43].

Klinische Diagnostik

Neben der allgemeinen Schulteruntersuchung mit der Inspektion, der Erfassung des Bewegungsausmaßes und der Kraft, stehen die speziellen Tests der Schulterinstabilität im Vordergund [41, 49].
Die Translation kann mittels des vorderen und hinteren *Schubladentests* bei fixierter Skapula in 0 Grad und 90 Grad abduziertem Arm überprüft werden. Als Maß sollte die Gradeinteilung nach Hawkins angewendet werden. Über das *Sulcuszeichen* kann die inferiore Translation mit einer Graduierung von 1–3 bestimmt werden. Gemessen wird der Abstand zwischen Akromionunterkante und Humeruskopf, wobei Grad 1 einem Abstand von bis zu 1 cm, Grad 2 bis zu 2 cm und Grad 3 über 2 cm entspricht. Als weitere spezifische Tests zur Prüfung einer anterioren oder posterioren Instabilität wird der anteriore und posteriore *Apprehension Test* in typischer Provokationsstellung durchgeführt, wobei der anteriore Test in 60 Grad, 90 Grad und 120 Grad Abduktion überprüft wird, um die intakte Funktion der glenohumeralen Bänder exakt abzuklären. Ergänzend kann noch der „Shift and Load"-Test und der Relocation-Test eingesetzt werden [41].

Als begleitende Pathologie bei der MDI können SLAP-Läsionen (Superior Labrum Anterior to Posteror Läsionen) vorkommen [68], die über den *Crank-Test* (spürbares Klicken bei Rotation des abduzierten Armes), den *O'Brien Test* (Schmerz bei flektiertem und innenrotierten Arm gegen Widerstand) und den *Slapprehension* Test (Schmerz bei Innenrotation des flektierten Armes) diagnostiziert werden können [6, 60]. Letztendlich sollte noch präoperativ die Translation in die verschiedenen Richtungen in Narkose (Abb. 1) getestet werden [30, 67].

Bildgebende Verfahren

Die konventionellen Standardröntgenaufnahmen, bestehend aus einer wahren a.-p.-Aufnahme (in der Ebene des Glenoids), einer axialen und einer Y-View-Aufnahme in der Ebene der Skapula (supraspinatus outlet view), zeigen beim MDI-Patienten häufig normale Befunde, sollten aber dennoch durchgeführt werden, um mögliche Hill-Sachs- oder knöcherne Bankart-Läsionen zu erkennen.

Die Arthro-MRT stellt das bildgebende Verfahren der Wahl dar, um Kapsel-Labrum-Läsionen und hier vor allem die Ausdehnung bzw. das Volumen

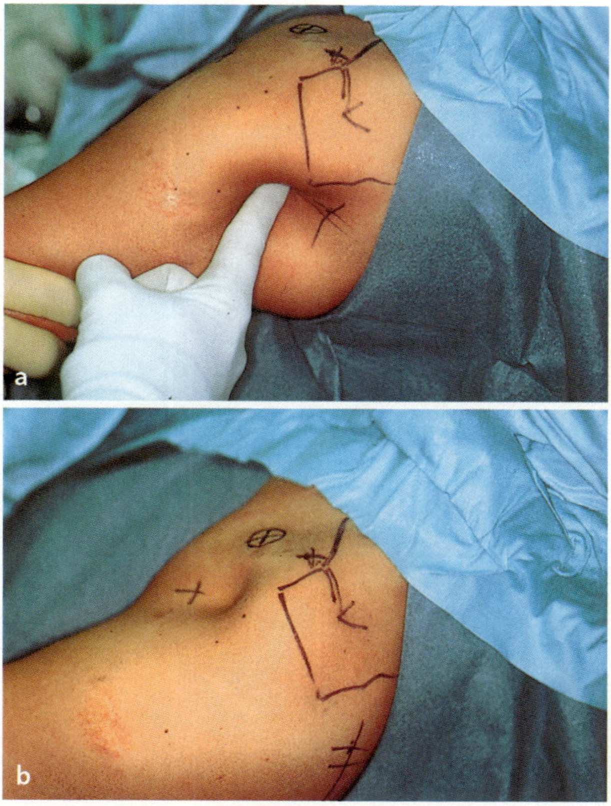

Abb. 1. a Narkoseuntersuchung bei MDI; Humeruskopf nach vorne luxiert. **b** Narkoseuntersuchung bei MDI, Humeruskopf nach hinten luxiert

der Gelenkkapsel bei einer MDI zu bestimmen. Die Arthro-MRT (Abb. 2) ist im Hinblick auf die Pathologien bei Schulterinstabilitäten deutlich sensitiver als die normale MRT [27, 42] oder das Arthro-Computertomogramm.

Bei knöchernen Defekten und bei knöchernen Anomalien, wie z.B. einer zu starken Ante-/Retroversion des Glenoids, ist das Arthro-CT als bildgebendes Verfahren einzusetzen, um eine operative Maßnahme optimal planen zu können [36, 48, 60].

Konservative Therapie

Die multidirektionale Schulterinstabilität wird in der Regel zunächst beginnend durch ein konservatives Therapieprogramm behandelt. Das physiotherapeutische Programm besteht vor allem aus humeruskopfzentrierenden Übungen, die die Muskeln der Rotatorenmanschette kräftigen und die Koordination verbessern.

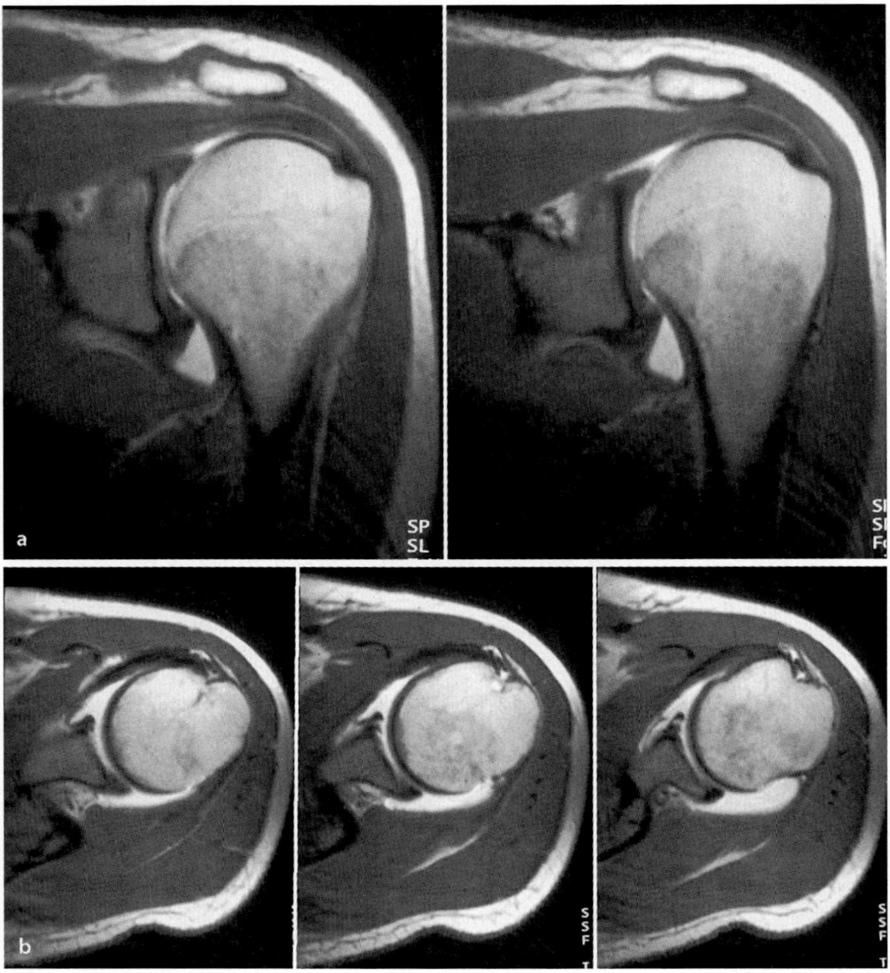

Abb. 2. a MRT mit i.a. Gadolinium in der Frontalebene einer MDI – Patientin bei weitem Recessus axillaris und Humeruskopfhochstand. **b** MRT mit i.a. Gadolinium in der Axialebene der gleichen Patientin mit weiter anteriorer und posteriorer Kapsel und abgelöstem anterioren Kapsel-Labrum-Komplex. Hill-Sachs und reversed Hill-Sachs-Läsion

Dieses Therapieregime ist wissenschaftlich durch Studien untermauert, die gezeigt haben, daß bei Instabilitäten in Kombination mit Hyperlaxität, die Muskelkoordination im Schulterbereich im Ungleichgewicht liegt und die Gelenkpropriozeption ein Defizit aufweist [11, 50–52, 63].

Zudem sollten im Alltag Tätigkeiten vermieden werden, die zu Luxationen oder Schmerzen führen. Sekundär aufgetretene entzündliche Veränderungen können durch ein Nicht-Steroidales Antiphlogistikum mitbehandelt werden. Bei allen MDI-Patienten ist es ratsam das konservative Programm über mindestens 6 Monate durchzuführen, bevor operative Maßnahmen in Betracht gezogen werden. Diese sind völlig abzulehnen bei Patienten, die unter 16 Jahre alt sind, da eine gewisse Hyperlaxität im Kindesalter im Laufe der Jahre rückläufig sein kann [23]. Ebenfalls eine Kontraindikation für eine operative Versorgung sind MDI-Patienten, die ihre Schulter freiwillig luxieren und dadurch einen sekundären Krankheitsgewinn erzielen. Hier liegen der Schulterinstabilität meist psychische Ursachen zugrunde, so daß eine stabilisierende Operation keinen Erfolg bringen wird und eine Reluxation innerhalb eines Jahres nach der Operation sehr wahrscheinlich ist [48, 49, 65].

Operative Therapie

Die Indikation zur operativen Therapie der multidirektionalen Schulterinstabilität konnte in den letzten Jahren durch verbesserte Operationstechniken zunehmend erweitert werden. Zum einen kommen Patienten in Frage, die ihre Schulterinstabilität demonstrieren können, die willkürliche Luxationsereignisse im Alltag allerdings bewußt vermeiden. Diese Instabilitätsform ist als unwillkürlich zu bezeichnen. Die Ursache für diese Form der multidirektionalen Instabilität ist in den meisten Fällen ein traumatisches Ereignis.

Zum anderen sind Patienten für eine operative Versorung geeignet, die eine Übergangsform aus unidirektionaler Instabilität mit multidirektionaler Hyperlaxität aufweisen. Diese Patienten können die Schulter in der Regel nicht willkürlich luxieren. Meist findet sich eine dominierende anteriore Luxationsrichtung, aber auch SLAP-Läsionen sind in Kombination mit einer Hyperlaxität keine Seltenheit [41].

Offene Operationsmehode: In der Literatur wird als operative Methode der Wahl bei multidirektionaler Instabilität, der offene inferiore Kapselshift in der Technik nach Neer [57] empfohlen, bei dem das Kapselvolumen dreidimensional - anterior, inferior und posterior - verkleinert wird.

Die Technik verläuft analog zur vorderen Kapselplastik über einen vorderen Zugang, wobei die Inzision der Kapsel entlang dem anatomischen Hals bis zur 9-Uhr-Position nach dorsal fortgeführt wird. Nach Mobilisation der inferioren Kapsel wird der vordere Kapselanteil gedoppelt, so daß der Recessus axillaris nach vorne geshiftet wird und dadurch die Spannung der hinteren Kapsel erhöht wird. Neer nannte diese Methode inferioren Kapselshift, da über nur einen Zugang die anteriore und posteriore Kapsel durch Shifting des inferioren Anteils, gespannt wird. Ebenso ist diese Methode über einen posterioren Zugang möglich, wobei der gleiche Effekt erreicht wird [7, 31, 44, 45, 49, 56, 77, 79]. Die Wahl des Zuganges bleibt dem Operateur überlassen, allerdings empfehlen Cooper und Brems [13] die Seite mit der größten Instabilitätskomponente als Zugang zu wählen. Dies geschieht unter der Annahme, daß die gedoppelte Seite durch die Vernarbung der stabilste Anteil sein dürfte. Die Entscheidung des Zuganges kann unter Umständen erst bei der Narkoseuntersuchung getroffen werden. In jedem Fall ist der Eingriff als schwierig einzustufen, insbesondere weil der Nervus axillaris vermehrt gefährdet ist.

Die Ergebnisse des inferioren Kapselshiftes sind erfolgversprechend. So berichten Cooper und Brems [13] von 43 operativ versorgten Schultern, die 2 Jahre postoperativ nachkontrolliert wurden. 91 Prozent der Patienten zeigten ein zufriedenstellendes Ergebnis ohne erneute Reluxation. Bigliani [7, 8] kontrollierte eine Serie von 52 Patienten nach durchschnittlich 5 Jahren (range 2–11 Jahre), die mit einem inferioren Shift versorgt wurden. 94 Prozent zeigten ebenfalls ein zufriedenstellendes Ergebnis.

Der inferiore Kapselshift ist die klassische OP bei zu großem Kapselvolumen als wesentlichem pathomorphologischen Befund. Da aber gehäuft weitere Läsionen bei der MDI anzutreffen sind, müssen auch alternative Methoden berücksichtigt werden. Liegt zusätzlich eine klassische Bankart-Läsion vor, empfiehlt Altchek [1] die Bankart-OP in Kombination mit einem modifizierten T-Shift. Er berichtet dabei über gute Ergebnisse, während Hawkins [31] mit dieser Methode weniger ermutigende Resultate publizierte. Er operierte 31 Patienten in diesem Sinne und kontrollierte diese 2 bis 5 Jahre postoperativ, wobei 39 Prozent ein unbefriedigendes Ergebnis mit Reluxationen zeigten.

Arthroskopische Operationsmethode: Die arthroskopische Schulterstabilisierung hat sich in den letzten Jahren in der Therapie von unidirektionalen, posttraumatischen Instabilitäten und in der Therapie von SLAP-Läsionen bewährt [41]. Durch verbesserte Fixationssysteme und die Möglichkeit der arthroskopischen Kapselschrumpfung mittels eines Lasers oder elektrothermischer Verfahren kann die Indikation aber auch erweitert werden.

Bei der multidirektionalen Instabilität ist nach erfolgloser konservativer Therapie das Vorgehen abhängig von der anatomischen Situation, wobei regelrechte knöcherne Verhältnisse für die arthroskopische Stabilisierung günstig sind.

Bei Vorliegen einer klassischen Bankart-Läsion mit weiter Kapsel kann nach thermischer Schrumpfung der posterioren und inferioren Kapsel sowie der meist schwach ausgebildeten Glenohumeralbänder, der anteriore Kapsel-Labrum-Komplex [2, 3, 40, 74] über ein Verankerungssystem am Glenoidrand refixiert werden. Bei der häufigeren Non-Bankart-Läsion wird ebenfalls zunächst ein Shrinking der gesamten Kapsel durchgeführt und im Anschluß daran der vordere Kapsel-Labrum-Komplex vom Glenoidrand gelöst, dieser angefrischt und unter Schaffung eines kräftigen neuen Komplexes, wieder refixiert. Entscheidend ist, den Kapsel-Labrum-Komplex von inferior nach superior zu raffen und zu refixieren, so daß der superiore Anker in der 1Uhr-Position plaziert werden sollte. Grundsätzlich gilt wie bei der unidirektionalen posttraumatischen Instabilität, daß das zu erwartende Ergebnis umso besser ist, je kräftiger der anteriore Zügel des inferioren glenohumeralen Bandes ausgebildet ist [41, 69]. Wenn eine SLAP-Läsion als Zusatzpathologie vorliegt, sollte diese ebenfalls im gleichen Eingriff refixiert werden [2, 3, 60].

Verschiedene Verfahren werden für die arthroskopische Stabilisierung eingesetzt, wobei Staples und transglenoidale Nähte aufgrund hoher Komplikationsraten nicht mehr in Frage kommen sollten [81]. Zur Kapsel-Labrum-Refixation werden entweder resorbierbare Dübel (Suretac®) [10, 61] oder Nahtanker verwendet. Diese können ebenfalls resorbierbar (Panalok®) oder nichtresorbierbar (Fastak®, Mitek®) (Abb. 3) sein. Ergänzend wird zur Kapselschrumpfung der Holmium:YAG-Laser [26, 29, 55, 70] oder als elektrothermische Systeme Arthrocare® (Abb. 3b), Oratec® und Vapr® eingesetzt [19, 20, 33, 35, 37–39, 41, 49].

Erste Ergebnisse von arthroskopischen Stabilisierungen mit den oben beschriebenen Techniken bei multidirektionaler Instabilität wurden von McIntyre, Caspari und Savoie [55] präsentiert, die bei 19 operierten Patienten nach durchschnittlich 34 Monaten lediglich ein Subluxationsrezidiv hatten. Die an-

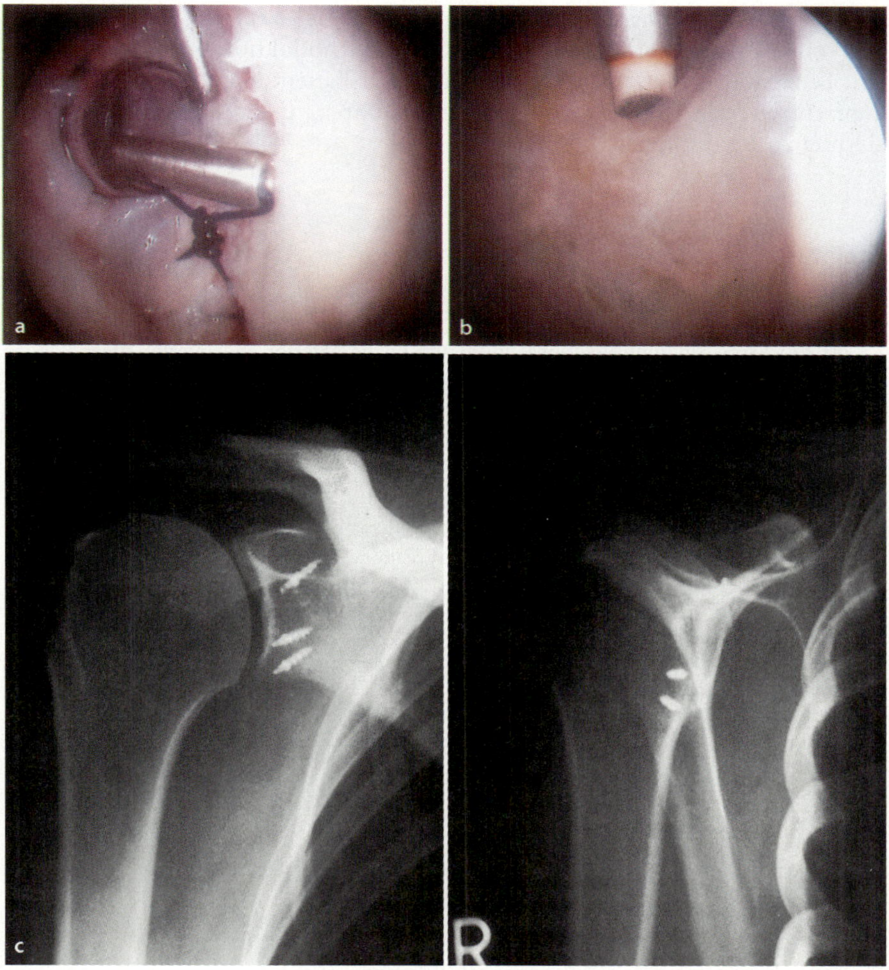

Abb. 3. **a** Raffung und Refixation des anterioren Kapsel-Labrum-Komplexes mittels eines eingebrachten Fastak-Ankers und PDS-Fadens. **b** Elektrothermisches Kapselshrinking des anterioren Zügels des inferioren glenohumeralen Ligamentes. **c** Postoperatives Röntgen mit schöner Plazierung von 3 Fastak-Ankern

deren Patienten waren mit dem Resultat zufrieden und die meisten erreichten sogar wieder ein sehr gutes sportliches Niveau. Unsere eigenen Erfahrungen mit dieser Technik bestätigen diese Ergebnisse, wobei allerdings die richtige Indikationsstellung die entscheidende Voraussetzung für ein gutes Resultat ist [41, 49].

Nachbehandlung: Sowohl beim offenen inferioren Kapselshift als auch bei der arthroskopischen Stabilisierung kann ein postoperativ angelegter Gilchrist-Verband nach 24 Stunden entfernt werden und sollte noch 2 Wochen nachts getragen werden. Der Patient kann am 1. und 2. postoperativen Tag mit Pendelübungen in 45 Grad Innenrotation beginnen, wobei eine maximale Flexion und Abduktion bis 45 Grad erlaubt ist. Ab der 3. Woche kann die Rotation bis zur Neutralstellung erweitert werden und ab der 6. bis 12. Woche darf bis zur vollen Außenrotation bei maximal 90 Grad Abduktion beübt werden [41, 49]. Letztendlich muß auch der operierte MDI-Patient über Monate humeruskopfzentrierende Krankengymnastik durchführen, um die operative Stabilisierung zu unterstützen.

Literatur

1. Altchek DW, Warren RF, Skyhar MJ, Ortiz G (1991) T-plasty modification of the Bankart procedure for multidirectional instability of the anterior and inferior types. J Bone and Joint Surg 73-A:105–112
2. Barthel T, König U, Gohlke F (1998) Anatomie des anterosuperioren Labrum-Kapsel-Komplexes. Z Orthop 136:A141
3. Barthel T, König U, Gohlke F, Löhr J (1999) Anatomie und Histologie des Labrum glenoidale unter besonderer Berücksichtigung des sublabralen Foramen und der SLAP-Läsionen. Orthopäde (in Druck)
4. Bateman JE (1978) The Shoulder and Neck (ed 2) WB Saunders, Philadelphia, p 515
5. Belle RM (1989) Collagen typing in multidirectional instability of the shoulder. Orthop Trans 13:680–681
6. Berg EE, Ciullo JV (1998) A clinical test for superior glenoid labral or SLAP-lesions. Clin J Sports Med, Apr 8(2):121–123
7. Bigliani LU (1989) Anterior and posterior capsular shift for multidirectional instability of the shoulder. Orthop Trans 13:680–681
8. Bigliani LU, Kurzweil PR, Schwartzbach CC, Wolfe IN, Flatow EL (1994) The inferior capsular shift procedure for anterior-inferior shoulder instability in athletes. Am J Sports Med 22:578–584
9. Bigliani LU, Pollock RG, Owens JM, McIlveen SJ, Flatow EL (1993–1994) The inferior capsular shift procedure for multidirectional instability of the shoulder. Orthop Trans 17:576
10. Burkart A, Imhoff AB (1999) Adverse reactions to bioabsorbable suretac device in arthroscopic shoulder stabilisation. Arthroscopy (accepted)
11. Burkhead WZ Jr, Rockwood CA Jr (1992) Treatment of instability of the shoulder with an exercise program. J Bone and Joint Surg 74-A:890–896
12. Carter C, Sweetnam R (1960) Recurrent dislocation of the patella and of the shoulder. Their association with familial joint laxity. J Bone and Joint Surg 42-B(4):721–727
13. Cooper RA, Brems JJ (1992) The inferior capsular-shift procedure for multidirectional instability of the shoulder. J Bone and Joint Surg 74-A:1516–1521

14. Cordasco FA, Pollock RG, Flatow EL, Bigliani LU (1993) Managemnt of multidirectional instability. Op Tech Sports Med 1:293–300
15. De Palma AF (1973) Surgery of the Shoulder (ed 2) JB Lippincott, Philadelphia, p 425
16. Dowdy PA, O'Driscoll SW (1993) Shoulder Instability. An analysis of family history. J Bone and Joint Surg Br 75:782–784
17. Duncan R, Savoie FH III (1993) Arthroscopic inferior capsular shift for multidirectional instability of the shoulder: a preliminary report. Arthroscopy 9:24–27
18. Emety RJH, Mulli AB (1991) Glenohumeral joint instability in normal adolescents. Incidence and significance. J Bone and Joint Surg 73-B(3):406–408
19. Fanton GS, Wall MS, Markel MD (1999) Electrothermally assisted capsule shift (ETACS) procedure for shoulder instability. Oratec Company (in press)
20. Field LD, Warren RF, O'Brien SJ, Altchek DW, Wickiewicz TL (1995) Isolated closure of rotator interval defects for shoulder instability. Am J Sports Med 23:557–563
21. Finnsterbush A, Pogrund H (1982) The hypermobility syndrome. Musculoskeletal complaints in 100 consecutive cases of generalized joint hypermobility. Clin Orthop 168:124–127
22. Flatow EL (1992) Multidirectional instability. In: Kohn D, Wirth CJ (eds) Die Schulter: Aktuelle operative Therapie. Thieme, Stuttgart, pp 180–187
23. Flatow EL (1996) Multidirectional instability. In: Bigliani LU (ed) The Unstable Shoulder. The American Academy of Orthopaedic Surgeons, Rosemont, Illinois, pp 79–90
24. Flatow EL, Warner JP (1998) Instability of the Shoulder: Complex Problems and Failed Repairs. J Bone and Joint Surg Am 80-A:122–140
25. Foster CR (1983) Multidirectional instability of the shoulder in the athlete. Clin Sports Med 2:355–368
26. Fredrich H, Imhoff AB, Höfler H (1998) Biomechanische und histomorphologische Untersuchungen zur Laserwirkung an der Schultergelenkskapsel. Z Orthop 136/5:A 119–120
27. Friedman RJ, Bonutti PM, Genez B, Norfray JF (1993–1994) Cine magnetic resonance imaging of the glenohumeral joint. Orthop Trans 17:1018–1019
28. Fu F, Ticker JB, Imhoff AB (1997) An atlas of shoulder surgery. Dunitz, London
29. Hardy P, Thabit G III, Fanton GS, Blin JL, Lortat-Jacob A, Benoit J (1996) Arthroscopic management of recurrent anterior shoulder dislocation by combining a labrum suture with antero-inferior holmium: YAG laser capsular shrinkage. Orthopäde 25:91–93
30. Hawkins RJ, Bokor DJ (1990) Clinical evaluation of shoulder problems. In: Rockwood CA Jr, Matsen FA III (eds) The Shoulder. Vol 1, WB Saunders, Philadelphia, pp 149–177
31. Hawkins RJ, Kunkel SS, Nayak NK (1991) Inferior capsular shift for multidirectional instability of the shoulder: 2–5 year follow-up. Orthop Trans 15:765
32. Huber H, Gerber C (1994) Voluntary subluxation of the shoulder in children. A long-term follow-up study of 36 shoulders. J Bone and Joint Surg Br 76:118–122
33. Imhoff A (1995) The use of lasers in orthopaedic surgery. Controversial topics in sports medicine. Operat Tech Orthop 5:192–203
34. Imhoff A, De Simoni C (1996) Die arthroskopische Schulterstabilisierung mit Suretacs – eine Kompliktionsanalyse. 2. Zentraleuropäischer Unfallkongreß 29. 5.–1. 6. 1996, Davos, Swiss Surgery 2:30
35. Imhoff A, Ledermann T (1995) Arthroscopic subacromial decompression with and without Holmium: YAG-Laser – a prospective comparative study. Arthroscopy 11:549–556
36. Imhoff A, Perrenoud A, Neidl K (1992) MRI bei Schulterinstabilität – Korrelation zum Arthro-CT und zur Arthroskopie der Schulter. Arthroskopie 5:122–129
37. Imhoff AB (1997) Arthroscopic shoulder stabilisation und capsular shift with Fastak and laser assisted capsular shift – procedure (LACS). 5th Symposium of the Korean Arthroscopy Association June 20, 1997, Seoul, Korea
38. Imhoff AB (1997) The role of capsuloligamentous structure in the unstable shoulder – a biomechanical and arthroscopical approach. 24th Annual Meeting of the Japan Shoulder Society. October 31–November 1, Kyoto, Japan
39. Imhoff AB, Burkart A, Roscher E (1998) Adverse reaction to bioabsorbable suretac device in arthroscopic shoulder stabilisation and SLAP-refixation. 8th Congress of the

Europan Society of Sports Traumatology. Knee Surgery and Arthroscopy (ESSKA) April 29–May 2, 1998, Nizza/France, p 163

40. Imhoff AB, Debski RE, Warner JJP, Patel PR, Demirhan M, Fu FH, Woo SL-Y (1995) Biomechanical function of the glenohumeral ligaments – A quantitative assessment. AOSSM, July 16–19, 1995, Toronto, Canada, pp 87–88
41. Imhoff AB, Roscher E, König U (1998) Arthroskopische Schulterstabilisierung: Differenzierte Behandlungsstrategie mit Suretac, Fastak, Holmium: YAG-Laser und Elektrochirurgie. Orthopäde, 27:518–531
42. Jalovaara P, Myllylä V, Päivännsalo M (1992) Autotraction stress roentgenography for demonsration anterior and inferior instability of the shoulder joint. Clin Orthop 284:136–143
43. Jerosch J, Castro WH (1990) Shoulder instability in Ehlers-Danlos syndrome. An indication for surgical treatment? Acta Orthop Belgica 56:451–453
44. Jobe C (1990) Symposium on anterior instability. Read at the Fourth Congress of the European Society for Surgery of the Shoulder and the Elbow, Milan, Italy, Oct 4
45. Jobe CM (1996) Anatomy and surgical approaches. In: Jobe FW, Mosby CV (eds) Operative Techniques in Upper Extremity Sports Injuries, St. Louis, pp 124–153
46. Jobe FW, Giangarra CE, Kvitne RS, Glousman RE (1991) Anterior capsulolabral reconstruction of the shoulder in athletes in overhand sports. Am J Sports Med 19:428–434
47. Jobe FW, Kvitne RS, Giangarra CE (1989) Shoulder pain in the overhand or throwing athlete: The relationship of anterior instability and rotator cuff impingment. Orthop Rev 18:963–975
48. König U, Barthel T, Imhoff AB (1999) Anatomie und Histologie des Labrum-Kapsel-Komplexes. In: Imhoff AB, König U (Hrsg) Schulterinstabilität, Rotatorenmanschette, Steinkopff Darmstadt
49. König U, Imhoff AB (1999) Die multidirektionale Schulterinstabilität. In: Meyer/Gächter (Hrsg) Schulterchirurgie in der Praxis. Springer, Heidelberg (in Druck)
50. Kronberg M, Broström L-A, Nemeth G (1991) Differences in shoulder muscle activity between patients with generalized joint laxity and normal controls. Clin Orthop 269:181–192
51. Lebar RD, Alexander AH (1992) Multidirectional shoulder instability. Clinical results of inferior capsular shift in an active-duty population. Am J Sports Med 20:193–198
52. Lephart SM, Warner JJP, Borsa PA, Fu FH (1994) Proprioception of the shoulder joint in healthy, unstable, and surgically repaired shoulders. J Shoulder and Elbow Surg 3:371–380
53. Lusardi DA, Wirth MA, Wurtz D et al (1993) Loss of external rotation following anterior capsulorrhaphy of the shoulder. J Bone and Joint Surg Am 75:1185–1192
54. Mallon WJ, Speer KP (1995) Multidirectional instability: current concepts. J Shoulder and Elbow Surg 4:54–64
55. McIntyre LF, Caspari RB, Savoie FH III (1997) The arthroscopic treatment of multidirectional shoulder instability: two-year results of a multiple suture technique. Arthroscopy 13(4):418–425
56. Mizuno K, Itakura Y, Muratsu H (1992) Inferior capsular shift for inferior and multidirectional instability of the shoulder in young children: report to two cases. J Shoulder and Elbow Surg 1:200–206
57. Neer CS II, Foster CR (1980) Inferior capsular shift for involuntary inferior and multidirectional instability of the shoulder. A preliminary report. J Bone and Joint Surg 62-A:897–908
58. Neer CS II (1985) Involuntary inferior and multidirectional instability of the shoulder etiology, recognition, and treatment. In: Instructioal Course Lectures. The American Academy of Orthopaedic Surgeons. Park Ridge, Illinois Vol. 34, pp 232–238
59. Neer CS II (1990) Shoulder Reconstruction, WB Saunders, Philadelphia, pp 273–341
60. Oettl G, Imhoff AB, Merl T, Keydel M (1998) Physical examination. MRI, MRA and Arthroscopy of SLAP-Lesions – a prospective comparison. 8th Congress of the European Society of Sports Traumatology. Knee Surgey and Arthroscopy (ESSKA) April 29–May 2, 1998, Nizza/France, p 422

61. Resch H, Povacz P, Wambacher M, Sperner G, Golser K (1997) Arthroscopic extraarticular Bankart repair for the treatment of recurrent anterior shoulder dislocation. Arthroscopy 13:188–200
62. Richardson AB, Jobe FW, Collins HR (1980) The shoulder in competitive swimming. Am J Sports Med 8:159–163
63. Rockwood CA Jr (1994) Management of patients with multi-directioal instability of the shoulder. Orthop Trans 18:328
64. Rowe CR, Patel D, Southmayd WW (1978) The Bankart procedure. A long-term end-result study. J Bone and Joint Surg 60-A: 1–16 Jan
65. Rowe CR, Pierce DS, Clark JG (1973) Voluntary dislocation of the shoulder. A preliminary report on a clinical, electromyographic, and psychiatric study of twenty-six patients. J Bone and Joint Surg 55-A:445–460
66. Rowe CR, Zarins B (1981) Recurrent transient subluxation of the shoulder. J Bone and Joint Surg Am 63:863–872
67. Silliman JF, Hawkins RJ (1993) Classification and physical diagnosis of instability of the shoulder. Clin Orthop 291:7–19
68. Snyder SJ, Karzel RP, Del Pizzo W, Ferkel RD, Friedman MJ (1990) SLAP lesions of the shoulder. Arthroscopy 6:274–279
69. Speer KP, Deng X, Borrero S, Torzilli PA, Altchek DA, Warren RF (1994) Biomechanical evaluation of a simulated Bankart lesion. J Bone and Joint Surg 76-A:1819–1826
70. Thabit G III (1994) Laser-assisted capsular shift for treatment of glenohumeral instability. Orthop Spec Ed 3:10–12
71. Thomas SC, Matsen FA III (1989) An approach to the repair of avulsion of the glenohumeral ligaments in the management of traumatic anterior glenohumeral instability. J Bone and Joint Surg 71-A:506–513
72. Walch G, Agostini JY, Levigne C, Nové-Josserand L (1995) Recurrent anterior and multidirectional instability of the shoulder. Rev Chir Orthop Reparatrice Appar Mot 81(8):682–690
73. Walch G, Liotard JP, Boileau P, Noel E (1993) Postero-superior glenoid impingement. Another impingement of the shoulder. J Radiol 74:47–50
74. Warner JJ, Deng XH, Warren RF, Torzilli PA (1992) Static capsuloligamentous restraints to superior-inferior translation of the glenohumeral joint. A J Sports Med 20:675–685
75. Warner JJ, Kann S, Marks P (1994) Arthroscopic repair of combined Bankart and superior labral detachment anterior and posterior lesions: technique and preliminary results. Arthroscopy 10:383–391
76. Warner JJ, Miller MD, Marks P, Fu FH (1995) Arthroscopic Bankart repair with Suretac device. Part I: clinical observations. Arthroscopy 11:2–13
77. Warner JJP, Johnson DL, Miller MD, Caborn DNM (1994–1995) The concept of a "selective capsular shift" for anterior-inferior instability of the shoulder. Orthop Trans 18:1183
78. Warner JJP, Schulte RK, Imhoff AB (1995) Current Concepts in Shoulder Instability. Adv in Operative Orthopaedics, 3:217–248
79. Welsh RP, Trimmings N (1987) Multidirectional instability of the shoulder. Orthop Trans 11:231
80. Yamaguchi K, Flatow EL (1995) Management of multidirectional instability. Clin Sports Med 14:885–902
81. Zuckerman JD, Matsen FA III (1984) Complications about the glenohumeral joint related to the use of screws and staples. J Bone and Joint Surg Am 66:175–180

10 Arthroscopic Treatment of Recurrent Anterior Glenohumeral Luxations by Combining a Labrum Suture with Holmium: YAG Laser Assisted Capsular Shrinkage

P. Hardy, G. Thabit III, G. S. Fanton, J. L. Blin, A. Lortat-Jacob, and J. Benoit

Summary

Current arthroscopic treatments do not address satisfactorily the capsular redundancy frequently associated with the Bankart lesion in recurrent anterior dislocation. Although the Bankart lesion heals, many of the recurrences after arthroscopic procedures are due to capsular redundancy and the laxity of glenohumeral ligaments. We propose that laser assisted capsular shrinkage (LACS) be combined with arthroscopic labrum reattachment. As shown by Markel et al., significant capsular shrinkage can be achieved by the application of non-ablative Ho:YAG laser energy without detrimental effects to the relaxation properties of the tissue. For 1 year we have used LACS together with labrum suture in 18 shoulders in 18 patients (mean age 24.6 years). All patients suffered from chronic anteroinferior recurrent dislocation. The labrum suture was realized by an anterior reattachment (REVO screws, Linvatec, USA) or by transglenoid suture. Two or three sutures were passed through the torn labrum with 2/0 non-absorbable suture material. The LACS procedure was performed with a holmium:YAG laser (VersaPulse, Coherent, USA) at an energy of 10 W (1 J, 10 Hz) with a 30° curved handpiece. All patients were immobilized in a sling for 4 weeks postoperatively. Physical therapy was begun at 1 month with passive and active exercise. To date, none of the patients have had a recurrence. Seven of 18 patients returned to their previous sports activity, and at the same level. None of the patients had an iatrogenic lesion due to the laser application or labrum suture. Compared to the other shoulder, the loss of external rotation with the arm 90° abducted was 30° at 4 weeks and 10° at 4 months. We think that the LACS procedure is a good treatment for the capsular redundancy that is frequently associated with Bankart's lesion in recurrent anterior dislocation and is probably responsible for the high failure rate in current arthroscopic procedures. Our results are short-term results, but we expect the capsular shrinkage associated with the labrum reattachment will provide a long-term success rate that is comparable to open procedures.

Most arthroscopic treatments of anterior glenohumeral instability have involved merely suturing the Bankart lesion [1], in other words, refixation of the detached complex of the anteroinferior labrum glenoidale and the inferior glenohumeral ligament to the anterior glenoid margin [2–4].

Most of the studies published so far have had a substantial failure rate, ranging from 16% to 42% [5]. This incidence of refractory cases is much higher than that obtained with an open technique. The main objection to arthroscopic techniques is that only the detachment of the labrum is treated, while the loosening of the capsule and ligament that is frequently associated with this is not treated.

A report was published recently regarding the use of a nonablative holmium:YAG laser for retracting the capsule and ligament in animal experiments [3]. Furthermore, in a pilot study of the clinical use of such retraction that was submitted for publication at a meeting of the California Orthopedic Society in April 1993, Thabit, Horne and Thorpe found that this permits successful treatment of a glenohumeral instability that develops as a secondary condition after loosening of the capsule, regardless of the extent and direction of the laxity. The holmium:YAG laser with 1 J/pulse and 10 Hz (=10 W) was used to shrink the capsule on 41 shoulders of 49 patients with a loosened capsule-ligament apparatus with an intact labrum insertion and with the rotator cuff largely preserved (no continuous ruptures). In the follow-up the average improvement achieved in the adapted Carter-Rowe instability score was from 17/80 before the surgery to 68/80 after surgery. No secondary exacerbation of results was observed in the second half of the year. All eight patients who had previously had an open luxation treatment preferred the LACS (laser-assised capsule shrinkage) and reported less pain, easier rehabilitation and earlier restoration of function. Younger patients less than 30 years of age obtained better results, although an age of more than 30 did not rule out good or excellent results. Therefore, these authors consider LACS to be a promising alternative treatment to traditional surgical techniques. Furthermore, direct treatment of interstitial capsule damage is a unique therapeutic approach that does not entail damage to muscular structures.

According to the above-mentioned study, this technique has been used specifically for treating glenohumeral laxity when cases with a Bankart lesion are excluded.

We became interested in combining this capsule ligament retraction with arthroscopic refixation of the detached labrum glenoidale in cases with a Bankart lesion.

Materials and Method

Since June 1994, 18 shoulders on 18 patients were included in our study. The average age was 24.6 years. All these patients had an anteroinferior instability with chronic recurrent luxation of the shoulder. The average number of luxation episodes was 5.6. All of these patients had a true Bankart lesion and the lower anterior labrum glenoidale was detached.

In most cases the surgical procedure was performed with the patient in a lateral position and under general anesthesia with axial extension and additional vertical tension. In the first step, the extent of the instability of the joint was tested under anesthesia – with not only antegrade but also retrograde extension.

The labrum suture was always created with non-absorbable 2/0 suture material. In 14 cases the reattachment was performed with a transglenoid suture anchored on the posterior surface of the shoulder blade and not on the infraspinous aponeurosis. In the last four cases REVO screws (Linvatec, USA) were used for the reattachment in the anterior glenoid neck.

The capsule was tightened with a non-ablative holmium:YAG laser (Yersa-Pulse, Coherent Inc., USA) using a pulse energy of 1 J and a repetition rate of 10 Hz, in other words, at a power setting of 10 W.

This step of the operation was performed through an anterior access using an Infratome handpiece (Coherent Inc., USA) that had a 30 Y curve. We begin shrinking the capsule in the inferior axillary recess and continue over the intermediate glenoid ligament of the humerus, starting from the glenoid side and progressing to the humeral side of the anteroinferior shoulder joint capsule.

All arthroscopic procedures were performed in physiological saline solution without the use of glycocell. An Arthropump (FMS) was used. The maximum intraarticular pressure was 72 mmHg.

Postoperatively all these patients were immobilized with a sling according to Gilchrist. Physical therapy for the purpose of rehabilitation of the patients was not begun until after one month, first with passive exercise and then active exercise. No loadbearing sports activities were allowed until the fourth month.

Results

The average follow-up observation period was 8.6 months, during which time no relapses were observed. Of the 18 patients, seven had already resumed their accustomed form of sports activity at the same level as before the surgery. In comparison with the contralateral side, the average loss of external rotation with the arm 90 Y abducted amounted to 30 Y after four weeks and 10 Y after four months.

There were no iatrogenic complications that could be attributed to the use of the laser or the arthroscopic suture technique nor were there any postoperative infections. One patient developed transient retractile capsulitis, but it did not necessitate either repeating the arthroscopic procedure or remobilization of the joint under anesthesia.

Discussion

Although the advantage of the technique presented here is that it permits simultaneous surgical treatment of avulsion of the anteroinferior labrum glenoidale and an associated loosening of the capsule and ligament, it can be considered only an experimental form of treatment at the present time.

The average follow-up observation period of 8.6 months so far is too short for a conclusive evaluation, especially since studies of arthroscopic stabilization of the glenohumeral joint have shown that recurrences begin to occur especially starting in the second year after surgery. Therefore, the follow-up must be continued for a longer period of time in order to document the superiority of this technique.

Furthermore, the long-term effects of capsule shrinkage with a holmium:YAG laser alone are not yet known. The tightening of the capsule achieved immediately is based on reorientation of the collagen fibers which are shortened and thickened. These fibers alone could be subject to renewed distension. Nevertheless, more extensive studies conducted in the meantime after clinical use of this technique in patients with a glenohumeral laxity and recurrent luxation of the shoulder without a Bankart lesion have shown that the good results with regard to stability are also sustained in the long run.

In addition, the influence of the laser on the proprioceptive capsule receptors has not yet been elucidated, nor is there yet an answer to the question of whether the damaged anteroinferior shoulder joint capsule is recolonized by new collagen fibers in a process that would be comparable to ligamentization of anterior cruciate ligament transplants. What principles are followed in the healing of this locally provoked capsule affection?

Conclusion

It seems justified to expect that the technique of combining a labrum suture with laser-assisted capsule shrinkage will provide an efficient and permanent method of surgically correcting chronic glenohumeral instability by reinsertion of the labrum glenoidale combined with tightening of the capsule and ligament.

In view of the short follow-up, this method of treatment can be regarded only as a clinical research project at this time. A prospective international multi-center study is currently underway to determine the long-term value of this technique.

References

1. Bankart ASB (1923) Recurrent or habitual dislocation of the shoulder joint. BMJ 2:1132–1133
2. Caspari RB (1988) Arthroscopic reconstruction for anterior shoulder instability. Tech Orthop 3:59–66
3. Hardy P, Thabit III G, Fanton GS, Blin JL, Lortat-Jacob A, Benoit J (1996) Arthroskopische Behandlung der rezidivierenden vorderen Schulterluxation durch Kombination der Labrumnaht mit einer anterioinferioren Kapselschrumpfung mit dem Holmium-YAG-Laser. Orthopäde 25:91–93
4. Hayashi K, Markel MD, Thabit G, Bogdanske JJ, Thielke RO (1995) The effect of non ablative laser energy on joint capsular properties. Am J Sports Med 22:482–487

5. Morgan CD, Bodenstar AB (1987) Arthroscopice Bankart suture repair: technique and early results. Arthroscopy 3:111–122
6. Walch O, Boileau P, Levigne C, Mandrino A, Neyret P, Donell S (1995) Arthroscopic stabilization for recurrent anterior shoulder dislocation: results of 59 cases. Arthroscopy 11:173–179

11 Biomechanische und histomorphologische Grundlagen zum Laser Assisted Capsular Shrinking (LACS)

H. Fredrich, J. Seifert, S. Wirth, E. Steinhauser, H. Höfler und A.B. Imhoff

Einleitung

Das Schultergelenk ist durch das ossäre Mißverhältnis zwischen dem Glenoid und dem Humeruskopf zu großen Bewegungsausmaßen in allen Direktionen befähigt. Als Stabilisatoren des Schultergelenkes wirken zum einen die humeruskopfzentrierende Muskulatur als dynamischer Anteil, zum anderen als statischer Anteil das Labrum glenoidale und der kapsuloligamentäre Komplex [9, 11]. Das Labrum vergrößert die Gelenkfläche des Glenoides um ca. das Doppelte. Viel wichtiger für die Stabilität der Schulter sind jedoch intakte glenohumerale Ligamente. Als Hauptstabilisator [13] agiert hierbei das inferiore glenohumerale Ligament (IGHL) mit seinen drei Anteilen des anterior band (AB), des axillary pouch (AP) und des posterior band (PB).

Vor allem bei der multidirektionalen Schulterinstabilität kommt es zu einer exzeßiven Ausweitung der Schultergelenkkapsel. Klinische Anwendungen konnten zeigen, daß mit der Anwendung eines Holmium:YAG-Lasers im nicht ablativen Energiebereich ein Schrumpfen des Schulterkapselgewebes möglich ist [13]. Einige tierexperimentelle Untersuchungen zum LACS sind beschrieben, welche die Veränderungen des Kapselgewebes untersuchten [4, 5].

Für diese Studie führten wir an 16 humanen Kadaverschultern am inferioren glenohumeralen Kapselkomplex eine Behandlung mit einem Holmium:YAG-Laser durch. Die Einzelpräparate wurden anschließend mechanisch getestet und histologisch aufgearbeitet.

Material und Methodik

An insgesamt 16 menschlichen Leichenschultern mit einem Durchschnittsalter von 33 Jahren wurde der inferiore Schultergelenkkapselkomplex in seinen drei Ligamentanteilen:

- Vorderes Band (Anterior Band, AB)
- Achseltasche (Axillary Pouch, AP)
- Hinteres Band (Posterior Band, PB)

präpariert, die einzelnen Bandanteile vermessen und die entsprechenden Bandansätze am Glenoid ossär geteilt und eingebettet. Während des gesamm-

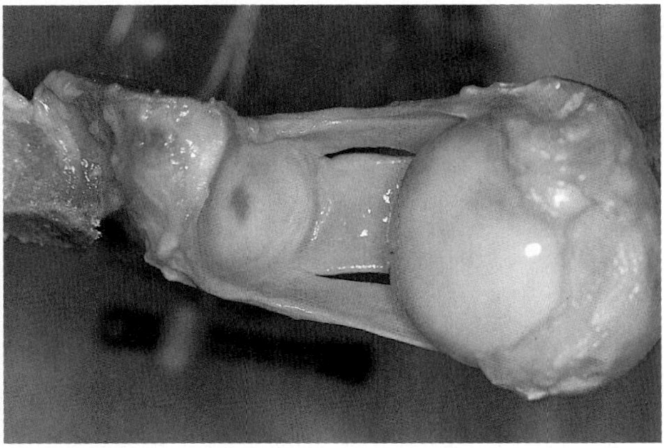

Abb. 1. Der IGHL-Komplex mit den präparierten Bandanteilen

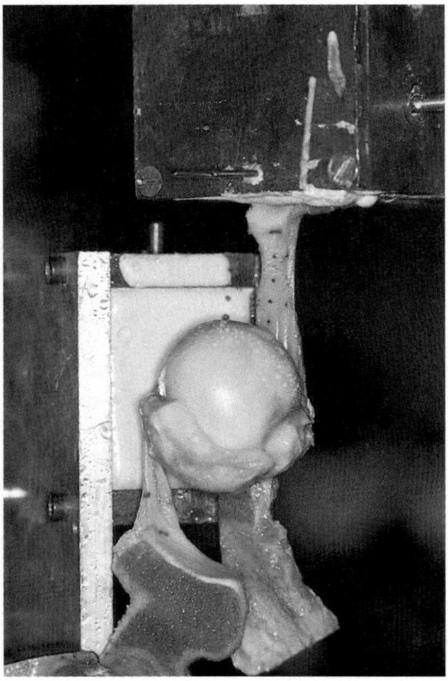

Abb. 2. Die einzelnen Bandanteile mit Glenoidanteil in der Prüfmaschine

ten Versuches wurden die Ligamentanteile stets mit 37 °C warmer Ringerlösung benetzt, um ein Austrocknen des Kollagengewebes zu verhindern. In einer Materialprüfmaschine wurde in einem Vorversuch eine Streß-/Relaxationsmessung mit 10% während vier Minuten durchgeführt, um die viskoelastischen Eigenschaften des Kollagengewebes auszuschalten.
In dem daraufhin folgenden eigentlichen Dehnungsversuch wurden die einzelnen Bandanteile mit einer Geschwindigkeit von 1%/s auf 20–25% gedehnt. Für die Bestimmung der Steifigkeitsänderung des Bandes wurde der annähernd lineare Bereich der Spannungs-/Dehnungskurve gewählt, bei dem es zu einer elastischen Verformung des jeweiligen Bandes kam. Anschließend

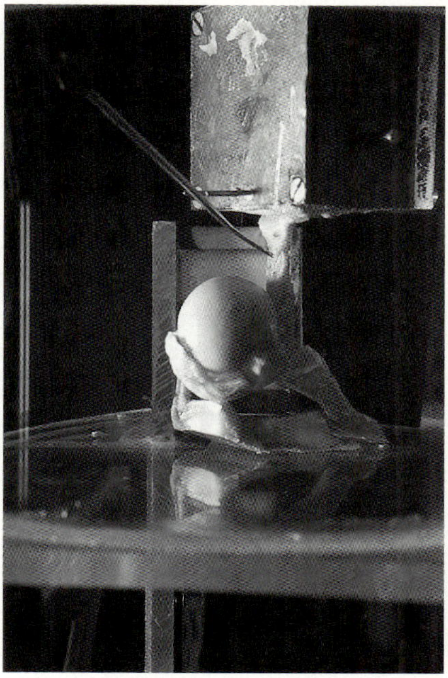

Abb. 3. Bearbeiten des Präparates mit dem Holmium: YAG Laser

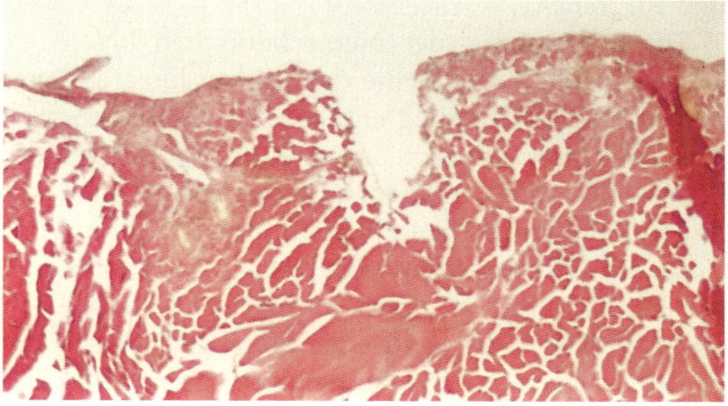

Abb. 4. Hämatoxylin-Eosin Präparatmit oberflächlichem Defektloch

wurde das mittlere Drittel des Bandes mit einem Holmium: YAG Laser mit 1 J/10 Hz (10 Watt) bearbeitet, bis es zu einer Schrumpfung von 10% kam.

Nach erneutem Vermessen des Bandes wurden die einzelnen Anteile bis zum Zerreissen getestet. Die Präparate wurden danach für die lichtmikroskopische Untersuchungen in der Technik nach Hämatoxylin-Eosin und van Gieson gefärbt. Zusätzlich wurden aus den entsprechenden Bandanteilen vor und nach Lasereinwirkung elektronenmikroskopische Schnitte angefertigt.

Ergebnisse

Die verabreichte Laserenergie wurde in Bezug auf das Bandvolumen ausgerechnet. Hierbei zeigte sich, daß für eine konstante Schrumpfung von 10% die drei Bandanteile unterschiedlich viel Energie (AB: 0,18; AP: 0,14; PB 0,28 kJ/cm^3) benötigten. Obwohl das PB deutlich geringeres Volumen besitzt, war die Laserenergiedichte deutlich höher.

Die Ausgangslänge für das AB und den AP waren nahezu identisch, während das PB deutlich länger war. Diese Unterschiede blieben auch nach Lasereinwirkung bestehen, die Länge der Einzelbänder nahm signifikant ab.

Die Dicke der einzelnen Bandanteile war für das AB und den AP nahezu identisch. Das PB war deutlich dünner. Auch diese Unterschiede blieben nach Lasereinwirkung bestehen. Die Breite des AB und des AP nahm nach Bearbeiten mit dem Laser signifikant ab, für das PB nur tendentiell.

Betrachtet man die Volumina der Einzelbänder, so fiel auf, daß das AB und der AP deutlich mehr Volumen einnahmen, als das PB. Durch die Lasereinwirkung kam es jedoch zu keiner signifikanten Veränderung des Volumens.

Die Spannung, die notwendig war, das Band nach Lasereinwirkung wieder auf die ursprüngliche Länge zu dehnen, war wesentlich geringer, als dies vor der Bearbeitung mit dem Holmium:YAG-Laser notwendig gewesen wäre. Sie betrug nur ca. 20% und war v.a. für das PB wesentlich höher, als für das AB und für den AP.

Zur Bestimmung der biomechanischen Eigenschaften wurde das Elastizitätsmodul (E) als Tangente des nahezu linearen Anteils der Dehnungs-/Spannungskurve als Steigung entnommen. Das E-modul war für das AB vor Laser deutlich höher, als nach Laser. Auch der AP zeigte vor Lasereinwirkung ein höheres E-modul, als nach Behandlung. Auch das PB zeigte nach Holmium:YAG-Laserbehandlung ein niederes E-modul, als zuvor.

In der histologischen Auswertung fand sich in der Lichtmikroskopie in der HE-Färbung ein genau umschriebener oberflächlicher Defekt, in dessen unmittelbarer Nähe es zu einer Homogenisierung der Kollagenfasern kam. In den tieferliegenden Abschnitten der Lasereinwirkungsstelle finden sich ebenfalls homogenisierte, kräftige Kollagenfaserbündel. In der van Gieson Färbung fand sich ebenfalls ein oberflächliches ausgestanztes Defektloch, in dessen Nähe sich noch angefärbte, jedoch homogenisierte Kollagenfasern fanden. In der Tiefe direkt unter der Lasereinwirkung zeigten sich ebenfalls kräftige Kollagenfaserbündel.

In der elektronenmikroskopischen Ansicht zeigte sich vor der Laseranwendung das kollagentypische Streifenmuster der Fasern im Längsschnitt, im Querschnitt zeigten sich konzentrische scharf begrenzte Fasern mit dazwischenliegenden Freiräumen. Nach der Lasereinwirkung verlieren die Kollagenfasern ihre regelmäßige Streifung im Längsschnitt. In der Querschnittsaufnahme zeigen sich unschärfer begrenzte Kollagenfasern, welche dicht bepackt aneinander liegen.

Diskussion

Der Gebrauch des Holmium: YAG-Lasers hat sich in den letzten Jahren in der Orthopädie etabliert [1, 2, 10]. So wurde in verschiedenen Studien die Wirksamkeit des Lasers für die arthroskopische Synovektomie [8], die subacromiale Dekomprimierung [7] und in der Behandlung der „frozen shoulder" [6, 12] bewiesen. Ein Vorteil des Einsatzes ist das definierte Bearbeiten des Gewebes unter arthroskopischer Sicht bei gleichzeitiger Blutstillung. Der Vorteil gegenüber der konventionellen Therapie dieser Erkrankungen liegt in der deutlichen Verminderung von Adhäsionen.

In der Behandlung der Schulterinstabilität geht der Einsatz des Holmium: YAG-Lasers auf Fanton [2] zurück. Er bemerkte 1992, daß nach Kontakt des Handstückes mit der Schultergelenkkapsel sich diese zusammenzog. In den anschließenden Untersuchungen wurde deutlich, daß sich vor allem kollagenhaltiges Gewebe sich nach Lasereinwirkung verkürzt.

Auch in unserem Versuch verkürzten sich die einzelnen Bänder des IGHL-Komplexes nach der Anwendung des Holmium: YAG-Lasers mit einer Energie von 10 Watt, d.h. 1 Joule mit einer Wiederholungsfrequenz von 10 Hz. Hayashi [4, 5] et al. fanden in Ihren Untersuchungen an der Kniegelenkskapsel des Kanninchens eine Verkürzung des Gewebes um 9, 26 und 38% bei einer Energie von 5, 10 und 15 Watt. In den anschließenden mechanischen Testungen zeigte sich eine signifikante Abnahme der Steifigkeit in der 10 und 15 Watt Gruppe. In unseren Untersuchungen zeigte sich in den mechanischen Testungen nach Laserbehandlung ebenfalls eine Abnahme der Steifigkeit der einzelnen Bänder. In den anschließenden histologischen Untersuchungen fand sich ein oberflächliches Defektloch dort, wo der Laser auftraf. In anderen histologischen Untersuchungen zeigte sich eine Tiefenwirkung des Holmium:YAG-Lasers von 0,4–0,5 mm [4, 8].

Literatur

1. De Simoni C, Ledermann T, Imhoff A (1996) Holmium: YAG-Laser beim „Outlet Impingement der Schulter – Mittelfristige Ergebnisse. Orthopäde 25:84–90
2. Fanton GS, Dillingham MF (1992) The use of the holmium:YAG laser in arthroscopic surgery. Sem Orthop 7:102–116
3. Hardy P, Thabit G 3rd, Fanton GS, Blin JL, Lortat-Jacob A, Benoit J (1996) Arthroscopic management of recurrent anterior shoulder dislocation by combining a labrum suture with antero-inferior holmium: YAG laser capsular shrinkage. Orthopäde 25:91–93
4. Hayashi K, Thabit G, Bogdanske JJ, Mascio LN, Markel MD (1996) The effect of nonablative laser energy on the ultrastructure of joint capsular collagen. Arthroscopy 12:474–481
5. Hayashi K, Thabit G, Bogdanske JJ, Thielke RJ (1995) The effect of nonablative laser joint capsular properties. Am J Sports Med 23:482–487
6. Imhoff A (1995) The use of lasers in orthopaedic surgery. Controversial topics in sports medicine. Operat Tech Orthop 5:192–203
7. Imhoff A, Ledermann T (1995) Arthroscopic subacromial decompression with and without the holmium:YAG-A prospective comparative study. Arthroscopy 11:549–556

8. Lübbers C, Siebert WE (1996) Die arthroskopische Holmium-YAG-Laseranwendung im Vergleich zu konventionellen Verfahren am Kniegelenk. Orthopäde 25:64–72
9. Soslowsky LJ, Malicky DM, Blasier RB (1997) Active and passive factors in inferior glenohumeral stabilization: a biomechanical model. J Shoulder Elbow Surg 6:371–379
10. Thabit G (1994) Treatment of unidirectional and multidirectional glenohumeral instability by an arthroscopic holmium:YAG laser-assisted capsular shift procedure. IMLAS 1994
11. Turkel SJ, Panio MW, Marshall JL et al. (1981) Stabilizing mechanisms preventing anterior dislocation of the glenohumeral joint. JBJS Am 63:1208–1217
12. Warner JJP, Allen A, Marks PH, Wong P (1996) Arthroscopic release for chronic, refractory adhesive capsulitis of the shoulder. JBJS 78A:1808–1816
13. Warner JJP, Schulte KR, Imhoff AB (1995) Current concepts in shoulder instability. Adv Operat Orthop 3:217–248

12 Inzidenz der SLAP-, Labrum- und Rotatorenmanschetten-Läsion bei Leichenschultern – MR-tomographisch und arthroskopisch kontrolliert

J. Haury, G. Öttl, T. Merl und A.B. Imhoff

Einleitung

Ziel dieser zweiteiligen experimentellen Studie war zum einen die Erhebung der Inzidenz von Läsionen der Rotatorenmanschette, des Labrums und des oberen Bizepsankers (SLAP-Läsion) in einer Normalpopulation. Insbesondere in Abhängigkeit vom Alter variiert die Häufigkeit pathologischer Veränderungen an der Schulter. Dies gilt vor allem bei Läsionen der Rotatorenmanschette, die aufgrund degenerativer Veränderungen der Sehne bei lokal mangelnder Durchblutung (Codman Dreieck) und/oder durch repetitive Mikrotraumen/ Einklemmungen der Rotatorenmanschette unter dem Akromion bevorzugt in der 5. und 6. Dekade auftreten. Die Inzidenz von Labrum- und SLAP-Läsionen, die bisher einer traumatischen Genese zugeordnet werden, wiederspiegelt im höheren Alter den Anteil nicht erkannter bzw. degenerativ veränderter Läsionen.

Der 2. Teil der Studie galt der Treffsicherheit des MRT nativ bzw. der MRT-Arthrographie bei der Beurteilung der Rotatorenmanschetten-, Labrum- und SLAP-Läsionen. Kontrolliert wurden diese Schultern durch eine anschließend durchgeführte diagnostische Arthroskopie, welche uns im klinischen Alltag die endgültige Entscheidung zur operativen Versorgung gibt.

Material und Methode

24 Leichenschultern ohne Voroperation, 16 Männer und 8 Frauen, im Durchschnittsalter von 60,5 Jahren (43–81 Jahre), wurden als Stichprobe einer Normalpopulation untersucht.

Alle 24 Schulterpräparate wurden an einem 1,0 T Siemens Magnetom Expert plus mit einer Oberflächenspule untersucht. Nativ wurden SE T1 triplanar sowie TSE T2 triplanar untersucht, nach Installation von 10–25 ml 0,0001 mmol Gadolinium- DTPA (unter DL-Kontrolle) triplanar SE T1. Alle Sequenzen wurden gemäß den derzeit gültigen Konventionen durchgeführt: Coronare SE entlang der Supraspinatussehne, sagitale SE senkrecht darauf, axiale SE parallel zum M. supraspinatus. Matrix 192 × 256, FOV 14 cm, Schichtdicke 2 mm.

Tabelle 1. Inzidenz der gesamten, partiellen, kompletten Rotatorenmanschettenrupturen sowie Massenruptur in Abhängigkeit vom Alter

	Gesamt	43–60 Jahre	61–81 Jahre
Inzidenz RM-Ruptur	83%	77%	91%
Inzidenz Partielle Ruptur	37%	62%	9%
Inzidenz Komplette Ruptur	46%	15%	82%
Inzidenz Massenruptur	17%	–	36%

Anschließend erfolgte die arthroskopische Beurteilung der Leichenschultern. Dabei wurden die Rotatorenmanschetten-Läsionen nach partiellen/kompletten Rupturen sowie die Größe nach Bateman [1] eingeteilt. Labrum-Läsionen werden nach Zifferblatt (Abb. 3) und SLAP-Läsionen nach Snyder (Abb. 1) klassifiziert.

Ergebnisse

Die Arthroskopie ergab eine Inzidenz von 83% (20 von 24) für Läsionen an der Rotatorenmanschette, davon 9 partielle und 11 komplette Rupturen (Tabelle 1). Die Gruppe der unter 60jährigen (43-60 Jahre; n=13) zeigte eine Inzidenz von 77%, wobei 8 partielle Rupturen (Inzidenz = 62%) gegenüber 2 komplette Rupturen (Inzidenz=15%) überwiegen. Im Vergleich zeigt die Gruppe der über 61jährigen (61–81 Jahre; n=11) eine höhere Inzidenz von 91% und 9 komplette Rupturen (Inzidenz = 82%) überwiegen nur 1 partiellen Ruptur (Inzidenz=9%). Auch die Größe der Rotatorenmanschetten-Läsionen nimmt im Alter zu. Je eine Ruptur der Supraspinatussehne < 3 cm und >3 cm fanden wir in der Gruppe unter 60 Jahre. Die Rotatorenmanschetten-Läsionen der über 61jährigen verteilt sich auf 2 Supraspinatussehnenrupturen < 3 cm, 3 Supraspinatussehnenrupturen > 3 cm und 4 Massenrupturen mit Läsion von mindestens 3 Sehnen (Inzidenz 36%).

In 10 von 24 Schultern fanden wir eine anteriore Labrum-Läsion (Inzidenz von 42%), hingegen keine posteriore Labrumablösung. Eine vollständige anteriore Labrumablösung, die von 11–12 Uhr bis 5–6 Uhr reichen, konnte in 6 Schultern (Inzidenz 25%) nachgewiesen werden (Abb. 3). 2 antero-superiore Ablösungen (12 bis 3 Uhr), 1 antero-inferiore Ablösung (3 bis 6 Uhr) sowie 1 anteriore Ablösung (1 bis 6 Uhr) konnten zudem befundet werden.

SLAP-Läsionen, als isolierte superiore Labrum-Läsionen, konnten arthroskopisch in 5 von 24 Schultern (Inzidenz 21%) nachgewiesen werden. Dabei zeigten sich 4 SLAP I Läsionen sowie 1 SLAP II Läsion (Abb. 2).

Die Beurteilung der Rotatorenmanschetten-Läsionen ergab für das nativ MRT eine Sensitivität von 70%, für die MRT-Arthrographie eine Sensitivität

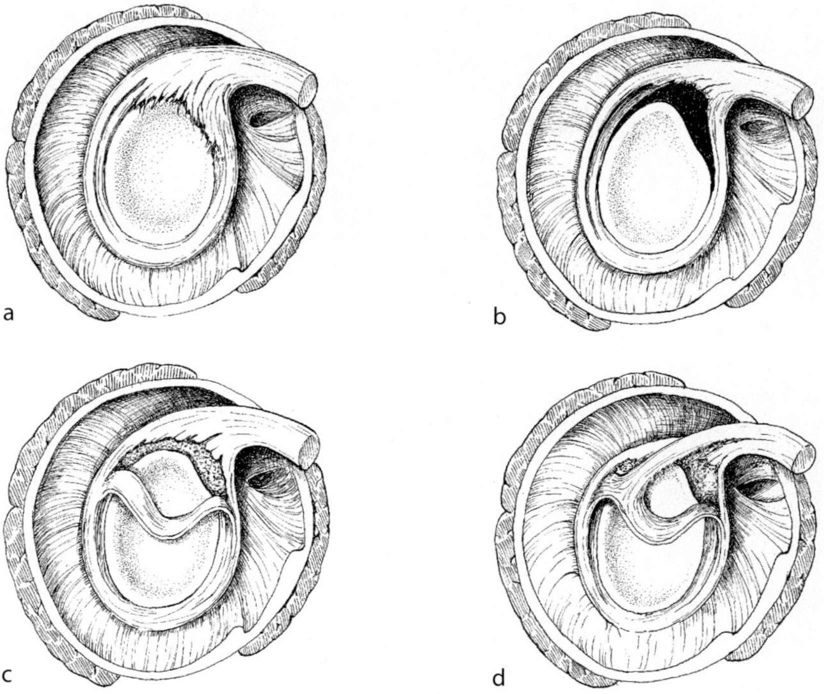

Abb. 1 a–d. Klassifikation der SLAP-Läsionen nach Snyder 1990 [14]. **a** Typ I, **b** Typ II, **c** Typ IIII, **d** Typ IV

von 95%. Partial-Läsionen konnten mittels MRT-Arthrographie mit einer Sensitivität von 78% und einer Spezifität von 87% sowie komplette Rupturen mit einer Sensitivität von 91% und einer Spezifität von 85% diagnostiziert werden. Die Differenzierung von partiellen und kompletten Rotatorenmanschettenläsionen durch das nativ MRT ergab eine Sensitivität und Spezifität kleiner 50%.

Bezüglich Labrum-Läsionen ergab die MRT-Arthrographie eine Sensitivität von 60% und Spezifität von 93%, wobei das nativ-MRT nur eine Sensitivität und Spezifität kleiner 50% zeigte. Das Ausmaß der Labrumläsionen konnte in 4/10 Fällen komplett, in 2/10 nur teilweise und in 4/10 nicht in der MRT-Arthrographie bestimmt werden.

SLAP-Läsionen konnten im MRT nativ nicht beurteilt werden. Lediglich mit der MRT-Arthrographie konnte die einzige SLAP II Läsion sowie nur 1 von 4 SLAP I Läsionen als solche befundet werden. Degenerative Veränderungen mit erhöhter Signalintensität des superioren Labrums wurden vom Radiologen bei 3 SLAP I Läsionen, die er nicht derart bewertete, sowie bei 4 weiteren Schultern befundet.

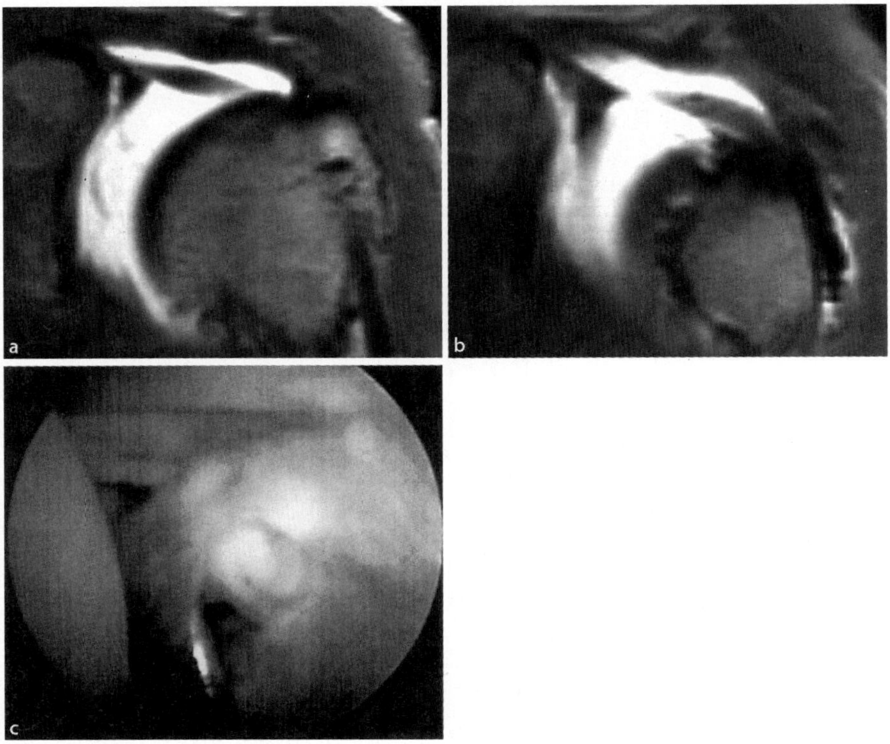

Abb. 2 a–c. MRT und Arthroskopie einer SLAP-II-Läsion

Diskussion

Rotatorenmanschette: Ein fehlerhafter Eindruck der Inzidenz von Rotatorenmanschetten-Läsionen entsteht bei der Untersuchung nur klinisch-symptomatischer Patienten. Neer et al. [17] konnten in einer der größten Kadaver-Studie mit über 500 Leichenschultern eine Inzidenz von 5% kompletter Rupturen nachweisen. Lehmann et al. [13] zeigte ebenso in einer Kadaver-Studie in Abhängigkeit vom Alter eine Zunahme der Inzidenz von kompletten Läsionen von 6% unter 60 Jahre und 30% über 60 Jahre. In einer MRT-Untersuchung von asymptomatischen Schultern zeigten Sher et al. [19] 28% komplette und 26% partielle RM-Rupturen über 60 Jahre sowie 4% komplette und 24% partielle RM-Rupturen unter 60 Jahre. Unsere Untersuchung einer Normalpopulation unabhängig von Schulterbeschwerden ergab 82% komplette und 9% partielle RM-Rupturen über 60 Jahre sowie 15% komplette und 62% partielle RM-Rupturen unter 60 bis 41 Jahre. Neben der altersabhängigen Zunahme der Inzidenz der kompletten RM-Läsionen konnten wir auch eine Größenzunahme der RM-Läsionen mit einer Inzidenz von 36% Massenrupturen über 60Jahre nachweisen. Eine Progression einer normalen Rotatorenmanschette zur Partialläsion – kompletten Ruptur – Massenruptur ist mit zunehmenden Alter zu finden.

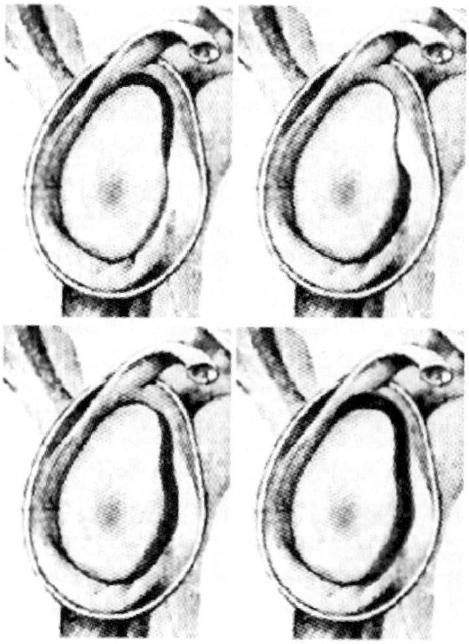

Abb. 3. Arthroskopische Beurteilung der Labrumablösung nach Zifferblatt (2 × 12–3 Uhr; 1 × 3–6 Uhr; 1 × 1–6 Uhr; 6 × 11–6 Uhr). Dabei ist eine Ablösung des Labrums von 11–6 Uhr als Endzustand der degenerativen Labrumläsionen zu betrachten

Yamanaka et al. [23] konnten bei 40 Patienten mit Partialläsion 1 Jahr nach konservativer Therapie in einer Kontrollarthrographie bei 11 Patienten eine komplette Ruptur als Progression dieser Erkrankung nachweisen.

Die Überlegenheit der MRT-Arthrographie gegenüber dem MRT nativ zeigt sich insbesondere bei der Beurteilung von artikulären Partialläsionen. Bei kompletten RM-Läsionen ist der „fluid gap" deutlicher in der MRT-Arthrographie zu erkennen. Zudem ist Gadolinium-Aufnahme in der Bursa als sekundäres Zeichen einer kompletten Ruptur nur mittels MRT-Arthrographie nachzuweisen.

Aussagen:
- Hohe Inzidenz an partiellen und kompletten RM-Läsionen in asymptomatischen Individuen.
- Zunahme der RM-Läsionen mit zunehmenden Alter
- altersabhängige Progression in komplette Rupturen sowie Größenzunahme der Ruptur
- MRT-Arthrographie dem MRT nativ zur Beurteilung einer RM-Läsion überlegen, insbesondere in der Differenzierung partielle/komplette Ruptur.

Labrum: Eine Inzidenz von 42% Labrumläsionen einer Normalpopulation mit Durchschnittsalter von 60,5 Jahren kann nicht die Summe der Patienten mit chronischer anteriorer Schulterinstabilität entsprechen. Vielmehr denken wir, vergleichbar den Veränderungen der Rotatorenmanschette, eher an eine altersabhängige Degeneration des Labrums mit Ablösung vom Glenoid. Cooper und O'Brien et al. [5] konnten 1992 in einer anatomischen Studie eine verminderte Vaskularität des anterio-superioren Labrums gegenüber dem posterioren und inferioren Labrums nachweisen. Diese verminderte Vaskularität hielten sie für die Ursache der degenerativen Veränderungen des anterioren und superioren Labrums im zunehmenden Alter. Weitere histologische Studien [3, 5, 14, 24] konnten diese Korrelation von intralabralen Signalerhöhungen der MRT-Arthrographie mit mukoider Degeneration, Narbenbildung, Kalzifikation und Ossifikation des Labrums zeigen. Unserer Meinung nach weitet sich diese anterior bzw. antero-superior beginnende Degeneration zur Ablösung des Labrums aus, welche sich anschließend nach superior und inferior derart ausweitet, daß 60% aller Labrum-Läsionen der Senioren (∅-Alter 60,5 Jahre) von 11 bis 6 Uhr reichen. Diese komplette anteriore Ablösung stellt möglicherweise das Endstadium der degenerativen Labrum-Läsion dar.

Die degenerativen Veränderungen des antero-superioren Labrums erklären auch die hohe Inzidenz von 21% SLAP-Läsionen im fortgeschrittenen Alter (∅ 60,5 Jahre). 1995 klassifizierten Snyder et al. [22] erstmals bei 140 traumatischen SLAP-Läsionen am häufigsten (55%) Typ II Läsionen mit kompletter Ablösung des Labrums vom superioren Glenoid vor 21% Typ I, 10% Typ IV, 9% Typ III und 5% komplexe SLAP-Läsionen. Mehrfach wurden Ursachen für die traumatische Genese der SLAP-Läsionen beschrieben. Snyder [21] denkt ursächlich an einen Sturz auf den ausgestreckten abduzierten Arm, wobei es zu einer superioren Kompression im glenohumeralen Gelenk mit Subluxation des Humeruskopfes kommt, welche das superiore Labrum ablöst. Eine plötzliche Kontraktion des Bizeps mit Zug der langen Bizepssehne am Anker, repetitive Mikrotraumen/Streß durch die lange Bizepssehne sowie Ablösung des SGHL bei Instabilität wurden als weiteres für die traumatische Genese einer SLAP-Läsion beschrieben. Wir konnten in einer Normalpopulation (∅ 60,5 Jahre), unabhängig von Trauma oder Beschwerden, am häufigsten Typ I Läsionen mit 80% vor Typ II Läsionen (1 von 5) nachweisen. Wenn auch die SLAP I Läsionen vom Radiologen in der MRT-Arthrographie kaum erkannt wurden, so hatte er bei allen SLAP Läsionen Signalanhebungen des superioren Labrums als Ausdruck einer degenerativen Veränderung [3, 4, 19, 24] beschrieben. Daraus schließen wir, daß im zunehmenden Alter besonders das superiore Labrum zu degenerativen Veränderungen neigt, welche sich zu SLAP I Läsionen und später auch zu SLAP II Läsionen weiter entwickeln können.

Chandnani et al. [4] konnte 1993 in einem Vergleich die Überlegenheit der MRT-Arthrographie gegenüber dem MRT nativ und CT-Arthrographie bezüglich Labrumriß (Sensitivität 96% zu 93%/73%), Labrumablösung (96% zu 46%/52%) sowie der Labrumdegeneration (56% zu 11%/24%) nachweisen. Wir konnten in der MRT-Arthrographie, möglicherweise auf Kosten der Spezifität von 93%, nur eine Sensitivität von 60% bezüglich Labrum-Läsionen bewerten. Dennoch fanden auch wir eine deutliche Überlegenheit der MRT-Arthrographie gegenüber dem MRT nativ. Eine einzige Typ II SLAP Läsion konnte als solche in der MRT-Arthrographie erkannt werden, während die Diagnostizierung einer SLAP I Läsion auch mittels MRT-Arthrographie nicht möglich war. Lediglich degenerative Veränderungen wie wir sie auch bei anderen Schultern fanden, konnte bei allen SLAP I Läsionen nachgewiesen werden.

Aussagen:
- Hohe Inzidenz an anterioren Labrum und SLAP-Läsionen bei Senioren
- Zunahme der Inzidenz mit zunehmenden Alter
- altersabhängige Progression der antero-superioren Labrum-Degeneration in komplexe Labrum-Ablösung
- Endstadium der degenerativen Labrumablösung ist eine Läsion von 11–6 Uhr
- Labrumdegeneration als Ursache für SLAP-Läsion bei Senioren
- Bei atraumatischen/asymptomatischen Schultern sind 80% der SLAP-Läsionen SLAP I
- MRT-Arthrographie dem MRT nativ zur Beurteilung einer Labrum-Ablösung überlegen
- MRT-Arthrographie wie MRT nativ nicht zur Beurteilung einer SLAP I Läsion geeignet.

Literatur

1. Bateman JE (1963) The diagnosis and treatment of ruptures of the rotator cuff. Surg Clin N Amer 43:1523–1530
2. Bresler F, Blum A, Braun M, Simon JM, Cossin M, Regent D, Mole D (1998) Assessment of the superior labrum of the shoulder joint with CT-arthrography and MR-arthrography: correlation with anatomical dissection. Surg Radiol Anat 20(1):57–62
3. Cartland JP, Crues JV 3rd, Stauffer A, Nottage W, Ryu RK (1992) MR imaging in the evaluation of SLAP injuries of the shoulder: findings in 10 patients. AJR Am J Roentgenol 159(4):787–792
4. Chandnani VP, Yeager TD, DeBerardino T, Christensen K, Gagliardi JA, Heitz DR, Baird DE, Hansen MF (1993) Glenoid labral tears: prospective evaluation with MRI imaging, MR arthrography, and CT arthrography. AJR Am J Roentgenol 161(6):1229–1235
5. Cooper DE, Arnoczky SP, O'Brian SJ et al (1992) Anatomy, histology and vascularity of the glenoid labrum: an anatomical study. J Bone Joint Surg (Am) 74:46
6. Imhoff A, Hodler J (1996) Correlation of MR imaging, CT arthrography, and arthroscopy of the shoulder: Bull Hosp Joint Dis New York 54(3):146–152
7. Imhoff A, Perrenoud A, Neidl K (1992) MRI bei Schulterinstabilität – Korrelation zum Arthro-CT und zur Arthroskopie der Schulter. Arthroskopie 5/3:122–129
8. Imhoff A, Hodler J (1992) Stellenwert von Arthroskopie und MRI an der Schulter. Eine vergleichende Untersuchung. Z Orthop 130:188–196
9. Imhoff A, Roscher E, König U (1998) Arthroskopische Schulterstabilisierung. Differenzierte Behandlungsstrategie mit Suretac, Fastak, Holmium:YAG-Laser und Elektrochirurgie. Der Orthopäde 27/8:518–531
10. Imhoff A (1992) MRT – Diagnostik an der Schulter. In: Imhoff AB (Hrsg) Schulterarthroskopie. Deutsche Ausgabe von Bunker TD, Wallace A (ed) Shoulder Arthroscopy. Thieme, Stuttgart, p 157–166
11. Kreitner KF, Botchen K, Rude J, Bittinger F, Krummenauer F, Thelen M (1998) Superior labrum and labral-bicipital complex: MR imaging with pathologic-anatomic and histologic correlation
12. Kwak SM, Brown RR, Resnick D, Trudell D, Applegate GR, Haghighi P (1998) Anatomy, anatomic variations, and pathology of the 11- to 3-o'clock Position of the glenoid la-

brum: findings on MR arthrography and anatomic sections. AJR Am J Roentgenol 171(1):235–238

13. Lehman C, Cuomo F, Kummer FJ, Zuckerman JD (1995) The incidence of full thickness rotator cuff tears in a large cadaveric population. Bull Hosp Jt Dis 54:30–31
14. Loredo R, Longo C, Salonen D, Yu J, Haghighi P, Trudell D, Clopton P, Resnick D (1995) Glenoid labrum: MR imaging with histologic correlation. Radiology J 196(1):33–41
15. Merl T, Öttl G, Keidel M, Imhoff A, Gerhardt P (1997) Diagnosis of SLAP-Lesions: A prospective Comparison of MR imaging, MR Arthrography, and Clinical Evaluation. Radiology 205:540
16. Monu JU, Pope TL Jr, Chabon SJ, Vanarthos WJ (1994) MR diagnosis of superior labral anterior posterior (SLAP) injuries of the glenoid labrum: value of routine imaging without intraarticular injection of contrast material. AJR Am J Roentgenol 163(6):1425–1429
17. Neer CS II (1983) Impingement lesions. Clin Orthop 173:70–77
18. Öttl G, Imhoff A, Roscher E, Merl T, Burkart A (1998) Sekundäres Impingement bei superiorer Instabilität nach Trauma und Überkopfsportarten – eine prospektive Studie. In: Kinzl L, Rehm KE (Hrsg) Hefte zur Zeitschrift Der Unfallchirurg 272 (62. Jahrestagung der Deutschen Gesellschaft für Unfallchirurgie e.V.), S. 435–436
19. Sher JS, Uribe JW, Posada A, et al (1995) Abnormal findings on magnetic resonance images of asymptomatic shoulders. J Bone Joint Surg 77:10–15
20. Smith DK, Chopp TM, Aufdemorte TB, Witkowski EG, Jones RC (1996) Sublabral recess of the superior glenoid labrum: study of cadavers with conventional nonenhanced MR imaging, MR arthrography, anatomic dissection, and limited histologic examination. Radiology 201(1):251–256
21. Snyder SJ, Karzel RP, Del Pizzo W, Ferkel RD, Friedman MJ (1990) SLAP lesions of the shoulder. Arthroscopy 6(4):274–279
22. Snyder SJ, Banas MP, Karzel RP (1995) An analysis of 140 injuries to the superior glenoid labrum. J Shoulder Elbow Surg 4:243–248
23. Yamanaka K, Matsumoto T (1994) The joint side tear of the rotator cuff: a follow up study by arthrography. Clin Orthop 304:68–73
24. Yeh L, Kwak S, Kim YS, Pedowitz R, Trudell D, Muhle C, Resnick D (1998) Anterior labroligamentous structures of the glenohumeral joint: correlation of MR arthrography and anatomic dissection in cadavers. AJR Am J Roentgenol 171(5):1229–1236
25. Yoneda M, Izawa K, Hirooka A, Hayashida K, Wakitani S (1998) Indicators of superior glenoid labral detachment on magnetic resonance imaging and computed tomography arthrography. J Shoulder Elbow Surg 7(1):2–12

13 Die arthroskopische Therapie der SLAP-Läsion

K. Golser und M. Wambacher

Einleitung

Die SLAP (Superior Labrum from Anterior to Posterior)-Läsion wurde 1990 von Stephen Snyder als Ablösung des Labrums vom oberen Pfannepol mit partieller oder kompletter Desinsertion der langen Bicepssehne beschrieben und von ihm in 4 Typen eingeteilt [9]. Morgan et al. [6] unterteilen die Typ II-Läsion in drei Subtypen, den anterosuperioren, den posterioren und den kombinierten anterioren und posterioren Subtyp. Dabei sollen vor allem Typ II-Slapläsionen mit posterioren Komponente durch eine posterior-superiore Instabilität bei chronischem Bestehen zu Alterationen der Rotatorenmanschette mit Entwicklung einer synovialseitigen Partialruptur führen.

Da die lange Bicepssehne am Ansatz am Glenoid mit dem Labrum verbunden ist, und die lange Bicepssehne ein wichtiger Stabilisator des Oberarmkopfes ist, führt eine Ablösung des oberen Labrumkomplexes zwangsläufig zur Instabilität des Oberarmkopfes nach kranial. Die Mehrzahl der SLAP-Läsionen findet man beim jungen sportlich aktivem Patienten. Als Unfallursache kommen repetitive Mikrotraumen (Typ I), Sturz auf die ausgestreckte Hand mit Subluxation des Oberarmkopfes (Typ II) oder komplette vordere glenohumerale Luxationen (Typ III und IV) in Frage.

Klinisch präsentiert sich die SLAP-Läsion beim Patienten als ein diffuser bewegungs- und belastungsabhängiger Schulterschmerz, vor allem bei Überkopftätigkeit. Hierbei kann es zu Einklemmungen und zu einem „Klicken" im Glenohumeralgelenk kommen (Typ II/IV). Bei den Funktionstests sind der Palm up Test, der O'Brien Test und häufig auch der Apprehension-Test positiv. Mit bildgebenden Verfahren läßt sich die SLAP-Läsion nur mit der Arthro-MRT nachweisen.

Die Indikation zur Refixierung einer instabilen SLAP-Läsion (Typ II/IV) wird vor allem beim jungen Patienten gefordert.

Technik

Die Refixierung einer SLAP-Läsion ist eine schwierige arthroskopische Technik. Die äußeren anatomischen Gegebenheiten, vor allem das Akromion, sorgen dafür, daß der obere Pfannenpol schwer erreichbar ist. Die lange Bicepssehne setzt einerseits direkt am Tuberkulum supraglenoidale des oberen Pfannenpols an, andererseits strahlt die Sehne direkt in das hintere Labrum glenoidale ein. Der Großteil der Sehnenbündel des Bicepssehnenankers münden postero-superior ein.

Die arthroskopischen Techniken, die in der Literatur beschrieben sind, inkludieren die Refixierung der SLAP-Läsion mit arthroskopischen Nahttechniken oder resorbierbaren Staples.

Die Operation wird in halbsitzender Lagerung (Beach-Chair-Position) durchgeführt, der Arm ist frei beweglich abgedeckt und wird mit einer sterilisierbaren Ellenbogen Brace gehalten und gegebenfalls extendiert (2–3 kg). Dadurch wird eine intraoperative kontrollierte Außen- und Innenrotation erlaubt. Bevorzugt wird die Intubationsnarkose, da bei einer Regionalanästhesie die Gefahr einer erhöhten Blutungsneigung besteht. Außerdem ermöglicht die Allgemeinnarkose eine gute Muskelrelaxation, was die Refixierung des Labrum-Bicepssehnen-Komplexes erleichtert.

Zugänge

Die Landmarken für die Zugänge (Abb. 1) sind das Akromion, das AC-Gelenk und die laterale Clavicula. Für die Optik wird ein hinterer Standardzugang 1 cm medial und 1 cm unterhalb des Angulus acromialis verwendet, für die Arbeitskanüle und die Instrumente (Häkchen, Faßzange, Shaver) ein vorderer oberer Zugang und Zugänge für die Refixierung. Meist gelingt die Refixierung über einen lateralen (transtendinösen) Zugang (Abb. 2) und die Refixierung der Läsion im ventralem Labrumbereich über einen superolateralen Zugang. Bei ungünstiger Akromionkrümmung kann der Zugang zum oberen Pfannenpol erschwert sein, wodurch eine stabile Refixierung nicht gesichert

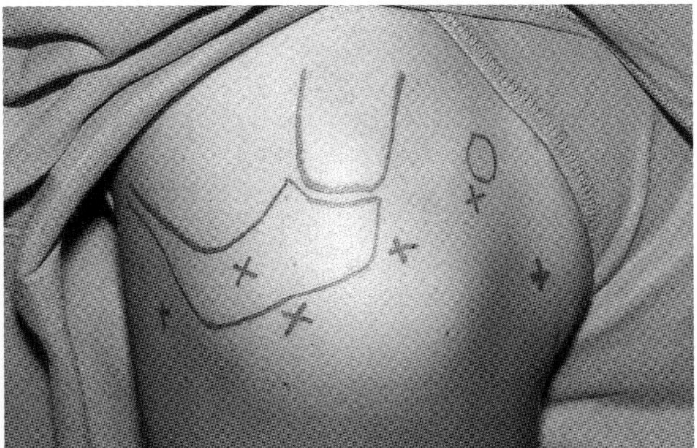

Abb. 1. Rechtes Schultergelenk, steril abgedeckt. In der Mitte des hinteren Akromions transakromialer Zugang unmittelbar lateral davon der superolaterale transtendinöse Zugang. Vor dem Akromion befindet sich der superoanteriore Zugang

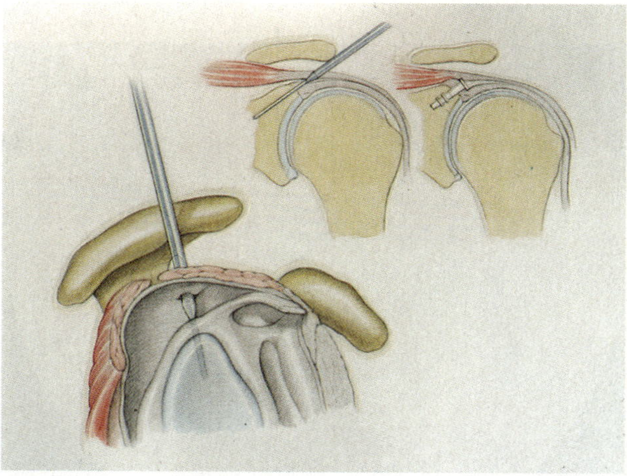

Abb. 2. Schematische Darstellung der Bohrerposition bei Verwendung des superolateralen transtendinösen Zuganges durch den Supraspinatus. Wie in der Abbildung ersichtlich, ist dieser Zugang nur bei kurzen knöchernem Akromion möglich

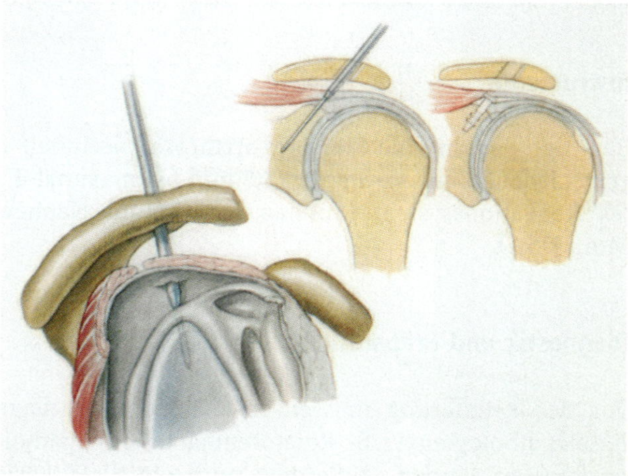

Abb. 3. Schematische Darstellung des transakromialen Zuganges unter Verwendung eines Bohrloches durch das Akromion. Bei lateral sehr weit ausladendem Akromion muß zur korrekten Positionierung des Bohrers ein Bohrloch durch das Akromion angelegt werden

ist. In diesen Fällen verwenden wir den transakromialen (Abb. 3) Zugang [8]. Hierbei werden die Instrumente und Staple durch ein 7 mm Bohrloch durch das Akromion eingebracht und dadurch die Refixierung annähernd parallel zur Glenoidebene durchgeführt. Der von Neviaser beschriebene Zugang zwischen lateraler Clavikel und Akromion durch den M. supraspinatus wird von uns wegen des zu flachen Refixierungswinkels und der damit verbundenen Gefahr der Gelenkskorpelverletzung nicht bevorzugt (Abb. 4).

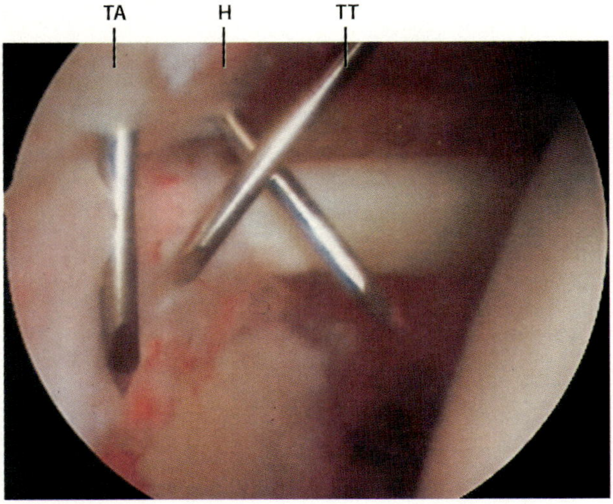

Abb. 4. Arthroskopisches Bild mit eingebrachten Bohrdrähten zur Illustration der Bohrrichtung bei Verwendung verschiedener Zugänge. *Ganz links* – transakromialer Zugang parallel zur Pfanne. *Ganz rechts* – transtendinöser superolateraler Zugang mit divergierendem Bohrwinkel zur Pfannenebene. *In der Mitte* – Neviaser zwischen Clavicula und Akromion mit obsoleter Bohrrichtung – Richtung Gelenksspalt

Instrumente

Benötigt werden eine Standard-Arthroskopieeinheit mit 30° Optik, Häkchen, verschiedene Zangen, Shaver (3,5 mm bis maximal 4,5 mm) und ein kanüliertes Refixationssystem (Suretac, Smith und Nephew Endoscopy, Mansfield M.A., USA).

Diagnostik und Präparation

Vor der Refixierung müssen im Rahmen der diagnostischen Arthroskopie Zusatzpathologien (z.B. Rotatorenmanschettenpathologie) erkannt bzw. ausgeschlossen werden. Außerdem muß die SLAP-Läsion klassifiziert und der Grad der Instabilität festgestellt werden. Letzteres gelingt durch Palpation und Zug an der langen Bicepssehne mit dem Häkchen (Abb. 5a).

Ist die Refixierung indiziert, wird mit einer Kugelfräse über den vorderen oberen Zugang ein knöcherner Sulcus nach Entfernung ausgefranster Labrumteile am oberen Glenoidpol gefräst bis blutender Knochen zum Vorschein kommt (Abb. 5b).

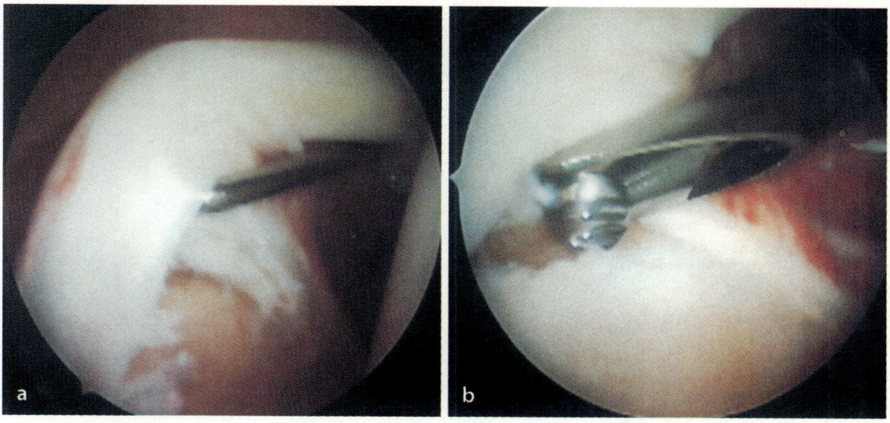

Abb 5. a Arthroskopisches Bild einer instabilen Typ II Slap-Läsion. **b** Knöcherne Präparation des oberen Glenoidpoles mit der Kugelfräse

Refixierung

Vor Anlegen einer der oben beschriebenen Zugänge wird mit einem 1 mm Stift die ideale Refixierungsebene und -richtung geprüft (Abb. 6a). Ist die richtige Stellen gefunden, wird der entsprechende (meist ein lateraler transtendinöser) Zugang angelegt und anschließend der kanülierte Bohrer für den 6 mm Suretac eingeführt. Im kanülierten Bohrer ist ein 1 mm Stift mit einer Arretierschraube fixiert und überragt mit seiner Spitze die Bohrerspitze um einige Millimeter. Anschließend wird mit Stift- und Bohrerspitze zuerst die Rotatorenmanschette perforiert und anschließend der Labrum-Bicepssehnen-Komplex (posterior der Bicepssehneneinstrahlung) aufgefädelt und zum vorbereiteten Knochenbett am oberen Pfannenpol reponiert.

Die Reposition wird durch eine schulterarthroskopisch erfahrene Assistenz überwacht und kann durch diese mit dem Häkchen unterstützt werden. Wichtig ist dabei die korrekte Position des Bohrers und die richtige Bohrrichtung unter arthroskopischer Sicht zu bestimmen (Abb. 6b). Um eine Perforation der Gelenkfläche zu vermeiden, darf der Bohrer nicht zu nahe an der Knochen-Knorpel-Grenze aufgesetzt werden, weiter soll leicht nach medial von der Gelenkfläche weggebohrt werden (Abb. 6c). Unter Sicht wird der Bohrer bis zu einer eingefrästen Markierung in den Knochen eingebohrt (Abb. 6d), dann durch Lösen der Arretierschraube der Stift gelockert, der Stift nachgeschlagen und der kanülierte Bohrer entfernt.

Über den im Knochen verbleibenden Stift wird ein 6 mm Suretac eingebracht (Abb. 7b). Dabei empfiehlt es sich die Supraspinatussehne mit einer 11er Klinge einzukerben um das Einbringen des Staples zu erleichtern (Abb. 7a). Bei gutem Sitz im Knochenkanal mit dem Suretacdriver nachgeschlagen (Abb. 7c). Nach Prüfung des Refixationsergebnisses mit dem Häkchen wird der Stift entfernt und nochmals die korrekte Lage des Implantats überprüft (Abb. 7d). Reicht die Läsion bis in den vorderen oberen Labrum-

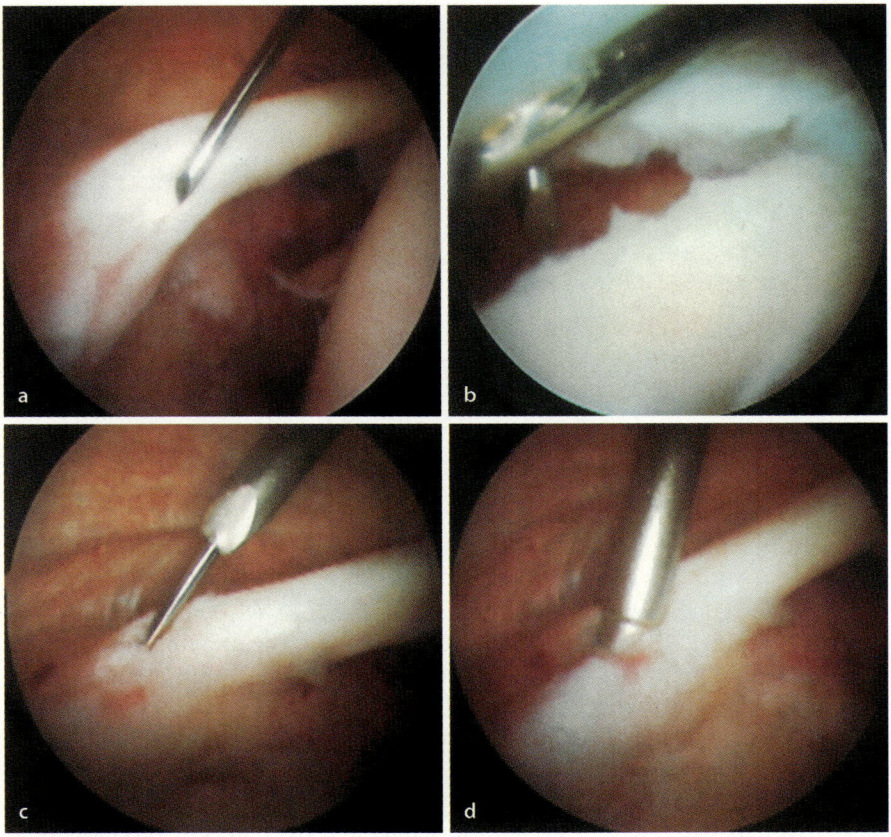

Abb 6. a Bestimmung des Eintrittspunktes des Suretacbohrers mit einem Führungsstift. **b** Blick auf den oberen Pfannenpol, Labrum und Bicepssehne sind mit dem Tasthäckchen nach kranial abgehoben, dadurch exakte Überprüfung der Plazierung des Führungsstiftes beziehungsweise Suretacbohrers am oberen Pfannenpol. **c** Nach korrekter Plazierung des Stiftes Anlegen des Bohrloches für den Suretac. **d** Bohrer wird bis zur Markierung in den Knochen eingebohrt

bereich, kann ein zweiter Suretac am vorderen oberen Pfannenrand (über die Arbeitskanüle) eingebracht werden.

Technische Probleme und mögliche Komplikationen

Es sei noch einmal darauf hingewiesen, daß es sich bei der Refixierung einer SLAP-Läsion um eine sehr anspruchsvolle Technik handelt. Die Operation kann nur gelingen, wenn sie von zwei erfahrenen Arthroskopeuren durchgeführt wird, da viele Manöver simultan durchgeführt werden müssen. Vor allem bei der Reposition des Labrum-Bicepssehnenankers zum oberen Pfannenpol ist es notwendig, daß die Assistenz diese mit dem Häkchen unterstützt. Bei der Positionierung des Bohrers ist es extrem wichtig, daß die Assi-

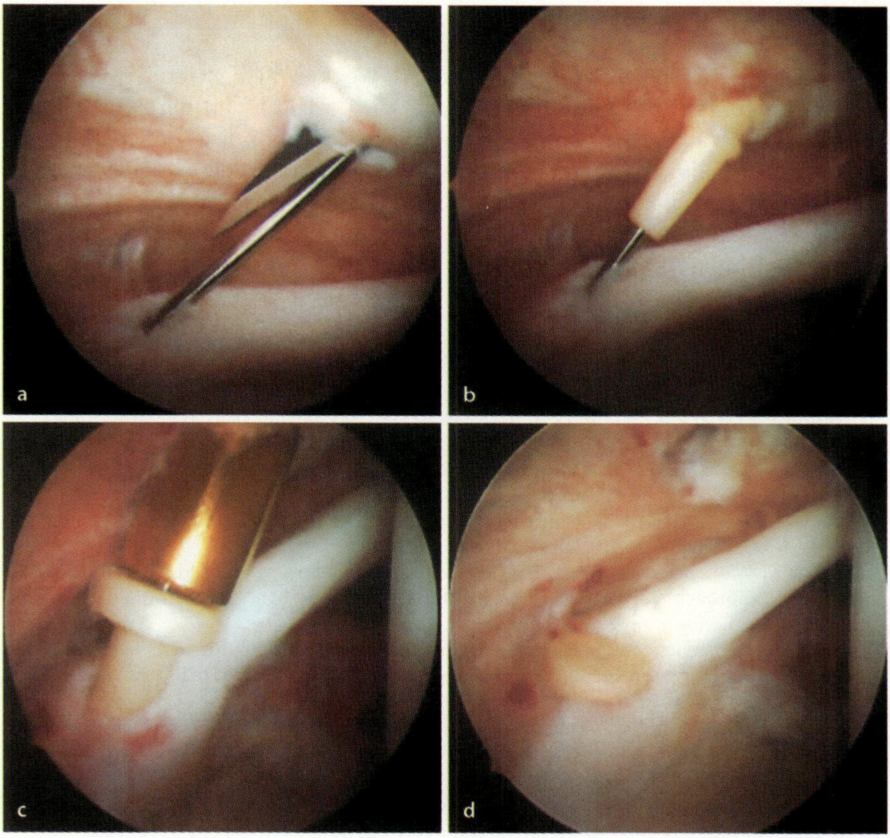

Abb 7. a Nach Entfernung des Bohrers Erweiterung des transtendinösen Zuganges mit einer spitzen Scalpellklinge, sodaß der Kopf des 6 mm Suretac die Sehne ohne Probleme passieren kann. **b** Suretac wird durch den transtendinösen Zugang eingeschoben. **c** Nachschlagen des Suretacs mit dem Suretacdriver. **d** Korrekte Lage des Suretacs hinter dem Bicepssehnenanker am hinteren oberen Pfannenpol nach erfolgter Slaprefixation

stenz die Optik führt, um dem Operateur jederzeit ein Arbeiten unter Sicht zu ermöglichen. Die Sichtverhältnisse sind vor allem im posterosuperioren Abschnitt manchmal sehr limitiert, so daß es notwendig sein kann, daß Arthroskop von vorne über die Arbeitskanüle einzubringen. Niemals darf ohne Überprüfung der korrekten Bohrerposition und Bohrrichtung blind gebohrt werden. Divergiert der Winkel beim Bohren nicht leicht vom Glenoid weg, kann es zu einer Perforation der Pfanne durch den Bohrer und dadurch zu einer Knorpelschädigung kommen. Auch ein zu geringer Abstand des Bohrers von der Knochen-Knorpel-Grenze kann spätestens beim Einschlagen des Suretacs zu einer Vorwölbung und dadurch zu einer Schädigung des Knorpels führen. Zu einer Gefährdung der am Scapulahals verlaufenden Gefäße und Nerven kann es kommen, wenn der Bohrwinkel zu flach gewählt wurde und dadurch der Bohrer nach medial abrutscht.

Nachbehandlung

Der Patient erhält postoperativ einen für 4 Wochen befristeten Schultergurt. Zwischen der 4.–6. postoperativen Woche wird im Rahmen der Physiotherapie mit aktiven und passiven Bewegungsübungen begonnen. Außen- und Innenrotation ist bis zu 6. postoperativen Woche verboten, da es dabei zu einer Zugbelastung auf die lange Bicepssehne kommt.

Überkopfaktivitäten und insbesonders Überkopfsport soll bis zum 6. postoperativen Monat vermieden werden.

Literatur

1. Andrews RJ, Carson WG, McLeod WD (1985) Glenoid labrum tears related to long head of the biceps. Am J Sports Med 13:337–341
2. Cordasco FA, Steinmann S, Flatow EL, Bigliani LU (1993) Arthroscopic treatment of glenoid labral tears. Am J Sports Med 21:425–430
3. Field LD, Savoie FA (1993) Arthroscopic suture repair of superior labral detachementlesions of the shoulder. Am J Sports Med 21:783–790
4. Golser K, Wambacher M, Resch H (1998) Arthroscopic treatment of SLAP-lesions: transacromial approach. In: Fu HF, Ticker JB, Imhoff AB (eds) An atlas of shoulder surgery. Dunitz Ltd, London, pp 105–111
5. Habermeyer P, Wiedemann E (1991) Arthroscopic suture repair for SLAP-lesions of the shoulder. Paper presented at the 5th Congress of the European Society for Surgery of the Shoulder and the Elbow. Würzburg, Germany, June 6–8
6. Morgan CD, Burkhart SS, Palmeri M, Gillespie M (1998) Type II Lesions: Three subtypes and their Relationships to Superior instability and rotator cuff. Arthroscopy 14(6):553–565
7. Pagnani MJ, Speer KP, Altcheck DW, Warren RF, Dines DM (1995) Arthroskopic fixation of superior labral lesions using a biodegradable implant. Arthroscopy 11(2):194–198
8. Resch H, Golser, Thöni H, Sperner G (1993) Arthroscopic repair of superior glenoid labral detachement. J Shoulder Elbow Surg 3:147–155
9. Snyder SJ (1993) Labral lesions and SLAP lesions. In: Snyder SJ (ed) Shoulder arthroscopy. McGraw-Hill, New York, pp 115–131
10. Snyder SJ, Karzel RP, Del Pizzo W, Ferkel RD, Friedmann MJ (1990) SLAP lesions of the shoulder. Arthroscopy 6:274–279
11. Yoneda M, Hirooka A, Saito S, Yamamoto T, Ochi T, Shino K (1991) Arthroscopic stapling for detached superior glenoid labrum. J Bone Joint Surg 73B:746–750

Impingement

14 Ätiologie und Therapie des Impingementsyndroms an der Schulter

A. Burkart und A. B. Imhoff

Einleitung

Das Impingementsyndrom der Schulter ist vermutlich die häufigste Ursache für Schulterschmerzen. Der Begriff beinhaltet mehrere Erkrankungsformen mit dem gemeinsamen Symptom des Schmerzes bei Überkopfarbeiten. Die Diagnose des Impingementsyndroms der Schulter ist eine klinische Diagnose, die auf anamnestischen und klinischen Befunden basiert.

Die Rotatorenmanschette wird bei Flexion und vor allem Rotationsbewegungen zum einen zwischen Akromion und Lig. coracoacromiale, zum anderen zwischen Humeruskopf und Tub. majus eingeklemmt. Der sogenannte korakoacromiale Bogen besteht aus Akromion, Lig. coracoacromiale und Proc. coracoideus. Unterhalb des koracoacromialen Bogens befindet sich lediglich eine Gleitschicht aus den beiden Blättern der Bursa subacromialis und der darunter befindlichen Rotatorenmanschette mit einer Breite von 10–15 mm [23]. Nach Berechnungen anhand von Vektordiagrammen sowie aus biomechanischen Untersuchungen an der Leichenschulter geht hervor, daß bei Abduktion und Gewichtsbelastung die Kraft zwischen Humeruskopf und Acromion ansteigt, wobei Druckspitzen im antero-lateralen Acromionbereich auftreten [31, 36–38].

Das klassische subacromiale Impingement involviert die anteriore Ecke und die Unterfläche des Acromions, das coracoacromiale Ligament sowie gelegentlich das Acromioclaviculargelenk [8, 13, 28]. Der Raum zwischen Akromion und Humeruskopf beträgt normalerweise 1–1,5 cm. 1972 fand Neer im Rahmen einer Studie an 100 Leichenschultern knöcherne Ausziehungen an der vorderen lateralen Acromionecke in Verlängerung des Lig. coracoacromiale. Er erklärte sich dies durch ein „Anstoßen“ des Humeruskopfs und der Rotatorenmanschette bei Flexion und Abduktion. Aufgrunddessen entstand die Idee der chronischen Bursitis, die sich letztlich zur Rotatorenmanschettenruptur fortsetzt [28].

Zum Verständnis der Rotatorenmanschettentendinitis ist eine Unterteilung in *extrinsische* und *intrinsische* Faktoren sinnvoll.

Extrinsische Faktoren

Die extrinsischen Faktoren können weiter unterteilt werden in ein primäres und sekundäres Impingement. Zum **primären Impingement** werden alle Faktoren gezählt, die ein mechanisches Impingement durch eine Einengung des subakromialen Raums verursachen (Abb. 1). Dies kann unterschiedliche Ursachen haben, die wie folgt aufgeführt sind:

- *AC-Bereich:* Kongenitale und degenerative Veränderungen im AC-Gelenks-Bereich wie Osteophyten und Kapselverdickungen, die bei etwa 30% der Patienten vorhanden sind [4].
- *Akromionbereich:* Die Form des Akromions, eingeteilt nach Bigliani, korreliert mit Läsionen der Rotatorenmanschette. Akromion-Typ I ist flach und kommt nach den Untersuchungen von Bigliani und Morrison bei 17% vor, Typ II ist leicht gebogen und kommt bei 43% vor, Typ III ist hakenförmig und besteht bei 40% der Patienten. 73% der Schultern mit Rotatorenmanschettenruptur wiesen ein Akromion Typ III auf [2, 3]. Es ist jedoch nicht klar, ob hier eine Prädisposition zu einer Rotatorenmanschettenruptur oder zum Impingement vorliegt. Abzugrenzen sind hier Verknöcherungen an der anterolateralen Akromionkante und Verkalkungen des Lig. coracoacromiale bei schweren RM-Läsionen. Weiterhin kann ein Os acromiale, entstanden aufgrund einer ungenügenden Verschmelzung des aus 3 separat angelegten Ossifikationszentren (Präakromion, Mesoakromion, Metaakromion), Ursache eines Impingements aufgrund von Weichteilverdikkungen oder feinen knöchernen Ausziehungen an der Unterfläche sein. Die Häufigkeit des Os acromiale liegt bei 2–3% und ist in etwa 60% bilateral (Abb. 2).

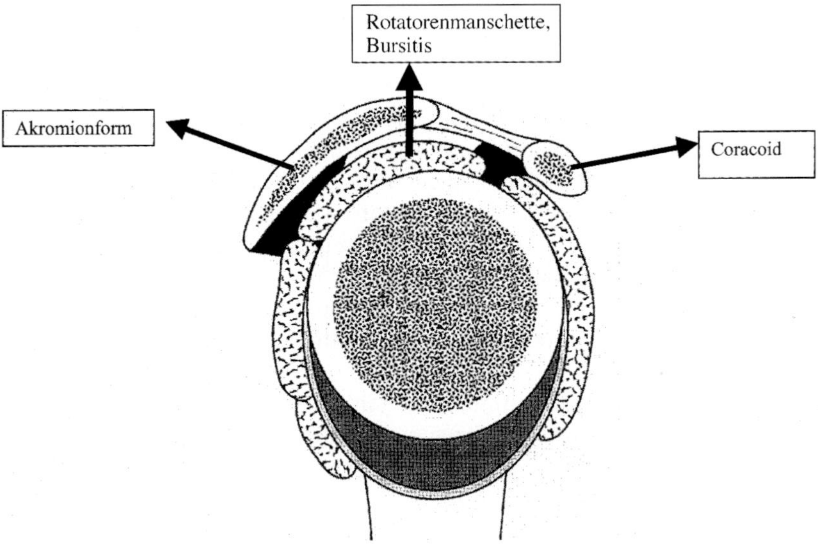

Abb. 1. Extrinsische Faktoren des Impingements

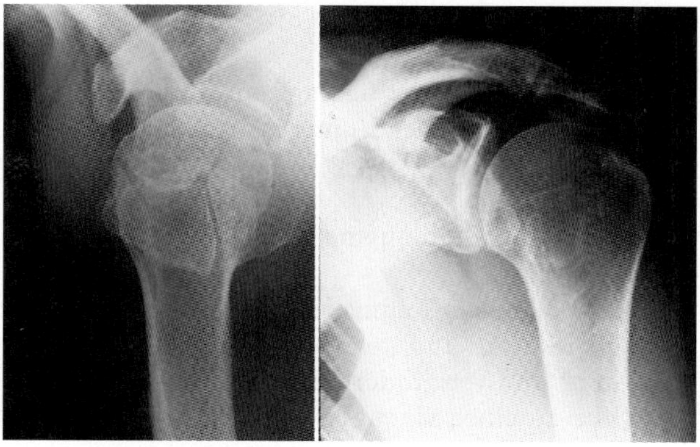

Abb. 2. Röntgenübersichtsbild Schulter mit Os acromiale

- *Bursabereich:* Eine Einengung des subacromialen Raums kann durch eine Entzündung (c.P.) sowie eine postentzündliche chronische Verdickung der Bursa verursacht sein.
- *Rotatorenmanschette:* Veränderungen im Bereich der Rotatorenmanschette wie Verkalkungen (Tendinitis calcarea), Rupturfetzen und postoperative Vernarbungen führen zur Einengung subacromial.
- *Korakoid:* kongenitale Veränderungen, posttraumatische und postop. Fehlstellungen, z.B. nach Versetzung des Coracoids wie der Operation nach Latarjet zur Therapie der Schulterinstabilität können zu einem veränderten Gleitvorgang führen.
- *Humerus:* Stellungsänderungen der Tubercula wie z.B. nach Tub. majus Fraktur oder auch ein Hochstand des Tub. majus bei zu tief eingesetzter Schulterprothese führen ebenfalls zu einem mechanischen Impingement.

Unter einem **sekundären Impingement** verstehen wir ein Höhertreten des Humeruskopfs im glenohumeralen Gelenk aufgrund einer *Instabilität* oder aufgrund einer unnatürlichen *muskulären* oder *neurogenen* Kontrolle der RM.
- *Neurogene Ursachen:* Ein Engpaßsyndrom im Bereich des N. suprascapularis oder eine Schädigung des N. thoracicus longus mit Ausfall des M. serratus anterior führt zu einer Scapula alata wobei hier das Glenoid nicht mehr in eine optimale Position gebracht werden kann.
- *Instabilität:* Bei jugendlichen Überkopfsportlern kann es infolge einer gewissen Kapsellaxität zu einem Höhertreten des Humeruskopfs kommen, was letzlich zu einem Anpressen der RM an das coracoacromiale Ligament führt. Eine primäre Instabilität kann z.B. durch Verletzung des Lig. glenohumerale inferior oder des Labrum glenoidale anterior entstehen. Die Dehnung des kapsuloligamentären Komplexes führt besonders in der Außenrotations- und Abduktionsstellung zu vorderen Subluxationen. Läsionen der langen Bizepssehne führen zu einer vermehrten anterosuperioren Instabilität, die durch zusätzliche Verletzungen des Labrum glenoidale in Form einer SLAP (superior labral instability from anterior to posterior)-

oder GLAD (glenoid labral articular disruption)-Läsion verstärkt wird [13, 18–22].
- Eine *Frozen shoulder* bedingt aufgrund der Steifigkeit der hinteren Kapsel ein Höhersteigen des Humeruskopfs gegen das Akromion bei Flexion.

Subkorakoidales Impingement

Der subkorakoidale Raum liegt zwischen Proc. coracoideus und Tub. minus. In Ruheposition und leichter Innenrotation beträgt der Abstand 8,7 mm (±2,4 mm) und vermindert sich bei Flexion auf 6,8 mm (±2,9 mm) [11]. Faktoren, die zu einer Einengung des subkorakoidalen Raums führen und somit zu einem *subkorakoidalen Impingement* prädisponieren, sind eine abnorme Stellung des Proc. coracoideus und ein großes Tub. minus, ebenso wie Verkalkungen der Subscapularissehne und Vernarbungen nach Schulterinstabilitätsoperation [11] (Abb. 3).

Intrinsische Faktoren

Hierbei bestehen die primären Veränderungen in der Sehne selbst, verursacht durch einklemmungsbedingte Minderdurchblutung infolge Muskelschwäche, Überbeanspruchung und degenerativer Vorschäden (Abb. 4).

Ein Impingement durch Überlastung mit einklemmungsbedingter Minderdurchblutung entsteht dabei vor allem in der Nähe der Insertion des M. supraspinatus [6, 30]. Diese Zone wird lediglich durch Anastomosen zwischen 2 Endstromgebieten versorgt. Rupturen treten gehäuft in diesem Bereich auf. Der normale subacromiale Ruhedruck von 8 mmHg erhöht sich auf 39 mmHg bei 45° Flexion und auf 56 mmHg bei zusätzlicher Gewichtsbelastung mit 1 kg. Dadurch könnte die Mikrozirkulation weiter geschädigt wer-

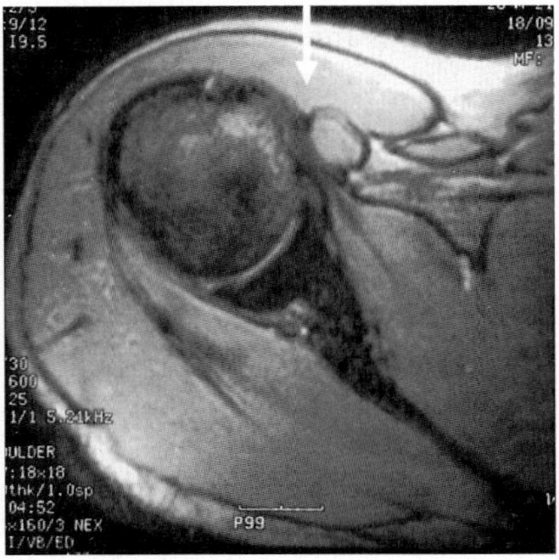

Abb. 3. MRT eines subkorakoidalen Impingements mit Einengung des subcoracoidalen Raums

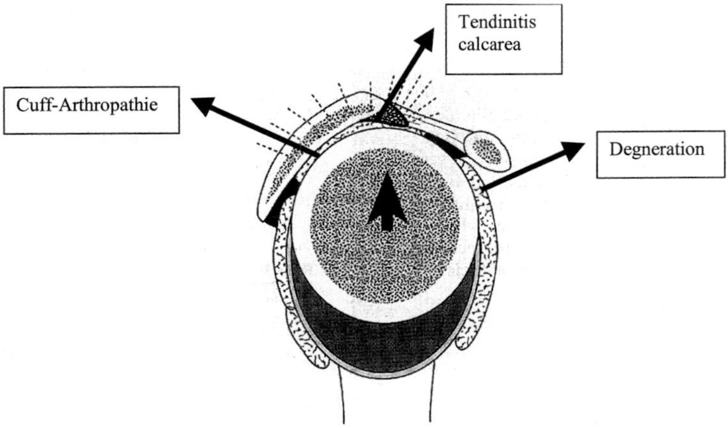

Abb. 4. Intrinsische Impingementfaktoren

den. Es stellt sich allerdings die Frage, ob, bei ständiger Bewegung des humeroakromialen Anteils, die Dauer der Ischämie genügend lang ist. Die Untersuchungen Uhthoffs konnten nachweisen, daß die meisten Risse in der Rotatorenmanschette an der Unterfläche entstehen, wodurch äußere Faktoren eher eine untergeordnete Rolle spielen. Eventuell spielt auch die repetitive Überlastung des M. supraspinatus eine Rolle [29]. Untersuchungen von Nakajima konnten nachweisen, daß die articulärseitige Supraspinatussehne einen signifikant größeren Elastizitätsmodulus und niedrigere Reißkraft als die bursaseitige Sehne aufweist, was für die häufigere articulärseitige Ruptur spricht [27]. Flatow fand bei Patienten mit Rotatorenmanschettenerkrankung eine erhöhte Genexpression des Hüllproteins Aggrecan im M. supraspinatus im Vergleich zum M. subscapularis. Er vermutet, daß die Tenozyten infolge des subacromialen Impingements ihre Matrix verändern, um so der erhöhten Belastung Widerstand zu bieten, wodurch die Sehne allerdings gegenüber Dehnungsbelastungen anfälliger wird [9].

Postero-superiores Impingement

Beim sogenannten postero-superioren Impingement kommt es zu einem unphysiologischen Kontakt zwischen hinterem oberen Glenoidrand und RM-Unterfläche. Die jungen Patienten geben bei der körperlichen Untersuchung den Schmerz entlang der posterioren Gelenklinie bei Außenrotation und Abduktion an. Im arthroskopischen Bild sieht man hier häufig eine artikulärseitige Rotatorenmanschettenläsion mit Auffransung des posterosuperioren Labrums am Glenoid. Oftmals hat diese Patientengruppe zusätzlich einen Schaden am anteroinferioren Labrum und inferioren glenohumeralen Ligament [22]. Die subacromiale Bursa hingegen zeigt kaum pathologische Veränderungen.

Die Idee, daß die Rotatorenmanschettenruptur aufgrund eines Impingements der inneren Fasern der RM und des posterosup. Labrums, die zwischen Tub. majus und Glenoid eingeklemmt werden, auftritt, wird durch anatomische und MR-tomographische Untersuchungen belegt. Hier wurde gezeigt, daß auch bei stabilen Schultern in Abduktion und Außenrotation die inneren Fasern der Rotatorenmanschette durch das posterosuperiore Labrum verdreht werden und die Form des Labrums durch Tub. majus und die Rotatorenmanschette verändert wird [34, 22]. Auch zeigt uns die Geometrie des Knorpels des Schultergelenks, daß die Außenrotationsbewegung wichtig ist, um bei Elevation weiterhin knorpeligen Kontakt zu haben. Ansonsten würde sich das Tub. majus störend auswirken [22].

Die Achse des Humeruskopfs verläuft zudem in posterosuperiorer Richtung relativ zum Glenoid. Bei der Wurfbewegung erfolgt eine Rotation und eine Bewegung des Humeruskopfs nach superior, um das Tub. majus nach posterior zu bewegen. Der primär passive Stabilisator, der diesem Mechanismus entgegenwirkt, ist das inferiore glenohumerale Ligament, der aktive Stabilisator ist der M. subscapularis. Diese posterosuperiore Aufwärtsbewegung des Humeruskopfs tritt vermehrt bei Schwäche bzw. „Ermüdung" der Rotatorenmanschettenmuskulatur auf. Sekundär wird dabei durch die wiederholten massiven Außenrotationsmanöver auch die anteriore Kapsel vermehrt gedehnt, was in Folge wiederum Subluxationen nach anterior begünstigt. Eine Verstärkung dieser Pathomechanik erfolgt durch eine limitierte Aufwärtskippung der Scapula, was sich klinisch als verminderte glenohumerale Extension darstellt [33].

Therapie

Um eine adäquate Therapie des Subacromialraumes zu erreichen, ist zuvor die korrekte Diagnosestellung wichtig. So stehen natürlich bei einem Instabilitätsimpingement schulterstabilisierende Maßnahmen an erster Stelle. Eine alleinige subacromiale Dekompression würde hier zu einem sicheren Fehlschlagen führen. Auch das subcoradoidale Impingement kann nur durch Eingriffe im Bereich des Korakoids therapiert werden. Bei einem korrekt diagnostizierten Impingementsyndrom stehen konservative Therapiemaßnahmen über 3–6 Monate an erster Stelle. Dabei gilt, daß zuerst eine Schmerzlinderung vor Bewegungs- und Kräftigungsübungen erreicht werden soll. Im Rahmen der Schmerzbehandlung stehen folgende verschiedene Maßnahmen zur Verfügung:

- Lagerungsmaßnahmen wie z.B. der Gebrauch eines Abduktionskissens oder der Schlingentisch,
- Krankengymnastische Übungsbehandlungen im Sinne von Dehnungs-, Pendel- und passiven Bewegungsübungen,
- Elektrotherapie, Iontophorese und Ultraschall,
- Lockerungsmassagen, Querfriktionen,
- Antirheumatika/Antiphlogistika,
- Infiltrationstherapie.

Nach der Schmerzbehandlung treten *mobilisierende* Maßnahmen in den Vordergrund. Aktive Mobilisationsmaßnahmen erfolgen im Bewegungsbad, mittels Ballübungen und Ergotherapie. Passive Verfahren untergliedern sich in manuelle Mobilisationen unter Narkose sowie dem Gebrauch der „continous passive motion". *Kräftigungsübungen* erfolgen isometrisch und dynamisch, wie z. B. mit isotonen und isokinetischen Übungsverfahren. Ziel der konservativen Therapie ist die Zentrierung eines nach kranial dezentrierten Humeruskopfs mittels Training der Innen- und Außenrotatoren sowie der Adduktion. Auch sollten Alltagsbewegungen mit Elevationsbewegungen vermieden werden. Die Dauer der konservativen Therapie sollte bis zu 6 Monaten betragen.

Operative Maßnahmen

Zurückhaltung mit operativen Maßnahmen sollte erfolgen bei:
- Neurologischen Ausfällen wie Muskelatrophien und Paresen
- Unklarer und nicht eindeutiger klinischer Symptomatik
- Ausgeprägter glenohumeraler Bewegungseinschränkung
- Omarthrose
- Auffälliger Sozialanamnese wie Rentenbegehren
- Psychiatrischen Erkrankungen

Armstrong und Smith-Petersen beschrieben als Operationsmethode eine Akromionektomie [1, 32]. Dadurch wurde nicht nur die Biomechanik der Schulter massiv gestört, sondern auch kosmetische Veränderungen des Schulterreliefs erzeugt, wodurch dieses Verfahren wieder verlassen wurde. Auch andere Verfahren wie die laterale Akromionplastik, die Grammont-Osteotomie der Spina scapulae oder die paraglenoidale Osteotomie mit Kaudalverlagerung der Cavitas glenoidalis konnten sich aufgrund schlechter Ergebnisse nicht durchsetzen. Unzureichend waren die einfache Exzision des Lig. coracoacromiale oder die alleinige Bursektomie und Bizepssehnenresektion. So erzielte eigentlich Neer einen Durchbruch, indem er lediglich das anteriore 1/3 des Akromions entfernte und eine Resektion des Lig. coracoacromiale offen durchführte [28].

Die arthroskopische subakromiale Dekompression wurde von Ellman 1987 erstmals beschrieben [7]. Sie bietet eine Reihe von Vorteilen gegenüber offenen Verfahren. Zum einen ist sie weniger invasiv, zum anderen hat sie eine geringere Morbidität. Ein außerordentlicher Vorteil ist die Möglichkeit der Diagnostik von Begleitläsionen wie Labrumpathologien, Instabilität, Veränderungen der langen Bizepssehne, die Dokumentations- und Biopsiemöglichkeit einer Synovialitis sowie der Nachweis von Partialrupturen. Die Frage, die sich immer wieder stellt, ist, soll das AC-Band durchtrennt werden oder nicht. Unseres Erachtens stellt das AC-Band einen bedeutenden passiven Stabilisator gegen die humerale superiore Subluxation dar, was auch Kadaverstudien von Gohlke, Lazarus und Moorman bestätigen. Wir empfehlen deshalb den Erhalt des Bandes bei der arthroskopischen subakromialen Dekompression.

Literatur

1. Armstrong JR (1949) Excision of the acromion in treatment of the supraspinatus-syndrome. Report of ninety-five excisions. J Bone Koint Surg. 31B:436–442
2. Bigliani U, Morrison D, April EW (1986) The morphology of the acromion and its relationship to rotator cuff tears. Orthop Trans 10:228
3. Bigliani U, Ticker JB, Flatow EL (1991) The relationship of acromial architecture to rotator cuff disease. Clin Sports Med 10:823–838
4. Bunker TD, Wallace A (1991) Shoulder Arthroscopy. Dunitz
5. Burns WC, Whipple TL (1993) Anatomic relationship in the shoulder impingement syndrome. Clin Orthop 96–102
6. Codman EA (1990) The classic rupture of the supraspinatus tendon. Clin Orthop 254:3–26
7. Ellmann H (1987) Arthroscopic subacromial decompression: analysis of one- to three year results. Arthroscopy 3:173–181
8. Ellmann H (1990) Diagnosis and treatment of incomplete rotator cuff tears. Clin Orthop 254:64–80
9. Flatow EL, Djurasovic M, Bigliani LU, Ratcliffe A (1997) Abstract: Variation of proteoglycan gene expression in rotator cuff tendons. J Shoulder Elbow Surg 6:220
10. Folliason A (1933) Un cas dòs acromial. Rev d'Orthop 20:533–538
11. Gerber Ch, Terrier F, Ganz R (1985) The Role of the Coracoid in the Chronic Impingement Syndrome. J Bone Joint Surg 67-B:703–708
12. Gohlke F, Daum P, Eulert J (1994) The stabilizing function of the capsule of the glenohumeral joint and the corresponding role of the coracoacromial arch. J Shoulder Elbow Surg 3:24
13. Hawkins R, KennedyJC (1980) Impingement syndrome in athletes. Amer J Sports Med 8:151–158
14. Imhoff A (1992) Diagnostische Schulterarthroskopie. In: Springorum HW, Katthagen BD Aktuelle Schwerpunkte der Orthopädie, Bd. III, Thieme, Stuttgart, S 131–138
15. Imhoff A (1992) Schulterarthroskopie. Deutsche Ausgabe von Bunker T, Wallace A: Shoulder Arthroscopy. Thieme, Stuttgart
16. Imhoff A, Perrenoud K, Neidl K (1992) MRI bei Schulterinstabilität-Korrelation zum Arthro-CT und zur Arthroskopie der Schulter. Arthroskopie 5:122–129
17. Imhoff A, Ledermann Th (1996) Das Impingementsyndrom der Schulter, Definition, Pathogenese-pathologische Befunde. In: Eulert J, Hedtmann A (Hrsg): Das Impingementsyndrom der Schulter. Thieme Verlag, S 1–13
18. Jobe FW (1989) Impingement problems in the athlete. Instruct. Course Lect 38:205–209
19. Jobe CM (1995) Posterior superior glenoid impingement: expanded spectrum. Arthroscopy 11:530–536
20. Jobe CM, Sidles J (1993) Evidence for a superior glenoid impingement upon the rotator cuff. J Shoulder Elbow Surg 2 (Suppl.):S 19, Abstract
21. Jobe CM, Iannotti JP (1995) Limits imposed on glenohumeral motion by joint geometry. J Shoulder Elbow Surg 4:281–285
22. Jobe CM (1996) Superior Glenoid Impingement. Clin Orthop 330:98–107
23. Laumann U (1980) The so-called „periarthritis humero-scapularis"-possibilities of an operative treatment. Arch Orthop Traum Surg 97:27–37
24. Lazarus MD, Yung S-W, Sidles JA, Harryman DT (1995) Anterosuperior humeral displacement: Limitation by the coraco-acromial arch. Proceedings of the 62nd Annual Meeting of the AAOS, Orlando, Fl. Rosemont, Il, AAOS, p 129
25. Matsen FA, Craig TA (1990) Subacromial impingement. In: Rockwood CA, Matsen FA: The Shoulder. Saunders, Philadelphia
26. Moorman CT, Deng X-H, Warren RF, Torzilli PA, Wickiewicz TL (1995) Role of the coracoacromial ligament, coracohumeral veil, and anterior acromion in stabilizing the glenohumeral joint. Proceedings of the 62nd Annual Meeting of the AAOS, Orlando, Fl. Rosemont, Il, AAOS

27. Nakajima T, Rokuuma N, Hamada K et al (1996) Histologic and biomechanical characteristics of the supraspinatus tendon: Reference to rotator cuff tearing. J Shoulder Elbow Surg 3:79–87
28. Neer CS (1983) Impingement lesions. Clin Orthop 173:70–77
29. Nirschl RP (1989) Rotator cuff tendinitis: basic concepts of pathoetiology. Instruct Course Lect 439
30. Rothman RH, Marvel JP, Heppenstall RB (1975) Anatomic considerations in the glenohumeral joint. Orthop Clin North Am 6:341
31. Sigholm G, Styf L, Körner L, Herberts P (1988) Pressure recordings in the subacromial bursa. J Orthop Res 6:123–128
32. Smith-Petersen MN, Aufranc CB, Larson CB (1943) Useful procedures for rheumatoid arthritis involving the shoulder joints of upper extremitiy. Arch Surg 46:764–770
33. Walch G, Nove-Josserand L, Levigne Ch, Renaud E (1994) Tears of the supraspinatus tendon associated with „hidden" lesions of the rotator interval. J Shoulder Elbow Surg 3:353–360
34. Walch G, Boileau P, Noel E, Donell ST (1992) Impingement of the deep surface of the supraspinatus tendon on the posterosuperior glenoid rim: an arthroscopic study. J Shoulder Elbow Surg 1:238–245
35. Watson M (1989) Rotator cuff function in the impingement syndrome. J Bone Joint Surg 71:361–366
36. Wuelker N, Plitz W, Roetman B (1994) Biomechanical data concerning the shoulder impingement syndrome. Clin Orthop 303:242–249
37. Wuelker N, Plitz W, Roetman B, Wirth CJ (1994) Function of the supraspinatus muscle. Abduction of the humerus studied in cadavers. Acta orthopedica Scand 65:442–446
38. Wuelker N, Wirth CJ, Plitz W, Roetman B (1995) A dynamic shoulder model: reliability testing and muscle force study. J Biomech 28(5):489–499

15 Arthroskopische subacromiale Dekompression und laterale Clavicularesektion

F. S. Kralinger und G. Sperner

Arthroskopische subacromiale Dekompression

Die Indikation zur isolierten arthroskopischen subacromialen Dekompression sehen wir in dem Vorliegen eines therapieresistenten Impingement-Syndromes Stadium 2 nach Neer [4, 5]. Dieses ist definiert als Fibrosierung und Verdickung der Sehne und der Bursa subacromialis durch wiederholte Reizzustände. Eine Therapieresistenz liegt dann vor, wenn über 6 Monate trotz subacromialer Infiltration und begleitender physikalischer Therapie das Impingement bestehen bleibt.

Klinisch kennzeichnend ist vor allem der Nachtschmerz, das Vorliegen eines Painful Arc's, positive Impingement-Tests und deutlicher Schmerzrespons nach subacromialer Infiltration. Im Rahmen der Sonographie, die bei uns durch den Operateur selbst durchgeführt wird, kann eine Ruptur der Rotatorenmanschette ausgeschlossen werden. Im Seitenvergleich kann die Dickenzunahme der Sehne und der Bursa dokumentiert werden. Aufgrund der Progredienz der subacromialen Pathologie von Stadium 1 bis 3 nach Neer sollte bei Indikationsstellung zur ASD eine zwischenzeitlich aufgetretene Teil- bzw. Totalruptur der Rotatorenmanschette ausgeschlossen werden, um einen intraoperativen Verfahrenswechsel ausschließen zu können. Bei Vorliegen einer kompletten Ruptur (Stadium 3) der Rotatorenmanschette muß zusätzlich zur arthroskopischen subacromialen Dekompression ein Sehnenrepair (arthroskopisch bzw. offen) durchgeführt werden.

Technik: Der Eingriff sollte in Allgemeinnarkose erfolgen um einen kontrollierten Blutdruck von cirka 100 mmHg zu erreichen und diesen während der gesamten Operation zu halten. Nur so können bei niedrigem Pumpendruck entsprechende Sichtverhältnisse erzielt werden. Die Lagerung erfolgt in der sogenannten Beach-Chair-Position. Der Patient ist dabei in halb sitzender Position gelagert, der Oberkörper ca. 60 Grad aufgerichtet, der Patient wird möglichst nahe am Rand des Operationstisches gelagert, bei den Operationstischen für die Schulterchirurgie besteht die Möglichkeit, ein 15 × 20 cm großes, abnehmbares Tischteil zu entfernen, sodaß die Schulter von hinten frei zugänglich wird, als auch ein freies Schwenken des Arthroskopes gewährleistet ist [6]. Der Ellbogen wird in einer 90 Grad gewinkelten gepolsterten Plastikhalterung gelagert, über ein Zuggewicht von 2–3 Kilo ist die Schulter

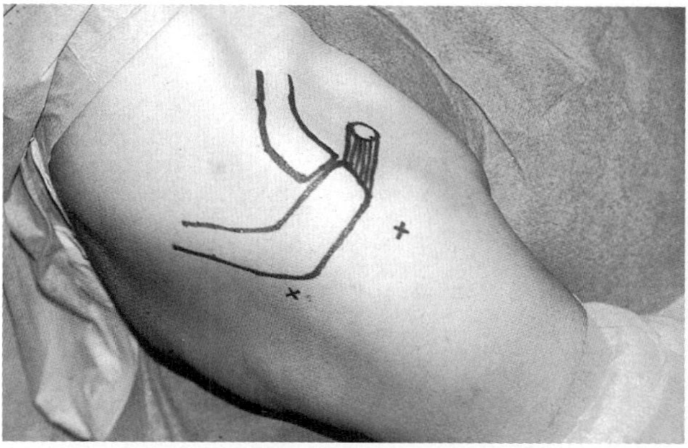

Abb. 1. Dorsaler und lateraler Zugang für die arthroskopische subacromiale Dekompression

nach distal extendiert, diese Lagerung erlaubt eine gezielte Innen- und Außenrotation des Oberarmes intraoperativ. Das Schultergelenk wird von hinten mit dem stumpfen Troikar im Bereich des sogenannten Softspots punktiert. Der Softspot liegt knapp caudal und medial des Angulus acromialis.

Bei Durchführung der arthroskopischen subacromialen Dekompression sollte auf alle Fälle eine diagnostische Arthroskopie des Schultergelenkes durchgeführt werden. Um für die anschließende ASD eine Diathermie verwenden zu können, muß die Arthroskopie mit einer nicht ionisierenden Spülflüssigkeit (zum Beispiel Resektal) durchgeführt werden. Nach Beendigung der arthroskopischen Inspektion des Glenohumeralgelenkes wird nochmals der stumpfe Troikar eingeführt, unter leichtem Druck nach cranial wird das Arthroskop zurückgezogen, der Austritt aus dem Musculus infraspinatus wird als Schnappen wahrgenommen. Nun wird mit dem stumpfen Troikar das Arthroskop zwischen Musculus deltoideus und Musculus infraspinatus am Hinterrand des Acromions in den Subacromialraum vorgeschoben. Unter arthroskopischer Sicht wird in weiterer Folge der laterale Zugang mit einem flexiblen Stift markiert. Der Zugang sollte etwa 2 cm lateral und knapp ventral des vorderen Acromionendes liegen. Wir verwenden für den Arbeitszugang eine Schraubkanüle, die nach Stichinzision über den flexiblen Stift eingedreht werden kann. Meist verhindern dünne bridenartige Gebilde aus einer verdickten Bursa eine gute Einsicht in den Subacromialraum.

Mit Hilfe der Diathermie bzw. dem Full radius-Resector ist es möglich, ausreichende Sichtverhältnisse herzustellen. Unter Außen- und Innenrotationsbewegungen wird die acromialseitige Rotatorenmanschetten-Oberfläche genau inspiziert. Nach Abschluß der Inspektion der acromialseitigen Rotatorenmanschetten-Oberfläche wird die Optik um 180 Grad gedreht, sodaß eine Aufsicht auf das AC-Band und auf die Acromionunterseite möglich ist. Osteophytäre Ausziehungen als auch Bandauffaserungen können als ein Anhaltszeichen des mechanischen Impingements gut dokumentiert werden. Lateral wird nun die Acromionunterfläche mit dem Elektrokauter schachbrettartig

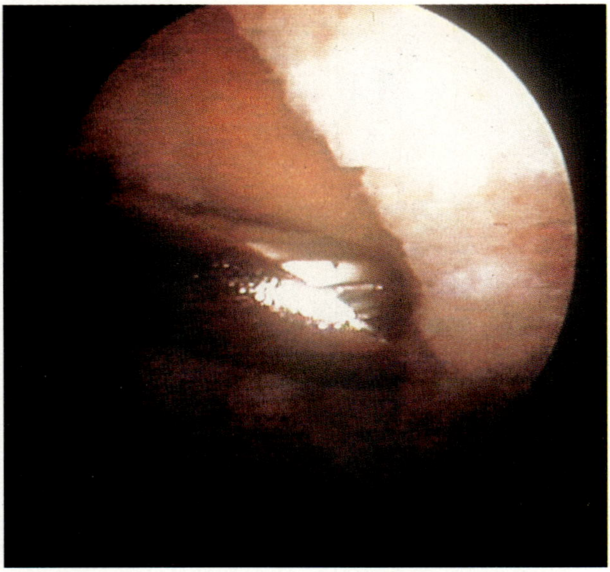

Abb. 2. Bahnenartige Knochenresektion mit dem Acromioniser von lateral vorne nach dorsal. Die Beurteilung der Resektionstiefe erfolgt durch die Dicke des Acromionisers (ca. 0,5 cm)

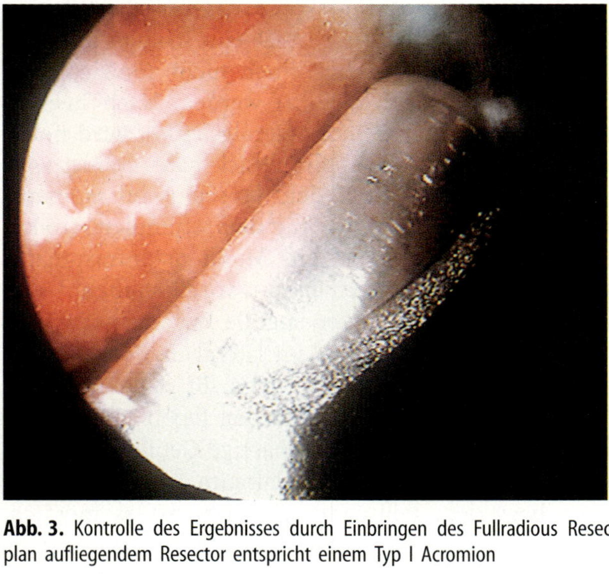

Abb. 3. Kontrolle des Ergebnisses durch Einbringen des Fullradious Resectors von dorsal. Das Ergebnis bei plan aufliegendem Resector entspricht einem Typ I Acromion

zerteilt, um Blutungen möglichst zu verhindern. Im Anschluß daran kann das gesamte Weichteilgewebe entfernt werden, sodaß der corticale Knochen frei einsehbar ist. Um einen entsprechend genauen Überblick über die Größe und Beschaffenheit des Acromions zu erhalten, ist es notwendig, vor allem die knöcherne Begrenzung im vorderen und lateralen Anteil genau darzustel-

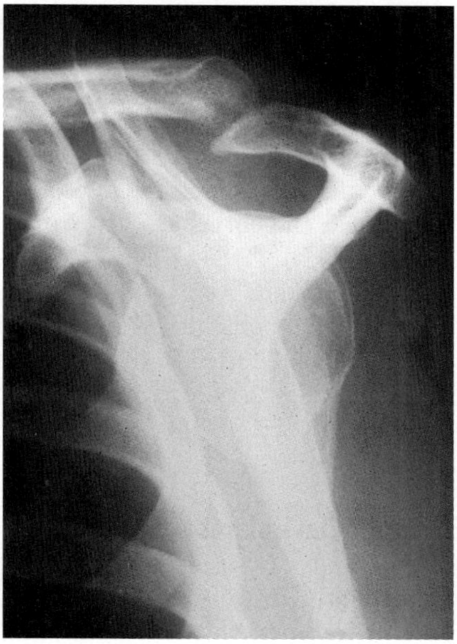

Abb. 4. Praeoperativ massive subacromiale Spornbildung Typ III nach Bigliani

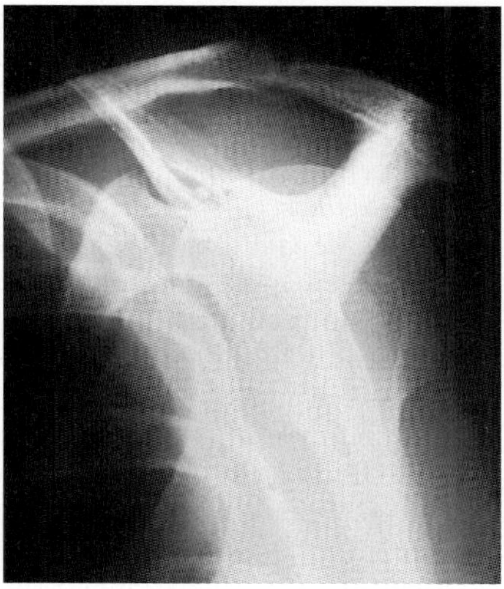

Abb. 5. Die postoperative Röntgenkontrolle zeigt die ausreichende Resektion

len. Erst nach Herstellen eines entsprechenden Überblickes wird mit dem Acromioniser (in der Lernphase empfiehlt sich aufgrund der geringeren Aggressivität ein Full radius-Resector mit maximaler Umdrehungszahl) bahnenartig die Knochenresektion von lateral vorne nach dorsal durchgeführt. Die Tiefe der Resektion kann durch die Dicke des Shaver-Schaftes leicht kontrolliert werden, eine zweite und gegebenenfalls eine dritte Bahn schließt sich nach medial bzw. medio-dorsal an.

Allfällige knöcherne Unebenheiten werden mit dem Acromioniser bzw. dem Full radius-Resector entfernt. Da das gewünschte Endresultat - nämlich ein Aromion Typ 1 nach Bigliani [1, 3] - von dorsal nicht exakt beurteilt werden kann, muß gegen Ende der Operation die Optik nach lateral umgesteckt werden, damit mit dem von dorsal eingebrachten Shaver noch allfällige Unebenheiten entfernt werden können. Ein Typ 1 Acromion liegt dann vor, wenn der von dorsal eingebrachte Shaver plan der Acromionunterfläche aufliegt.

Nachbehandlung: Aufgrund der wesentlich geringeren postoperativen Morbidität und der fehlenden Ablösung des Musculus deltoideus genügt eine Ruhigstellung im Mitellaverband. Nach Redonentfernung am 2. postoperativen Tag kann der Patient mit aktiven bzw. aktiv assistiven Bewegungsübungen beginnen.

Laterale Clavicularesektion

Indikation: Für die isolierte arthroskopische laterale Clavicularesektion kommt im Speziellen die AC-Arthritis in Frage. Eine relative Indikation stellt unserer Ansicht nach die AC-Arthrose dar. Aufgrund der kennzeichnenden harten subchondralen Sklerosezone kommt es zu einer deutlichen Verlängerung der Operationsdauer bei arthroskopischer Durchführung, sodaß hier eine offene Resektion über Mini-Inzision unmittelbar über dem AC-Gelenk in Betracht gezogen werden muß. Eine erweiterte Indikation sehen wir bei Vorliegen eines therapieresistenten subacromialen Impingementes (Stadium II nach Neer) in Kombination mit AC-Arthritis. In diesem Falle empfehlen wir die arthroskopische subacromiale Dekompression in Kombination mit der arthroskopische lateralen Clavikularesektion. Das Vorliegen einer begleitenden AC-Instabilität beziehungsweise Insuffizienz der coracoclaviculären Bändern stellt eine Kontraindikation gegen die alleinige Resektion des lateralen Claviculaendes dar. In diesem Fall empfiehlt sich eine gleichzeitige Stabilisierung (z.B. Weaver Dunn).

Technik: Die Lagerung erfolgt in gleicher Weise wie bei der ASD beschrieben. Erfolgt die laterale Clavikularesektion im Anschluß an eine arthroskopische subakromiale Dekompression wird zusätzlich zum dorsalen und lateralen Zugang nur ein zusätzlicher antero-superiorer Zugang benötigt. Im Rahmen einer isolierten lateralen Clavikularesektion wird die Optik über einen postero-superioren Zugang, circa 1 cm hinter dem AC-Gelenk gelegen, eingebracht. Über den antero-superioren Zugang circa 1 cm vor dem AC-Gelenk gelegen, wird der Shaver direkt in das AC-Gelenk eingebracht.

Nach Entfernen des Diskus mit dem Full-radius-Resector beziehungsweise Acromionizer erfolgt nun wiederum bahnenartig die Resektion des lateralen Claviculaendes. Es empfiehlt sich jeweils Bahnen im Shaverdurchmesser abzutragen, um eine ausreichende Beurteilung des Resektionsausmaßes zu gewährleisten (circa zwei mal der Shaverdurchmesser).

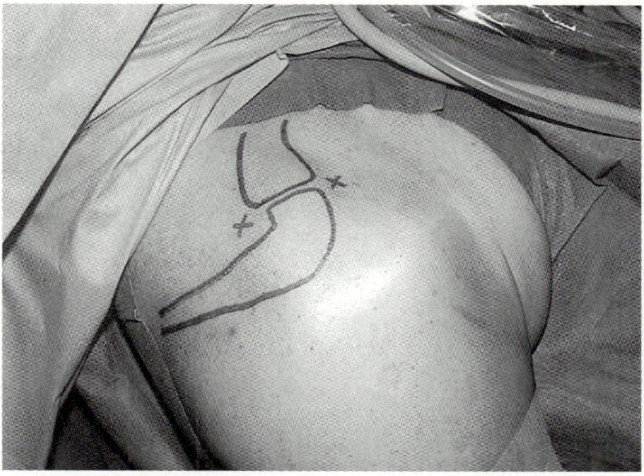

Abb. 6. Zugänge für die isolierte laterale Clavicularesektion

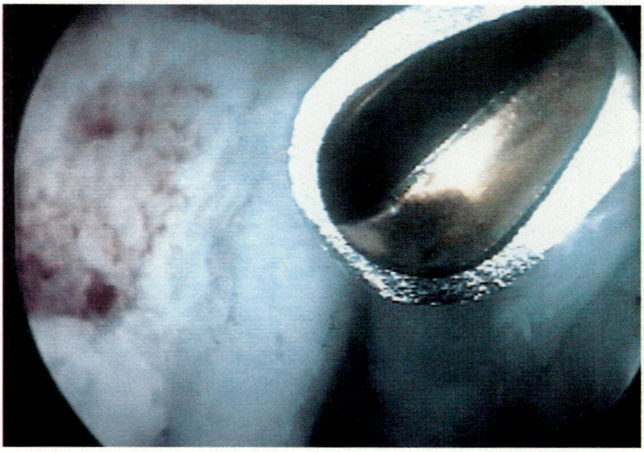

Abb. 7. Intraoperatives Bild bei lateraler Clavicularesektion

Zu Beginn der Resektion besteht die Gefahr mit dem Full-radius Resector die Optik zu beschädigen, besonderes Augenmerk sollte auch hier auf das Erzielen einer planen Resektionsfläche gelegt werden. Ein Resektionsausmaß von 1 cm (das entspricht ungefähr zwei Resektorschaftdurchmessern) ist ausreichend. Ein Wechsel der Positionen von Kamera und Resektor sollte auf jeden Fall durchgeführt werden. Das Resektionsausmaß der hinteren Anteile kann schlecht beurteilt werden, daher sollte nach Abschluß der Resektion von antero-superior die Kamera von vorne eingeführt werden und die Resektion dorsal beurteilt und gegebenenfalls vervollständigt werden.

Die kranialen Anteile der Kapsel sowie die darüberliegende Muskelaponeurose sollen geschont werden. Bei Durchführen einer arthroskopischen subacromialen Dekompression in Verbindung mit einer arthroskopischen la-

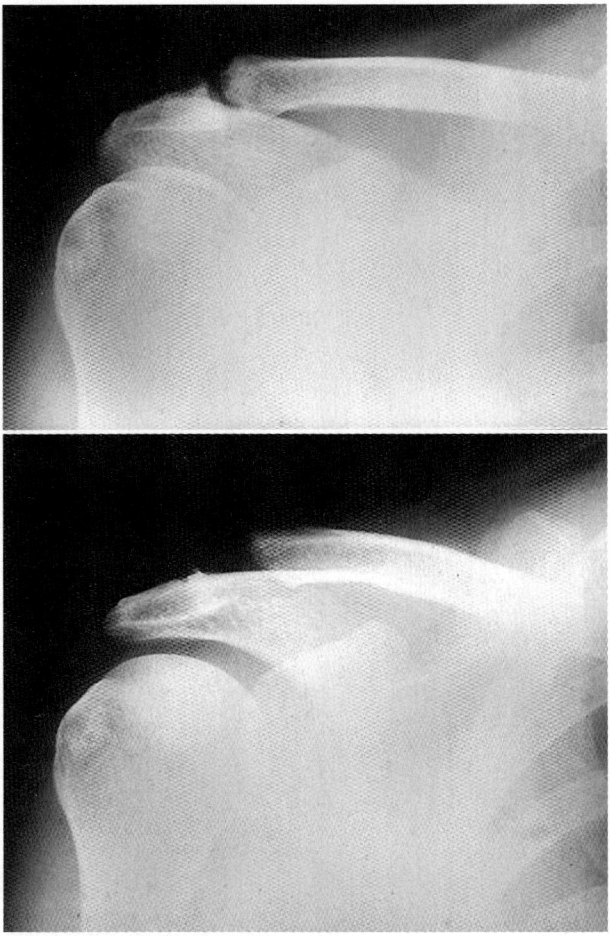

Abb. 8. Prae- und postoperatives Röntgen. *Oben:* praeoperativ deutliche AC-Arthritis. *Unten.* postoperatives Ergebnis mit ausreichender Resektion und planer Resektionsebene

teralen Clavicularesektion wird – wie oben beschrieben – die ASD durchgeführt. Über einen zusätzlichen antero-superioren Zugang erfolgt in beschriebener Weise die Resektion der lateralen Clavicula. Sowohl bei der isolierten lateralen Clavicularesektion als auch bei der Methode in Kombination mit ASD kann die Resektion durch Druck der Assistenz auf das laterale Claviculaende wesentlich erleichtert werden, sodaß es zu einer Subluxation nach kaudal kommt.

Nachbehandlung: Nach dem Wundverschluß erfolgt die Ruhigstellung im Mitellaverband, ab dem 2. postoperativen Tag kann wiederum mit aktiven Bewegungsübungen begonnen werden.

Vergleichsstudien zeigen eine deutlich verminderte postoperative Morbidität und eine verminderte Rehabilitationsdauer der arthroskopischen Verfahren gegenüber den offenen Verfahren, da der kraniale Haut/Weichteilmantel nicht traumatisiert wird [2].

Als Nachteile wären die lange Operationsdauer als auch die wesentlich anspruchsvollere Technik zu nennen.

Literatur

1. Bigliani LU, Morrison DS, April EW (1986) The morphology of the acromion and its relationship to rotator cuff tears. Orthop Trans 10:216
2. Flatow EL, Cordasco FA, Bigliani LU (1992) Arthroscopic resection of the outer end of the clavicle from a superior approach: a critical, quantitative, radiographic assessment of bone removal. Arthroscopy 8(1):55–64
3. Morrison DS, Bigliani LU (1986) The clinical significance of variations in acromial morphology. Orthop Trans 11:23
4. Neer CS (1972) Anterior acromioplasty for the chronic impingement syndrome in the shoulder: A preliminary report. J Bone Jt Surg A54:41–50
5. Neer CS (1983) Impingement lesions. Clin Orthop 173:70–77
6. Golser K, Resch H, Lener M (1991) Vorbereitung zur Arthroskopie. In: Resch H, Beck E (Hrsg) Arthroskopie der Schulter. Diagnostik und Therapie. Springer, Berlin Heidelberg New York

16 Die arthroskopische subacromiale Dekompression

W. Lessl und A. B. Imhoff

Einleitung

Der Pathomechanismus des chronischen Schulterschmerzes ausgehend vom subakromialen Raum wurde von Neer (1972) schon frühzeitig beschrieben: Die Einklemmung der Supraspinatussehne erfolgt im engen Raum unterhalb des coracoakromialen Bogens. Die Einengung kann vom Schulterdach, der Bursa, der Supraspinatussehne selbst oder dem Humeruskopf ausgehen. Die Faktoren können *intrinsischer* Natur (pathologische Veränderungen in der Sehne selbst) oder *extrinsischer* (Entstehungsursachen von außerhalb an die Sehne herangeführt) sein. Das daraus resultierende Impingement wird *primär* oder *sekundär* bezeichnet. Knöcherne anlagebedingte Formabweichungen des Akromions wurden von Bigliani beschrieben und in 3 Morphologietypen eingeteilt: flach (I), gekrümmt (II) und hakenförmig (III) (Abb. 1). Im Subakromialraum selbst kommt es durch den chronischen Entzündungsreiz zur Volumenzunahme der Bursa und Sehne mit Verklebung und Fibrosierung. Einlagerung von Kalkdepots in der Sehne des M. supraspinatus können zudem zu mechanischer Irritation beitragen. Vom Humerus ausgehend kann eine nach oben dislozierte Tuberculum majus Fraktur oder das Hochtreten des Kopfes selbst durch eine Schulterinstabilität oder einen Sehneneinriß (Codman 1934) bedingt, Ursache der Einengung des subakromialen Raums im Sinne eines *sekundären Impingements* sein. Neer klassifizierte das Impingement in 3 Stadien, reichend von Ödem und Einblutung der Bursa und der Sehne der Rotatorenmanschette (Stadium 1), über deren Entzündung und Fibrosierung (Stadium 2) bis zu knöchernen Veränderungen und Sehnenrißen (Stadium 3). Aus diesen Erkenntnissen wurde die operative Behandlungsmethode zur Unterbrechung des circulus vitiosus abgeleitet, wenn ein konservativer Therapieversuch (über 6 Monate) nicht den erhofften Erfolg brachte. Nachdem totale und laterale (Armstrong 1949, McLaughlin und Asherman 1951, Diamond 1964) Akromioplastik enttäuschende Resultate erbrachten, wandte sich Neer der Unterseite des Akromions als auslösenden Faktor des Impingements zu. Er beschreibt in seiner Arbeit von 1972 das anteriore Drittel des Akromions, das Lig. coracoakromiale, sowie das AC-Gelenk als Ort des Impingements. Als Konsequenz entwickelte er die offene anteriore Akromioplastik mit Resektion des anterioren Anteils des Akromions, des Lig. coracoakromiale, sowie knöcherner Anbauten an Akromion und AC-

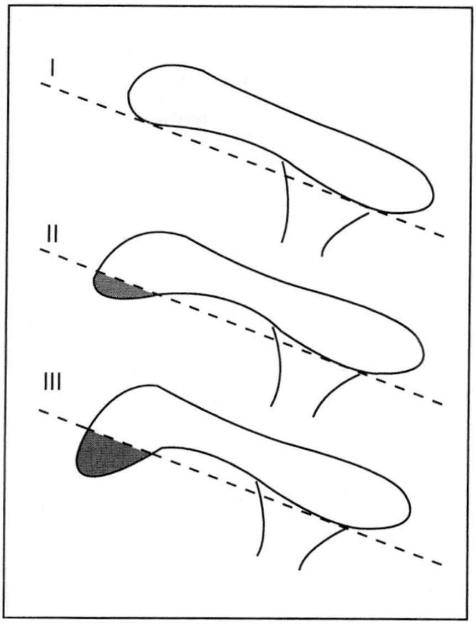

Abb. 1. Akromiontypen: I = flach, II = gekrümmt, III = hakenförmig

Gelenk. 1983 etabliert Ellman die arthroskopische Methode (Ellman 1987), bei der er die Vorgehensweise Neers arthroskopisch nachvollzieht. 1990 etabliert Imhoff den „Holmium:YAG Laser" (Imhoff u. Mitarb. 1995) der sich als minimal invasive Technik bei im subakromialen Raum auftretenden Blutungen, der Resektion von Bursa- und Ligamentgewebe (blutungsfreie Teilresektion des Lig. coracoakromiale) bewährt. Durch Erhöhung der Laserenergie kann sowohl die Akromioplastik als auch die Entfernung von anterolateralen Akromionosteophyten erfolgen.

Generell muß heute die Möglichkeit einer arthroskopischen Exploration des Glenohumeralgelenks, sowie des subakromialen Raums vor der eigentlichen Operation als entscheidender diagnostischer Vorteil gegenüber der offenen Variante gewertet werden. Die Rehabilitation beim arthroskopischen Eingriff verläuft wesentlich schneller und schmerzfreier als beim offenen Verfahren.

Die arthroskopischen Ergebnisse sind gut bis sehr gut, vergleichbar mit dem offenen Verfahren.

Indikation, Kontraindikation: *Indikation* zur subakromialen Dekompression sind die Stadien zwei und drei des von Neer beschriebenen mechanischen Impingements. Zusätzlich der dislozierte Tuberculum majus Abriß mit einem Überstand bis 3 mm. Bei Rotatorenmanschettenläsionen bis zu einem Durchmesser von ca. zwei Zentimetern führen wir eine ASD gefolgt von einer Naht in Mini-open-repair Technik durch. Eine Resektion des AC-Gelenks erfolgt bei entsprechender Symptomatik nach positivem Infiltrationstest.

Kontraindikation sind die Formen des sekundären Impingements mit Ausnahme der dislozierten Tuberculum majus Fraktur bis 3 mm: dazu zählen die *Instabilitäten* durch Verletzung des Labrum-Ligament-Komplexes. Hier ist neben der posttraumatischen Genese insbesondere die SLAP-Läsion zu erwähnen, wie sie beim jungen Sportler mit viel Überkopfbewegungen auftritt. In beiden Fällen ist die Refixation des Labrum-Ligament-Komplexes zur Rezentrierung des Humeruskopfes die Behandlung der Wahl. Bei Rotatorenmanschettenläsionen im Durchmesser größer zwei Zentimeter erfolgt die offene Akromioplastik mit nachfolgender RM-Naht.

Bildgebende Verfahren

Konventionelle Röntgenbilder werden als erster Schritt von uns in einem Standardset von drei Ebenen angefertigt: *wahre a.p.* und *axiale Aufnahme* sowie *supraspinatus-outlet-view nach Neer.* Sie geben Auskunft über Zentrierung des Humeruskopfes, Sklerosierung des Akromionunterrandes sowie subchondrale Zysten am Tuberculum majus als indirekte Zeichen einer Rotatorenmanschettenläsion (Ellman 1987). Desweiteren können Kalkdepots lokalisiert werden. Zur Beurteilung der Prominenz des Akromions anterior der claviculären Linie empfehlen wir zusätzlich die *Aufnahme nach Rockwood* mit dem Zentralstrahl 30° nach caudal gekippt (Abb. 2a). Die *supraspinatus-outlet-view* zeigt uns die inferiore Prominenz des Akromions (Abb. 2b). Insbesondere die beiden zuletzt genannten Aufnahmen geben Auskunft über Akromiontyp sowie knöcherne Anbauten und damit Information über das Ausmaß des zu resezierenden Akromionanteils. Bei AC-Gelenkssymptomatik empfehlen wir zusätzlich die Durchführung einer *AC-Gelenks Zielaufnahme* zur Beurteilung der Gelenkspaltweite, knöcherner Anbauten sowie Zysten.

Zur Verifizierung von Rotatorenmanschettenrupturen hat sich der Einsatz der Kernspintomographie zunehmend bewährt. Insbesondere können Teilläsionen, die der Sonographie entgehen, mit der Verwendung von *Gadolinium*

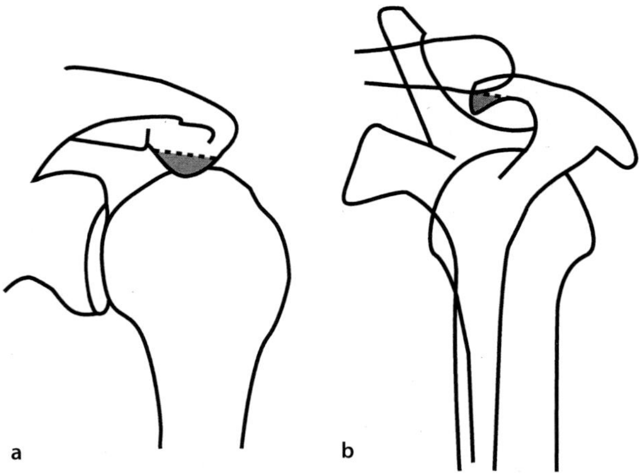

Abb. 2. a Prominenz des Aktromions anterior der claviculären Linie in der Aufnahme nach Rockwood. **b** Inferiore Prominenz des Akromions in der supraspinatus-outlet-view

als Kontrastmittel ebenso wie Verletzungen des Labrums oder des Kapsel-Ligament-Komplexes zuverläßig dargestellt werden (Imhoff 1992, Imhoff u. Mitarb. 1992).

Lagerung

Nach ursprünglicher Durchführung der Schulterarthroskopie in Seitenlage hat sich heute die halbsitzende Position auf dem Beachchair oder Schultertisch durchgesetzt (Altcheck u. Mitarbeiter 1990). Dabei ist der Oberkörper des Patienten um ca. 60° zur Tischebene aufgerichtet, was einen freien Zugang zur Schulter erlaubt, sowie eine freie Beweglichkeit im Glenohumeralgelenk ermöglicht. Die Schulteranatomie wird in einem identischen Blickwinkel wiedergegeben und erleichtert somit die Orientierung. Es kann jederzeit ohne Umlagerung des Patienten auf ein offenes Verfahren übergegangen werden. Ohne den sonst üblichen Schulterzug wird der Plexus brachialis geschont und Komplikationsmöglichkeiten einer Neurapraxie oder anderer Lagerungsschäden vornehmlich am N. ulnaris wurden reduziert (Imhoff u. Mitarb. 1989). Der Arm wird in einer gepolsterten Mc Connell Unterarmmanschette mit Klettverschlußsystem an Handgelenk und Unterarm fixiert, im Mc Connell Armhalter gelagert. Dieser ist über einen Fußhebel sowie drei weitere Schraubsysteme verstellbar und erlaubt so eine rasche Positionierung des Arms durch den Assistenten in die gewünschte Lage. Darüber hinaus kann der Arm zur Durchführung des intraoperativen Impingementtests mühelos über ein Stecksystem gänzlich vom Armhalter gelöst und nachfolgend rekonnektiert werden.

Landmarken und Zugänge

Zur Orientierung und zum Festlegen der arthroskopischen Zugangswege markieren wir die palpierbaren Anteile der Clavicula, der Spina scapulae mit dem Akromion, das AC-Gelenk, sowie den Processus coracoideus mit einem sterilen Stift (Abb. 3). Für die ASD benötigen wir einen dorsalen und lateralen Zugang. Soll noch zusätzlich eine AC-Gelenksresektion vorgenommen werden, so ist noch ein dritter, anteriorer Zugang erforderlich.

Der *posteriore Zugang* gilt als Standardzugang und liegt ca. 1,5 cm distal und 1,5 cm medial des posterolateralen Akromionrandes. Er ist als sogenannter „Softspot“ gut palpierbar und dient sowohl zur Inspektion des Glenohumeralgelenks als auch des subakromialen Raums.

Der *laterale Zugang* gilt als Arbeitszugang für die subakromiale Dekompression. Er wird in Höhe des anterioren Drittels des Akromions (von lateral betrachtet) ca. 4–6 cm (je nach Adipositas) vom lateralen Rand entfernt plaziert.

Der *anterior-superiore Zugang* ist erforderlich als Arbeitszugang zur AC-Gelenksresektion und liegt unmittelbar vor dem AC-Gelenkspalt.

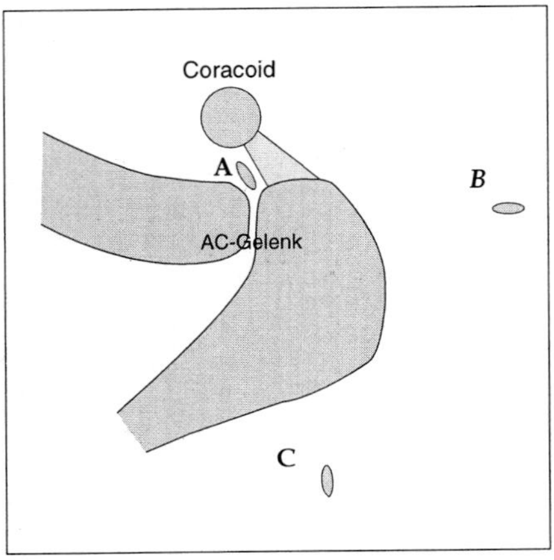

Abb. 3. Landmarken und Zugänge. **A** anterior-superiorer Zugang liegt unmittelbar vor dem AC-Gelenkspalt; **B** lateraler Zugang in Höhe des anterioren Drittels des Akromions 4–6 cm vom lateralen Rand entfernt; **C** posteriorer Zugang 1,5 cm distal und 1,5 cm medial des posterolateralen Akromionrandes

Operationsablauf

Diagnostik des Glenohumeralgelenks: Bei dem standardisierten Untersuchungsgang sollten insbesondere die Ursachen des sekundären Impingments wie Instabilität durch Verletzung des Labrum-Ligament-Komplexes, insbesondere die SLAP Läsion nicht übersehen werden. Daneben sollte der Inspektion der RM zur weiteren Planung des Eingriffs besondere Bedeutung zukommen.

Hierzu verfolgen wir die Bizepssehne bis zu Ihrem Eintritt in den Sulcus intertubercularis. Sie trennt hier den M. supra- vom subscapularis im Rotatorenintervall. Die Inspektion der *Rotatorenmanschette* erfolgt durch Drehen des Arthroskops um 180°. Der ansatznahe Anteil am Tuberculum majus und minus kann gut eingesehen werden. Articulärseitige Teilrupturen zeigen sich durch herabhängende Auffaserungen und werden unter zu Hilfenahme eines Tasthakens beurteilt. Bei größeren Rupturen können die Rupturränder dargestellt werden oder die Größe der Ruptur zeigt die Unterseite des Akromions im Blickfeld. Wir beenden die Diagnostik mit der Beurteilung der Unterfläche des M. infraspinatus durch Drehen des Arthroskops um 90°.

Diagnostik des subakromialen Raums: Diese ist ebenso wie die subakromiale Dekompression eine im höchsten Maße anspruchsvolle Operation und sollte in Vollnarkose zur Relaxation des Patienten durchgeführt werden. Es bedarf viel Erfahrung und Vertrautheit mit dem Instrumentarium um den Wettlauf gegen die Zeit zu gewinnen. Das Aufquellen des M. supraspinatus, durch Flüssigkeitsaufnahme engt den ohnehin schon engen Raum weiter ein. Erschwerend kommt hinzu, daß die Orientierung durch Verklebungen der Bursa und wiederholte Blutungen stark beeinträchtigt wird. Wichtige Grundsätze sind zu beachten:

Um Blutungen zu vermeiden, sollte der mittlere systolische Blutdruck auf 80 mm Hg gesenkt werden. Der Spülflüssigkeit wird Adrenalin zugesetzt (auf einen Beutel à 3 Liter kommen 3 ml Adrenalin), wir stellen den Inflow auf einen Druck von 50 mmHg mit einem hohen Fluß. Ziel ist es während der Arthroskopie den Druck im subakromialen Raum möglichst konstant zu halten, um nicht durch Druckabfall eine Blutung auszulösen. Trotz hohen Drucks nicht zu stoppende Blutungen müssen unverzüglich mit dem „Holmium: YAG-Laser", dem „Artho-Care" oder dem Elektrocauter gestillt werden. Der Gebrauch des Lasers zeigt ausgezeichnete Ergebnisse sowohl bei der Geweberesektion, der Blutstillung, sowie bei ausreichender Energie auch der Resektion des Knochens und ist somit die Beste der drei Möglichkeiten (Imhoff 1995). Der Nachteil besteht sicherlich in den hohen Anschaffungskosten. Die Resektion von Bursagewebe medial des AC-Gelenks sollte vermieden werden, da hier starke Blutungen zu erwarten sind. Ebenso gilt es den mediocranialen Anteil des Lig. coracoakromiale zu belassen, um exzessive Blutungen aus der begleitenden Arterie (R. acromialis der Art. thoracoacromialis) zu vermeiden. Zur besseren Orientierung werden das anterolaterale Akromioneck, dessen laterale Begrenzung sowie das AC-Gelenk mit Kanülen markiert. Somit wird eine Ausgangsposition definiert, die bei Orientierungsverlust immer wieder aufgesucht werden kann. Die angrenzenden, stark gefährdeten muskulären Strukturen des M. deltoideus und M. supraspinatus können besser abgegrenzt und somit geschont werden.

Ziel ist es folgende Strukturen zu differenzieren:
- Akromion mit lateraler und anteriorer Begrenzung
- Lig. coracoakromiale
- AC-Gelenk
- Rotatorenmanschette (mit Impingementregion)

Der Zugang erfolgt über das dorsale Standardportal in Richtung auf die hintere Akromionkante. Die Bursa subakromialis/subdeltoidea wird mit dem stumpfen Obturator punktiert und dann in Richtung auf die anterolaterale Akromionkante vorgeschoben (hier kann das Lig. coracoakromiale getastet werden). Der Trokar wird fächerförmig hin und her geschwenkt, um Verwachsungen zu lösen und ein Sichtfenster zu schaffen. Das sich nach Einführen des Arthroskops darstellende Bild gleicht nach Grad der Verwachsungen in der Regel einem „trüben Ententeich". Zur Darstellung der Anatomie des subakromialen Raums ist die Bursektomie mit dem Shaver über den lateralen Arbeitszugang erforderlich. Die 30° Optik wird nach lateral zur Acromionekke gedreht. Wir erwarten den Shaver, der auf seinem Weg in den subakromialen Raum den M. deltoideus durchdringt. Die Sichtverhältnisse lassen den Shaver meistens nur erahnen. Zur Orientierung ist es somit dringend ratsam, beim Shaven Kontakt zum Akromion zu wahren, um nicht Verletzungen des M. deltoideus oder M. supraspinatus zu riskieren. Nach Teilresektion der Bursa wird nun unter Sicht, von lateral beginnend, mit dem Shaver und dem „Artho-Care" zuerst die *anterolaterale Akromionecke*, dann das *Ligamentum coracoakromiale* und die darunter liegende *Rotatorenmanschette* dargestellt (*Ausgangsposition*). Zur Orientierungshilfe können Markierungskanülen eingeführt werden. Durch manuellen Druck auf das Claviculaende läßt sich die richtige Lage der Markierungskanülen bestätigen. Die Bursektomie ist erst dann abgeschlossen, wenn sich das gesamte anteriore Drittel der Akromionunterfläche mit Einschluß des AC-Gelenks, sowie der Supraspinatusoberfläche darstellen läßt. Nun kann die Beurteilung des Lig. coracoakromiale erfolgen. Verstärkte Vaskularisation, Auffaserungen bis hin zu Rißbildungen am Lig. coracoakromiale sowie an korrespondierender Stelle der Rotatorenmanschette können Ursache des Impingements sein (Gartsman 1990, Wiley 1991), und die Lokalisation kann durch den intraoperativen Impingementtest bestätigt werden (Warner 1994). Unter Zuhilfenahme des Tasthakens wird die gesamte Rotatorenmanschette durch Innen- und Außenrotation des abduzierten Arms überprüft. Die Sehnen müssen dabei bis zu Ihren Ansätzen am Tuberculum minus und majus eingesehen werden. Bestätigt sich eine kleine Läsion, so kann nach ASD auf eine Naht in *Mini-open-repair* oder arthroskopischer Technik übergegangen werden.

Es erfolgt die Beurteilung des Akromiontyps nach Neer sowie knöcherner Anbauten am Akromion und am AC-Gelenk als Maß der zu resezierenden knöchernen Struktur (evtl. zweiter Blickwinkel von lateral). Nach Planung des Resektionsausmaßes erfolgt nun die knöcherne Dekompression.

Subakromiale Dekompression/AC-Gelenksresektion: Wir beginnen lateral mit der Resektion des Akromionunterfläche von anterior nach posterior, je nach Akromiontyp etwa eine halbe Shavertiefe (2–4 mm), über eine Distanz von 15–20 mm unter Verwendung des Shavers im Wechsel mit dem Laser. Als hintere Begrenzung dient uns der posteriore Anteil des AC-Gelenks. Es sollte anterior mehr reseziert werden als posterior um ein Typ III-Akromion in ein Typ I überzuführen. Dabei besteht die Gefahr, das hier inserierende *Lig. coracoakromiale* mit zu resezieren. Der mediocraniale Anteil mit begleitender Arterie sollte aus Blutungsgründen, wie auch zur Wahrung der Statik belassen werden. Die Resektion erfolgt von lateral nach medial bis zum AC-Gelenk in Bahnen, wobei die jeweils medial angrenzende knöcherne Stufe sowie die Shaverbreite Anhalt über für die Resektionstiefe geben (Abb. 4). Die Akromionunterfläche kann abschließend mit dem Laser und Shaver vom lateralen oder alternativ vom posterioren Portal geglättet werden.

AC-Gelenksresektion: Ziel ist die Resektion des Diskus sowie der lateralen Clavicula um eine Shaverbreite, bei Erhalt der das AC-Gelenk stabilisierenden Bänder. Dazu wird das AC-Gelenk durch den anterioren Zugang erst caudal eröffnet und dann die laterale Clavicula von caudal nach cranial reseziert (Abb. 5). Abschließend wird das Gelenk ausführlich gespült und nach Hautnaht ein steriler Wundverband angelegt.

Komplikationen

Generell ist zu sagen, daß es nur wenige Komplikationen mit der ASD vergesellschaftet sind. Dabei sind wohl die oft schlechte Sicht durch Blutungen und die ungenügende Resektion des Knochens, die am häufigsten auftretenden. Frakturen durch zu ausgedehnte Resektion sind wie Infektionen und

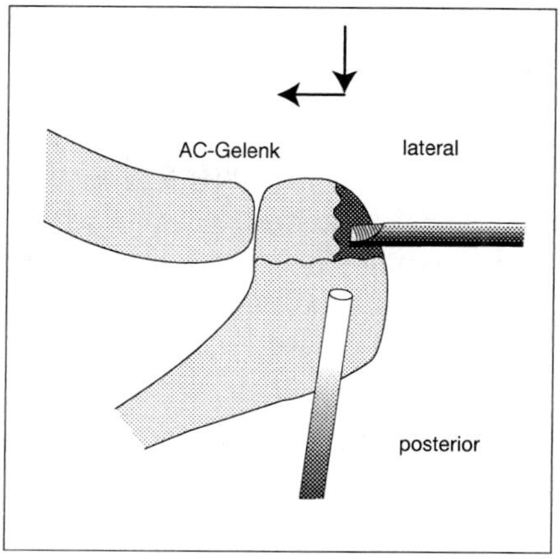

Abb. 4. Resektion der Akromionunterfläche. Die Resektion erfolgt in Bahnen von anterior nach posterior. Von lateral beginnend bis zum AC-Gelenk, wobei anterior mehr als posterior reseziert wird

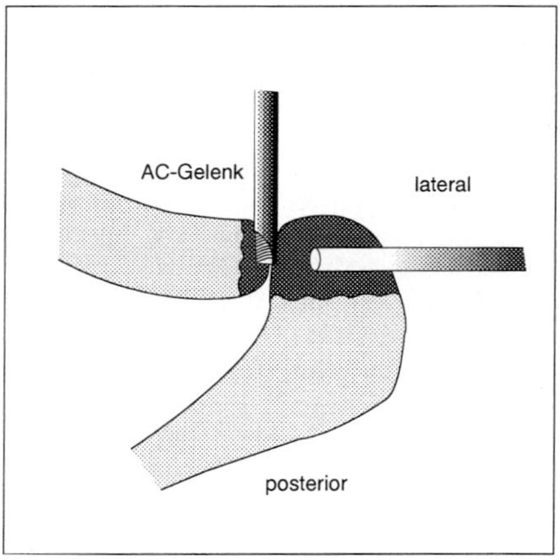

Abb. 5. AC-Gelenkresektion. Nach Resektion der Akromionunterfläche wird die laterale Clavicula um eine Shaverbreite vom anterior-posterioren Zugang aus reseziert

Nervenverletzungen extrem selten. Wenn Nervenschädigungen auftreten, so meistens nicht durch fehlerhaften Zugang (siehe unter Lagerung, S. 183), sondern vielmehr durch eine falsche Patientenlagerung. Abknicken der HWS mit Zervalgien, Brachialgien durch zu starken Zug am Armhalter, Schädigung des N. radialis superficialis durch zu starkes Anwickeln der Unterarmmanschette im Bereich des Processus styloideus radii sollten bei der Patientenlagerung berücksichtigt werden. Das meist ausgeprägte Flüssigkeitsödem bildet sich in der Regel folgenlos bis zum nächsten Tag zurück.

Nachbehandlung

Wie bei der konservativen Therapie, so steht auch postoperativ das Erlernen der Zentrierung des Humeruskopfes im Mittelpunkt der krankengymnastischen Übungsbehandlung. Eine intakte Rotatorenmanschette vorausgesetzt legt der Patient schon am ersten postoperativen Tag den Gilchrist Verband ab und beginnt mit Pendelübungen. Ab dem 2. Tag folgen isometrische Anspannungsübungen für die Muskeln der RM sowie für den M. deltoideus mit aktiver Bewegung im schmerzfreien Bereich. Passiv erfolgt die Mobilisation bis 90°. Meist kommt der Patient mit oralen Analgetika in der akuten postoperativen Phase aus. Die Patienten werden angehalten Ihren Arm für alle Aktivitäten des täglichen Lebens zu gebrauchen und gewinnen Ihr präoperatives Bewegungsausmaß in der Regel innerhalb von etwa 3–6 Wochen zurück.

Literatur

1. Alcheck DW, RF Warren, MJ Skyhar (1990) Shoulder arthroscopy. In: Rockwood CHA, Matsen FA (eds) The shoulder. Saunders, Philadelphia, pp 258–277
2. Armstrong JR (1994) Excision of the Acromion in treatment of the supraspinatus syndrome. Report of ninety-five excisions. J Bone and Joint Surg 31-B(3):436–442
3. Codman EA (1934) The shoulder. Rupture of the Supraspinatus Tendon and Other Lesions in or about the Subacromial Bursa. Thomas Todd, Boston
4. De Simoni C, Ledermann T, Imhoff AB (1996), Holmium:YAG-Laser beim outlet impingement der Schulter. Orthopäde 25(1):84–90
5. Ellman H (1987) Arthroscopic subacromial decompression: analysis of one- to three year results. Arthroscopy 3(3):173–181
6. Diamond B (1964) The obstructing Acromion: Underlying Diseases, Clinical development, and surgery. Charles C, Springfield, Illinois, p 72
7. Gartsman GM (1990) Arthroscopic Acromioplasty for lesions of the rotator cuff. J Bone Joint Surgery Am 72(2):169–180
8. Wiley AM (1991) Arthroscopy of the shoulder and the subakromial bursa. In: Watson MS (ed) Surgical disorders of the shoulder. Churchill Livingstone, Edinburgh, pp 157–164
9. Imhoff A (1992) MRT-Diagnostik an der Schulter. In: Bunker TD, Wallache A (eds) Schulterarthroskopie. Thieme, Stuttgart, S 167–172
10. Imhoff AB, Ledermann T (1995) Arthroscopic Subacromial Decompression With and Without the Holmium:YAG-Laser. A prospective Comparative Study: Arthroscopy Vol 11(5):549–556
11. Imhoff et al (1989) N-axillaris-Schädigung bei Schulterarthroskopie und Mobilisation. In: Contzen H (ed) Komplikationen bei der Arthroskopie. Fortschritte in der Arthroskopie, Bd 5. Enke, Stuttgart
12. Imhoff et al (1992) MRI bei Schulterinstabilität-Korrelation zum Arthro-CT und zur Arthroskopie der Schulter. Arthroskopie 5:122–129
13. McLaughlin HL, Asherman EG (1951) Lesions of the musculotendinous cuff of the shoulder. J Bone and joint Surg 33-A:76–86
14. Neer CS II (1983) Impingement lesions. Clin Orthop 173:70–77
15. Warner JJ, Kann S, Maddox L (1994) The arthroscopic impingement test. Arthroscopy 10(2):224–230

Rotatorenmanschette

17 Diagnostik und Klassifikation der Rotatorenmanschettenläsionen

Untersuchungstechniken, Differentialdiagnostik, Klassifikation

T. Schwamborn und A. B. Imhoff

Einleitung

Der klinischen Diagnostik kommt in der Beurteilung des Schultergelenkes eine wesentliche Bedeutung zu, aufgrund der Komplexizität des Gelenkes stellt es auch an den geübten Untersucher besondere Anforderungen. Dies gilt im besonderen auch für die Beurteilung der Rotatorenmanschettenmuskulatur. Ein wesentlicher Aspekt ist der enge Bezug zur Impingementpathologie, da häufig der Rotatorenmanschettendefekt Ursache oder Folge des Impingementsyndroms ist.

Mehr oder (oft auch) weniger klar abzugrenzen ist eine traumatische Genese der Rotatorenmanschettenläsion gegenüber degenerativen Veränderungen. Dies ist vorallem in der gutachterlichen Beurteilung von zunehmender Bedeutung. Traumatische Verletzungen der Schulter sind Prellungen, Weichteilkontusionen und Einblutungen in die Bursa subdeltoidea, subacromialis und subcoracoidea. Direkte Anpralltraumen führen eher zu Verletzungen des Acromioclavicular-Gelenkes oder des Sternoclavicular-Gelenkes. Eine traumatische Rotatorenmanschettenruptur kann durch Sturz auf den flektierten oder abduzierten Arm entstehen, sowie bei der traumatischen Schulterluxation. Sehr viel häufiger sind die Mikrotraumen mit repetitiver Traumatisierung oder Schädigung der Rotatorenmanschette bei sportartspezifischer Fehlbelastungen (z. B. sekundäres Instabilitätsimpingement beim Überkopf werfenden Athleten oder das posterosuperiore Impingement beim Volleyballspieler oder Golfer).

Anamnese

Durch die gezielte und ausführliche Anamneseerhebung läßt sich meist bereits eine Einordnung der Schulterbeschwerden erreichen.

Die drei wichtigsten Fragen sind:
- Handelt es sich um einen typischen Schulterschmerz?
- Wann war der Schmerzbeginn?
- Welche Bewegungen bewirken eine Schmerzverstärkung?

Abzugrenzen vom „echten“ Schulterschmerz sind vertebragene, radikuläre und fortgeleitete Beschwerden, die sich auf die Schulter projizieren können:

- Vertebragener Schmerz; ausgehend vom Nacken und der HWS, Austrahlung über die Schulter oder zum Hinterhaupt.
- Radikuläre Schmerzen; können ihr Maximum i.B. der Schulter erreichen, Ausstrahlung häufig über den Arm bis in die Hand.
- Fortgeleitete Schmerzen; z. B. bei Erkrankungen des Diaphragmas, der Gallenblase (rechte Schulter), des Herzens (linke Schulter).
- „Echter“ Schulterschmerz ist meist mit Schmerzausstrahlung in den Oberarm verbunden, kann aber auch in den Nacken projezieren.

Die Evaluation des Schmerzbeginnes unterscheidet in eine traumatische versus nichttraumatische Genese. Die Trennung akuter Geschehen von chronischen Verlaufsformen und die Erkennung oder Ausschluß anderer Grunderkrankungen (rheumatische, tumoröse oder neurologische Erkrankungen) ist notwendig. Wesentlich ist ebenso die Erfragung der Sport- und Berufsanamnese, gibt es hierdurch Hinweise auf rezidivierende Mikrotraumata in der Vergangenheit?

Der Patient kann meist Bewegungen benennen, welche eine Schmerzverstärkung bewirken. Richtungsweisend ist häufig der Painful arc. Differentialdiagnostisch kann dessen Ursache eingegrenzt werden.

• Painful arc bei Elevation von 120–170°	AC-Gelenkspathologie
• Painful arc bei Abduktion 60(90)–120°	Impingementsymptomatik
• Painful Arc im ges. Bewegungsausschlag	Frozen shoulder
• Bewegungsunabhängige Schmerzen	Infektion, Polymyalgia

Nach Anamnese und Erhebung dieser einleitenden Befunde ist die Erstellung der Verdachtsdiagnose oder Einteilung in die drei Grundpfeiler möglich:

- Impingement, Rotatorenmanschettenläsionen
- Schulterinstabilität
- AC-Gelenkspathologie

Inspektion

Der weiterführende, auf die Rotatorenmanschette bezogene Untersuchungsgang beginnt mit der Inspektion. Die Inspektion erfolgt von vorne und hinten am entkleideten Patienten zur Beurteilung der Schulterhöhe im Seitenvergleich, der Wirbelsäule und der Stellung Skapula und Klavikula. Eine Hypo- oder Atrophie des M. deltoideus und der Mm. supra- und infraspinatus sind bereits mit dem ersten Blick möglich, eine Ruptur der langen Bicepssehne kann am hängenden Arm übersehen werden und muß gezielt beim flektierten Ellbogen untersucht werden, eine Atrophie des M. subscapularis ist inspektorisch nicht beurteilbar.

Funktions- und Kraftprüfung

Nicht alle Patienten mit Rotatorenmanschettenläsionen haben einen typischen „painful arc" und typische Impingement-Zeichen, sondern können eine schmerzarme Pseudoparalyse zeigen. Es ist wichtig zu verstehen, daß eine schmerzhafte Schulter viel schwächer imponieren kann, als sie wirklich ist. Der Impingementtest mit Lokalanästhetikum soll deshalb sinnvollerweise vor der übrigen Untersuchung stattfinden.

Die Funktions- oder Kraftprüfung der Rotatorenmanschette erfolgt die Muskeln getrennt beurteilend. Die quantitative Messung der Kraft kann zweckmäßigerweise unter Nutzung der Skala des British Medical Research Council erfolgen (Tabelle 1).

Die instrumentelle (digitalisierte) Messung (z. B. mit Isobex®) bietet hingegen eine objektive Beurteilung der Kraft und ist für Gutachten besonders geeignet. Zudem läßt sich sehr exakt ein Verlauf dokumentieren und Therapieerfolge abschätzen.

Tabelle 1. Skala zur Einschätzung der Kraft (British Medical Research Council)

0	Keine Aktivität
1/5	Muskelreaktion ohne Funktion
2/5	Bewegung unter Ausschluß der Schwerkraft
3/5	Bewegung gegen die Schwerkraft möglich
4/5	Bewegung gegen Widerstand
5/5	Normale Kraft

Klinische Tests

M. Supraspinatus: Die Beurteilung der Funktion des M. supraspinatus erfolgt am geeignetsten mit dem *0° oder 20° Abduktionstest*. Geprüft wird die Starterfunktion des M. supraspinatus in der Abduktion zwischen 0° und 20° (Abb. 1). Der Test gilt als positiv, wenn Schmerzen und Kraftminderung bei der Abduktionsbewegung gegen Widerstand im Seitenvergleich auftreten.

M. Subscapularis: Der *Lift-off-Test* (Gerber et al. 1985) wird zur Prüfung der Funktion des M. subscapularis angewendet. Hierbei wird der Patient aufgefordert in Schürzengriffposition den maximal in Innenrotation stehenden Arm vom Rücken entfernt zu halten (Abb. 2). Modifiziert kann die Kraft der Innenrotation bestimmt werden, der Patient soll die Handfläche gegen Wi-

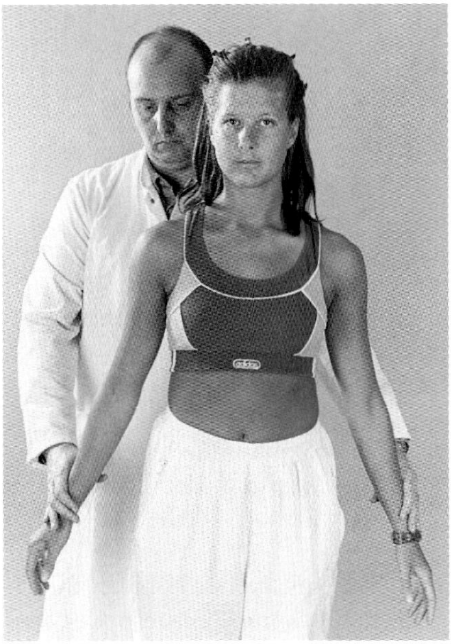

Abb. 1. 0°/20° Abduktionstest: Der Patient abduziert beide Arme gleichzeitig gegen den Widerstand des hinter ihm stehenden Untersuchers

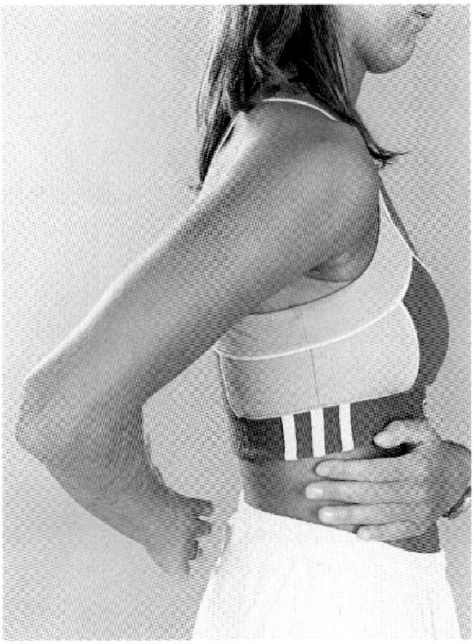

Abb. 2. Lift-Off-Test: Der in maximaler Innenrotation und Extension gebrachte, im Ellenbogen 90° gebeugte Arm soll durch den Patienten vom Rücken entfernt gehalten werden. Testvoraussetzung ist die freie Innenrotationsfähigkeit

derstand nach posterior drücken (Lift-up-Test) (Abb. 3). Voraussetzung zur Durchführung dieses Tests ist jedoch die freie Innenrotations und Extensionsfähigkeit der betroffenen Schulter.

Bei bestehendem Innenrotations- und Extensionsdefizit der betroffenen Extremität erfolgt die Prüfung des M. subscapularis durch das *Napoleon-sign*. Hierbei drückt der Patient die Hand bei 90° flektiertem Ellenbogen auf

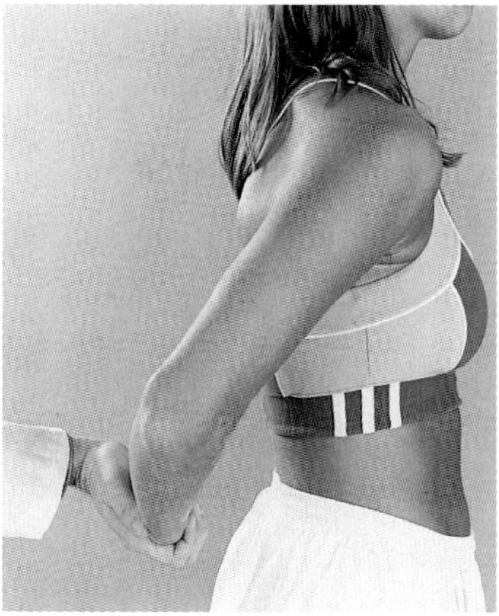

Abb. 3. Lift-Up-Test (Mod. Lift-Off-Test): Der Patient muß bei zu Abb. 2 identischer Position gegen den Widerstand des Untersuchers arbeiten, eine Beurteilung auch kleinerer Läsionen ist möglich. Untersucher steht hinter dem Patienten

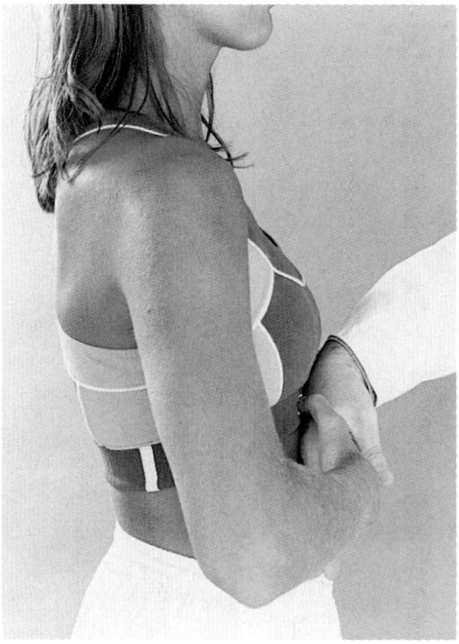

Abb. 4. Napoleon-sign: Der Patient preßt seine Handfläche auf den Bauch, die Untersucherhand liegt zur Druckbestimmung dazwischen. Abweichen der Ellenbogen nach dorsal oder fehlende Kraft bei fixiertem Ellenbogen gelten als positives Testergebnis. Der Untersucher steht vor dem Patienten

den Bauch (Abb. 4). Fehlt die Kraft des M. Subscapularis weicht der Ellenbogen nach dorsal aus, weil der Patient mit den M. triceps und M. pectoralis versucht, den Arm nach hinten zu bringen. Bei fixiertem Ellenbogen in der Frontalebene kann der Patient keine Kraft aufbauen und die Hand nicht auf den Bauch drücken.

M. Infraspinatus: Die Prüfung des M. infraspinatus *(Außenrotationstest)* erfolgt durch Anlegen des Ellenbogens am Körper in 90° Flektion (Abb. 5). Der Patient

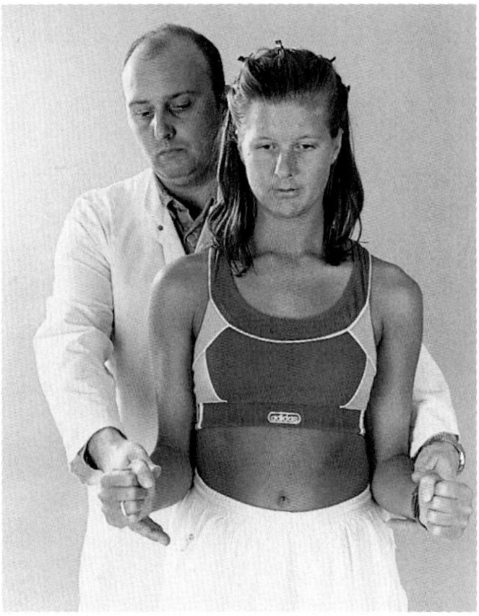

Abb. 5. Außenrotationstest: Der Patient soll den 90° im Ellenbogen flektierten, am Körper anliegenden Arm bds. gleichzeitig gegen den Widerstand des hinter ihm stehenden Untersuchers außenrotieren. Kraftminderung und Schmerzangabe gelten als positives Testergebnis

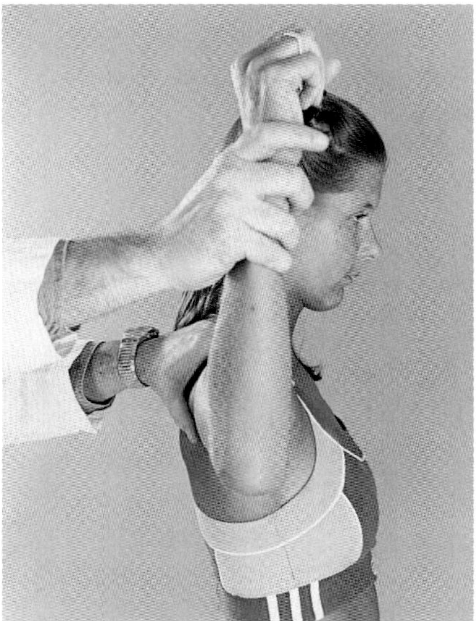

Abb. 6. Drop-sign: Der bei 90° Abduktion in maximale Außenrotation durch den hinter dem Patient stehenden Untersucher gebrachte Arm soll in dieser Position durch den Patienten gehalten werden. Bei positivem Testergebnis fällt der Arm der Schwerkraft folgend in die Innenrotation zurück

soll eine Außenrotation des Unterarms gegen Widerstand durchführen. Hierbei wird die Kraft bestimmt, positiv ist der Test bei Schmerzangabe posterior und Kraftminderung im Seitenvergleich. Kann der passiv außenrotierte im Ellbogen 90° flektierte Arm nicht in der maximalen Außenrotation gehalten werden (Unterschied zwischen der passiven und der aktiven Außenrotation), so spricht man von einem AR-„lag-sign" (Hertel et al. 1996), dessen Ausmaß in etwa der Größe der M. infraspinatus-Ruptur entspricht. Ist die passive Rotation jedoch nicht frei z. B. wegen einer Kapselkontraktur oder einer M. Subscapularis-Ruptur kann das „lag-sign" nicht verwertet werden.

Eine weitere Prüfung des M. infraspinatus, aber auch des M. teres minor ist der Test in *Außenrotation und 90° Abduktion* (Patte 1990). Unter Ausschaltung des Deltoideus wird der Arm 90° abduziert und 30° horizontalflektiert. Der Patient führt die Außenrotation wiederum gegen Widerstand durch, eine Kraftminderung und Schmerzangabe posterior wird als positives Testergebnis vermerkt.

Bei vollständigem Ausfall der Außenrotatoren wird das *Drop sign* positiv. Der passiv in Außenrotation geführte, 90° abduzierte Arm kann nicht in dieser Position gehalten werden und fällt in Innenrotation zurück (Abb. 6). Die Differenz zwischen passiver und der aktiver Außenrotation in 90° Abduktion ist ebenfalls ein AR-„lag-sign" und kann in Grad festgehalten werden. Dieses Zeichen wird als *„horn blower's sign"* oder als *„Signe du Clairon"* bezeichnet und weist auf eine große Läsion des M. infraspinatus und des teres minor hin.

Impingementpathologie: Zur Beurteilung einer Impingementpathologie können die Tests nach Neer, nach Jobe oder nach Hawkins-Kennedy verwendet werden. Zur Durchführung des *Test nach Neer* wird der flektierte innenrotierte Arm des Patienten weiter flektiert. Auch hier ist die Schmerzangabe wegweisend. Zur Differenzierung kann weiterführend Lokalanästhesie subacromial injiziert werden. Bei erneuter Prüfung wird bei Impingementsymptomatik der Schmerz wegfallen, die Kraft sollte bei intakter Rotatorenmanschettenmuskulatur seitengleich sein. Bei persistierender Kraftminderung ist eine Rotatorenmanschettenläsion zu erwarten.

Während beim Test nach Neer der Arm in leichter Innenrotation passiv flektiert wird, ist der *Jobe-Test* ein aktiver Impingementtest. Der Patient soll

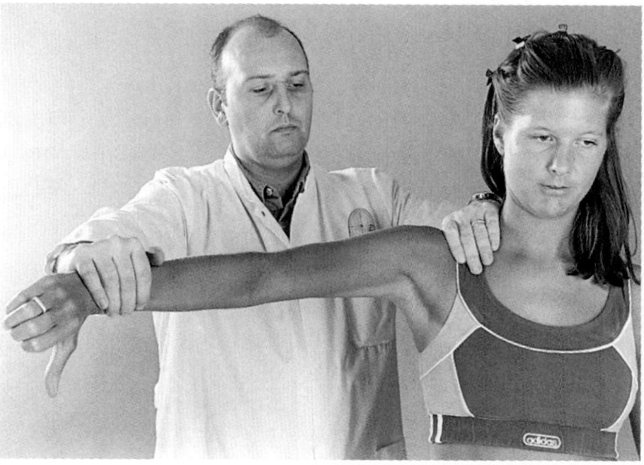

Abb. 7. Jobe-Test: Bei diesem aktiven Impingementtest soll der Patient eine Abduktionsbewegung aus 80–90° abduzierter und 30° flektierter Armposition bei innenrotiertem Arm (Daumen bodenwärts gerichtet) gegen den Widerstand des Untersuchers durchführen

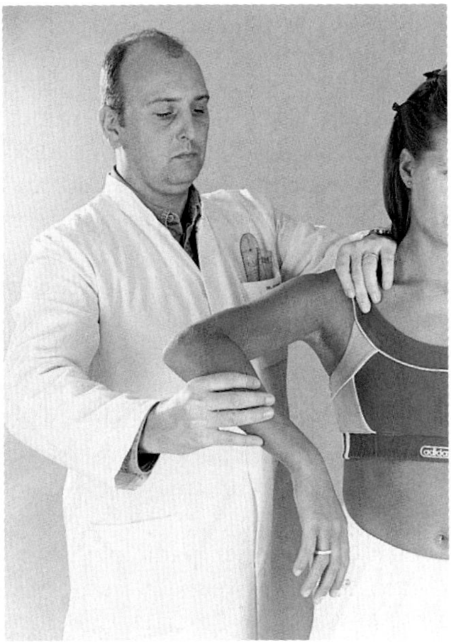

Abb. 8. Hawkins-Kennedy-Test: Der hinter dem Patienten stehende Untersucher führt eine Innenrotation bei 80–90° abduzierten, 20° flektierten Arm durch. Die zweite Hand des Untersuchers fixiert im Codman-Griff die Scapula und spürt mögliche Krepitationen bei diesem Manöver. Schmerzangabe deutet auf ein subacromiales Impingement

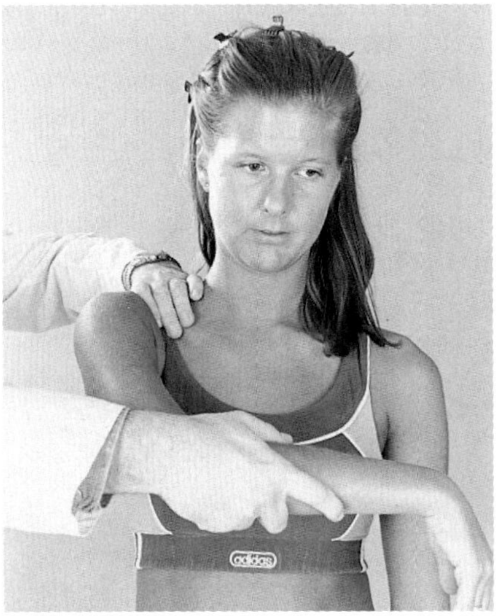

Abb. 9. Passive Innenrotationsbewegung bei 90° flektiertem Arm, die Scapula ist ebenfalls im Codman-Griff fixiert. Bei Schmerzen ist dies ein Hinweis für ein subcoracoidales Impingement

den maximal innenrotierten gestreckten Arm (Daumen zeigt nach unten) in 90° Abduktion und 20–30° Flexion gegen Widerstand elevieren (gegen die Hand des Untersuchers nach oben gedrückt) (Abb. 7). Schmerzangabe gilt als positives Testergebnis. Bei Kraftminderung ist an eine Läsion des M. supraspinatus zu denken, der Test ist für diesen Muskel jedoch weniger spezifisch (M. deltoideus!) als der 0°–20° Abduktionstest.

Der geeignetste *Test nach Hawkins-Kennedy* erfolgt durch die passive Innenrotation des 80–90° abduzierten und 20° flektierten Armes (Abb. 8) und spricht bei Schmerzangabe für ein subacromiales Impingement. Bei schmerzhafter Innenrotation in 90° Flexion muß an ein subcoracoidales Impingement gedacht werden (Abb. 9).

Klassifikationen

Eine Vielzahl von Klassifikationen von Rotatorenmanschettenläsionen ist in der Literatur verbreitet. Dies scheint ein Indiz für den Mangel eines alle Orthopäden zufriedenstellenden Einteilungsschemas zu sein. Im folgenden werden die gebräuchlisten Klassifikationen kurz dargestellt, ein Anspruch auf Vollständigkeit ist natürlich nicht gegeben.

Die Klassifikation nach Bateman ist eine 1963 erschienene Einteilung, welche sich rein an der Breite des Defektes orientiert. Unterschieden wird in vier Gruppen, welche klein (<1 cm), mittel (1–3 cm), groß (3–5 cm) und massiv (>5 cm) benannt sind. Auch aktuell hat dieses Schema eine weite Verbreitung und wird häufig verwendet.

Die Klassifikation nach Neer basiert auf pathologisch-anatomischen Beobachtungen des Impingementsyndroms und unterscheidet Rotatorenmanschettenläsionen in drei Stadien. Das Stadium 1 ist durch Ödem- Hämorrhagie gekennzeichnet, das Patientenalter wird mit unter 25jährig angegeben. Das Stadium 2 zeigt eine Fibrosierung und Tendinitis, die Patienten befinden sich zwischen dem 25. und 40. Lebensjahr. Im Stadium 3 dokumentiren sich vollständige Rotatorenmanschettenrupturen mit knöchernen Reaktionen und das Alter der Patienten ist älter als 40 Jahre. Besonders die recht starre Altersabhängigkeit der Läsionen in der Neer'schen Klassifikation wird in der Literatur kontrovers diskutiert und findet nicht immer Akzeptanz.

Zur Beschreibung partieller Defekte der Rotatorenmanschette ist die Einteilung nach Ellmann aus dem Jahr 1993 geeignet. Der Lokalisation des Defektes, artikulär oder bursaseitig wird Rechnung getragen. Die Defektfläche

Tabelle 2. Defektbreiteneinteilung nach Bateman (1963)

Klein	<1 cm
Mittel	1–3 cm
Groß	3-5 cm
Massiv	>5 cm

Tabelle 3. Stadieneinteilung nach Neer (1972/1983)

Stadium 1	Ödem-Hämorrhagie, Alter <25 Jahre
Stadium 2	Fibrosierung-Tendinitis, Alter 25–40 Jahre
Stadium 3	Rotatorenmanschettenruptur-Osteophyten, Alter >40 Jahre

Tabelle 4. Einteilung der partiellen Rotatorenmanschettendefekte nach Ellmann (1993)

A	Partialruptur gelenkseitig
B	Partialruptur acromialseitig
I	< 1/4 Durchmesser, < 3 mm
II	< 1/2 Durchmesser, 3–6 mm
III	Durchmesser > 6 mm

Tabelle 5. Einteilung nach Patte (1990)

Gruppe 1	partielle, intramurale, nicht perforierende Läsionen des SSP
Gruppe 2	kleine Ruptur des SSP mit vollständiger Perforation, Defektgröße < 1 cm
Gruppe 3	große, komplette Ruptur SSP, ISP oder SSC, Defektgröße bis 3 cm
Gruppe 4	massive Rupturen mit begleitenden Arthrosezeichen

Tabelle 6. Arthroskopische Klassifikation nach Snyder (1993)

A	Partialläsion artikularseitig
B	Partialläsion bursaseitig
C	Komplette Ruptur
Grad 0	Normalbefund
Grad 1	Punkförmig, < 1 cm
Grad 2	1–2 cm
Grad 3	2–3 cm
Grad 4	> 3 cm, massive, komplexe Ruptur

wird durch Multiplikation der Breite in mm mit der maximalen Retraktion in mm errechnet und in drei Gruppen unterteilt.

Patte führte 1990 eine nach anatomischen Gesichtspunkten und nach der Lokalisation der Läsion gerichtete Klassifikation ein. Diese Einteilung findet besonders im französischsprachigen Raum großen Anklang. Dieses Schema unterscheidet 4 Gruppen. In der ersten Gruppe sind partielle, intramurale, nicht komplette Läsionen des M. Supraspinatus eingereiht. In Gruppe 2 werden kleine, nicht größer als 1 cm messende Rupturen des M. supraspinatus zusammengefaßt. Große, komplette Defekte (bis 3 cm) des M. supraspinatus, ggf. unter Mitbeteiligung des M. infraspinatus oder M. subscapularis sind in Gruppe 3 subsumiert. In der vierten Gruppe werden massive Rotatorenmanschettenläsionen mit begleitenden Arthrosezeichen eingeschlossen.

Mit der zunehmenden Bedeutung und Anzahl der Schulterarthroskopien und arthroskopischen Operationen legte Snyder eine neue Klassifikation vor. Dieses Einteilungsschema basiert auf einer Beschreibung der Lokalisation und Größe der Rotatorenmanschetteläsion. Vergleichbar zu Ellman erfolgt die Unterteilung in artikulärseitige (A) und bursaseitige (B) Partialrupturen, er läßt jedoch zusätzlich komplette Läsionen (C) zu. Die Defektgröße wird in

Grad 0 (Normalbefund), Grad 1 (punktförmig, <1 cm), Grad 2 (1–2 cm), Grad 3 (2–3 cm) und Grad 4 (>3 cm) unterschieden. Diese Einteilung stellt die whs. wichtigste und gebräuchlichste Hilfe in der Beschreibung von Läsionen im operativen Alltag dar und findet in unserer Klinik die größte Bedeutung.

Literatur

1. Bateman JE (1963) The diagnosis and treatment of ruptures of the rotator cuff. Surg Clin N Am 43:1523–1530
2. Codman EA (1934) The shoulder: Rupture of the Supraspinatus tendon and other lesions in or about the subacromial bursa. Thomas Todd, Boston
3. Ellmann H, Gartsmann GM (1993) Arthroscopic shoulder surgery and related procedures. Lea & Febiger, Philadelphia, pp 8–99
4. Fukuda H, Yamanaka K, Hamada K, Mikosa M, Ogawa K, Ishiguro T (1982) Pathogenesis of partial thickness tears of the rotator cuff. J Jpn Orthop Assoc 56:998–999
5. Gerber C, Terrier F, Ganz R (1985) The role of the coracoid process in chronic impingement syndrome. J Bone Joint Surg 67B:703–708
6. Gerber C, Krushell R (1991) Isolated rupture of the tendon of the subscapularis muscle. J Bone Joint Surg 73B:389–394
7. Gschwend N, Ivosevic-Radanovic D, Patte D (1988) Rotator cuff tear: relationship between clinical and anatomopathological findings. Arch orthop Unfallchir 107:7–15
8. Habermeyer P, Brunner U, Wiedemann E, Wilhelm K (1987) Kompressionssyndrome an der Schulter und deren Differentialdiagnose. Orthopäde 16:448–457
9. Hawkins RJ, Bokor DJ (1998) Clinical Evaluation of shoulder problems. In: Rockwood CA, Matsen FA III: The shoulder. Saunders, Philadelphia, pp 164–197
10. Hertel R, Ballmer FT, Lambert SM, Gerber C (1996) Lag signs in the diagnosis of rotator cuff rupture. J shoulder Elbow Surg 5:307–313
11. Imhoff A, Ledermann T (1996) Definition, pathologische Befunde und Pathogenese. In: Eulert J, Hedtmann A (Hrsg) Das Impingementsyndrom der Schulter. Thieme, Stuttgart New York, pp 1–13
12. Imhoff AB (1998) Which rotator cuff lesions should be repaired? Arthroscopic and open procedures. Invited Lecture. 4th Turkish Congress of Sports Traumatology, Arthroscopy and Knee Surgery. 29. September–2. Oktober 1998 Izmir/Turkey
13. Neer CS (1972) Anterior acromioplasty for the chronic impingement of the shoulder. J Bone Joint Surg 54A:41–50
14. Neer CS (1983) Impingement lesions. Clin Orthop 173:70–77
15. Patte D (1990) Classification of rotator cuff lesions. Clin Orthop 254:81–86
16. Snyder SJ (1993) Evaluation and treatment of the rotator cuff. Orthop Clin North Am 24:173–192
17. Warner JJP, Allen AA, Gerber C (1994) Diagnosis and Management of Subscapularis Tendon Tears. Techn in Orthop 9:116–125
18. Warner JJP, Schulte KR, Imhoff AB (1995) Current Concepts in Shoulder Instability. Adv in Operat Orthop, 3:217–248

18 Rotator Cuff Tendon Healing

J. F. Löhr, Hirotaka Sano, and H. K. Uhthoff

Before one can attempt to look at the healing potential of the rotator cuff, it seems essential to define the terms of the pathomechanism in which rotator cuff tearing occurs.

As suggested by Uhthoff one could divide the pathomechanism of rotator cuff tendon failure into *intrinsic* and *extrinsic* causes:

- *Intrinsic* causes are processes starting within the tendon. They may be *traumatic, reactive* or as in most cases *degenerative.*
- *Traumatic* cuff tears will in many cases involve the younger population. Since normal tendon will not rupture prior to bone failure, most will have an associated bony avulsion, which if healed in malalignment may then cause secondary attrition leading to failure by extrinsic causes. Other traumatic tears might develop with repeated sport or work mechanism as partial tears, such as the attrition of the supraspinatus tendon as described by Walsh in overhead sports. A further segment of traumatic cuff rupture are ruptures along anatomic-embryologic "weak-spots" such as the rotator interval, or finally be associated with a violent injury such as a dislocation of the shoulder in an elderly person with preexisting degenerative cuff disease.
- *Reactive* tendon changes occur most commonly in calcifying tendinitis, and can be associated with partial ruptures of the cuff into the bursa, or the joint cavity. In most cases not total tears develop out of calcifying lesions although describes in few cases. Other reactive changes will develop associated with systemic disease, such as rheumatoid arthritis, chronic renal insufficiency, and obviously after having received steroids injections.
- *Degenerative* cuff failure will most likely be the commonest cause for cuff rupture. Morphologic one would progress from a "tendinitis" to a partial tear and finally a complete tear.

As seen in the histologic sections these changes will first take place at the tendon-bone insertion site, constituting the weakest link in the chain of muscle "musculotendinous junction" tendinous osseous junction.

At the insertion site (entheses) the tendon will link into the bone through four layers: tendon fibers "non-calcified fibrocartilage" calcified fibrocartilage" bone.

Thinning and disruption of tendon fascicles will be followed by reactive granulation tissue, dystrophic calcification an cell proliferation. While at the bursal side the vascular supply seems to be more efficient a healing potential is given for partial bursal side tears, while on the articular side a tear might then progress. Tensional loads will now increase on the remaining fibers compromising their mechanical and nutritional abilities leading to further disruption with repeated loads.

Extrinsic causes are referred to a cuff failure due to encroaching soft or bony tissues onto the cuff. Bone structures interfering with cuff function are most commonly a beaked or Type III acromion, an enchondral ossification along the acromio-clavicular ligament, or acromial spur. Osteophytes at the inferior aspect of the AC-joint may also encroach onto the musculo-tendinous junction, and the subscapularis might become troubled through a coracoid impingement. The bursa might also encroach onto the rotator cuff, but only in true inflammatory bursitis, be it through secondary changes in a systemic disease, or through overuse inflammation.

Mechanism of Repair

The main factors in repairing rotator cuff tissue are the same as in the repair of any ruptured tissue. The only difference seems that the rotator cuff has certain disadvantages compares to other tendon insertions. The vascular supply appears critical, as has been reported by many studies, the insertion, particular of the supraspinatus muscle has little room to forgive encroachment due to surrounding stuctures (acromion, bursa), the tendon is not only loaded in tension, but will also have to sustain compression and foremost shear stresses.

The tendon itself has a distinct layering system, with the bursal side having other loading characteristics than the articular side, leading to shear forces within the tendon.

The repair effort may therefor come from the bony site, the proximal stump site, or surrounding tissues.

It seems now to become clear, that the initial granulation tissue might weaken the tendon structure initially through protease's and cathepsins, but at the same time provide growth factor to the site responsible for stimulating collagen synthesis. Studies have shown the production of a 1-procollagen, collagen III and collagen II. A shift within the rotator cuff tendon collagen content to Collagen III was also noted when comparing degenerative to normal tendon. Glycosaminoglycan changes were also seen with degenerative tendon, showing a change from the tendon fibrocartilage and increasing friction between the fiber bundles. The fibrocartilage, essential in facilitating the load transfer at the tendon bone interface.

From studies in the Ottawa laboratory in animal experiments (H. Sano, H.K. Uhthoff), which are supported by the findings of Fukada and Riley, the healing sequence seems to begin at the bony site. An obvious pro-requisite for this is the firm attachment of the tendon in this area, showing the importance of an adequate fixation method of tendon to bone. Any gap-information due to loose tying or knot technique will disrupt the process of tissue repair. After initial cell proliferation from the bony insertion site the cell number recede. The increase in cell invasion is accompanied through vascular proliferation. The proximal stump site contributes much later (at approx.) 6 weeks to the repair effort. This seems to coincide with the re-establishment of a continuity of the fiber stuctures. The fibrocartilagenous zone is such in part re-established although in the experiments of Sano et al. as well as Liu et al. to a lesser degree then in the control sites.

Clinical and Radiological Assessment

Non-invasive assessment of rotator cuff healing in the clinic setting is still difficult. While a pain free function is the goal of any such surgery, it has become clear that not all "well repaired cuffs" have stayed this wax beyond the door of the operating theater.

Clinical function and here besides functional assessments the force and fatigue of the involved arm seem to be a good predictor of shoulder function. While good function can be observed with many cuff repairs, imaging studies have shown that many patients had re-ruptures leaving them with good shoulder function but reduced power in the affected extremity.

There have been many reports looking at the clinical outcome of rotator cuff repair but there are almost no reports on the natural history of rotator cuff tears. One ist still involven in the stage of "feelings", when one assumes that rotator cuff tears, once developed will progress to larger tears. But obviously, one can not overlook the different anatomic descriptive studies, which show the high incidence of cuff tears present with higher age groups, with those patients having presumably functioned sufficiently to avoid the attention of an orthopedic surgeon. One group from Japan has followed by MRI a patient collective showing that some small partial tears would disappear, but that other would progress. Since then other studies have been published dealing with the interpretation of Magnetic Resonance Imaging (MRI) and the histology or pathology of the cuff. Although an excellent, but still expensive tool in assessing complete rotator cuff tears, it has still it's limitations in evaluation the cuff for partial tears, or in predicting tears from so called degenerative changes. Alterations as caused by the "magic angle" (55° tendon offset) still make it difficult to assess the signal changes with high accuracy. Fatty degeneration as first described by Goutallier and Nakagaki, can well be visualized, but will only tell the current state of affairs within the muscle without being able to tell anything about the function of the muscle cells, and it is still as recovery or at least maintained function of the respective rotator cuff muscles.

Summary

The repair process in the healing of the rotator cuff ist obviously the same in any other tissue. Only the cuff has the distinct disadvantage of being in a precarious anatomic situation, having a possibly critical blood supply, and having to perform biomechanical work in tension, compression and shear. In order to re-establish a link from the tendon to the bone, a proper bed has to be present, allowing cell invasion first from the bone and then the tendinous stump. A firm fixation seem the ultimate pre-requisite, abduction devices might help in this setting secondarily. Clinical judgment of the repair process is still difficult, if one wishes not to rely on clinical signs only. Further developments in the technological aspect of MRI might lead to advances here. Degeneration is often associated with repeated minor trauma and more common with advancing age. Histology can tell the state of such a tendon to a certain degree, but by looking at a normal tendon the reverse seems not to be true. Age ist therefor not the only factor in causing degenerative rotator cuff failure.

References

Berenson M et al (1996) Proteoglycans of human rotator cuff. J Orthop Research 14
Brewer B (1978) Aging of the rotator cuff. Am J Sports Med 7
Fukuda H et al (1990) Pathology and Pathogenesis Bursal side Rotator cuff tears. Clin Orthop 254
Gerber Ch et al (1985) The role of the coracoid process. J Bone Joint S 67
Goutallier D et al (1994) Fatty muscle degeneration. Clin Orthop 304
Kumagai J et al (1994) Collagen types in the attachment zone. J Rheumatology 21
Löhr J, Uhthoff HK (1990) Microvascular. Pattern Clin Orthop 254
Liu S et al (1995) Collagen in Tendon. Clin Orthop 318
McMaster P (1933) Tendon and Muscle Ruptures. J Bone Joint 15
Miniaci A, Solonen D (1997) Rotator Cuff Evaluation. Othop NA 28
Nakajima T et al (1994) Histologic and biomechanical characteristics. J Shoulder Elbow 3
Neumann Ch et al (1992) Appearence of the supraspinatus tendon. AJR 158
Riley G et al (1994) Glycosaminoglycans of human rotator cuff. Ann Rheum Disease 53
Sano H et al (1999) Reformation of the supraspinatus tendon in bone, submitted to publication
Sano H et al (1999) Degeneration weakens the Tensile Strenght of the Supraspinatus Tendon, submitted to publication
Uhthoff HK, Sarkar K (1991) The effect of aging in the soft tissues. The shoulder, Matsen (ed), Churchill
Uhthoff HK, Sano H (1997) Pathology of the Rotator Cuff Tendon, Orthop NA 28
Yamanaka K (1991) Ageing process of the supraspinatus. Surg Disorders Shoulder, Watson (ed), Churchill

19 Surgical Methods for the Arthroscopic Repair of the Rotator Cuff using Absorbable Panolok RC Anchors with Panacryl Sutures

L. Lafosse

In ruptures of the rotator cuff, the only way to achieve satisfactory muscle recovery so as restore the painless and functional state of the shoulder is by means of tendon repair combined with acromioplasty [1].

The advent of arthroscopy firstly made it possible to resolve sub-acromial conflict by means of isolated acromioplasty without reinserting the tendons of the cuff [2]. Satisfactory results in terms of pain and function can be obtained, but the shoulder never recovers anything approaching normal muscular strength and this constitutes a definite disability [3].

In order to combine arthroscopic acromioplasty with cuff repair surgery, mini-open technics have been used. This mixed surgery still has some of the drawbacks of open surgery to reinsert the tendons, and notably requires disinsertion and cleavage between the bundles of the deltoid muscle [4].

Various arthroscopic techniques for cuff repair are now available. Some of them involve intra-osseous implants combined with trans-tendinous suture [5, 6].

The results of athroscopic repair of the cuff using MITEK titanium "Super Anchors" and Ethibondec. 6 non-absorbable suture show that this technique is reliable [7].

Secure anchorage and suturing are essential during tendon healing, but afterwards these devices are no longer serve any useful purpose.

The use of a combination of slowly-absorbed devices should make it possible to combine sufficient initial mechanical strength during tendon cicatrization with subsequent gradual disappearance of the retention without excessive inflammatory reactions. This can be achieved using Panalok RC anchors and Panacryl suture, both of which are composed of absorbable PLA which is absorbed within 2 years. The short follow-up time for the small number of cases having undergone surgery with those implants makes it impossible to draw any conclusions, even of a preliminary nature, from the results. Here we will simply describe the surgical technique, which is now clearly defined, and based on the method for non-absorbable anchors and braided sutures.

Surgical Technique

The patient selected has a tear of supra- and infra-spinatus tendon.

Local/regional anesthesia using inter-scalene C6 bloc; a catheter may be inserted for post-operative analgesic purposes.

The patient is placed in a beach chair position, the elbow in extension and the arms and forearms under horizontal traction, using jersey attached to the skin to apply 3 kg traction.

Before surgery begins, 20 cc of xylocaine with epinephrine are injected into the joint and sub-acromially. This potentiates the local/regional anesthesia and reduces per-operative bleeding.

- Four approaches are required for this operation:
  - the conventional posterior approach,
  - the postero-external sub-acromial approach (beside the postero-external angle of the acromion, level with its external margin) used to insert the arthoscope the antero-external sub-acromial approach
  - and the anterior sub-acromial approach through with instruments used to repair the cuff and carry out the acromioplasty are inserted.
- Arthroscopy begins by viewing the joint after injecting 60 cc of air via the posterior approach in order to carry out a thorough assessment of the cartilage, ligaments, rim, biceps and cuff.

The cuff is explored from front to back, beginning with the sub-scapular tendon, the intra-articular upper third of which is visible. Intra-tendon ruptures or upper disinsertions of the deep surface are only relieved by relaxing the tendon by internal rotation.

The biceps which has already been explored from its insertion on SLAP is now explored throughout its circumference where it enters its groove by passing above and below it and by adjusting the eyepiece as required. The walls of the groove of the biceps are constituted to the front by the terminal part of the external coraco-humeral ligament, above by the interval rotator and behind by the anterior foot of the supra-spinatus, stabilizing the tendon, which is tested during internal rotation and, above all, during external rotation, to check for anterior subluxation.

This exploratory stage is very important, because it is possible, although difficult, to repair sub-scapular lesions and/or subluxations of the biceps using arthroscopy.

We will consider here only the situation of single lesions of the supra and sub-spinatus tendons. These tendons are explored from front to back, with the scope directed upwards in order to assess the degree of vascularization of the deep surface, the location and extent of disinsertion in the sagittal and frontal plane and looking for intratendinous cleavage, which is often posterior or a non-transfixing rupture of the deep surface. We will use the classification for distal, intermediate or retracted ruptures in the sagittal plane and anterior, superior or postero-superior rupture in plane. A needle followed by a graduated probe are introduced via the sub-acromial antero-external approach to measure the size of the rupture.

In small ruptures, it is sometimes necessary to fill the joint with fluid in order to distend it before it is possible to see the disinsertion zone, towards which the scope is pushed before being inserted as far as the sub-acromial space.

After determining the site, type and size of the rupture by comparison with the pre-operative joint scan, the possibility of reducing the rupture by introducing forceps through the sub-acromial antero-external incision is determined; this may have to be slightly modified depending on the position of the perforation.

The reducibility of the rupture is more important than its size in deciding whether to continue with the arthroscopic tendon repair. Abduction and internal or external rotation movements are used to help to assess the facility and site of tendon reinsertion.

If it is only possible to achieve partial reduction, arthroscopy is continued because we know that anatomical reinsertion can be acheived by means of periglenoid capsulotomy and peritendinous release.

If arthroscopic repair is considered to be impossible or risky, the operation can be continued after opening, without being hampered by infiltrated fluid, because the arthroscopy will have carried out using ambient air which causes no problem.

If the decision to go ahead with arthroscopic repair is taken, the joint is distended with saline, using a joint-pump fitted with an input and output pressure regulating system.

- After washing the joint, the arthroscope is removed from the joint and then reinserted via a sub-acromial postero-external approach in order to carry out a bursoscopy. The usual method is slightly modified in that the scope inserted is right beside the posterior angle of the acromion along its external margin in order to avoid subsequently being hindered by fat and by the deep aponeurosis of the deltoid.

The rupture of the cuff is reduced again, but this time it is assessed by sub-acromial viewing which makes it easier to determine the best rotation position as well as the number and site of the future attachment points.

- Abrasion of the greater tuberosity of humerus with no tendon insertion is done using a shaver or milling cotter via the antero-external approach. This step is essential for the subsequent reinsertion of the soft parts onto the bone, but should not go beyond simple removal of the cortex.

A 7-mm cannula is then inserted via the same incision and attached to the skin (using the same approach as for the attachments of thoracic drains for instance) to stop it coming out again while the instruments are being moved through it.

- The repair of the supra-spinatous processes is then carried out by introducing a 45° right or left Wolf hook with a doubled monofilament PDS #2,

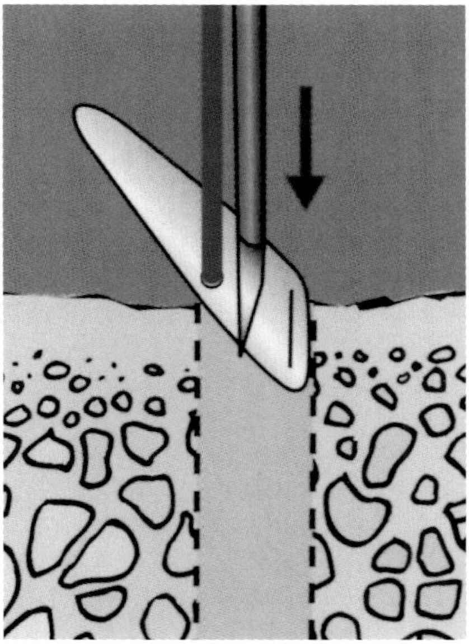

Fig. 1. The anchor is inserted on the point of the guide into the channel

leaving the loop formed at its distal end. The hookside is the opposite of the shoulder being repaired (left for a right shoulder and vice versa).

The sub-acromial anterior approach through which the hook is introduced is located flush with the acromiocoracoid ligament. It is located from outside inwards using a needle which approaches the cuff tangentially at the level of the perforation. The hook is introduced from front to back perpendicularly to the direction of the cuff which is perforated from top to bottom then from bottom up top in order to prepare as U suture. Using this anterior approach to pass the suture through the cuff rather than using the external approach makes it possible to choose a more or less proximal site relative to the section of the tendon rupture and this is essential for the suture to hold well.

The loop of PDS is pushed in by turning the small wheel, once the Wolf hook has perforated the cuff and recovered using an ordinary hook slipped into the cannula from the exterior. The PDS loop is pulled through the cannula sufficiently to make it possible to insert the final with Panacryl braid suture. The device of passing the PDS through first is necessary because a braided suture cannot be fed through with a Wolf hook.

The PLA anchor (Panalok RC) is mounted on a inserter, perforated by a PLA Panacryl suture, both are tipped with a needle. For this arthroscopic technique, the thread must be trimmed flush the needle while the anchor will remain clipped to the inserter.

One of the 2 strands of Panacryl released in this way, is passed through the loop of PDS and then the other end of the double PDS suture which emerges from the anterior approach is pulled so that the Panacryl passes through the cuff from the external approach to the anterior approach.

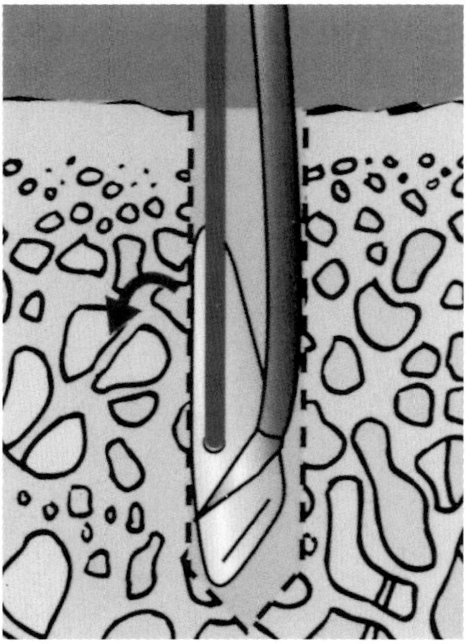

Fig. 2. The flexible point of the guide bends as the anchor is positioned

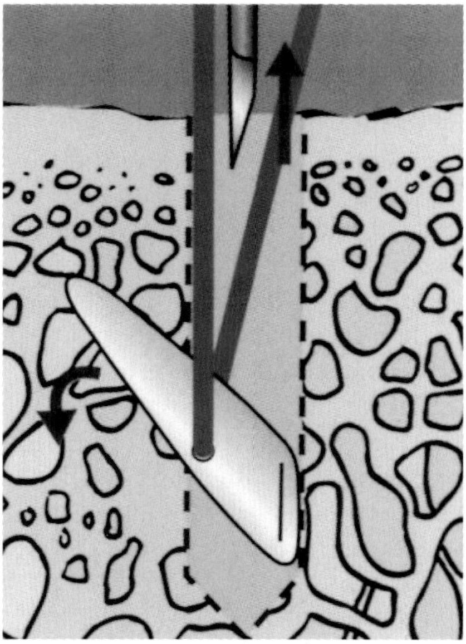

Fig. 3. The withdrawal of the guide results in lokking of the anchor

In this way, the suture passes through the cuff, the free anterior end emerges through the anterior access; the posterior strand emerges via the external cannula and is attached to the anchor mounted on its inserter.

The hole into which the anchor is inserted is made using a 3.2 bit introduced via the cannula, in the external cortical bone of the greater tuberosity of humerus, flush with the external margin. The anchor is then brought

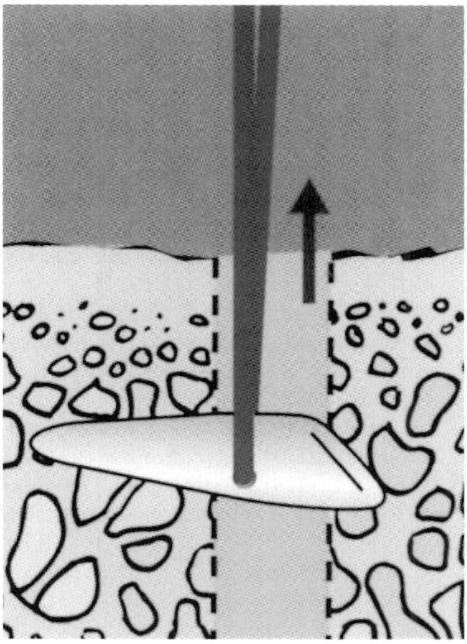

Fig. 4. Controlled tension on the suture by the operator securely locks the anchor within the bone

down into the canula while pulling gently on the thread emerging from the anterior approach, and then pushed depp into the bone of the greater tuberosity of humerus, taking care not to make a loop with the Panacryl. The inserter is then removed. Pull on the posterior thread in order to check that the installation slides freely (Figs. 1–4).

An ordinary hook is then used to grasp the anterior suture through the cannula. Both sutures are therefore brought out through the external cannula.

A knot is then tied, either a fisherman's if the threads glide freely, or alternatively by a descening series of half reefs if they glide with difficulty. The tear in the cuff is then reduced with the assistance of a position in abduction and slight internal rotation.

The rupture of the cuff is thus repaired with a single anchor or several if the size of the rupture makes this necessary, beginning at the front and working backwards.

Acromioplasty is then carried out in the usual fashion.

The reinsertion is then checked by the subacromial approach, and then by the intra-articular approach.

The post-operative sequelae are usually straightforward, the shoulder is relieved by a small abduction cushion for 45 days makes it possible to carry out immediate passive rehabilitation. The patient is then permitted to resume activity cautiously over a further 45 days.

References

1. Ellman H, Hanker G, Bayer M (1986) Repair of the rotator cuff. End result study of factor influencing reconstruction. J Bone Joint Surg Am 68:1136–1141
2. Rockwood CA, Burkead WZ (1988) Management of patients with massive rotator cuff defects by acromioplasty and rotator cuff debridment. Orthop Trans 12:190–193
3. Walch G, Marechal E, Maupas J, Liotard JP (1994) Traitement chirurgical des ruptures de la coiffe des rotateurs. Facteurs pronostiques. Rev Chir Orthop 80:369–378
4. Paulos LE, Kody M (1994) Arthroscopiccally enhanced "mini approach" to the rotator cuff. Am J Sports Med 22:19–26
5. Palette GA, Warner JJP, Altcheck DW (1993) Arthroscopic rotator cuff repair. Evaluation of results and a comparison of techniques. Presented at the 60th Annual meeting of the Arthroscope Surgeons, San Francisco, CA, February 18–23
6. Gazielly DG (1997) Arthroscopic fixation of distal supraspinatus tears with Revoscrew anchors and permanent matress sutures. A preliminary report. In: Gazielly DF, Gleyze P, Thomas T (eds) The cuff. Elsevier, Paris, 282–286
7. Lafosse L (1997) Arthroscopic repair of rotator cuff tears with Mitek enchors. In: Gazielly DF, Gleyze P, Thomas T (eds) The cuff. Elsevier, Paris

20 Endoscopic Repair of Rotator Cuff Tears

A Study of Predictive Factors Influencing Anatomical and Functional Results at Review

P. Gleyze, H. Thomazeau, P.H. Flurin, L. Lafosse, D.F. Gazielly, M. Allard and Société Française d'Arthroscopie

Introduction

Arthroscopic reconstruction of rotator cuff tears is not a widespread technique (Gartsmann [1, 2], Liu [3], Tauro [4], Warner [5]) and the validity of anatomical results has been little investigated, while the incidence of recurrent tears after conventional cuff surgery has now been established (Calvert [6], Gazielly [7, 8], Harryman [9], Thomazeau [10]).

This study sets out to evaluate the anatomical and functional results of tears repaired by arthroscopy and to encompass the practical limits of the technique involved.

Materials and Method

This was a retrospective, multicenter study which included 87 patients. Follow-up records comprised preoperative, epidemiological and functional assessment (Constant [11] score: CS) and a precise, preoperative, anatomical radiographic investigation (CT-arthrography, or ultrasound, or MRI and standard radiography). A detailed intraoperative report was required. Lesion extensions in the coronal (Fig. 1; Pasquier [12]) and sagittal plane (Fig. 2; Thomazeau [10]) were determined.

The technique of arthroscopic repair was examined using objective criteria (size of bone trough, implant(s), associated surgical treatment) and subjective criteria (opinion on solidity of repair, anatomical reduction, reducibility, ...).

All patients attended a clinical follow-up visit and radiographic investigation of the cuff was performed in 81 patients.

Patient files were processed on computer data bases (Gleyze [13]). Conventional statistical analysis methods were used (Chi square; Student's "t" test, simple regression) with a significance threshold set at 0.05 (Senghas [14]). Quantitative results are presented as follows: "Mean (mini-maxi; Standard Deviation; Standard Error)".

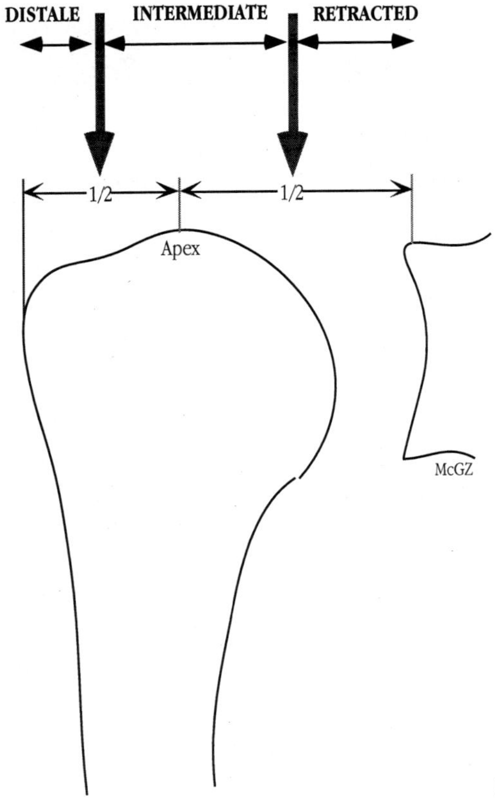

Fig. 1. Coronal typology of tears (Pasquier [12])

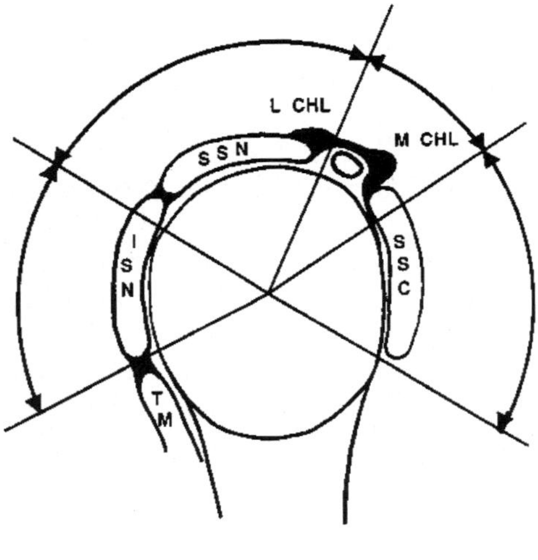

Fig. 2. Sagittal typology of tears (Thomazeau [10]). TM: Terrus Minor; ISN: Infraspinatus; SSN: Supraspinatus; LCHL: Lateral coracoacromial ligament; MCHL: Medial coracoacromial ligament; SSC: Subscapularis

Table 1. Preoperative and follow-up constant score

Constant score	Preoperative	Follow-up	Gain (pts)	Gain% (%)
Pain/15	**4.05** (0–10; SD 2.5; SE 0.2)	**12.3** (5–15; SD 2.8; SE 0.3)	**8.25**	**55**
Level of activity/20	**9.35** (4–16; SD 2.5; SE 0.2)	**18.2** (6–20; SD 2.6; SE 0.2)	**8.85**	**44.25**
Active ROM/40	**31.1** (10–40; SD 7.6; SE 0.8)	**38.62** (20–40; SD 2.9; SE 0.3)	**7.52**	**18.8**
Muscle strength/25	**5.09** (0–16; SD 5.5; SE 0.3)	**14.28** (0–25; SD 5.8; SE 0.6)	**9.19**	**36.76**
Total C.S./100	**49.67** (22–72; SD 11; SE 1.2)	**83.48** (31–100; SD 11; SE 1.2)	**33.81**	**33.81**

Results

Among the 87 patients in this series, the male/female ratio was equal (43 men, 49.42% – 44 women, 50.57%) with dominant shoulder involvement in 74.71% (65/87). Average age was 58 years (30–77; SD 8.6; SE 0.9) for an average preoperative onset period of 27.7 months (1–240; SD 39.7; SE 4.2).

One half of the patients were still at work (45/87; 51.7%) with a prevailing number of manual workers with occupations placing a strain on the upper limbs (39/87; 44.8%). 89.6% of patients practised leisure activities (78/87).

Preoperative functional assessment is presented in Table 1.

Anatomical lesions were categorized into six groups in relation to coronal and sagittal extension (83 cases – Table 2).

The four other cases entailed 1 isolated posterior tear of the supraspinatus (intact at review; excellent functional result; CS 86; very satisfied), two associated tears of the subscapularis and the supraspinatus with lamination of the infraspinatus (non-intact at review; good functional result; CS 81; very satisfied) and one associated tear of the subscapularis and supraspinatus (non-intact; very good functional result; CS 85; very satisfied).

Scope of Surgery: Surgical repair entailed a concomitant acromioplasty with section of the coracoacromial ligament. Resection of the acromioclavicular joint was performed in 4.6% of patients (4/87). 13 tenotomies of the long head of biceps (14.94%) were also performed, necessitated in most cases by partial tear of this tendon.

Before reattachment, the greater tuberosity was reamed in 96.47% (82/85 measured) to obtain a bone trough of average length 17 mm (10–40) for a width of 4.6 mm (3–15) and depth of 2.87 mm (1–3).

The implants used were Suretac® anchors (36.78%), Mitek anchors® (27.6%) and Revoscrews® (31%), or other (4.6%) and led to obtaining reconstruction that was considered by the surgeon to be anatomical in 78% of patients (64/82 assessed) (Table 3).

Table 2. Types of intra operative lesions and anatomical and functional review (6 groups–83 cases)

	Supra spinatus tear only									Suprasp & RI.**			Suprasp (ant+total)&infrasp.					
	Anterior distal			Total distal			Total intermediate						Suprasp+dist infrasp			Suprasp+inter infrasp		
No of cases	16 (18.39%)			40 (45.97%)			7 (8%)			4 (4.59%)			13 (14.94%)			3 (3.44%)		
No. CL X-ray asses.	12			38			7			3			13			3		
Cuff status at X-ray review																		
	A*	D*	L*	A*	D*	L*	C*	D*	L*	A*	D*	L*	A*	D*	L*	A*	D*	L*
	10	1	1	22	6	10	3	1	3	1	0	2	3	2	8	1	1	1
	83%	8.33%	8.33%	57.89%	15.78%	26.31%	42.85%	14.28%	14.28%	25%		75%	23.07%	15.38%	61.53%	33%	33%	33%
Functional assessment																		
Subjective																		
Very satisfied	10	0	0	16	4	5	3	1	2	1	0	1	1	2	6	1	0	0
Satisfied	0	1	1	6	2	3	0	0	1	0	0	1	1	0	1	0	1	1
Fairly satis.	0	0	0	0	0	1	0	0	0	0	0	0	1	0	0	0	0	0
Dissatisfied	0	0	0	0	0	1	0	0	0	0	0	0	0	0	1	0	0	0
na	0	0	0	0	0	0	0	0	0	0	0	0	0	0	0	0	0	0
"Objective"																		
excellent	4	1	0	13	3	5	0	1	1	0	0	1	0	2	3	1	0	0
Very good	2	0	0	3	2	1	0	0	1	0	0	0	0	0	3	0	1	0
Good	0	0	1	1	0	1	2	0	0	0	0	1	0	0	1	0	0	1
Average	0	0	0	0	1	1	0	0	0	0	0	0	1	0	0	0	0	0
Poor	0	0	0	1	0	1	0	0	1	0	0	0	0	0	0	0	0	0
na	4	0	0	4	0	1	1	0	0	1	0	0	2	0	1	0	0	0
Constant Sc																		
Pain/15	13.4	10	10	13.3	11.6	11.3	11.3	15	10	10		12.5	10	12.5	11.2	15	15	10
Lev. activ./20	20	18	16	18.7	19	17.3	16	20	27	20		17	17	17.5	16.7	19	20	17
rge mot/40	39.6	38	40	39.4	38	38	40	40	38	38		38	34	38	37	40	40	38
Strength/25	17	25	9	15.8	13.8	12.7	9.3	25	17	8		13.5	9.5	10.5	10.5	18	18	16
Global/100	***89.8***	***91***	***75***	***87.3***	***81.6***	***79.3***	***76.6***	***100***	***82***	***76***		***81***	***73.5***	***78.5***	***75.5***	***92***	***93***	***81***
Gain	37.3	33	35	32	39.4	28.6	30.3	51	43	24		30.5	57	37.5	32	47	41	39

A: "anatomical": continent, normal thickness; D: "doubtful": thinned no leakage; L: radiographic leak after injection ** RI: rotator interval; ant.: antérior"

Table 3. Subjective evaluation by surgeon of arthroscopic repair

	Isolated supraspinatus tear				SS&RI**	Rupture SS&IS		Anat appear.***	Non-anat. appear***	na*
	Ant distal (16 cas)	Full distal (40 cas)	Post distal (1 cas)	Intermed (7 cas)	(4 cas)	Distal (13 cas)	Interméd. (3 cas)			
Reducibility										
Easy	16 (100%)	39 (97.5%)	1 (100%)	6 (85.71%)	4 (100%)	9 (69.23%)	0	43/71 (60.5%)	28/71 (39.4%)	4
Difficult	0	1 (2.5%)	0	1 (14.28)	0	4 (30.76%)	3 (100%)	2/10 (22.2%)	8/10 (88.8%)	0
Incompl.	0	0	0	0	0	0	0	0	0	0
na*	0	0	0	0	0	0	0			
Repair										
Anatomical	14 (93.33%)	36 (90%)	1	4 (57.14%)	2	6 (50%)	1 (33.3%)	42.62 (67.7%)	20/62 (29.%)	2
Non anatomical	1 (6.66%)	4 (10%)	0	3 (42.85%)	2	4 (33.33%)	1 (33.3%)	2/13 (15.3%)	11/13 (84.6%)	2
Incompl.	0	0	0	0	0	2 (16.66%)	1 (33.3%)	0	3/3 (100%)	0
na*	1	0	0	0	0	1	0			
Solidity										
Strong	15 (93.75%)	37 (92.5%)	1	6 (85.71%)	0	6 (46.15%)	2 (66.6%)	44/67 (65.6%)	23/67 (34.3%)	0
Weak	1 (6.25%)	3 (7.5%	0	1 (14.28%)	0	7 (53.84%)	1 (33.3%)	5/10 (50%)	5/10 (50%)	3
Very weak	0		0	0	0	0	0	0	0	0
na*	0	0		0	0	0	0			

*na: "non-assessed" **RI: "rotator interval " ***anat: "anatomical"; non anat: "non-anatomical"; related to the number of cases given radiographic evaluation at review

Table 4. Incidence of tear recurrence at review (%) per anatomic type of repaired tear*

	No of tears	Distal tears	Intermed tears	Anterior tears	Posterior tears	Full-subs tear
Supra spinatus	**41.66%** (35/84) /100%	**87.50%** (28/35) /100%	**11.42%** (4/35) /100%	**28.75%** (10/35) /100%	**11.43%** (4/35) /100%	**60.00%** (21/35) /100%
	No of tears	Distal tears	Intermed tears	Lamina-tion	Upper 1/3 tear	Full-subs tear
Infraspinatus	**41.00%** (7/17) /100%	**71.40%** (5/7) /100%	**28.50%** (2.7) /100%	**23.50** (4/17) /100%	**50.00%** (2/4) /100%	**50%** (2/4) /100%
Subscapularis	**25.00%** (2/8)					

* na: non-assessed data are not included in percentage calculations

Radiographic Review of the Cuff: Follow-up anatomical radiography was of value in 81 patients, and an injection was used in 93.82% (60 arthograms; 16 CT-arthrograms; 4 MRI's; 1 ultrasound).

Having regard to the risk of false negative results with "doubtful" or "thinned" images (risk of recurrent tear sealed by a film of fibrosis) only definite integrity at radiography after injection of the contrast medium, associated with preserved tendon thickness were used as criteria for an anatomically successful repair. Any leak of contrast medium or a radiographic image considered to be doubtful (thinning with no leak) were considered as anatomical failures.

Table 4 shows the topography of lesions at follow-up radiographic investigation.

Intraoperative Anatomical Findings Predicting Repair Management and Cuff Status at Review: Coronal retraction and sagittal extension of lesions significantly determine the conditions of arthroscopic repair and cuff integrity at review ($p=0.001$) (Table 3).

Extension of the tear towards the posterior portion of the supraspinatus is a significant adverse factor ($p=0.003$). The percentage of "anatomical" cuffs after repair of an anterior distal tear of the supraspinatus was 83% (10/12 assessed) compared with 57.89% (22/38 assessed) when extension was towards the posterior portion of the supraspinatus (Table 2). The percentage of anatomical cuffs are review fell to 42.85% (3/7 assessed) whenever the tear was described as medium-sized at surgery ($p=0.001$).

When tears involved both the supra and infraspinatus (4/16) or the supraspinatus and the rotator cuff interval (5/20), the percentage of cuffs considered to be "anatomical" at review was 25%.

The concomitant existence of a tear of the upper third of the subscapularis is also a factor of poor prognosis for repair procedure and anatomical results ($p<0.07$).

Intraoperative Technical Findings Predicting Cuff Status at Review (Table 3): The ease of intraoperative reconstruction provides an excellent pointer to final results, since it determines the success of operative repair ($p = 0.03$) and therefore the percentage of cuffs considered to be anatomically repaired at radiographic review ($p = 0.002$).

When repairs were considered to be anatomical after surgery, the percentage of "anatomical" cuffs at radiographic review was 67.74% (42/62).

This percentage dropped to 15% whenever arthroscopic repair was not considered anatomical and to 0% after incomplete repairs ($p = 0.0004$) (Table 3).

The surgeon's opinion on the solidity of repair after arthroscopy was also a significant predictive factor for the rate of tear recurrence ($p = 0.0001$).

Tear Type, Cuff Status at Review and Functional Assessment: Patients were reviewed after an average follow-up period of 25.41 months (12–46; SD 11.2; SE 1.21).

While, overall, 69.73% (53/76 assessed) were very satisfied with clinical results, there was a significant difference ($p < 0.05$) between patients whose cuff was considered anatomical at radiographic review and those whose cuff status was qualified as doubtful or who showed contrast leakage (Table 2).

At follow-up the Constant score had increased by 33.8 points on average (Table 1).

The percentage of functional results considered as excellent (differential < than 5 points – Constant [5]) fell by 20.81% ($p < 0.05$) when cuff status was considered "non-anatomical" at review ($p < 0.05$) (Table 2).

The average Constant follow-up score was 85.92/100 points when the cuff was "anatomical" compared with 78.44/100 points when there was dye leakage at radiography ($p = 0.002$).

When cuff appearance was considered "doubtful" (84.62/100 points) the trend was not significant.

Tear recurrence had a significant negative effect on pain ($p = 0.001$), level of activity ($p = 0.003$) and range of motion ($p = 0.04$).

When a recurrent tear involved the supraspinatus alone, the average drop in Constant's score was 6.6 points ($p = 0.009$) compared with a loss of 17.9 points in when both the supraspinatus and the infraspinatus were involved ($p = 0.0002$).

Lamination of the infraspinatus (less 13 points – CS) and non-coverage of the long head of biceps (less 24 points – CS) were factors of poor functional prognosis at review ($p = 0.002$).

Discussion

Analysis of the difficulties encountered shows that arthroscopic technique can only be performed by surgeons with good experience in shoulder arthroscopy. During surgery, the surgeon must be careful not to underestimate the size of the tear, particularly its posterior extension that is sometimes difficult to circumscribe (Thomazeau [15]).

The surgeon must bear in mind that the percentage of cuffs considered to be "anatomical" at radiographic review will be reduced by one half if the repair does not have an anatomical appearance after arthroscopy (firm fixation in the bony trough, no plication, ...) and will be reduced threefold if there is rear extension towards the infraspinatus (lamination or true tear) or forwards in direction of the rotator interval.

Any surgical difficulty (opinion of weak repair, tedious reduction) will be a major adverse factor for treatment outcome.

The optimal indication in our series was a distal, easily reducible tear of the supraspinatus. This type of tear has never given rise to intraoperative difficulties, and the rate of repairs considered to be anatomical at review related to the rate found after open repairs.

Conclusion

Arthroscopic repair of the rotator cuff can give anatomical and functional results that are equivalent to those obtained with conventional open techniques, provided that it is performed by surgeons with experience in arthroscopic shoulder surgery. Particular care must be paid to the posterior extension of the tear, and it must be remembered that arthroscopic surgery is much more sensitive to anatomical tear type than conventional open methods of cuff repair.

It would seem to emerge from this study that in the current state of the technique, irrespective of the type of implant used, arthroscopic surgeons should restrict treatment to repairs of distal tears of the supraspinatus and in some circumstances to associated distal tears of the supraspinatus and the infraspinatus, on the formal condition that repair is problem-free with intraoperative certainty of achieving strong, anatomical repair.

If these conditions are not met, the functional benefit will still remain but cannot be considered as optimal.

References

1. Gartsman GM, Hammerman SM (1997) Full-thickness tears: arthroscopic repair, Orthop Clin North Am 8(1):83–98
2. Gartsman GM, Brinker MR, Myrna K (1998) Early effectiveness of arthroscopic repair for full thickness tears of the rotator cuff. J Bone Joint Surg (Am) 80:33–40
3. Liu SH, Baker CL (1994) Arthroscopically assisted rotator cuff repair: correlation of functional results with integrity of the cuff. Arthroscopy 10(1):54–60
4. Tauro JC (1998) Arthroscopic rotator cuff repair: analysis of technique and results at 2- and 3-year follow up. Arthroscopy 14(1):45–51
5. Warner JP, Goitz RJ, Irrgang JJ, Groff YJ (1997) Arthroscopic-assisted rotator cuff repair: patient selection and treatment outcome. Shoulder Elbow Surg 6:463–472

6. Calvert PT, Packer NP, Stoker DJ, Bayley JIL, Kessel L (1986) Arthrography of the shoulder after operative repair of the torn rotator cuff. J Bone Joint Surg (Br) 68b(1):147–150
7. Gazielly DF, Gleyze P, Montagnon C (1994) Functional and anatomical results after rotator cuff repair. Clin Orthop 304:43–53
8. Gazielly DF, Gleyze P, Montagnon C, Bruyère G, Prallet B (1992) Résultats fonctionnels et anatomiques aprés traitement chirurgical des ruptures de la coiffe des rotateurs, part. I et II. Rev Chir Orthop 78:379–388
9. Harryman DT, Mack LA, Wang KY, Jackins SC, Matsen III FA (1991) Repair of the rotator cuff. Correlation of functional results with the integrity of the cuff. J Bone Joint Surg (Am) 73:982–989
10. Thomazeau H, Boukobza E, Morcet N, Chaperon J, Langlais F (1997) Prediction of rotator cuff repair results by magnetic resonance imaging. Clin Orthop 344:275–283
11. Constant CR, Murley AH (1987) A clinical method of functional assessment of the shoulder. Clin Orthop Rel Res 517:160–164
12. Pasquier B, Gazielly DF (1997) Double contrast arthrography and CT arthrography in rotator cuff pathology. In: Gazielly DF, Gleyze P, Thomas T (eds) The cuff. Elsevier Paris, pp 64–69
13. Gleyze P (1997) Principles of methodology and practical approach to the comparative clinical study. In: Gazielly DF, Gleyze P, Thomas T (eds) The cuff. Elsevier Paris, pp 131–134
14. Senghas RE (1992) Statistics in the Journal of Bone and Joint Surgery. Suggestions for Authors. J Bone Joint Surg (Am) 74(3):319–320
15. Thomazeau H, Gleyze P, SFA (1998) Evaluation endoscopique des ruptures de la coiffe des rotateurs. Etude prospective multicentrique de 117 cas, Annales de la Société Française d'Arthroscopie 8:57–62

21 Functional and Anatomical Results of 27 Arthroscopic Repairs of Complete Distal Supraspinatus Tears

D. F. Gazielly

Introduction

Distal supraspinatus tears measuring less than 2 centimetres (Fig. 1) are the least serious of full-thickness rotator cuff lesions and are the easiest to repair as they are limited to the end portion of a single tendon, with no continuation either backwards to the infraspinatus or forwards to the subscapularis. However, most of these ruptures are often symptomatic causing acute pain, despite a specific rehabilitation program lasting at least 6 months.

In our view, it is not logical to treat a complete supraspinatus tear with an isolated arthroscopic acromioplasty, even if there is a very aggressive anterior acromion since the unrepaired torn cuff can, of course, be the cause of a non-satisfactory postoperative result.

We wished to keep to the "all arthroscopic" approach, whose known advantages carry much importance in patient populations who are often retired, but who are still active and seek functional improvement. The mixed

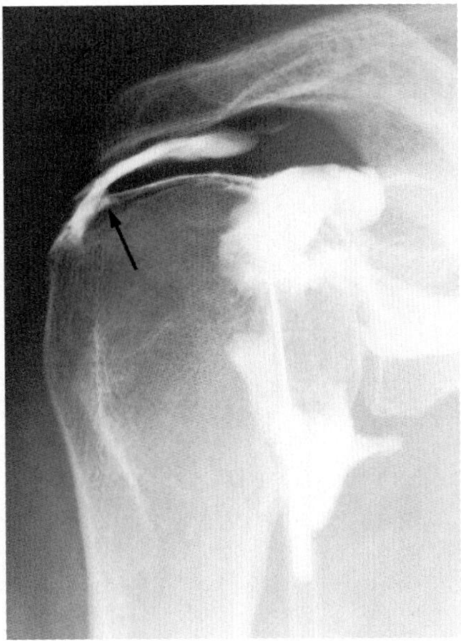

Fig. 1. Preoperative arthrogram of a distal, complete supraspinatus tear

"mini-open" technique did not appeal to us as it excludes the advantages of arthroscopy, in particular with regard to muscle repair.

The arthroscopic repair of complete rotator cuff tears is not yet a widespread technique in shoulder surgery, no doubt because it is a very demanding technique and few studies are reported in the literature [1–7]. Also the anatomical validity of either open [8, 9] or arthroscopic [3] rotator cuff repair has been little investigated.

In this study we report on the functional and anatomical results obtained in a consecutive series of 27 arthroscopic repairs of isolated, distal supraspinatus tears performed between October 1993 and May 1996.

Material and Methods

Between October 1993 and May 1996, arthroscopic repair of full-thickness rotator cuff tears was performed by the author in a consecutive series of 33 shoulders (32 patients) using the same operative technique and the same protocol for pre- and postoperative rehabilitation. Two independent examiners excluding the author were able to review 26 of the 32 patients (81%) after an average follow-up period of 27.7 months (minimum: 12, maximum: 41 months).

There were 15 women and 11 men, of mean age 61 years (49–74 years) with dominant side involvement in 85%. Of the 26 patients, 62% were retired. One patient underwent arthroscopy for both shoulders.

All patients followed a specific preoperative rehabilitation regimen for at least 6 months, based upon recovery of full range of passive and active joint motion and strengthening of the depressor muscles. This ambulatory rehabilitation included 3 visits per week to a physiotherapist specialized in shoulder rehabilitation, and 3 sessions per day of self-rehabilitation carried out by the patient at home. In our opinion [10], preoperative rehabilitation is essential to inform, educate and prepare the patient before possible surgery. It sets up a patient-physiotherapist-surgeon team which will be immediately effective after surgery if functional treatment proves to be insufficient to improve patient disability.

During this preoperative period, anterior impingement was measured radiographically on reproducible front and lateral outlet views. A type 2 curved acromion was noted in 13 patients (48%) and a type 3 hooked acromion in 14 patients (52%). Double contrast arthrography, performed at the same radiography unit [11] confirmed that the tears were full-substance, distal tears in all patients (Fig. 1).

For all patients the indication for surgery was pain and functional discomfort which failed to respond to specific functional treatment lasting at least 3 months. Preoperative shoulder function was assessed using Constant's scoring method [12]. The average preoperative absolute Constant's score was 58.5/100 points (34–72 points; SD: 8.5).

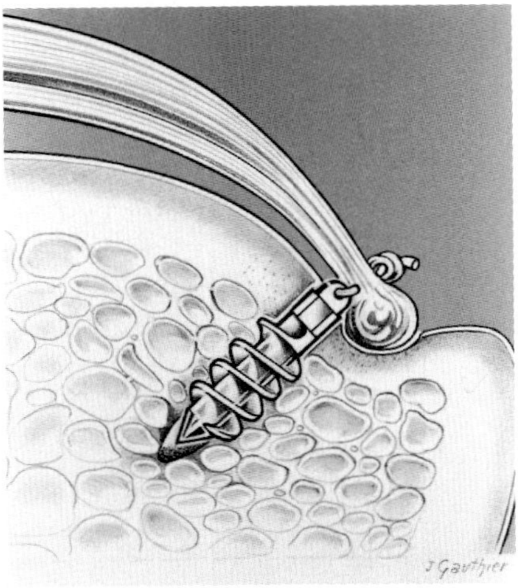

Fig. 2. Arthroscopic repair of the cuff should lead to healing between the tendon and the cancellous bone of the greater tuberosity

Surgical Technique

The procedure is carried out under general anaesthesia with the patient placed in lateral decubitus position. Physiological saline solution with adrenaline is used for irrigation with pump-regulated flow rate and pressure.

Glenohumeral arthroscopy is systematically performed, firstly to confirm the full thickness of the tear, its site and size, and secondly to check the position and the aspect of the intraarticular portion of the long head of biceps.

After detachment of the coracoacromial ligament under electrocautery, an anteroinferior acromioplasty is performed using an osteotome, following the arthroscopic conventional acromioplasty technique we described in 1993.

The edges of the tear and the greater tuberosity are excoriated to promote tendon healing (Fig. 2). After anchoring one (51%), two (44%) or three (4%) Revoscrews®, Ethibond # 1 non-absorbable braided sutures are passed through the edges of the supraspinatus tendon with a modified Caspari punch. Each U-shaped suture is finally knotted.

Rehabilitation is started the day after the procedure with passive exercises in forward elevation, extension, internal and external rotation and is continued throughout the first six postoperative months. Assisted active mobilization is started at the 6th week so that full active shoulder motion can be recovered by the end of the third month. At this stage, proprioreception and depressor muscle strengthening exercises are introduced until the sixth postoperative month.

Complications

There were no cases of postoperative reflex sympathetic dystrophy. No loosening or migration of the anchors was noted. One patient developed a deep infection which resolved without requiring surgery. In one patient, the range of elevation was limited to 130° and required manipulation under general anaesthesia at the 3rd postoperative month. In one patient, persistent pain required an arthroscopic tenotomy of the biceps at the 12th postoperative month.

Results

Functional Results: All 26 patients were reviewed by 2 independent observers after an average follow-up of 27.7 months (12–41 months). Constant's score (CS) increased from 58.5/100 points (range: 34–72; SD: 8.5) to 86.5/100 points (range: 65–100; SD: 8.7). The different CS ratings were 12.5/15 points for pain, 18.9/20 points for activities of daily living, 39.4/40 points for active mobility, 15.6/25 points for muscular strength. Overall, the objective functional results compared with the non-operated shoulder were excellent (67%), very good (19%), fair (10%) or poor (4%). Concerning subjective results, 17 patients were very satisfied (63%), 9 were satisfied (33%), and one patient was not satisfied (4%).

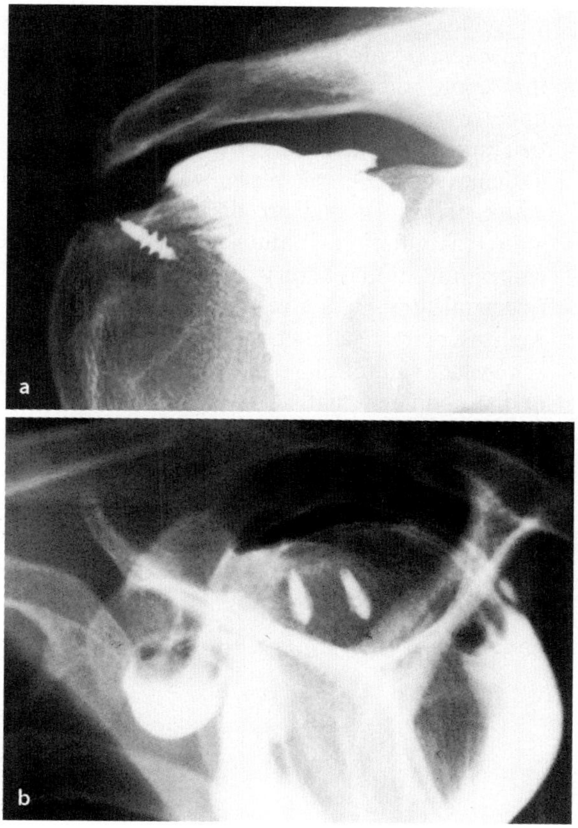

Fig. 3. Postoperative arthrogram at one year follow-up: **a** Front view; **b** Outlet view

Anatomical Results: Radiographic assessment at follow-up showed a flat-shaped acromion in all 26 patients. The 27 repairs were assessed at follow-up using different methods: arthrography and CT scan in 20 patients (74%), MRI in 3 patients (11%), arthroscopy in 2 patients (7.5%) and ultrasound in 2 patients (7.5%). Healing of the tendon was obtained in 20 repairs (74%) (Fig. 3). In 6 repairs, healing was not obtained, but the defect was very small and there was no retraction. A true recurrent tear with retraction of the tendon occurred in one patient who was not satisfied with the functional result. Globally, the consequences of non-healing were a decrease in Constant's score ($p=0.05$), in patient satisfaction ($p=0.05$) and an increase in pain ($p=0.02$).

Discussion

- In our view, acromioplasty is insufficient in complete, distal cuff tears if the shoulder is still painful in spite of a specific rehabilitation program, particularly if the acromion is slightly curved. Postoperative pain can be persistent in the event of non-healing of the tendon, even if the acromion is perfectly flat after acromioplasty.
- We prefer "all arthroscopic" repair to the mixed techniques combining arthroscopic acromioplasty with "mini-open" repair of the cuff. The all-arthroscopic approach is a demanding technique which will be improved upon in the near future.
- In respect of indications, we currently propose this therapeutic option to patients aged over 65 years, who are mainly retired but nonetheless lead active daily lives and are dissatisfied with the functional results achieved after rehabilitation. While shoulder stiffness and cuff retraction are formal contraindications, a very thin cuff with delamination planes at preoperative arthrography is a relative contraindication.
  Arthroscopic repair of the cuff should be made available when the achieved anatomical results can preserve the long-term functional future of the shoulder, that is to say in isolated, distal, non-retracted, complete suprapinatus tears without posterior extension towards the infraspinatus. We continue to prefer open repair in working patients who are likely to make extensive use of the operated shoulder.
- Overall, the results in this series are encouraging and prompt us to continue using this method of arthroscopic repair for isolated distal supraspinatus tears.

References

1. Snyder SJ, Heath DD (1994) Arthroscopic repair of rotator cuff tears with miniature suture screw anchors and permanent mattress sutures. Arthroscopy 10:345
2. Lili SH, Baker CL (1994) Arthroscopically assisted rotator cuff repair: correlation of functional results with integrity of the cuff. Arthroscopy 10(1)1:54–60
3. Gazielly DF, Gleyze P, Montagnon C, Ollagnier E, Thomas T (1997) Arthroscopic fixation of distal supraspinatus tears with Revoscrew® anchors and permanent mattress sutures: a preliminary report. In: Gazielly DF, Gleyze P, Thomas T (eds) The Cuff. Elsevier International Paris, pp 282–288
4. Gartsman GM, Hammerman SM (1997) Full-thickness tears: arthroscopic repair. Orthop Clin North Am, Jan. 28, 1:85–98
5. Warner JP, Goitz RJ, Irrgang JJ, Groff YJ (1997) Arthroscopic-assisted rotator cuff repair: patient selection and treatment outcome. J Shoulder Elbow Surg 6:463–472
6. Gartsman GM, Brinker MR, Myrna K (1998) Early effectiveness of arthroscopic repair for full thickness tears of the rotator cuff. J Bone Joint Surg (Am) 80:33–40
7. Tauro JC (1998) Arthroscopic rotator cuff repair: analysis of technique and results at 2 and 3-year follow-up: Arthroscopy 14(1):45–51
8. Harryman DT, Mack LA, Wang KY, Jackins SC, Matsen III FA (1991) Repair of the rotator cuff. Correlation of functional results with the integrity of the cuff. J Bone Joint Surg (Am) 73:982–989
9. Gazielly DF, Gleyze P, Montagnon C (1994) Functional and anatomical results after rotator cuff repair. Clin Orthop Related Research 304:43–53
10. Gazielly DF (1990) Preoperative management and rehabilitation of rotator cuff tears. In: Post M, Morrey BF, Hawkins RJ (eds) Surgery of the Shoulder. Mosby Year Book, St. Louis 54:234–237
11. Pasquier B, Gazielly DF (1997) Double contrast arthrography and CT arthrography in rotator cuff pathology. In: Gazielly DF, Gleyze P, Thomas T (eds) The Cuff. Elsevier International, Paris, pp 64–69
12. Constant CR, Murley AH (1987) A clinical method of functional assessment of the shoulder. Clin Orthop Related Research 517:160–164

22 Rekonstruktion von Rotatorenmanschettenläsionen

Arthroskopisch assistierte mini-open-Technik

A. B. Imhoff

Einleitung

Die Möglichkeiten der Arthroskopie, die artikuläre und die bursaseitige Oberfläche der Rotatorenmanschette direkt zu beurteilen, und die Magnetresonanz-Tomographie (MRT), die die gesamten Sehnen- und Muskelanteile der Rotatorenmanschette darstellen kann, haben wesentlich zum Verständnis der Rotatorenmanschettenerkrankungen und -läsionen beigetragen [31].

Die oberen 2 Drittel des *M. subscapularis* werden durch den oberen N. subscapularis (C5) versorgt, während das untere Drittel durch den unteren N. subscapularis (C6) innerviert wird. Der *M. supraspinatus* erhält eine Nervenversorgung durch den N. suprascapularis aus den Wurzeln C5 und C6 des Plexus brachialis, welcher unter dem Ligamentum transversum scapulae durch die Incisura scapulae superior in die Fossa supraspinata eintritt und schräg nach lateral um die Spina scapulae durch die Incisura scapulae inferior zum *M. infraspinatus* zieht (Demirhan, Imhoff et al. [13]). Der vierte Rotatorenmuskel, der *M. teres minor*, wird durch den N. axillaris (C5, C6) innerviert.

Seit Jahrzehnten wird der arteriellen Versorgung der Rotatorenmanschette in der Pathogenese großes Interesse entgegengebracht. Die *Arteria circumflexa humeri posterior* und die *A. suprascapularis* versorgen über eine Arkade den M. infraspinatus und den M. teres minor. Die *A. circumflexa humeri anterior*, die entlang dem unteren Rand des M. subscapularis verläuft, versorgt diesen Muskel und zusammen mit der *A. thoracoacromialis* und einem kleinen variablen Ast der *A. humero superior* den anterosuperioren Rotatorenanteil, die Kapsel und den M. biceps longus. Der M. supraspinatus hingegen wird durch den acromialen Ast der *A. thoracoacromialis*, die auch einen Ast ins Ligamentum coracoacromiale schickt, der bei der Akromioplastik beachtet werden muß, versorgt. Wichtig ist auch die *A. thoracica lateralis*, welche auf Höhe des M. pectoralis aus der A. axillaris entspringt und am Rand des M. pectoralis minor zum M. serratus anterior zieht.

Pathogenese des Impingement-Syndroms

Das Impingement-Syndrom ist wahrscheinlich die häufigste Ursache für Schulterschmerzen beim Erwachsenen. Die subacromiale Bursa und die Rotatorenmanschette werden sandwichartig zwischen dem coracoacromialen Bogen, der sich vom Acromion und dem Acromioclavicular-Gelenk über das Ligamentum coracoacromiale zum Processus coracoideus spannt, und dem Humeruskopf mit dem Tuberculum majus eingeklemmt. Der subacromiale Raum ist sehr schmal. Bei forcierter Flexion und vor allem bei Rotation kommt es zusätzlich zur Einengung, was eine Schädigung der Rotatorenmanschette mit nachfolgender Degeneration zur Folge haben kann. Die pathologischen Befunde reichen von einer Bursitis, Tendinitis und von fibrotischen Veränderungen bis zu partiellen oder kompletten Rupturen (Neer [43, 44]).

Die *Definition* des Impingementbegriffs selbst ist in großem Ausmaß unklar. Zahlreiche ätiologische Konzepte sind vorgeschlagen worden, die von mechanischen Einklemmungen durch das Acromion zu Überlastungsproblemen bei Mikrotraumen bis zu fehlender Blutversorgung und direkten Traumata reichten [36–38, 43, 49]. Das Impingement-Syndrom ist offensichtlich nur das letzte gemeinsame Symptom einer Vielzahl verschiedener Erkrankungsformen.

1972 hatte Neer als erster ein einfaches ätiologisches, diagnostisches und therapeutisches Konzept vorgelegt, das breite Zustimmung fand. Ausgehend von einer anatomischen Studie an über 100 Schulterpräparaten fand er an der vorderen lateralen Acromionecke in der Verlängerung des Ligamentum coracoacromiale knöcherne Ausziehungen, die er nur als Folgen des chronischen Impingements durch die Rotatorenmanschette und den Humeruskopf bei Flexion und Abduktion erklären konnte. Es war ausnahmslos die vordere laterale Ecke des Acromions betoffen. Diese Beobachtungen führten zur Idee eines fortschreitenden pathologischen Prozesses von der chronischen Bursitis bis zur kompletten Ruptur.

Um das Verständnis des Impingementsyndroms zu vereinfachen, ist eine Unterteilung in die zwei Hauptgebiete der extrinsischen und der intrinsischen Faktoren sinnvoll [34].

Primäre extrinsische Faktoren

Zu den äußeren Faktoren wird das mechanische Impingement durch den coracoacromialen Bogen gezählt, der bei gewissen Bewegungen wiederholt zu Einklemmungen der Rotatorenmanschette führt. Neer [43] hatte in seiner klassischen Arbeit bereits festgestellt, daß in 95% das Impingement-Syndrom durch mechanischen Druck, sei es durch die vordere äußere Ecke des Acromions und durch das Ligamentum coracoacromiale verursacht würde.

Acromion. Bei Patienten mit einer Rotatorenmanschettenpathologie sind sehr unterschiedliche Acromionformen zu registrieren. Das anterolaterale Acromionende kann je nach Person flach oder sehr spitzig sein. Bigliani und Morrison [3] hatten in einer morphologischen Studie an 140 Schultern drei Acromionvarianten festgestellt. Der *Acromiontyp I* ist flach und fand sich in 17%, der *Typ II* ist leicht gebogen und kam in 43% vor, während der hakenförmige *Typ III* in 40% zu beobachten war. Entsprechend wiesen 85% der Patienten symmetrische Verhältnisse auf beiden Seiten auf. Bei der Korrelation mit Läsionen der Rotatorenmanschette wiesen 73% der Leichenpräparate mit einer manifesten Läsion einen Acromion-Typ III auf. In einer klinischen Studie der gleichen Autoren betrug die Korrelation 80% für den Typ III und 20% für den Typ II. Lag hingegen nur ein Impingement-Syndrom vor, entsprach die Verteilung der Acromion-Typen den Kadaveruntersuchungen [3]. *Offen bleibt die Frage, ob der Acromion-Typ III Folge oder Ursache des Impingement sei ?* Dies gilt nicht für die Verknöcherungen an der anterolateralen Acromionkante und in der Verlängerung des Ligamentum coracoacromiale, wie sie bei schweren Rotatorenmanschettenschäden radiologisch deutlich sichtbar werden.

Os acromiale. Das Acromion bildet sich im Laufe seiner Entwicklung aus drei separaten Ossifikationszentren (*Pre-acromion, Meso-acromion, Meta-acromion*). Eine ungenügende Verschmelzung kann ein Os acromiale zur Folge haben. Die Häufigkeit liegt etwa bei 2–3% und ist in etwa 60% bilateral. Bei nachgewiesenen Rotatorenmanschettenrupturen liegt die Häufigkeit deutlich erhöht bei 6% [43]. Die Ursache des Impingements können Weichteilverdikkungen oder feine knöcherne Ausziehungen an der Unterfläche der fehlenden Fusion sein.

Bursa subacromialis. Jede Veränderung des subacromialen Raumes führt zu einer chronischen Synovitis der Bursa, die wiederum eine weitere Verengung dieses Raumes zur Folge hat.

Sekundäre extrinsische Faktoren

Das Höhertreten des Humeruskopfes im glenohumeralen Gelenk kann seine Ursache in einer Instabilität oder in einer unnatürlichen muskulären oder neurogenen Kontrolle der Rotatorenmanschette haben.

Neurogen. Ein Engpaßsyndrom des *N. suprascapularis* kann zu einer Schwäche der Rotatorenmanschette und sekundär ebenfalls zu einem Höhertreten des Humeruskopfes führen. Eine Schädigung des N. thoracicus longus mit Ausfall des M. serratus anterior hat eine instabile Scapula zu Folge (*Scapula alata*), so daß die verbliebenen Scapula-Rotatoren (M. rhomboidei und M. trapezius) das Glenoid nicht mehr in die jeweils optimale Position bringen können. Die Muskeln der Rotatorenmanschette haben dann Mühe, ihrer stabilisierenden Funktion nachzukommen [13, 26].

Instabilität. Es ist wichtig zu realisieren, daß eine glenohumerale Instabilität zu einem sekundären Impingement-Syndrom führen kann (Jobe [36], Hawkins [28]). Bei jugendlichen Sportlern mit Überkopfbewegungen, wie Schwimmer, Handballer und Speerwerfer, kann eine gewisse Kapsellaxität ein

Höhertreten des Humeruskopfes erleichtern, was zu einer Komprimierung der Rotatorenmanschette gegen das Ligamentum coracoacromiale führt. Impingement-Syndrome bei jugendlichen Sportlern haben ihre Ursache vielfach in einer primären Instabilität nach Verletzungen des Ligamentum glenohumerale inferius oder des Labrum glenoidale anterior (Jobe [36]). Pathogenetisch führt die überlastungsbedingte Dehnung des kapsuloligamentären Komplexes zu vorderen Subluxationen in der gefährdeten Außenrotations-Abduktionsstellung. Gerade bei der multidirektionalen Instabilität finden wir sehr häufig ein leichtes Impingement-Syndrom. Die subacromiale Dekompression ist deshalb kaum die geeignete Behandlungsmöglichkeit. Die Instabilität muß zuerst behoben werden, sei es durch ein gezieltes Muskeltraining oder durch eine operative Stabilisierung [39].

Bei der *scapulothoracalen Instabilität*, wie sie bei Sportlern gelegentlich gesehen werden kann, kommt es ebenfalls zu einem irregulären Bewegungsmuster glenohumeral, wobei der coracoacromiale Bogen resistiv gegen die Rotatorenmanschette drückt. Auch bei *Läsionen der langen Bizepssehne* ist eine vermehrte anterosuperiore Instabilität glenohumeral vorhanden, die durch zusätzliche Verletzungen des Labrum glenoidale in Form einer SLAP-Läsion verstärkt wird (SLAP = Superior labrum anterior to posterior von Snyder [52]). Die exzentrische wirkende Kraft auf die Bizepssehne während der Wurfphase muß als prädisponiernder Faktor für diese Läsionen bewertet werden [39].

Innere (intrinsische) Faktoren

Gelegentlich finden wir keine äußeren Ursachen für die „Tendinitis der Rotatorenmanschette". In diese Gruppe der Tendinitis gehört das *Impingement durch Überlastung mit einklemmungsbedingter Minderdurchblutung* in der von Codman [9, 10] bereits beschriebenen kritischen Zone am distalen Ende direkt in der Nähe der Insertion des M. supraspinatus. Diese Zone wird lediglich durch Anastomosen zwischen zwei Endstromgebieten versorgt.

Unabhängig von der Ursache des Impingement-Syndroms, seien es innere oder äußere Faktoren, sind die histologischen Veränderungen ähnlich. Meist werden entzündliche Veränderungen beobachtet. Die Fasern der Supraspinatus-Sehne enden rechtwinklig an ihrer ossären Insertion und werden als Typ-I-Kollagen-Fibrillen in den Knochen eingebettet. Direkt anschließend findet sich eine Zone mit verkalkten und mineralisierten Chondrozyten und Lacunen, die eine scharfe Grenze für die neurovaskuläre Versorgung bilden. Die dritte Zone beinhaltet große, locker angeordnete unverkalkte Chondrozyten, die in die vierte Zone der Typ-I-Kollagen-Fibrillen der eigentlichen Sehne übergehen. Nur in dieser Zone sind kleinste Arteriolen und Venen, jedoch keine nervale Vesorgung zu finden. In dieser hypovaskulären Zone finden sich denn auch die meisten Rupturen.

Neer hatte bereits 1972 [43] und später nochmals 1983 [44] eine dreiteilige Stadieneinteilung des subacromialen Impingement vorgeschlagen, die bis heute weite Verbreitung fand. Diese Stadieneinteilung basiert auf Rotatorenmanschetten-Veränderungen, welche durch das wiederholte Scheuern der Rotatorenmanschette am Dach, also am coracoacromialen Bogen verursacht werden.

- *Im ersten Stadium* finden wir in der Rotatorenmanschette eine lokale Entzündung mit Ödem und kleinen Blutungen (Hämorrhagie). Der subacromiale Raum ist dadurch verkleinert und mit der begleitenden Bursitis wird die Rotatorenmanschette in ihrer Bewegung weiter behindert. Dieses Stadium betrifft meist Patienten unter 25 Jahren und ist oft arbeits- und sportabhängig. Unter adäquater Therapie und Ruhe sind alle Veränderungen reversibel, ohne daß radiologische Zeichen an Knochen oder Weichteilen sichtbar bleiben.
- *Im zweiten Stadium* herrscht die Fibrosierung und die chronische Entzündung der Rotatorenmanschette nach wiederholten Impingement-Episoden vor. Die Bursa wird entzündlich verdickt und fibrotisch. Die chronische Irritation führt zu Vernarbungen und kleinen Einrissen in der oberflächlichen Schicht der Rotatorenmanschette, welche denn auch nicht mehr vollständig reversibel sind. Dieses Stadium sehen wir bei etwas älteren Patienten zwischen 25 und 40 Jahren. Radiologisch kann gelegentlich eine leichte Sklerosierung des Tuberculum majus beobachtet werden. Die konservative Therapie ist in diesem Stadium weniger erfolgversprechend, während gerade die Bursektomie und die subacromiale Dekompression arthroskopisch oder offen sehr gute Resultate aufzuweisen hat [1, 14, 32, 33].
- *Das dritte Stadium* wird gekennzeichnet durch ossäre Veränderungen am Tuberculum majus und knöcherne Ausziehungen an der anterolateralen Acromionecke in der Verlängerung des Ligamentum coracoacromiale, die als Folge des chronischen Impingements durch die Rotatorenmanschette zu erklären sind. Im weiteren Verlauf bilden sich osteophytäre Reaktionen im Bereiche des Acromioclavicular-Gelenks aus. Zudem finden sich kleinere und größere Risse in der Rotatorenmanschette selbst, die partiell nur die Oberfläche betreffen und in den horizontalen Schichten weiterlaufen können, oder komplett alle Schichten durchgreifen. Meist sind die Patienten über 40 Jahre alt. Operative Eingriffe beinhalten nicht nur die subacromiale Dekompression, sondern auch die Rekonstruktion der Rotatorenmanschetten-Ruptur [14, 18].

Vielleicht kann der Schlüssel zur Erklärung des Impingement-Syndroms in einer *repetitiven Überlastung* des M. supraspinatus gefunden werden, wie Nirschl [46] der Ansicht war. Die *repetitive Überlastung* des M. supraspinatus führt zu einer verstärkten Ermüdung und Muskelschwäche. Zu einer solchen Überlastung kommt es vor allem bei Überkopfarbeiten mit der exzentrischen Kontraktion des M. supraspinatus zur Vermeidung der Innenrotation. Die Muskelschwäche führt schließlich zur glenohumeralen Instabilität und bei fehlender Balance zum langsamen Höherwandern des Humeruskopfes. Eine subakromiale Dekompression mit Resektion des Ligamentum coracoacromiale führt in diesen Fällen nur zu weiterem Höherwandern und schließlich zur Katastrophe (Bigliani [4]).

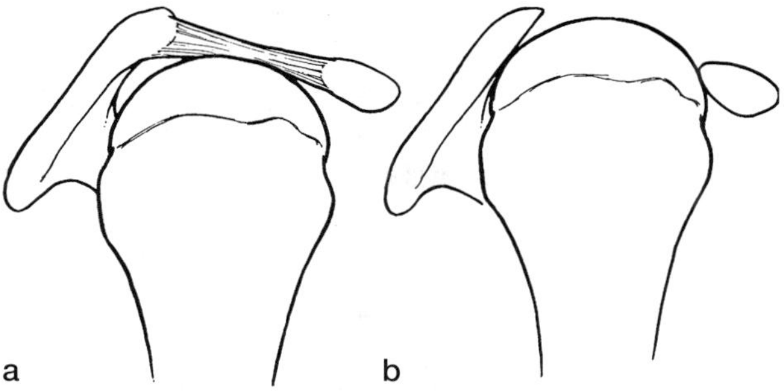

Abb. 1. Superiore Subluxation des Humeruskopfes nach ausgedehnter Akromioplastik und insuffizienter Rotatorenmanschette

Die gehäuften Fälle der superioren Subluxation des Humeruskopfes nach Dekompression ohne suffiziente Rotatorenmanschette haben vermehrt die Aufmerksamkeit auf den coracoacromialen Bogen als wichtigen passiven cranialen Stabilisator gelenkt (Abb. 1). Er kann der letzte craniale Stabilisator werden, wenn die Rotatorenmanschette nicht mehr funktioniert. Aus diesen Gründen haben Flatow und Bigliani 1994 begonnen, nach sparsamer Akromioplastik das Lig. acromiocoracoidale wieder zu refixieren [15] oder sogar in fehlgeschlagenen Fällen zu rekonstruieren [17] (Abb. 2).

Ätiologie der Rotatorenmanschettensehnen-Läsion

Während bei jungen Menschen die Rotatorenmanschettensehnen stärker als der Knochen sind und vermehrt Frakturen des Tuberculum minus und majus beobachtet werden, finden sich die Rupturen der RM-Sehnen bei älteren Menschen meist mit einer begleitenden Degeneration. Aber es bleiben offene Fragen, wieso die Risse vorwiegend am M. supraspinatus und häufiger an der artikulären Seite auftreten?

Injektionsstudien durch Rothman [51] haben eine hypovaskuläre Zone im sehnigen Anteil des M. supraspinatus nachgewiesen. Rothman war der Ansicht, daß mit zunehmendem Alter die Blutversorgung dieses Areals abnehme, konnte dies an Leichenschultern aber nicht nachweisen. Wie Rothman und Parke 1965 [51] konnen auch Rathbun und McNab 1970 [49] diese *hypovaskuläre* Zone an mikroangiographischen Versuchen an der Rotatorenmanschette nachweisen. In dieser kritischen Zone finden sich denn auch die meisten Rupturen, ohne daß gleichzeitig äußere Faktoren wie acromiale Spornbildungen beobachtet werden konnten. Durch einen dauernden Druck des Humeruskopfes gegen die Supraspinatussehne und das Acromion wird die Blutversorgung gerade in der kritischen Zone praktisch unterbrochen. Die vaskuläre Zone vergrößere sich deshalb im weiteren Verlauf. In diesen Prozeß werde auch der kraniale Anteil des M. infraspinatus und die lange Sehne des M. biceps miteinbezogen.

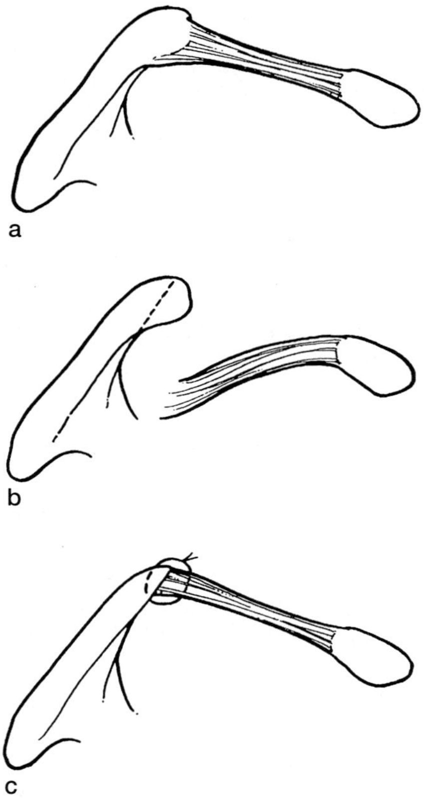

Abb. 2. Refixation oder in fehlgeschlagenen Fällen Rekonstruktion des Ligamentum acromiocoracoidale an der Akromionkante in der Technik von E.L. Flatow [17]

In diesen Zusammenhang gehören auch die subacromialen Druckmessungen bei verschiedenen Positionen des glenohumeralen Gelenkes. Der normale Ruhedruck von 8 mmHg erhöht sich auf 39 mmHg bereits bei 45° Flexion und auf 56 mmHg, wenn zusätzlich 1 kg Gewicht mit der Hand gehoben wurde. Diese Druckerhöhungen sind sicherlich genügend hoch, um die Mikrozirkulation in der Supraspinatussehne zu reduzieren oder abzublocken. Da andererseits der humeroacromiale Gelenkanteil der Schulter ständig in Bewegung ist, bleibt es fraglich, ob die Zeitdauer der Ischämie genügend lang ist, um eine Schädigung zu provozieren (Matsen [42]).

Uhthoff [54] hingegen konnte zeigen, daß die meisten Risse in der Rotatorenmanschette an der Unterfläche entstehen und war deshalb der Ansicht, daß die äußeren Faktoren in der Pathogenese höchstens eine sekundäre Rolle spielen würden. Ähnliche Beobachtungen wurden auch von anderen Autoren gemacht [41] (Abb. 3).

Nirschl kritisierte die Einteilung von Neer heftig. Die wiederholten Mikrotraumen führten mit der Muskelschwäche konsekutiv zu kleinen Sehnenläsionen, die den Entzündungsprozeß resp. die Enzündungskaskade, wie er es nannte, in Gang setzten. Er definierte drei Stadien der Pathogenese: (1) in

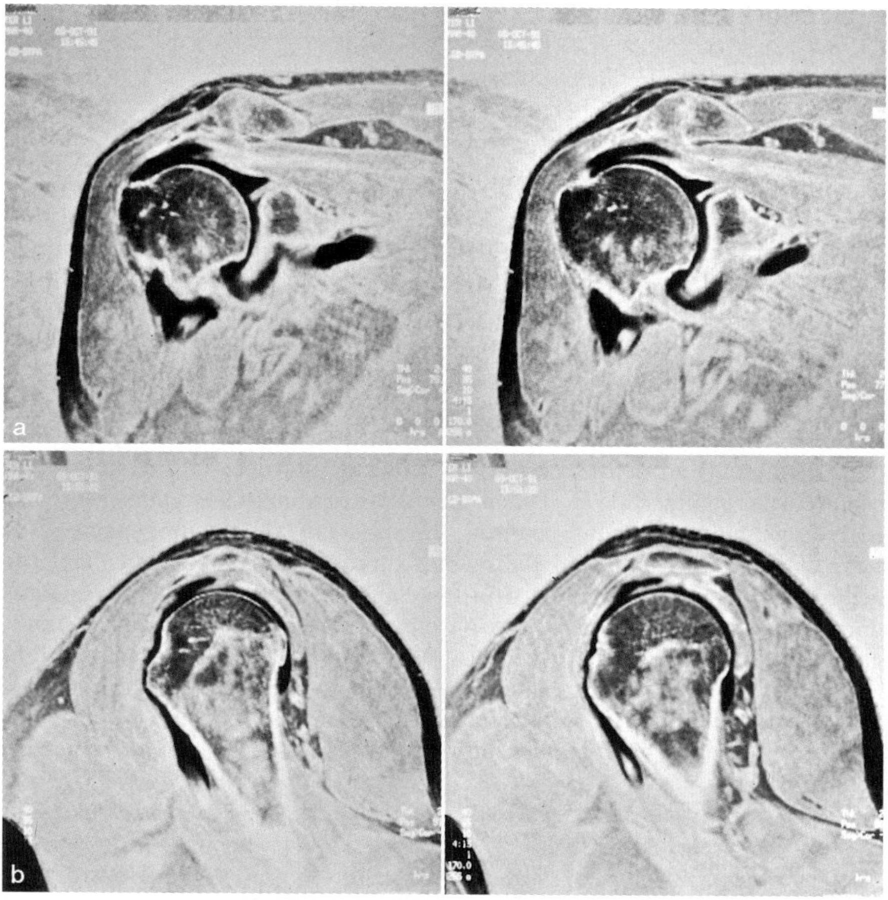

Abb. 3 a, b. Die meisten Risse in der Rotatorenmanschette beginnen an der Unterfläche. Die äußeren Faktoren haben in der Pathogenese höchstens eine sekundäre Rolle

der ersten Phase finden sich die entzündlichen Veränderungen alleine, dann kommt es (2) zur fibroblastischen Hyperplasie der Sehne mit Einwandern von Granulocyten und Fibroblasten in die lädierte devitalisierte Sehne und schließlich beherrscht (3) die Fibrose mit Verkalkungen und kleinen Einrissen das Bild. Diese fibroblastische Hyperplasie wurde von ihm als *„Angiofibroblastic hyperplasia"* benannt und es schien, daß die fibroblastische Infiltration mit der Dauer der Symptome korrelierte (Nirschl [46]).

Unter besonderer Berücksichtigung der Impingement-Symptomatik bei *Sportlern* versuchten F.W. Jobe und C.M. Jobe 1983 [37] eine 4-teilige *Stadieneinteilung* einzuführen.

- Das Stadium I entspricht demjenigen von Neer. Es ist durch ödematöse, entzündliche und hämorrhagische Veränderungen hauptsächlich im M. supraspinatus und in der langen Sehne des M. biceps gekennzeichnet.

- Im Stadium II kommt es durch granulomatöse und fibrotische Umwandlung zur Vernarbung, die
- im Stadium III verkalken und schließlich
- im Stadium IV verknöchern können.

Durch die Verkalkungen ergeben sich unterschiedlich elastische Sehnenanteile, so daß die Rupturen praktisch vorprogrammiert sind. Insbesondere beim Streß auf die Kapsel, wie er beim Sportler auftritt, kommt es an den Rändern dieser Verkalkungen zu Belastungsspitzen, zum Einreißen und auch gelegentlich zu Rissen in den verknöcherten Zonen (Jobe und Jobe [37]).

Biomechanische und kinematische Grundlagen der Rotatorenmanschette

Der coracoacromiale Bogen wird von zwei Knochenfortsätzen der Scapula, dem Acromion und dem Processus coracoideus und dem Ligamentum coracoacromiale gebildet. Die Sehnen der Rotatorenmanschettenmuskeln verschmelzen miteinander bis zu ihrer Insertion am Tuberculum majus, dem Tuberculum minus und dem Ligamentum transversum intertuberculare. Die Sehne des M. biceps longus tritt in der Spalte zwischen dem Supraspinatus und dem Subscapularis ins Gelenk zu ihrer Insertion am Tuberculum supraglenoidale. Diese Spalte wird teilweise überdeckt durch das Ligamentum coracohumerale. Die Rotatorenmanschette besteht aus dem M. subscapularis als Innenrotator, dem M. supraspinatus als Depressor und in gewissen Positionen auch als Innenrotator und dem M. infraspinatus und M. teres minor als Außenrotator.

Viele Schultern mit großen Rissen scheinen normale Kinematik aufzuweisen (Abb. 4), während andere mit kleinen Rissen eine deutliche kinematische Störung zeigen. Burkhart [7, 8a] hatte deshalb ein Modell vorgeschlagen, in dem anterior und posterior die Muskelkräfte den Humeruskopf im Glenoid zentrieren und dadurch stabilisieren. Notwendig ist in diesem Modell, daß die freien Sehnenenden verdickt sind und wie bei einer Hängebrücke als Kabel die Kräfte übernehmen können (*Cable in suspension bridge*).

Im Kadavermodell wurde in diesem Zusammenhang nachgewiesen, daß ein Riß im M. supraspinatus bei intakter Hängebrücke des M. infraspinatus und M. subscapularis zwar die zur Abduktion des Arms notwendige Kraft im M. deltoideus erhöhen läßt, aber daß die Kinematik des glenohumeralen Gelenkes kaum gestört wird [12, 53, 59]. Mit zunehmender Größe des Defektes im M. supraspinatus bestand eine progressive und statistisch signifikante Zunahme der superioren Translation des Humeruskopfes. Hingegen konnte zusätzliche Kraft an der Bizepssehne den Humeruskopf wieder zentrieren. Die Rekonstruktion des Defektes konnte die gestörte Kinematik in jedem Falle wieder herstellen. Unberücksichtigt in diesen Modellen bleiben jedoch klinische Probleme wie die irreversible Muskelatrophie [16, 35].

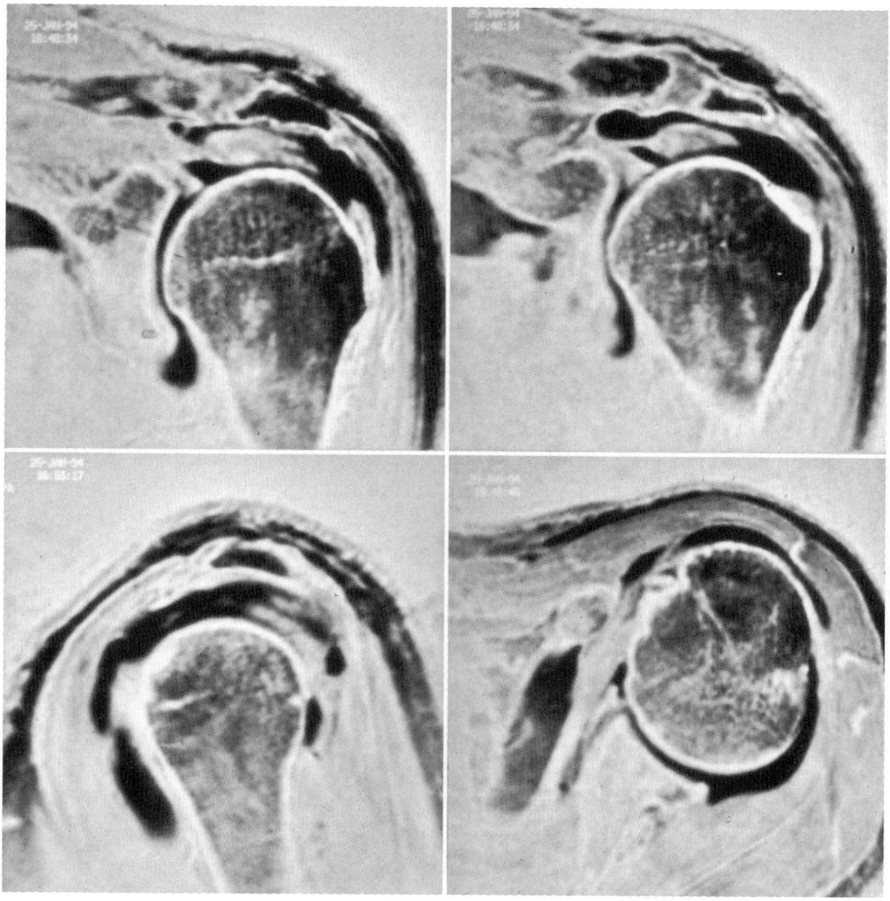

Abb. 4. 64jähriger Patient mit normaler Schulterkinematik, jedoch ausgedehnter Ruptur des Musculus supraspinatus, zerfetztem degenerativen Sehnenende, jedoch noch gut erhaltenem Restmuskel und wenig fettiger Degeneration in der Fossa supraspinata

Diagnostik und Klassifikation

(siehe Kapitel 17, S. 191)

Prinzipien der operativen Rekonstruktion

Neer bezeichnete die 4 wichtigsten Ziele der RM-Rekonstruktion:

- Verschluß des Defektes,
- Vermeiden des Impingements am coracoacromialen Bogen,
- Schutz und Erhalt der Insertion des M. deltoideus und
- Rehabilitation, die eine Einsteifung der Schulter und Ausreißen der Rekonstruktion vermeidet.

Sehnen-Fixation. Viele Risse in der Rotatorenmanschette entstehen infolge mangelnder Durchblutung und Ernährung unterschiedlicher Ätiologie, wie weiter oben beschrieben wurde. Die Enden der Sehnen sind denn oft von schlechter Qualität und retrahiert. Mikrovaskuläre Studien und intraoperative Laser-Doppler-Untersuchungen haben jedoch nachweisen können, daß Gefäße bis weit in die Sehnenenden vorhanden sind, so daß mit dem Debridement des Sehnenendes nur offensichtlich totes Material entfernt werden soll. Keinesfalls muß makroskopisch ein blutendes Sehnenende erreicht werden. Entscheidend ist vielmehr, daß die restliche Sehne eine solche Qualität aufweist, daß die Haltefäden nicht ausreißen können. Auch die Bursa soll nur so weit entfernt werden [5], daß die restliche Sehne gut beurteilt werden kann.

Haltefäden zur Mobilisierung der retrahierten Sehen sind besser als Klemmen, da sie die Sehne schonen (Abb. 5). Ein wichtiger Faktor für den spannungsfreien Verschluß des Defektes ist die sorfältige intra- und extraartikuläre Mobilisierung der Sehnen-Muskeleinheit. Die extraartikuläre Mobilisierung betrifft den subacromialen Raum und je nach Sehne die Fossa supraspinata, infraspinata oder die Bursa subcoracoidea, wobei hier das Ligamentum coracohumerale an der Basis des Coracoides durchtrennt werden soll [47]. Intraartikulär erfolgt die Mobilisierung vor allem superior zwischen Bizepssehnenanker und dem M. supraspinatus und besonders posterior periglenoidal. Nur wenn eine spannungsfreie Insertion am Knochen erreicht werden kann, hat die reinserierte Sehne eine Heilungsmöglichkeit [5, 11].

Knöcherne Fixation. Während Codman noch die direkte Naht an den verbliebenen Sehnenstumpf oder an den Knochen empfahl, wird heute von den meisten Autoren die direkte Naht des queren Sehnenrisses mit transossären Fäden empfohlen. Neer empfahl eine etwa 0,5 cm tiefe Rinne am anatomischen Hals. In einem Versuch an Hunden konnte gezeigt werden, daß die Sehnenheilung in einer Knochenrinne nach 24 Wochen den gleichen Aufbau wie eine normale

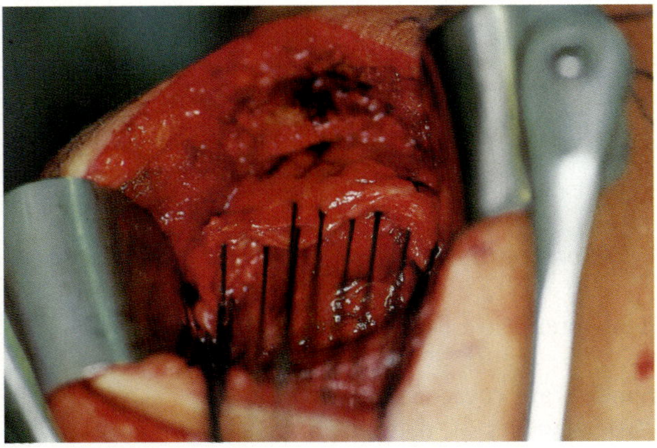

Abb. 5. Haltefäden zur Mobilisierung der reparierten Sehne erlauben eine einfachere extra- und intraartikuläre Durchtrennung der Adhäsionen und sind jeglicher Art von Klemmen vorzuziehen

Sehneninsertion am Knochen aufwies. Anstelle einer tiefen Nute oder Rinne kann auch lediglich die Insertionsstelle mit einer Kürette aufgerauht werden, wobei Bigliani und Rodosky [5] eine ähnliche Einheilungsrate erzielen konnten. In der histologischen und mechanischen Analyse einer Sehnen-Knochen-Fixation in einem spongiösen Loch (20 mm × 5 mm × 5 mm) oder direkt auf der kortikalen Oberfläche mit transossären Fäden wurde bei einem Schafversuch nach 6 und 12 Wochen kein Unterschied festgestellt. Jedoch im Vergleich mit gesunden Schultern in der Kontrollgruppe waren die mechanischen Eigenschaften signifikant geringer. Aus diesen Untersuchungen muß von der unnötigen Präparation einer größeren Vertiefung abgeraten werden. Zudem wird auch die Distanz für das zu fixierende Sehnenende länger.

Die allgemeine Osteoporose des älteren Patienten zusammen mit der Inaktivitätsosteoporose des nicht mehr unter Streß stehenden Humeruskopfes führen zu einer kritischen Situation am Verankerungspunkt.

Wallace hatte 1984 die Kraft in der Sehne des M. supraspinatus mit 300 N ermittelt, wenn der Arm bis zu 30° abduziert wird [55]. Eine Rekonstruktion muß also mindestens so stabil sein, damit eine frühe Rehabilitation sicher erlaubt werden darf. Jedoch reißen bereits viele transossäre Fixationstechniken bereits bei 200 N. Die Verwendung eines resorbierbaren Plättchens zur Augmentation der Knochenbrücke konnte in den Versuchen von Gerber die Ausreißkraft von 140 N auf 329 N verbessern [23] (Abb. 6). In einem weiteren Versuch mit standardisiertem Abstand zwischen den Bohrlöchern durch Caldwell et al. 1997 konnte die stabile Fixation mit einem Abstand von 10 mm zwischen den Bohrlöchern und einer distalen Position von 20 mm ab Höhe der Tuberculum majus erreicht werden. Zusammen mit einem Polyäthylen-Plättchen stieg der Ausreißwert von 165 N auf 183 N [8b]. Der Vergleich von verschiedenen Knochenankern zeigte in vielen Studien hervorragende Werte für Anker wie Statak (Zimmer), Harpoon (Biomet), Mitek Su-

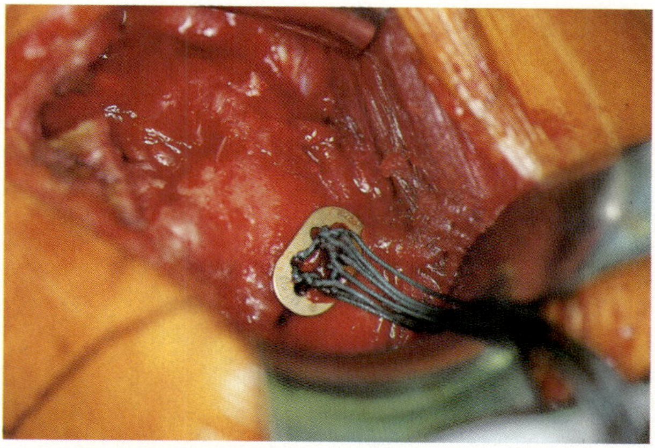

Abb. 6. Die Schwachstelle der Sehnen-Knochen-Refixation ist der durch Inaktivitätsosteoporose geschwächte Humeruskopf. Die Fixation der Sehnenverankerung kann durch die Verwendung eines resorbierbaren Blättchens oder eines Titanblättchens (Synthes) signifikant verbessert werden

peranchor (Mitek-Ethicon) und Corkscrew (Arthrex) (Craft [8c]), jedoch waren die Werte im wesentlichen nicht besser wie eine direkte transossäre Fixation [23].

Faden-Technik. Die ideale Fixation sollte eine hohe initiale Festigkeit aufweisen, keine Elongation zulassen und die mechanische Festigkeit bis zur sicheren Heilung beibehalten, wie Gerber treffend festgehalten hatte. Während monofile und absorbierbare Fäden in vitro gute Reißfestigkeiten aufweisen, kommen sie zur Fixation der RM nicht in Frage, da sie die oben erwähnten Bedingungen nicht erfüllen können. Die von Gerber evaluierten verschiedenen Fixationsstiche wie einfache Naht, Matratzennaht, Kleinert-Naht, Kessler-Naht wieß die weitaus beste Ausreißfestigkeit für die modifizierte Mason-Allen-Naht aus (Abb. 7) [23]. Zudem wird die Mikrozirkulation wesentlich weniger eingeschränkt, als dies bei der Bunnel-Naht der Fall ist, wie ein Versuch an der Achillessehne bei Kaninchen zeigen konnte. Als Faden kann der nicht resorbierbare Faden Ethibond der Stärke 3 oder 5 empfohlen werden.

Arthroscopically assisted mini-open-Repair

Die Kombination der arthroskopischen Dekompression mit einer minimalen (3–4 cm) Spaltung des M. deltoideus hat viel Vorteile im Vergleich zur konventionellen offenen Naht. Begleitende intraartikuläre Pathologien am Labrum, am Bizepsanker und am Knorpelbelag können arthroskopisch behandelt werden, was bei der offenen Technik nicht möglich ist. Wesentlich ist aber, daß die Insertion des M. deltoideus durch die arthroskopische Akromioplastik erhalten bleibt und damit spätere Katastrophen durch anterosuperiore Translationen oder Deltamuskel-Insuffizienzen vermieden werden kön-

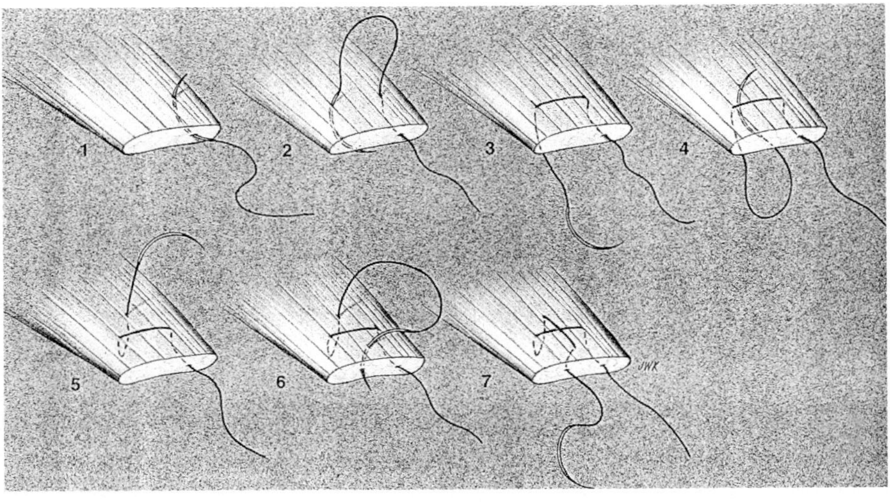

Abb. 7. Die Technik der Fadenfixation des Sehnenendes in der modifizierten Mason-Allen-Naht

nen. Die Patienten berichten über weniger postoperative Schmerzen und trotz unterschiedlicher Qualität der Sehnen kann die Rehabilitation bei intaktem M. deltoideus rascher erfolgen.

Technik. Nach der arthroskopischen subacromialen Dekompression und der eventuell indizierten distalen Clavicularesektion oder Resektion des AC-Gelenkes wird die Inzision an der anterolateralen Akromionecke angezeichnet und mit der Nadel die Akromionecke getastet. In der Verlängerung der Fossa supraspinata über die Akromionecke entlang den Langer-Linien wird entsprechend den Deltoideus-Muskelfasern eine 3–4 cm lange Inzision gemacht. Wie bei den Portalen für die Schulterarthroskopie und die arthroskopische Dekompression unterspritzen wir zuvor mit verdünnter Adrenalin- oder POR8-Lösung die Inzisionsränder. Gelegentlich läßt sich der zuvor gebrauchte arthroskopische laterale Zugang in die Inzision einbeziehen. Nach Inzision der Faszie in der Längsrichtung bleibt durch stumpfes Spreizen der Deltoideusfasern die Insertion des M. deltoideus intakt. Die Fasern sollten nicht mehr als 5 cm ab Akromionspitze gespreizt werden, um die Äste des N. axillaris nicht zu verletzen. Ein spezieller kleiner RM-Retraktor kann eingesetzt werden (Abb. 8). Durch Innenrotation und Außenrotation und Stabilisierung des leicht abduzierten Arms im McConnel-Schulterhalter (Abb. 9) läßt sich die Ruptur meist gut einstellen. Hypertrophes Bursagewebe und tote Sehnenränder können nun entfernt werden. Während die seltenen Längsrisse direkt als Sehne zu Sehne genäht werden können, empfehlen wir, auch diese Nähte transossär zu fixieren. Die Mehrheit der RM-Rupturen benötigt aber eine saubere stabile Sehnen-Knochen-Fixation (wie wir sie am Anfang des Kapitels beschrieben hatten). So kann die Anfrischung des Tuberculum majus arthroskopisch oder direkt durch die kleine Inzision erfolgen. Nachdem Fadenanker ähnliche Ausreißkräfte gezeigt hatten, ist die Fixation mit Ankern oft einfacher, als mehrere mit dem Linvatec-Instrumentarium durchgeführte transossäre Bohrlöcher mit einem genügenden Ab-

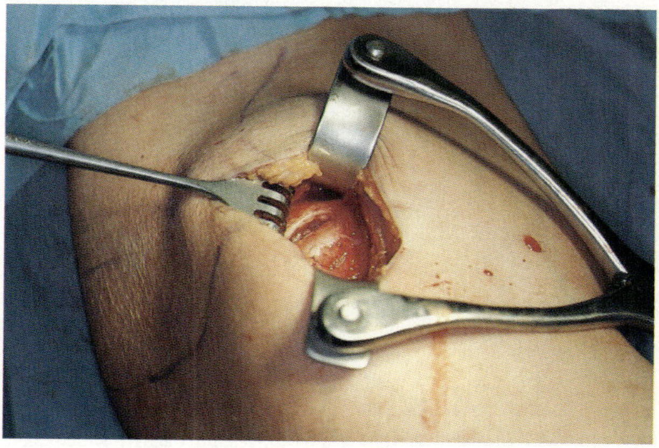

Abb. 8. Kurze Inzision über die anterolaterale Akromionecke von 3–4 cm Länge mit stumpfem Spreizen der Deltoideus-Muskelfasern und Einsetzen eines Minirotatorenmanschettenretraktors

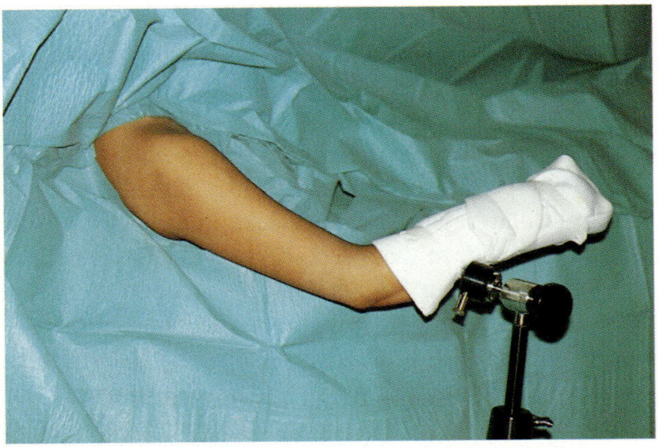

Abb. 9. Lagerung der Schulter und des leicht abduzierten Armes im McConnel-Schulterhalter in fixierter Rotation, leichter Traktion, so daß die Schulter für den arthroskopischen Eingriff von vorne und hinten gut zugänglich ist und ohne Umlagerung die Mini-open-Rekonstruktion möglich wird

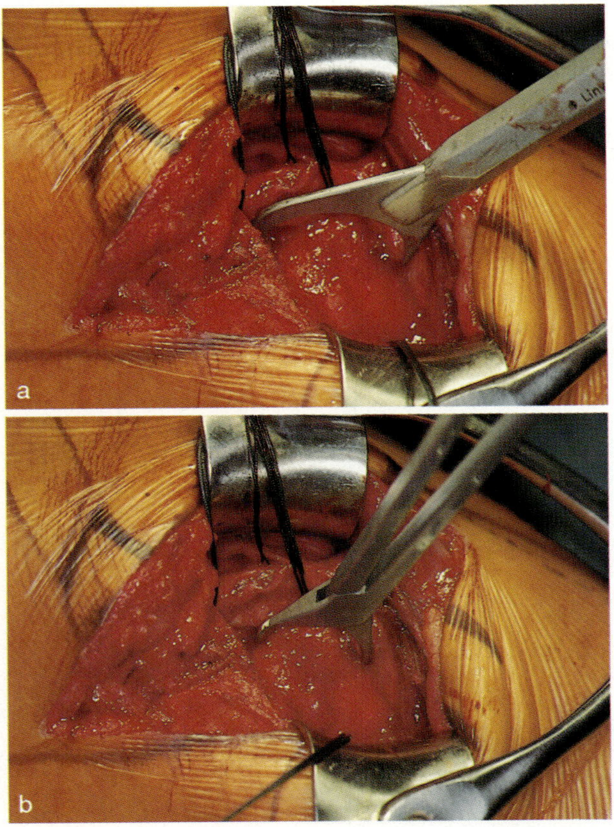

Abb. 10 a, b. Transossäre Refixation am Tuberculum majus mit dem Concept-Linvatec-Instrumentarium mit definiertem Abstand von 10 mm zwischen den Bohrlöchern und einer Distanz ab der kranialen Tuberculum-majus-Kante von 2 cm nach kaudal

stand (Abb. 10). Die Technik ist in unserem Atlas of Shoulder Surgery (Dunitz Publishers, London 1998) [18] ausführlich beschrieben.

Resultate. Die Resultate nach arthroskopisch assistierter Mini-open-Rekonstruktion sind vergleichbar mit offenen Refixationen und in verschiedenen Studien bis zu 4 Jahren postoperativ etwas besser. Paulos konnte bei einer Patientenzufriedenheit von 94% in 88% gut und sehr gute Resultate nach einem durchschnittlichen Follow-up von 46 Monaten verzeichnen [48]. Liu und Baker berichten 4,2 Jahre nach arthroskopisch assistierter Mini-open-Rekonstruktion mit 84% guten oder exzellenten Resultaten über ähnliche Erfolge [40].

Die Technik kann bei beinahe allen RM-Rupturen verwendet werden. Jedoch sind große Risse besser mit der offenen Technik erreichbar und rekonstruierbar. Sobald bei primär nicht verschließbaren RM-Rissen Sehnentransfers notwendig werden, wie der Infraspinatus-Transfer von Neviaser [45] oder der Subscapularis-Transfer von Cofield [18], ist der konventionelle Zugang erforderlich. Gleiches gilt auch bei isolierten Subscapularis-Rupturen.

Literatur

1. Altcheck DW, Warren RF, Wickiewicz TL, Dines D, Skyhar M, Ortiz G, Schwartz E (1990) Arthroscopic acromioplasty – technique and results. J Bone Joint Surg 72A:1198–1207
2. Apoil A, Augereau B (1985) Réparation par lambeau de deltoid des grandes pertes de substance de la coiffe des rotateurs de l'epaule. Chirurgie 11:287–290
3. Bigliani LU, Morrison DS, April EW (1986) The morphology of the acromion and its relationship to rotator cuff tears. Orthop Trans 10:228
4. Bigliani LU, Cordasco FA, McIlveen SJ et al (1992) Operative repair of massive rotator cuff trears: longterm results. J Shoulder Elbow Surg 1:120–130
5. Bigliani LU, Rodosky MW (1994) Techniques of repair of large rotator cuff tears. Tech Orthop 9:133–140
6. Burkhart SS (1993) Arthroscopic debridement and decompression for selected rotator cuff tears: clinical results, pathomechanism, and patient selection based on biomechanical parameters. Orthop Clin N Am 24:111
7. Burkhart SS, Esch JC, Jolson RS (1993) The rotator crescent and rotator cable: an anatomic description of the shoulder's "suspension bridge". Arthroscopy 9:611–616

8a. Burkhart SS (1994) Reconciling the paradox cuff repair versus debridement: a unified biomechanical rationale for the treatment of rotator cuff tears. Arthroscopy 10:4–19

8b. Caldwell GJ, Warner JJP, Miller MD (1997) Strength of fixation with transosseous sutures in rotator cuff repair. J Bone Joint Surg A:1064–1068

8c. Craft D, Moseley JB, Cawley PW (1996) Fixation strength of rotator cuff repair with sutures anchors and the transosseous suture techniques. J Shoulder Elbow Surg 5:32–40

9. Codman EA (1934) The shoulder: rupture of the supraspinatus tendon and other lesions in or about the subacromial bursa. Thomas Todd, Boston
10. Codman EA (1990) The classic – rupture of the supraspinatus tendon. Clin Orthop 254:3–26
11. Debeyre J, Patte D, Elmelik E (1965) Repair of ruptures of the rotator cuff of the shoulder. J Bone Joint Surg 47B:36–42
12. Debski RE, Imhoff AB, Warner JJP, Demirhan M, Patel PR, Fu FH, Wool SL-Y (1995) Determination of glenohumeral function during passive joint motion (abstract). American Society for Mechanical Engineering (ASME), November, San Francisco, CA, USA

13. Demirhan M, Imhoff AB, Debski RE, Fu FH, Patel PR, Woo SL-Y (1998) The spinoglenoid ligament and its relationship to the suprascapular nerve. J Shoulder and Elbow Surgery 7:238–243
14. Ellmann H, Gartsmann GM (1993) Arthroscopic shoulder surgery and related procedures. Lea & Febiger, Philadelphia, pp 8–99
15. Flatow EL, Weinstein DM, Duralde XA, Compito CA, Pollok RG, Bigliani LU (1994) Coracoacromial ligament preservation in rotator cuff surgery (abstract). J Shoulder Elbow Surg 3:73
16. Flatow EL, Kelkar R, Raimondo RA (1996) Active and passive restraints against superior humeral translation: the contributions of the rotator cuff, the biceps tendon and the coracoacromial arch (abstract). J Shoulder Elbow Surg 5:111
17. Flatow EL, Connor PM, Levine WM, Arroyo JS, Pollok RG, Bigliani LU (1997) Coracoacromial arch reconstruction for anterosuperior subluxation after failed rotator cuff surgery: a preliminary report. J Soulder Elbow Surg 6:228
18. Fu FH, Ticker JB, Imhoff AB (eds) (1998) An atlas of shoulder surgery. Dunitz Publishers London, pp 336
19. Fukuda H, Yamanaka K, Hamada K, Mikosa M. Ogawa K, Ishiguro T (1982) Pathogenesis of partial thickness tears of the rotator cuff. J Jpn Orthop Assoc 56:998–999
20. Gerber C, Terrier F, Ganz R (1985) The role of the coracoid process in chronic impingement syndrome. J Bone Joint Surg 67B:703–708
21. Gerber C, Krushell R (1991) Isolated rupture of the tendon of the subscapularis muscle. J Bone Joint Surg 73B:389–394
22. Gerber C (1992) Latissimus dorsi transfer for the treatment of irreparable tears of the rotator cuff. Clin Orthop 275:152–160
23. Gerber C, Schneeberger AG, Beck M, Schlegel U (1994) Mechanical strength of repairs of the rotator cuff. J Bone Joint Surg (Br) 76:371–380
24. Goutallier D, Postel JM, Bernageau J, Lavau J, Voisin MC (1994) Fatty muscle degeneration in cuff ruptures. Clin Orthop 304:78–83
25. Gschwend N, Ivosevic-Radanovic D, Patte D (1988) Rotator cuff tear: relationship between clinical and anatomopathological findins. Arch orthop Unfallchir 107:7–15
26. Habermeyer P, Brunner U, Wiedemann E, Wilhelm K (1987) Kompressionssyndrome an der Schulter und deren Differentialdiagnose. Orthopäde 16:448–457
27. Habermeyer P, Brunner U, Wiedemann E (1993) Ortsständige Rekonstruktionstechniken und Palliativoperationen bei großen Rupturen und sog. Massenrupturen der Rotatorenmanschette. Operat Orthop Traumatol 4:161–178
28. Hawkins RJ, Kennedy JC (1980) Impingement syndrome in athletes. Am J Sports Med 8:151–158
29. Hawkins RJ, Bokor DJ (1998) Clinical evaluation of shoulder problems. In: Rockwood CA, Matsen FA III The shoulder. Saunders, Philadelphia, pp 164–197
30. Hertel R, Ballmer FT, Lambert SM, Gerber C (1996) Lag signs in the diagnosis of rotator cuff rupture. J Shoulder Elbow Surg 5:307–313
31. Imhoff AB (Hrsg) (1992) Schulterarthroskopie. Deutsche Ausgabe, Übersetzung und Bearb. von Burker T, Wallace A (ed) Shoulder Arthroscopy. Unter Mitarb. von Plaschy S und mit einem Geleitwort von Schreiber A. Thieme, Stuttgart, pp 190
32. Imhoff AB, Ledermann Th (1995) Arthroscopic subacromial decompression with and without the holmium:YAG-laser – a prospective comparative study. Arthroscopy 11/5:549–556
33. Imhoff AB (1995) The use of lasers in orthopaedic surgery. Controversial topics in sports medicine. Operative Techniques in Orthopaedics. Saunders, Philadelphia 5/3:192–203
34. Imhoff AB, Ledermann T (1996) Definition, pathologische Befunde und Pathogenese. In: Eulert J, Hedtmann A (Hrsg) Das Impingementsyndrom der Schulter. Thieme, Stuttgart New York, pp 1–13
35. Imhoff AB (1998) Which rotator cuff lesions should be repaired? Arthroscopic and open procedures. Invited lecture. 4th Turkish Congress of Sports Traumatology, Arthroscopy and Knee Surgery, 29. September– 2. October, Izmir/Turkey
36. Jobe FW (1989) Impingement problems in the athlete. Instr Course Lect 38:205–209

37. Jobe FW, Jobe CM (1983) Painful athletic injuries of the shoulder. Clin Orthop 173:117–124
38. Kessel L, Watson M (1977) The painful arc syndrome: clinical classification as a guide to management. J Bone Joint Surg 59B:166–172
39. König U, Oettl GM, Traub S, Imhoff AB (1999) Sekundäres Impingement bei superiorer Schulterinstabilität des Sportlers (abstract). 14. Jahreskongreß der Deutsch-Österreichisch-Schweizerischen Gesellschaft für Orthopädisch-Traumatologische Sportmedizin (GOTS), 25.–27. Juni, p 14
40. Liu SH, Baker CL (1994) Arthroscopically assisted rotator cuff repair: correlation of functional results with integrity of the cuff. Arthroscopy 10:54–60
41. Loehr JF, Uhthoff HK (1990) The microvascular pattern of the supraspinatus tendon. Clin Orthop 254:35–38
42. Matsen FA, Craig TA (1990) Subacromial impingement. In: Rockwood CA, Matsen FA (eds) The shoulder. Saunders, Philadelphia
43. Neer CS (1972) Anterior acromioplasty for the chronic impingement of the shoulder. J Bone Joint Surg 54A:41–50
44. Neer CS (1983) Impingement lesions. Clin Orthop 173:70–77
45. Neviaser JS, Neviaser RJ, Neviaser TJ (1978) The repair of chronic massive ruptures of the rotator cuff of the shoulder by use of a freeze dried rotator cuff. J Bone Joint Surg 60A:681–684
46. Nirschl RP (1989) Rotator cuff tendinitis: basic concepts of pathoetiology. Instr Course Lect AAOS, p. 439
47. Patel PR, Imhoff AB, Demirhan M, Debski RE, Warner JJP, Fu FH, Woo SL-Y (1996) Anatomy and function of the coracohumeral and superior glenohumeral ligaments (abstract). American Academy of Orthopaedic Surgeons (AAOS), February 22–26, Atlanta, GA, USA, Abstractbook, p 141
48. Paulos LE, Kody MH (1994) Arthroscopically enhanded mini-approach to rotator cuff repair. Am J Sports Med 22:19–25
49. Rathbun JB, McNab J (1970) The microvascular pattern of the rotator cuff. J Bone Joint Surg 52B:540–553
50. Resch H (1996) Pectoralis major transfer in case of irreparable chronic tear of the subscapularis tendon, personal communication
51. Rothman RH, Parke WW (1965) The vascular anatomy of the rotator cuff. Clin Orthop 41:176–186
52. Snyder SJ (1993) Evaluation and treatment of the rotator cuff. Orthop Clin North Am 24:173–192
53. Thompson WO, Debski RE, Boardman ND (1996) A biomechanical analysis of rotator cuff deficiency in a cadaveric model. Am J Sports Med 24:286–292
54. Uhthoff HK, Hammond DI, Sarker K, Hooper GJ, Papoff WJ (1988) The role of the coracoacromial ligament in the impingement syndrome: a clinical, radiological and histological study. Int Orthop (SICOT) 12/2:97–104
55. Wallace WA (1984) Evaluation of the forces, the ICR and the neutral point during abduction of the shoulder (abstract). Trans Orthop Res Soc 9:5
56. Warner JJP, Allen AA, Gerber C (1994) Diagnosis and management of subscapularis tendon tears. Techn in Orthop 9:116–125
57. Warner JJP, Schulte KR, Imhoff AB (1995) Current concepts in shoulder instability. Adv in Operat Orthop, Mosby vol 3:217–248
58. Wirth M, Rockwood CA (1996) Pectoralis major transfer for the treatment of irreparable subscapularis tendon tears. J Bone Joint Surg, in press
59. Wuelker N, Plitz W, Roetman B (1994) Biomechanical data concerning the shoulder impingement syndrome. Clin Orthop 303:242–249

23 Versorgung großer Rotatorenmanschettenrupturen

J. F. Löhr

Es bleibt immer noch unklar, welche Rotatorenmanschettenrupturen als sogenannte große globale oder massive Rupturen zu klassifizieren sind. Sieht man sich die Literatur an, so erkannt man, daß die Einteilung der Rotatorenmanschettenrupturen nach der Größe der Läsion erfolgt, wobei die Klassifikation von Cofield massive oder große Rupturen als solche definiert, die einen Durchmesser von mehr als 5 cm haben. Diese Einteilung entspricht der Klassifikation von Patte, Grammont und Gschwend einer Ruptur Typ III c, wobei hier noch die Bizepssehne mit in Betracht gezogen wird. Ein anderer Weg der Klassifikation ist die auch von uns vorgeschlagene funktionelle Einteilung der Rotatorenmanschettenrisse in Muskeleinheiten, d. h. als Zweisehnenruptur, die den Supraspinatus/Infraspinatus betreffend, als Dreisehnenruptur, wenn der Subscapularis mitbetroffen ist. Globale Rupturen sind solche, in denen eine Rotatorenmanschette nicht mehr erkennbar ist, sondern ähnlich einem Haarkranz, nur noch Gewebe in den lateralen und dorsalen Anteilen am Kopf adherent sind, als Teres minor bzw. der untere Anteil des Subscapularis. Diese gehen in vielen Fällen mit einer Verschmelzung des Sulcus intertubercularis einher, nach dem kompletten Verlust der langen Bicepssehne. Eine weitere Einteilung sollte in sogenannte akute oder traumatische Risse, gegenüber degenerativen Rissen erfolgen, wobei im Folgenden die akuten traumatischen Risse, wie sie besonders im höheren Alter bei Dislokationen entstehen können, nicht näher betrachtet werden sollen.

Wichtig bleibt, wenn man Rekonstruktionen eines solchen Rotatorenmanschettenrisses diskutieren möchte, inwieweit die Funktion der zugehörigen Muskeln noch gegeben ist, das heißt, ob eine Verschieblichkeit in der muskulotendinösen Einheit noch möglich ist und inwieweit die Muskelbäuche zwischenzeitlich einer fettigen oder fibrotischen Degeneration unterlegen sind.

In den meisten Studien, die über Rotatorenmanschettenrupturen berichten, stellen die massiven Rotatorenmanschettenrupturen nur einen kleinen Teil des Patientengutes dar. So berichtet Neer über etwa 30% sogenannter massiver Rotatorenmanschettenrupturen in einem Kollektiv von 340, Ellmann berichtet in seinem Krankengut über 18% massiver Rupturen und die Gruppe aus Seattle, Harryman et al. berichten von 29% Zweisehnenrupturen. Eine ähnliche Zahl läßt sich auch bei Hawkins et al. finden, die über 27% massiver Rupturen berichten.

Massive Rupturen entwickeln sich in den meisten Fällen aus degenerativen Rupturen. Unklar bleibt, welche prognostischen Faktoren uns sagen, ob eine Rotatorenmanschettenruptur fortschreiten wird bzw. wie lange eine Schulter in der Lage ist trotz Rotatorenmanschettenruptur, die Bedürfnisse, die der Patient an seinen Arm und seine Schulter stellen muß zu befriedigen.

Pathomechanik

Die Muskeln der Rotatorenmanschette, die eine sogenannte Kraftschere bilden, sind hinlänglich als Subscapularis, Supraspinatus und Infraspinatus bekannt, dorsal verstärkt durch den Teres minor.

Studien haben den physiologischen Querschnitt ermittelt, wobei sich zeigt, daß der Subscapularis anterior und der kombinierte Infraspinatus/Supraspinatus sich jeweils zu ca. 50% kompensieren. Die Exkursion der Sehnen in der Elevation verändert sich dabei jeweils nach der Stellung des Armes im Verhältnis zum Glenoid. Wird in der Scapulaebene eine Elevation durchgeführt, so verkürzt sich am ehesten der Deltoideus in seiner Pars acromialis, wohingegen die übrigen Muskeln als statische Stabilisierer die Schulter im Fulcrum des Glenoids zu führen wissen.

Kommt es zu einer Destabilisierung dieser Kraftschere, sei es aufgrund von Rupturen oder Defekten in der neuropropriozeptiven Kette, entsteht eine Instabilität, mit der die Schulter zunehmend subluxiert und der Krafteinwirkung des Deltoideus von seiten der Rotatorenmanschette kein Gegenlager entgegengesetzt werden kann.

Diagnose

Die Diagnose stützt sich auf die Angabe von Schmerzen und eine zunehmende Bewegungseinschränkung. Funktionell finden wir eine Kraftlosigkeit der Extremität in den entsprechenden Muskelsegmenten. Wir prüfen sie mit Krafttesten für die Innen- und Außenrotation bei in der Scapulaebene abduziertem oder seitlich angelegtem Arm. Der lift off-Test bzw. belly press-Test geben neben dem sogenannten Lag-Zeichen weitere Hinweise auf die Funktion der Rotatorenmanschettenmuskeln.

Die radiographische Evaluation wird zunächst mit einer Nativröntgenaufnahme beginnen, wobei hier in Innen- und Außenrotation die craniale Migration des Kopfes beurteilt werden kann. Sollte die humeroacromiale Distanz weniger als 5 mm aufweisen, deutet dies auf eine große Rotatorenmanschettenruptur hin, die sich mit einfachen Methoden nicht wird reparieren lassen. Die Kernspintomographie, besonders die Arthro-Kernspintomographie ist nach der Ultrasonographie ein weiteres Hilfsmittel, um das Ausmaß der Ruptur zu beurteilen und gleichzeitig eine Qualitätsaussage über die muskuläre Substanz, das heißt mögliche Atrophie und Retraktion zu machen. Eine CT-Untersuchung stellt die knöchernen Strukturen besonders gut dar und gewinnt vor allem bei posttraumatischen Zustanden an Bedeutung, in deren Folge arthrotische Veränderungen auftreten können.

Therapie

Vor der chirurgischen Indikationsstellung sollte mit dem Patienten ein konservatives Therapieprogramm begonnen worden sein, wobei besonders zu berücksichtigen ist, inwieweit subacromiale Infiltrationen durchgeführt wurden, die den Patienten vielleicht über längere Perioden haben schmerzfrei werden lassen, aber gleichzeitig bei wiederholter Anwendung auch das Risiko einer Infektion in sich bergen oder bei steroidalen Injektionen die Degeneration der Restrotatorenmanschette vorantreiben mögen. Führen diese Maßnahmen nicht zum gewünschten therapeutischen Erfolg, so stehen für eine Therapie, entsprechend der pathologischen Grundsituation, die folgenden Eingriff zur Wahl:

Arthroskopisches Cuff Debridement: Diese Methode, wie sie von Rockwood und Burkhart beschrieben wurde, erlaubt die Cuff-Ränder zu debridieren und gegebenfalls die lange Bicepssehne, sollte sie subluxieren, entsprechend den Empfehlungen von Walch zu tenotomieren.

Hierbei wird darauf Wert gelegt, daß es sich um ein Debridement handelt, das die Weichteile betrifft, aber nicht um eine subacromiale Dekompression, würde doch der Kopf nur unweigerlich nachwandern und einer vorderen Subluxation, vor allem bei Resektion des Ligamentum coracoacromiale, den Weg bereiten. Diese Art des Eingriffes hat den Vorteil, daß er relativ minimal invasiv ist, die Beweglichkeit des Patienten, die er präoperativ noch zur Verfügung hatte, nur in den wenigsten Fällen beeinträchtigen wird und zu einer Schmerzbefreiung führen kann. Diese ist nicht unbedingt von Dauer, was dem Patienten bewußt sein muß, wobei jedoch anfänglich gute Erfolgsraten von über 80% erzielt werden können, das Resultat sich über die Jahre jedoch in vielen Fällen verschlechtern wird.

Rotatorenmanschettenrevision: Hat man den Eindruck, daß sich die Rotatorenmanschette doch noch rekonstruieren läßt, so stehen verschiedene Revisionsmethoden zur Verfügung. Diese bestehen zum einen in den von Cofield und anderen beschriebenen Verschiebe- oder Shiftoperationen für die Rotatorenmanschette, seien sie Subscapularis oder Teres minor-Shifts. Prothetische Ersatzmaterialien, wie sie in der Vergangenheit benutzt wurden, werden heute aber wegen der nicht überzeugenden Ergebnisse nur noch an wenigen Zentren benutzt. Voraussetzung für jede Revision ist die Möglichkeit die Rest-Rotatorenmanschette adäquat zu mobilisieren und gegebenfalls den Cuff zu medialisieren, wobei diese Medialisierung sowohl extaartikulär im subacromialen Raum, wie aber auch intraartikulär um das Glenoid und hier besonders im dorsalen Aspekt, durchgeführt werden kann.

Wichtig erscheint, daß jede Rotatorenmanschettenrevision nur dann sinnvoll ist, wenn die mobilisierende und reinserierte Sehne auch eine Heilungsmöglichkeit hat, das heißt die Sehne im Knochenbett so verankert ist, daß sie dort verbleiben kann und nicht durch entsprechenden Zug in der initial kritischen Heilphase der ersten 6–8 Wochen reruptiert oder von der Reinsertionsstelle distrahiert wird. Dieses bedeutet, daß die Rotatorenmanschettenmobilisierung in der Form durchgeführt werden muß, daß eine möglichst spannungsfreie Reinsertion möglich wird und daß eine Nahttechnik verwendet wird, die, wie von Schneeberger et al. beschrieben, die Rotatorenmanschette an den gewünschten Ort, auch in der entsprechenden Form, über einen Zeitraum zu halten vermag. Die Rehabilitation ist für diese Art der Rekonstruktion von entscheidender Bedeutung.

Muskel-/Sehnentransfers: Muskel-/Sehnentransfers sind in der Vergangenheit vielfach beschrieben worden und haben sich aus der Rekonstruktion für Paresen entwickelt. Herzberg hat seither verschiedene anatomische Details angegeben, so daß die für solche Transfers häufiger verwendeten Muskeln, wie Pectoralis minor, Pectoralis major und Trapezius entsprechend evaluiert werden konnten. Latissimus dorsi-Rekonstruktionen, wie sie von Saha und Gerber beschrieben wurden sind ebenfalls eine Alternative (sofern wenigstens der Subscapularis erhalten geblieben ist), um besonders auch im jüngeren Patienten eine Schulterfunktion wiederherzustellen. Hier sind die Resultate für Schmerzbefreiung und akzeptable Funktion auch nach langem follow up, wie er jetzt vorliegt, ermutigend.

Fusion und Alloarthroplastik: In den meisten Fällen wird eine Schulterarthrodese für degenerative Rotatorenmanschettenrupturen nicht in Frage kommen, handelt es sich doch meistens um ältere Patienten (Wirbelsäule, sonstige Behinderungen) und nicht selten auch um beidseitige Affektionen; sie bleibt allenfalls posttraumatischen Zuständen vorbehalten. Eine sogenannte Cuff tear-Arthropathie, wie sie von Neer beschrieben wurde oder eine globale Ruptur bei pcP, wird am ehesten mit einer Hemiarthroplastik oder einer bipolaren Prothese zu therapieren sein, in der Hoffnung hiermit eine Schmerzreduzierung oder Schmerzbefreiung zu erreichen, bei akzeptabler eingeschränkter Funktion. Sogenannte verblockte Prothesen, wie sie aus dem französischen (Grammont) und englischen (Bayley-Walker) Sprachraum bekannt sind, scheinen hier auch einen Platz zu finden, wobei jedoch die erhöhte Lockerungsrate mit in Betracht gezogen werden muß.

Zusammenfassung

Die Rotatorenmanschettenrevision globaler Rupturen ist weiterhin schwierig und man sollte, besonders bei noch gut erhaltener Beweglichkeit, nicht unbedingt auf eine Operation drängeln, in der Absicht eine Rotatorenmanschettenruptur schließen zu wollen, kann dies doch sekundär einen Funktionsverlust zur Folge haben. Gerade in diesen Fällen sollte das arthroskopische Debridement mit der Indikation zur Schmerzverbesserung in Betracht gezogen werden. Eine intakte Rotatorenmanschette ist sicherlich einer defekten vorzuziehen und in vielen Fällen wird sich eine massive Rotatorenmanschettenruptur auch mit einer der beschriebenen Techniken schließen lassen. Dieses sollte jedoch nur dann erfolgen, wenn die prognostischen Faktoren auch ein verbessertes Resultat für den Patienten erwarten lassen. Prognostische Faktoren, die auf ein zu erwartendes schlechteres Ergebnis hinweisen sind ein präarthrotisch deformiertes Gelenk mit einer verminderten acromiohumeralen Distanz in der ap-Aufnahme des Röntgenbildes, vorhergehende rekonstruktive Maßnahmen, mehrfache Revisionsoperationen, Hinweise auf die Degeneration in den muskulären Anteilen der betroffenen Rotatorenmanschettenmuskeln und Subluxation des Kopfes, sei es durch Instabilität oder neuromuskuläre Defizite.

Präoperative Patientenselektion und präoperative physiotherapeutische Schulung werden einen Therapieerfolg sehr viel wahrscheinlicher werden lassen, wobei die Entscheidung zum rekonstruktiven Eingriff entsprechend den oben genannten Kriterien gefällt werden sollte.

Literatur

Apoil A, Augereau B (1985) Réparation par lambeau de déltoid des grandes de substance de la coiffe des rotateurs de l'épaule. Chirurgie 11:287–290

Basset RW, Browne AO, Morrey BF, An KN (1990) Glenohumeral muscle force an moment mechanics in a position of shoulder instability. J Biomech 23:405–415

Bigliani LU, Cordasco FA, McIlveen SJ et al (1992) Operative repair of massive rotator cuff tears: Longterm results. J Shoulder Elbow Surg 1:120–130

Burkhart SS (1993) Arthroscopic debridement and decompression for selected rotator cuff tears: clinical results, pathomechanism, and patient selection based on biomechanical parameters. Orthop Clin N Am 24:111

Cofield RH (1985) Rotator cuff discase of the shoulder. J Bone Joint Surg (Am) 67-A:974–979

Ellmann H, Hanker G, Bayer M (1986) Repair of the rotator cuff: and result study of factors influencing reconstruction. J Bone Joint Surg (Am) 68-A:1136–1144

Gazielly DF (1996) Deltoid muscular flap transfer for massive defects of the rotator cuff. In: Burkhead WZ (ed) Rotator Cuff Disorders. Baltimore, Williams & Wilkins 356–367

Gerber C (1992) Latissimus dorsi transfer for the treatment of irreparable tears of the rotator cuff. Klin Orthop 275:152–160

Goutallier D, Postel JM, Bernageau J, Lavau L, Voisin MC (1994) Fatty muscle degeneration incuff ruptures. Clin Orthop 304:78–83

Harryman DT, Mack LA, Wang KY et al (1991) Reparis of the rotator cuff correlation of functional results with integrity of the cuff. J Bone Joint Surg (Am) 73-A:982–989

Hawkins RJ, Misamore GW, Hobeika PE (1985) Surgery for full thickness rotator cuff tears. J Bone Joint Surg 67-A:1349–1355

Herzberg G (1995) Anatomical bases of musculotendinous transfers about the shoulder. Unpublished data. University of Lyon, France

McLaughlin HL (1944) Lesions of the musculotendinous cuff of the shoulder 1: the exposure an treatment of tears with retraction. J Bone Joint Surg 26:31–51

Resch H (1996) Pectoralis major muscle transfer in case of irreparable chronic tear of the subscapularistendon. Presented at the Closed Meeting of den American Shoulder an Elbow Surgeons. Amelia Island, FL, October 19

Rockwood CA Jr, Williams GR Jr, Burkhead WZ (1995) Debridement of degenerative irreparable lesions of the rotator cuff. J Bone Joint Surg 77-A:857–866

Wirth M, Rockwood CA (1996) Pectoralis major transfer for the treatment of irreparable suscapularis tendon tears. J Bone Joint Surg (in press)

24 Humeruskopffraktur – Minimalosteosynthese

P. Povacz und H. Resch

Proximale Frakturen am Humerus sind in der Regel Frakturen des älteren Menschen, die infolge Osteoporose und bei komplexen Frakturtypen schwierig zu behandeln sind. 60 bis 80% der Oberarmkopffrakturen gehören zur Gruppe der nicht dislozierten Brüche und heilen in der Regel konservativ mit gutem Erfolg [2, 3]. Bereits einfache Frakturen im Bereich der Tubercula können zu Störungen des Bewegungsablaufes führen und bedürfen einer operativen Versorgung. Mit zunehmender Verletzungsschwere (3-Segment-, 4-Segment- und Luxationsfrakturen des Humeruskopfes) nehmen die Schwierigkeiten in der operativen Behandlung, osteoporosebedingte schlechte Verankerungsmöglichkeiten für Implantate, Pseudarthrosen, Infekten und dem Risiko der avaskulären Kopfnekrose [4, 5, 6, 12] zu. Unbehandelt führen diese schweren Frakturen zu einem schlechten funktionellen Ergebnis.

Während bei älteren Patienten der endoprothetische Kopfersatz die Therapie der Wahl darstellt, ist beim jüngeren Patienten trotz dieser Gefahren ein kopferhaltendes Vorgehen anzustreben. Als mögliche Alternative zur Vermeidung der Nachteile einer rein konservativen oder offenen Behandlung wäre ein minimal invasives Verfahren mit perkutaner Reposition und Osteosynthese wünschenswert.

Indikation

Die Indikation zur Operation ergibt sich aus dem Umstand, daß bereits kleine Inkongruenzen im Bereich der Gelenkfläche oder der Tubercula zu einer Störung des gesamten Bewegungsablaufes der Schulter führen können. Weiters ist zu berücksichtigen, daß bei zunehmender Anzahl der Frakturfragmente mit einer steigenden Gefährdung der Humeruskopfdurchblutung zu rechnen ist.

Absolute Indikationen:

- *Subcapitale Frakturen:* Diese stellen bei starker Varus-Valgus- oder Antekurvationsfehlstellung ($>45°$) sowie Dislokation um halbe Schaftbreite eine Indikation zur Operation dar.
- *Dislozierte Frakturen der Tubercula:* Häufiger das Tuberculum majus, selten das Tuberculum minus führen durch Einengung der Gleitlager sub-

akromial bzw. gegenüber dem Processus coracoideus zu einem subakromialen oder subcoracoidalen Impingement. Daneben kommt es durch Verkürzung des Hebelarmes zu einem Funktionsverlust der ansetzenden Muskulatur. Es ist deshalb bei Verschiebungen von mehr als 5 mm die Operation angezeigt. Die anatomische Reposition erfolgt offen oder gedeckt mit einem Knocheneinzinkerhaken unter Röntgendurchleuchtungskontrolle und anschließender Verschraubung.

- *Drei- und Viersegmentfrakturen:* Dislozierte Drei- und Viersegmentfrakturen führen unbehandelt zu schweren Funktionseinschränkungen der Schulter und sind mit einem erhöhten Kopfnekroserisiko behaftet [8]. Der Zug der ansetzenden Muskulatur führt zu einer typischen Fragmentdislokation und verhindert die Retention der Fragmente nach alleiniger geschlossener Reposition.
  Durch den Zug der Supraspinatus-Sehne besteht eine Dislokation des Tuberculum majus nach kranial und dorsal. Dagegen kommt es durch den Zug des Musculus subscapularis zur Dislokation des Tuberculum minus nach medial. Der Zug des Musculus pectoralis major führt zu einer Dislokation des Humerusschaftes nach ventral und medial. Der Humeruskopf wird dadurch nach dorsal gekippt. Dieser ist durch den Sturz auf den ausgestreckten Arm (Abduktionsbruch) häufig valgisch impaktiert. In den Fällen, in denen das Tuberculum majus mit dem Humeruskopf noch in Verbindung steht, kommt es dagegen zur varischen Abkippung des Humeruskopfes.
  Aufgrund des erhöhten Risikos einer Kopfnekrose und der nachfolgenden schweren Funktionseinschränkung, ist bei stärker dislozierten Drei- und Viersegmentfrakturen die operative Verbesserung der Fragmentstellung unumgänglich. Dabei ist zu berücksichtigen, daß durch ein offenes Vorgehen das zusätzlich iatrogen gesetzte Weichteiltrauma, das Nekroserisiko des Kopfes weiter erhöht. Bei der offenen Reposition und Osteosynthese reduziert sich das Risiko der avaskulären Nekrose mit der Operationstechnik und der Auswahl des Implantates. Es ist deshalb einer indirekten Repositionstechnik und Minimalosteosynthese der Vorzug zu geben.
- Luxationsfrakturen.

Kontraindikationen: Da die Häufigkeit von proximalen Humerusfrakturen mit dem Alter der Patienten ansteigt, ist bei schlechtem Allgemeinzustand von einer Operation abzusehen und ein konservatives Vorgehen zu erwägen.

Operationsrisiko und Aufklärungshinweise

Bei Mehrsegmentfrakturen der alten Menschen kann aufgrund der porotischen, schaligen Fragmente die Rekonstruktion nicht gelingen, so daß die Implantation einer Prothese erforderlich wird. Bei Luxationsfrakturen ist die Manipulation in unmittelbarer Nähe des Nervus axillaris unumgänglich, so daß dieser verletzt werden kann. Bei Mehrsegment-(Luxations-)Frakturen kann postoperativ eine Kopfnekrose auftreten.

Operationstechnik

Narkose: Tuberculum-Majus-Frakturen sowie perkutane Operationen werden in interscalenärer Plexusblockade (Winnie-Block) durchgeführt. Die operative Versorgung von Luxationsfrakturen erfolgt im Allgemeinen in Intubationsnarkose.

Lagerung: Die Lagerung des Patienten erfolgt in halbsitzender Position (Beach-Chair-Position). Die betroffene Schulter ragt über den Tischrand, der Arm wird frei beweglich abgedeckt. Die perkutane Reposition und Verschraubung erfolgt unter Bildverstärkerkontrolle. Der Bildverstärker wird von der Kopfseite her positioniert um den Operateur und der Assistenz einen ungehinderten Zugang zur betroffenen Schulter zu ermöglichen. Bei offener Technik wird der zu operierende Arm auf einem Beistelltischchen gelagert.

Offene Technik: Entscheidend hierbei ist eine weichteilschonende Präparation und auch im offenen Situs eine indirekte Reposition. Das bedeutet, daß keine Ablösung der Sehnenansätze des Musculus subscapularis oder Musculus supraspinatus erfolgen darf, um damit eine bessere Exposition der Fraktur zu bekommen. Ein solches Vorgehen würde zu einer zusätzlichen Durchblutungsstörung führen und das Risiko einer Kopfnekrose stark erhöhen [7]. Auch bei offenem Vorgehen hat sich der Einsatz einer Minimalosteosynthese bewährt.

Der Patient ist in Rückenlage mit leicht erhöhtem Oberkörper gelagert. Der frei beweglich abgedeckte Arm wird auf einem kleinem Tischchen gelagert. Nach vorderem Zugang muß die Reposition der Fragmente aus Durchblutungsgründen unter peinlicher Schonung der Weichteile (Periost- und Rotatorenmanschette) erfolgen. Dieselben dürfen lediglich im Bereich der Frakturlinien zwischen Tuberculum majus und minus nach proximal und distal kurzstreckig längsgespalten werden. Besteht medialseitig zwischen Kalotten- und Schaftfragment keine Dislokation, ist also das Periost medial intakt, so wird das Kalottenfragment mit dem Raspatorium angehoben und der entstehende Defekt mit Spongiosa unterfüttert. Anschließend werden die Tubercula eingepaßt. Diese Reposition muß aus Vitalitätsgründen ohne direkte Sicht auf den jeweiligen Frakturrand unter digitaler Kontrolle erfolgen. Ist die Fraktur an der medialen Kopfhalsgrenze verschoben und somit das Periost medialseitig zerrissen, ist die Durchblutung des Oberarmkopfes hochgradig gefährdet. In diesem Fall wird eine geringgradige Einstauchung der Kopfkalotte belassen und die Tubercula werden tiefer gesetzt. Bei massiver Einstauchung des Kopffragmentes muß trotz des Nekroserisikos dasselbe jedoch reponiert werden. Von lateral werden perkutan unter Sicht über das distale Hauptfragment Bohrdrähte in das Kopfkalottenfragment zur Abstützung eingebracht. Nach Auffüllung des entstandenen Defekts mit Beckenkammspongiosa, werden die reponierten Tubercula mittels transtendinöser Drahtcerclagen oder nicht resorbierbarem Nahtmaterial an das Schaftfragment refixiert. Die Verlaufsrichtung dieser Cerclagen hat in Zugrichtung der jeweils an die Tubercula ansetzenden Muskulatur zu erfolgen.

Während bei jungen Patienten ein kopferhaltendes Vorgehen anzustreben ist, entschließt man sich bei alten Menschen mit stark porotischem Knochen bei diesen Bruchformen besser zu einer primären Prothesenimplantation [8].

Perkutane Technik: Um das Kopfnekroserisiko durch das Operationstrauma nicht weiter zu erhöhen, bevorzugen wir in letzter Zeit eine perkutane Reposition und Fixationstechnik. Vorteile dieser Technik sind, daß aufgrund des geringen chirurgischen Traumas das Frakturhämatom bestehen bleibt, was zu einer raschen knöchernen Konsolidierung führt. Durch den Wegfall der starken Vernarbungstendenz ist die Gefahr der Einsteifung selbst bei postoperativer Ruhigstellung nicht stärker als bei konservativer Behandlung.

Zwischen Daumen und Zeigefinger wird der Oberarmkopf getastet. Anschließend erfolgt die Unterteilung des antero-posterioren Durchmessers des Oberarmkopfes in drei Drittel. Am Übergang vorderes mittleres Oberarmkopfdrittel erfolgt eine Stichinzision.

Über diese Stichinzision wird ein stumpfes Elevatorium auf das eingestauchte artikuläre Kopfsegment geführt. Der fast immer an gleicher Stelle liegende Frakturspalt zwischen Tuberkulum majus und minus, welcher meist 5 mm lateral des Sulcus intertubercularis zu finden ist, wird durch Tasten des Elevatoriums auf den Knochen aufgefunden. Mit dem gebogenen Raspatorium wird das artikuläre Segment angehoben, sodaß die Tuberkula seitlich anatomisch eingepaßt werden könnten.

Zur Retention des Repositionsergebnisses werden zwei bis drei 1,8 bzw. 2 mm dicke Kirschnerdrähte perkutan unter Bildwandlerkontrolle von distal kommend durch das distale Hauptfragment in das Kopfsegment bis subchondral eingebohrt und dieses damit temporär fixiert. Bei valgusimpaktierten 4-Fragment-Frakturen ist das Tuberkulum majus im Regelfall nur nach lateral zu disloziert, während es sich in der Höhe durch den Zug der Rotatorenmanschette und die Fixation am Periost von selbst einpaßt. Bei fehlender Ligamento taxis durch Abriß des lateralen Periosts kommt es zur Dislokation des Tuberkulum majus nach cranial und dorsal durch den Zug der Sehne des Musculus

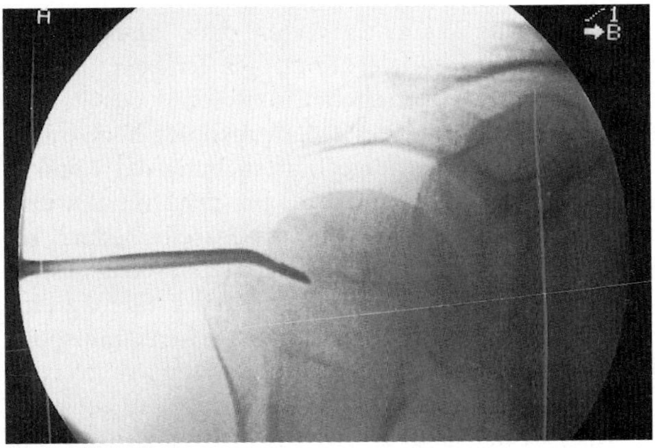

Abb. 1. Einführen des Elevatoriums unter das Kalottenfragment und Anheben desselben

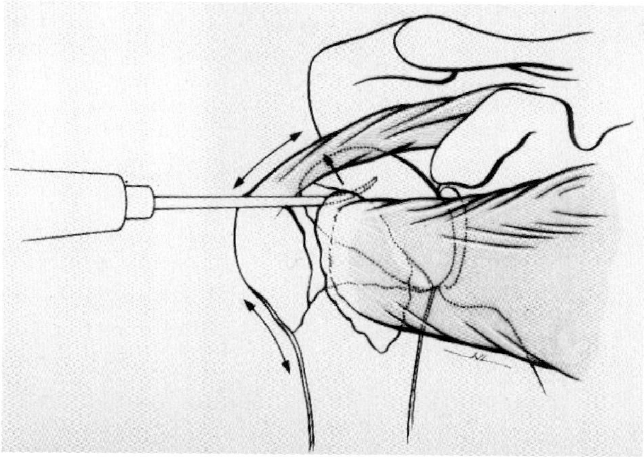

Abb. 2. Durch Anheben des eingestauchten artikulären Segmentes paßt sich das Tuberkulum majus durch den Zug der Rotatorenmanschette und die Fixation am Periost infolge Ligamentotaxis meist von selbst ein

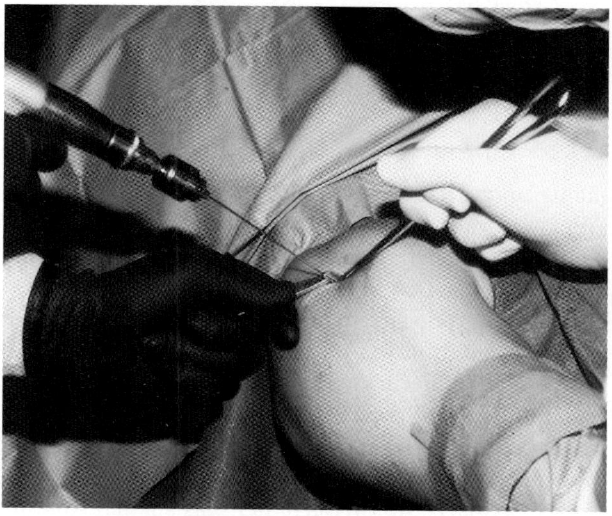

Abb. 3. Halbsitzende Lagerung des Patienten; der Strahlengang des Bildverstärkers im rechten Winkel zum Oberarm

supra- bzw. der Sehne des Musculus infraspinatus. In diesem Fall erfolgt eine weitere Stichincision ca. in der Mitte des Oberarmkopfes. Es wird nun ein Einzinkerknochenhaken in den Subacromialraum eingeführt und nach Insertion des Knochenhakens an der Sehnenknochengrenze, das Tuberkulum majus durch Zug nach vorne und unten reponiert. Die Spitze des Einzinkers muß immer knapp am Knochen und an der Spitze der Tuberkulum majus geführt werden um eine Verletzung des N. axillaris zu vermeiden.

Über eine weitere Stichinzision wird nun die Kombination Trokarhülse mit stumpfem kanülierten Trokar perkutan eingebracht und dem Tuberkulum

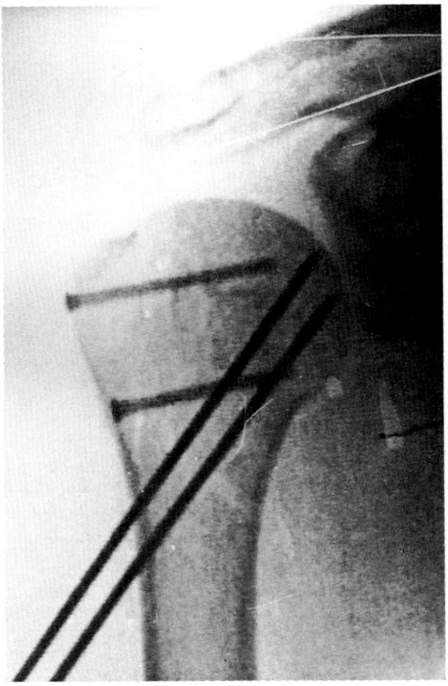

Abb. 4. Oberarmkopffraktur nach perkutaner Reposition und Minimalosteosynthese

majus aufgesetzt. Nach Entfernen des stumpfen Trokars wird eine Bohrer-Führungsdraht-Kombination knapp unterhalb der Spitze des Tuberkulum majus eingebohrt. Es wird nun ein zweites Mal in der Höhe der Basis der Tuberkulum majus über eine weitere Stichincision vorgebohrt. Anschließend wird der Arretiermechanismus gelockert und der Führungsbohrdraht etwas vorgeschlagen und so im Knochen vorübergehend fixiert. Daraufhin wird jeweils der kanülierte Bohrer entfernt. Über die liegenden Bohrdrähte werden nun im Regelfall je eine 40 mm lange, 2,7 mm dicke, selbstschneidende Titan- oder andere kanülierte Schrauben eingedreht. Zur Vermeidung eines Impingements im Bereich der cranialen Schraube und wegen der Gefährdung des N. axillaris im Bereich der basisnahen Schraube werden in der Regel Schrauben ohne Unterlagscheibe verwendet. Nach Fixation des Tuberkulum majus wird nun der Arm 70° abduziert und der Bildverstärker in axialer Richtung eingestellt. Über eine kleine Incision in Höhe des Tuberkulum minus erfolgt wiederum Einbringen eines einzinkigen Knochenhakens in Richtung Tuberkulum minus. Der Knochenhaken wird im Sehnenspiegel der Subscapularissehne eingesetzt und damit das nach medial zu dislozierte Tuberkulum minus durch Zug nach lateral reponiert. Es kann nun eine temporäre Fixation des Tuberkulum minus mittels eines Kirschnerdrahtes erfolgen. Anschließend wird neuerlich, nach Einbringen der stumpfen Trokarhülse mit der Bohrer-Führungsdraht-Kombination in anterior-posteriorer Richtung vorgebohrt und nach Entfernen des Bohrers über den liegenden Bohrdraht eine 40 mm Schraube eingedreht. Zuletzt werden die von lateral distal her eingebrachten, der Kopfabstützung dienenden Bohrdrähte, in Hautniveau abgezwickt und unter die Haut versenkt.

Nachbehandlung: Postoperativ wird der Arm für 3 Wochen mittels einer Schulterbandage ruhiggestellt. Abhängig von der intraoperativ erzielten Stabilität, wird ab dem 1. postoperativen Tag mit passiven Bewegungsübungen (Flexion in der Skapularebene) begonnen. Die Rotation und aktive Mobilisierung ist für 3–4 Wochen nach Operation zu meiden. Nach 6 Wochen werden die Bohrdrähte entfernt. Die Schrauben werden belassen oder können innerhalb eines halben Jahres entfernt werden.

Ergebnisse: Zwischen 1990 und 1996, wurden 63 Patienten mit schwerer Humeruskopffraktur, mittels perkutaner Reposition und Schraubenfixation behandelt. 27 von diesen 63 Patienten wurden zwischen 1990 und 1994 operiert. 9 dieser Patienten wiesen eine Oberarmkopf-3-Segment-, 18 Patienten eine Oberarmkopf-4-Segmentfraktur auf. Diese wurden nach durchschnittlich 24 Monaten (18–47 Monate) nachuntersucht.

Zum Zeitpunkt der Nachuntersuchung wiesen alle 3-Segmentfrakturen ein sehr gutes funktionelles Resultat auf, ohne Zeichen einer Oberarmkopfnekrose. Der durchschnittliche Constant Score betrug 91% (84–100%). Bei den 4-Segmentfrakturen ist zwischen valgisch impaktierten Formen und dislozierten 4-Segmentfrakturen zu unterscheiden. Alle Patienten mit einer valgisch impaktierten Fraktur hatten ein gutes bis sehr gutes Ergebnis, mit Ausnahme eines Patienten. Dieser zeigte bei der Nachuntersuchung radiologisch eine partielle Oberarmkopfnekrose, jedoch ohne klinische Relevanz. Dagegen mußte bei den Patienten mit Oberarmkopf-4-Segmentfraktur mit Dislokation des artikulären Fragmentes, in einem Fall aufgrund einer sekundären Dislokation eine Schulterprothese implantiert werden, im anderen Fall wurde eine komplette Oberarmkopfnekrose beobachtet (11% Kopfnekroserate). Die übrigen Patienten wiesen ebenfalls ein gutes funktionelles und radiologisches Ergebnis auf. Der durchschnittliche Constant Score betrug 87% (75–100%). Dier Ergebnisse nach perkutaner Behandlung von Patienten mit valgisch impaktierter 4-Segmentfraktur waren signifikant besser, als die in einer früheren Studie berichteten Resultate nach offener Osteosynthese [11].

Grenzen der Osteosynthese des Humeruskopfes

Die perkutane Reposition und Osteosynthese von schweren Oberarmkopffrakturen hat sich in der klinischen Praxis bei 3-Segmentfrakturen und valgisch impaktierten Formen ohne Horizontalverschiebung des artikulären Kopfkalottenfragmentes bewährt. Bei Luxationen oder starker Horizontalverschiebung des artikulären Segmentes liegt in der Regel eine komplette Zerreißung der Weichteilverbindungen bzw. des Periosts vor. Dadurch kann der Effekt der Ligamentotaxis nicht ausgenützt werden, weshalb sich in diesen Fällen die Verwendung der perkutanen Technik als schwierig erweist.

Grundsätzlich bestehen keine Kontraindikationen bezüglich der perkutanen Osteosynthese bei Oberarmkopfbrüchen. Allerdings muß bei geschlossen nicht reponierbaren Mehrfragmentfrakturen und Luxationsfrakturen auf halboffene oder offene Verfahren gewechselt werden.

Erweist sich bei den radiologischen Verlaufskontrollen die primär durchgeführte Osteosynthese als instabil, so ist vor der Entscheidung zu einer eventuellen Reoperation sorgfältig zu überlegen, ob durch einen erneuten Eingriff die Situation ausreichend verbessert werden kann. Ein wiederholter Eingriff führt in jedem Fall zu einer weiteren Gefährdung der Fragmentdurchblutung und soll deshalb nur von einem Erfahrenen durchgeführt werden. Andernfalls ist eine längere Ruhigstellung bis zur Ausbildung eines ausreichenden Fixationskallus vor der weiteren Nachbehandlung zu überlegen. Hier ist vor allem bei primär perkutanem Vorgehen keine Verschlechterung der späteren Schultergelenksbeweglichkeit zu befürchten.

Bei Auftreten von Humeruskopfnekrosen ist zu unterscheiden, ob eine Humeruskopfteilnekrose oder ein kompletter Kollaps des Kopfes vorliegt. Im ersten Fall bestehen häufig klinisch nur geringe Beschwerden, so daß zunächst keine weitere Therapie erforderlich ist. Bei stärkerem Kollaps des Kopfes und klinischen Beschwerden des Patienten ist ein prothetischer Ersatz angezeigt. Es wird in diesen Fällen eine Schulterhemiprothese implantiert.

Literatur

1. Brooks CH, Revell WJ, Heatley FW (1993) Vascularity of the humeral head after proximal humeral fractures. J Bone Joint Surg (Br) 75-B:132–136
2. Habermeyer P, Schweiberer L (1989) Frakturen des proximalen Humerus. Orthopäde 18:200–207
3. Jakob RP et al. Proximale Humerusfrakturen – Klassifikation und Aspekte der Behandlung. In: Chapchal G (Hrsg) Verletzungen und Erkrankungen der Schulterregion. Thieme Stuttgart New York, S 79
4. Kuner EH, Sieber G (1987) Luxationsfrakturen des proximalen Humerus – Ergebnisse nach operativer Behandlung. Eine AO-Sammelstudie über 167 Fälle. Unfallchirurgie, S 64–71
5. Laing PG (1956) The arterial supply of adult humerus. J Bone Joint Surg (Am) 3-A:1105–1116
6. Moseby FH, Goldie J (1965) The arterial pattern of rotator cuff of the shoulder. J Bone Joint Surg (Br) 45-B:780–789
7. Münst P, Kuner EH (1992) Osteosynthesen bei dislozierten Humeruskopffrakturen. Orthopäde 21:121–130
8. Neer CSII (1970) Displaced proximal humeral fractures. Part II. Treatment of three-part and four-part displacement. J Bone Joint Surg (Am)52-A:1090–1130
9. Povacz P, Resch H (1998) Osteosynthese bei proximalen Humerusfrakturen. Therapeutische Umschau 55:192–196
10. Resch H, Povacz P, Fröhlich R, Wambacher M (1997) Percutaneous fixation of three- and four-part fractures of the proximal humerus. J Bone Joint Surg (Br) 79-B:295–300
11. Resch H, Thöni H (1992) Luxationsfrakturen der Schulter. Sonderstellung und Therapiekonzepte. Orthopäde 21:131–139
12. Speck M, Lang FJW, Regazzoni P (1996) Proximale Humerusfrakturen – Mißerfolge nach T-Platten-Osteosynthesen. Swiss Surg 2:51–56

Endoprothetik

25 Prosthetic Adaptability: A New Concept in Shoulder Arthroplasty

P. Boileau and G. Walch

Introduction

The goal of a surgeon inserting a shoulder prosthesis is, as with all prosthetic surgery, to come as close as possible to the anatomical model. Two questions are therefore raised: *1) Are we sure we are perfectly familiar with the anatomical model? 2) Do the standard prostheses at our disposal, including modular systems, allow us to reproduce this anatomical model?*

It was with the aim of answering these two questions that we have been working since 1988 on a morphological study of the gleno-humeral joint and the possibilities of reproducing the morphology using a shoulder prosthesis. We shall discuss here the development of the humeral side of these studies and their consequences on the design of the shoulder prosthesis; the glenoidal side will be dealt with in a separate article.

Morphological Study of the Proximal End of the Humerus

The aim of the anatomical study [3, 4, 5, 7, 21] was to establish precisely both the dimensions and shape of the proximal end of the humerus. The study was carried out using dry bones taken from cadavers and using modern investigative techniques: precision measurement machines and computer aided design programmes. The precalibrated precision measurement machine was fitted with a support designed to hold the humerus so that a number of points on the bone surface could be digitised (Fig. 1 a).

Each humerus was fixed in the support by the top of the humeral head and at the level of the epicondyle and epitrochlea. With the bone turning 10 degrees at a time, the digitisation of its surface points was made from parallel sections located every 5 mm on the proximal and distal epiphyses and every 10 mm on the diaphysis. For each of the sections, a micron precision probe was used to note the coordinates of 36 regularly spaced points for each bony section, amounting to 1200 points per humerus. Particular attention was paid to the digitisation of the articular surface of the humeral head in that a number of points at the periphery and over the entire stretch of the articular cartilage were noted. All of these coordinates were then transmitted

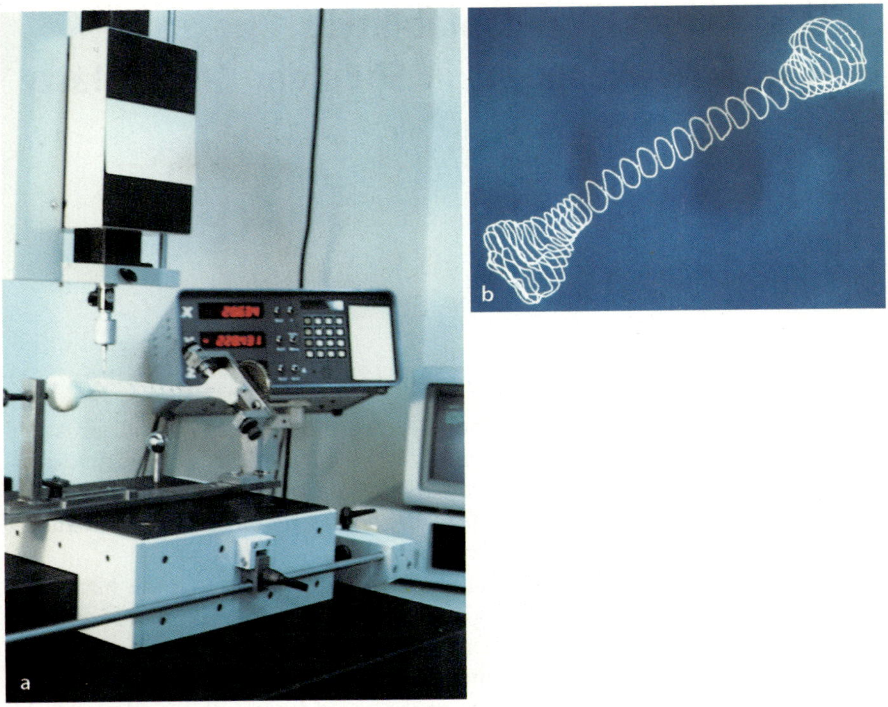

Fig. 1. a Digitalization of humeri using a precision measurement machine linked to a computer for analysis of the bone's shape and dimensions. **b** Resulting three-dimensional image of a humerus

to a computer fitted with a software programme giving a three-dimensional image of the humerus (Fig. 1b).

The computer was able to give a precise calculation of the different morphological parameters (diameter, thickness, inclination, retroversion) on the one hand and produce a model of the proximal end of the humerus using simple geometrical figures on the other: epiphyseal sphere and metaphyseal cylinder (Fig. 2a).

Two axes were defined (Fig. 2a): the diaphyseal axis: rotational axis of the humeri, and the proximal metaphyseal axis, along which a prosthetic stem can be inserted.

Sphericity of the Humeral Head

We first wanted to verify the sphericity of the humeral head. Using recorded articular surface points, we are able to determine the diameters of the potential humeral sphere. In order to verify this sphericity, we used the classical method of least-square optimization [21], defined as the difference between two extreme diameters: (E) = (D1)–(D2). Thus, a geometrical figure where the difference between the two most extreme diameters is less than 1 mm, may

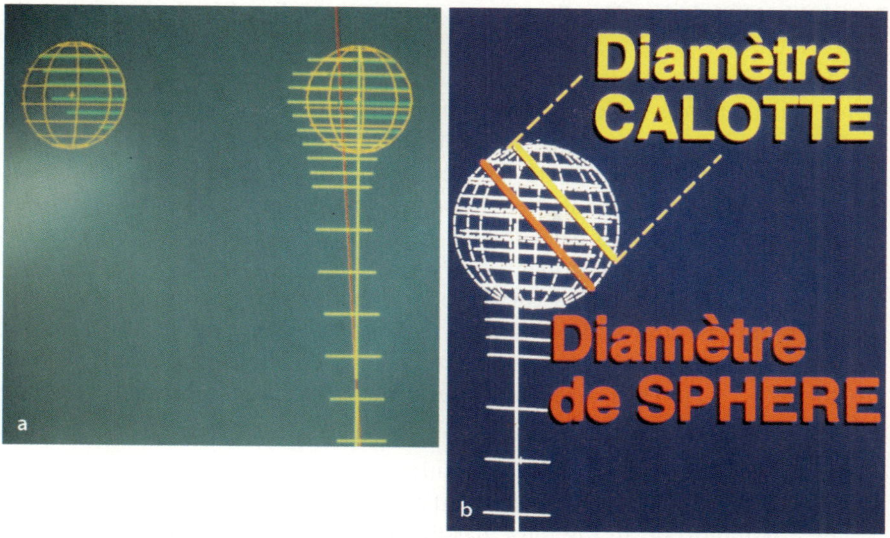

Fig. 2. a Model of the humerus produced using simple geometrical figures: epiphyseal sphere and metaphyseal cylinder. The metaphyseal axis is that of the metaphyseal cylinder along which a prosthetic stem can be inserted. **b** Humeral head sphericity and mathematical relationship linking the three parameters: diameter of the sphere, diameter of the head and thickness of the humeral head

be considered as being a sphere. Of the 160 humeri studied, the difference between extreme diameters was less than 1 mm in 88.2% of cases. We can therefore confirm that in almost 90% of cases, the humeral head is comparable to a esphere. The articular surface constitutes about a third of this sphere. This is an important concept that had not been previously fully acknowledged by other authors [14].

Dimensional Variations of the Humeral Articular Surface

Since the humeral head is a sphere and the articular surface constitutes only part of this sphere, there is a mathematical relationship between the diameter of the humeral sphere, the diameter of the humeral head and the thickness of the humeral head (Fig. 2b). As two of these parameters are known, the third one can be calculated. The mean *diameter of curvature* (humeral head diameter) measured was 46.2 millimetres with a minimum of 37.1 and a maximaum of 56.9 millimetres. Our anatomical studies showed that there were wide variations in the dimensions of the articular surface:

- the diameter of the articular head surface was highly variable, averaging 43.3 mm, ranging form 36.5 mm to 51.7 mm.
- similary, the thickness of the articular head surface was highly variable, averaging 15.2 mm, ranging from 12.1 mm to 18.2 mm.

Prosthetic Modularity: The Consequences of Dimensional Variation

The large variation in the dimensions of the articular surface in both diameter and thickness makes the idea of modularity a pre-requisite in the design of shoulder prostheses [5, 7, 9]. Standard humeral prostheses (first generation "monobloc" prosthesis) cannot pretend to copie with the anatomical variations encountered). The Neer prosthesis for example with a single diameter of 50 mm and two head thicknesses (15 and 22 mm), can only rarely reproduce the anatomical model.

This undoubtedly explains certain poor functional results and certain abnormal biomechanical situations with reduction of gleno-humeral prosthetic mobility, such as we observed during a radio-cinematographic study of Neer prostheses [2, 11]. Thus a second generation of modular protheses have appeared in recent years (Table 1).

The theoretical advantages of a modular prosthesis are:

- The ability to select an exact diameter and thickness of articular head which is important in the muscular-ligamentous balance of the shoulder.
- The ability to match the differing radii of curvature between the glenoid and the corresponding prosthetic humeral head.

These two abilities to better match the anatomy, lead us to believe that the biomechanical behaviour achieved will be closer to normal behaviour.

However, the modularity only allows adaptation to dimensional variations of the articular surface and not to variations in orientation and position in space of this articular surface: in other words, to variations in the shape of the proximal end of the humerus.

Variations in the Orientation of the Humeral Articular Surface

Our anatomical studies have shown that the angular variations were very important, especially the inclination and retroversion of the articular surface. The idea of an average value here is completely relative and it is the idea of variation which must be kept in mind (Fig. 3a and 3b). The humeral inclination averages 129.6 degrees varying between 123.2 and 135.8 degrees. Similarly the humeral retroversion is highly variable depending on the individual

Table 1. The three generations of unconstrained shoulder prosthesis

1st generation prosthesis: "monoblock, non modular"	2nd generation prosthesis: "modular"	3rd generation prosthesis: "modular and adaptable"
Neer (3M)	Modular (3M)	Aequalis (Tornier)
Cofield (Richards)	Bio-Modular (Biomet)	
Fenlin (Zimmer)	Select shoulder (intermedics) Global (Depuy)	

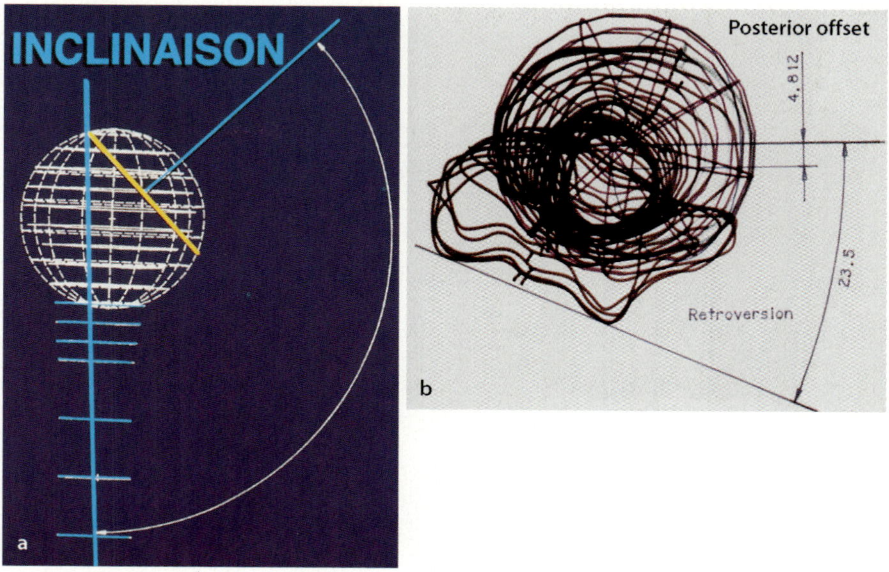

Fig. 3. Variable orientation in space of the articular head surface: **a** The inclination of the articular surface varies between 123.2 and 135.8 degrees. **b** The retroversion of the articular surface varies between –6.5 and 47.5 degrees and is in no case, a constant between 30 and 40 degrees

and even between right and left sides of the same individual. This retroversion, –6.5 to 47.5 degrees.

Variation of Position in Space of the Humeral Articular Surface

The intra-medullary axis along which the humeral prosthesis is inserted is that of the proximal metaphysis since a change in curvature occurs at the humeral diaphysis. It is therefore possible to identify a proximal humeral metaphyseal cylinder which contain the stem. We have seen that the articular surface was spherical and that the computer was able to determine the epiphyseal sphere which was best adapted to this articular surface. *The question therefore is to know what was is the position in space of the sphere in relation to the cylinder?*

Our anatomical work showed that the spherical humeral head does not sit on the base of the cylinder but lies eccentrically in two planes (Fig. 4a, b, c). *In the frontal plane,* the medial displacement of the spherical head defines a offset. This *medial offset* is characterised in practice by the proximal metaphyseal axis crossing the periphery of the articular head at a level we have called the "crossing points" or "hinge point" (Fig. 5a). Thus the centre of the sphere and the centre of the cylinder may be separated in the frontal plane by 6.9 mm on average with a range of 2.9 to 10.6 mm. This medial displacement of

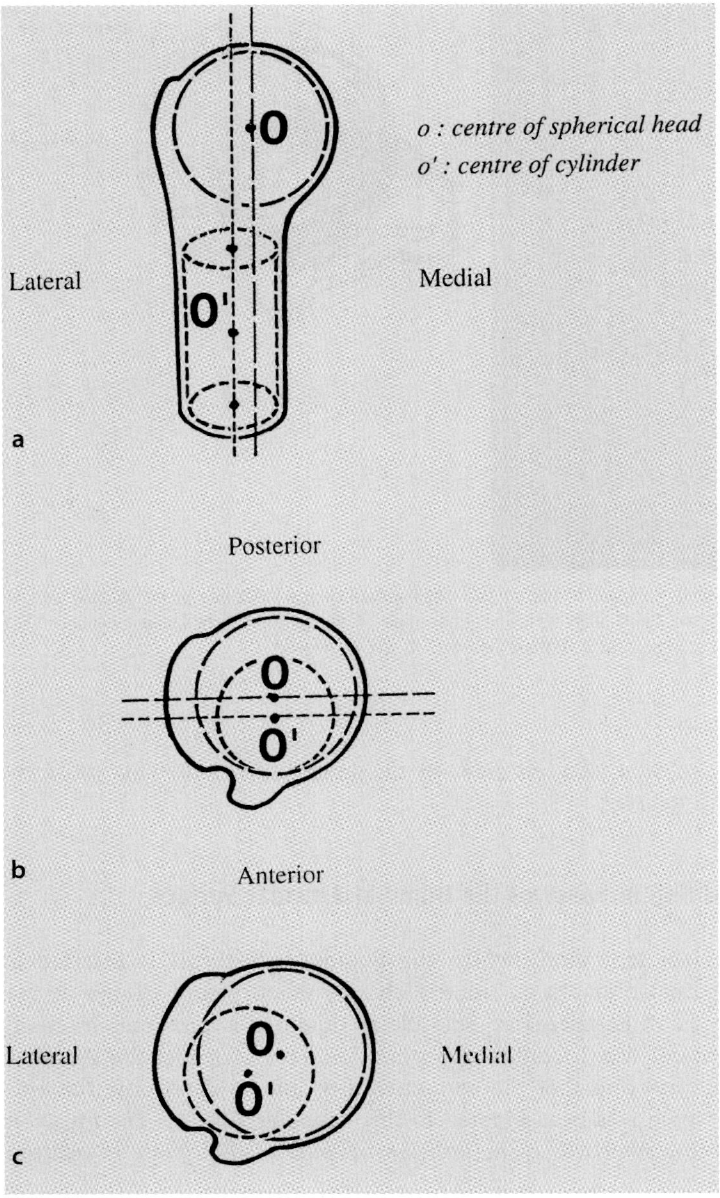

Fig. 4. The variations of position in space of the articular surface are conditioned by the position of the spherical humeral head in relation to the humeral cylinder: **a** The medial offset of the spherical humeral head in the frontal plane. **b** The posterior offset of the spherical humeral head along the sagittal plane. **c** The combined (medial and posterior) offset in both the frontal and sagittal planes

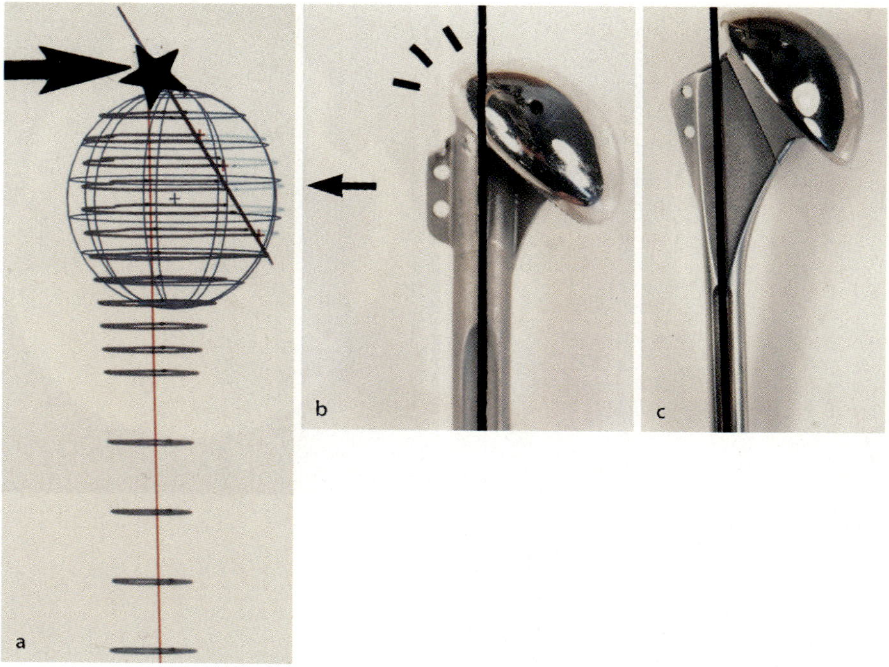

Fig. 5. Requirement to include the medial offset in the design of shoulder prostheses. **a** The "hinge point" between the proximal metaphyseal axis (the prosthetic axis) and the articular surface at the top of the articular head. **b** Standard prostheses (here the Neer prosthesis) *do not* take this "hinge point'" into account and result in medialisation of the articular head. **c** The Aequalis prosthesis incorporates this data into its design

the articular surface had never before been described and must be an imperative integral part of the design of a humeral prosthesis (Fig. 5a, b, c).

In the sagittal plane the posterior eccentricity of the spherical humeral head defines the *posterior offset* which is more variable, averaging 2.6 mm with a range from –0.8 to 6.1 mm in our series. This posterior offset of the humeral articular surface, which has also been shown by Roberts and Coll [19] must also be included in the design of a humeral prosthesis (Fig. 4b).

Finally the offset of the spherical humeral head usually occurs in both the frontal and sagittal planes resulting in a *true combined medial and posterior offset* (Fig. 4c).

Prosthetic Adaptability: The Result of Variations in the Orientation and Position in Space of the Articular Surface

Prosthetic Adaptability is a new concept which allows morphological parameters to be taken into account intra-operatively. This new concept allows a practical "made to measure, on the spot" answer without the inconvenience

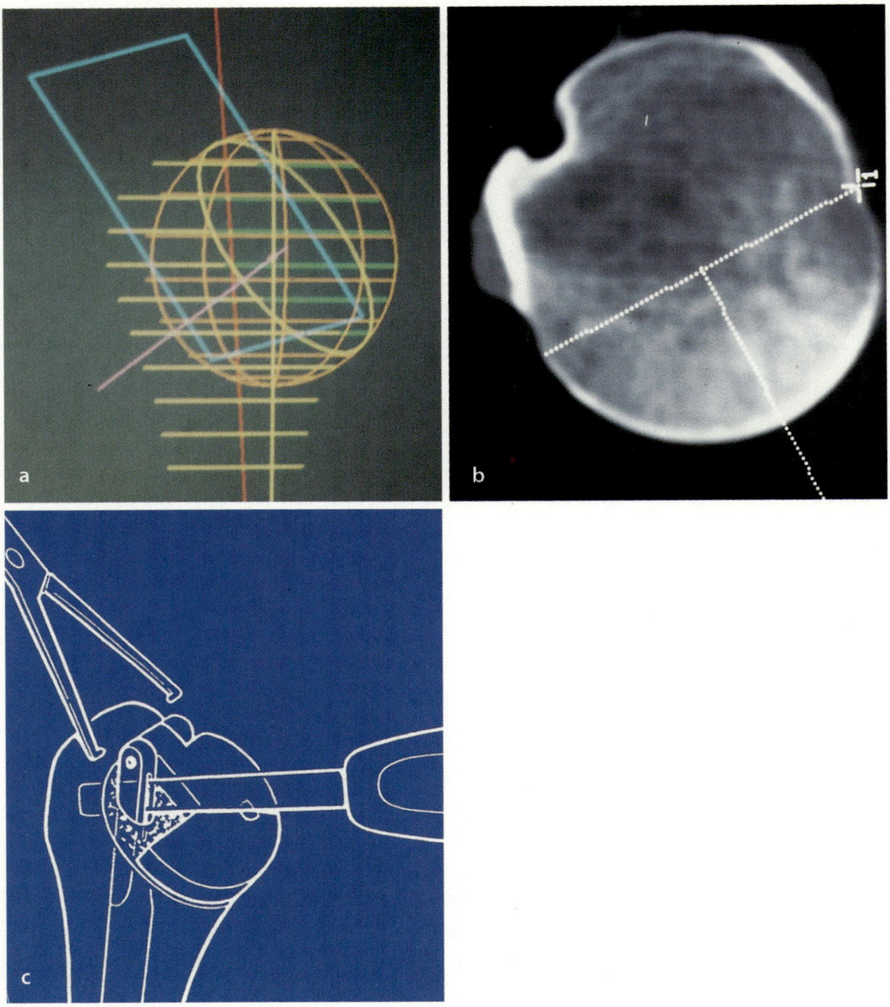

Fig. 6. Requirement to include individual retroversion variations in the design of the shoulder prosthesis: **a** The plane of section of the anatomical neck therefore determines individual humeral retroversion. **b** There is thus only one possible retroversion for each humerus determined by the perpendicular to the anatomical neck. **c** The template allows both the inclination to be determined using the mobile plate and the retroversion to be fixed by marking the perpendicular to the anatomical neck using an osteotome inserted into the groove designed for the purpose

of stocking multiple prostheses or having them made pre-operatively [5, 7]. With regards to shoulder prostheses, the adaptability of the humeral implant allows integration of the *four parameters* whose wide variation we have seen above: 1) the inclination, 2) the retroversion, 3) the medial offset, 4) the posterior offset. We shall consider the four parameters one by one.

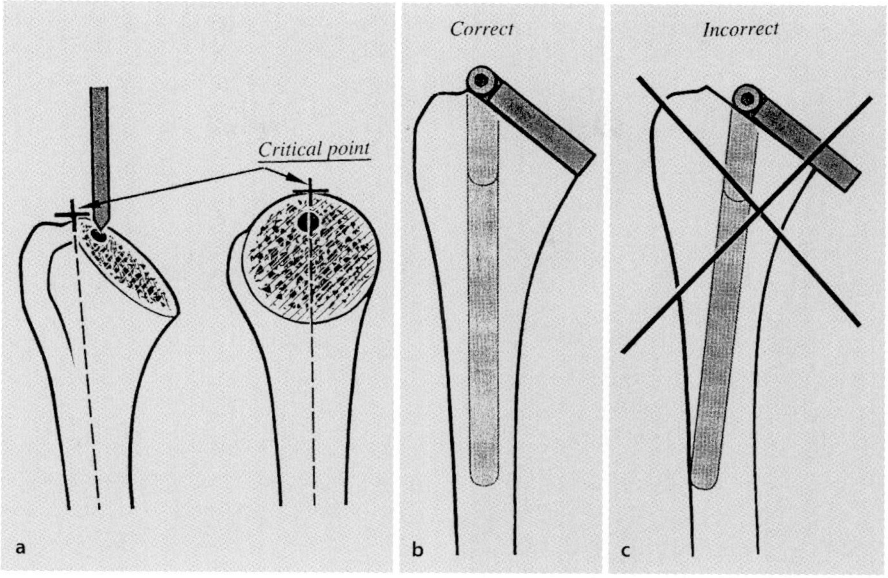

Fig. 7. Practical determination of the "hinge point"; articular surface medial offset control allowing the inclination to be measured. **a** The "hinge point" is located at the top of the humeral cut plane, marking the crossing between the proximal metaphyseal axis and the top of the articular surface. **b** The variations in inclinication are determined per-operatively using a template articulated from the "hinge point". **c** This template must be centered in the metaphyseal cylinder axis and not tilted so that the inclination can be measured correctly

The inclination of the articular head surface is a factor which is much too variable to be imposed in an arbitrary manner; cutting the humeral head along a fixed inclination corresponding to that of the prosthesis or a cutting jig gives a very approximate result [6, 12, 18]. Conversely, cutting the humeral head along its anatomical angulation by following the limits of the anatomical neck does not always allow for the correct positioning of a standard prosthesis (Fig. 6a).

This variation in inclination must be included in the design of the humeral implant. The Aequalis™ prosthesis allows for variable inclination due to a system of variable necks between the stem and the prosthetic head (Fig. 6b). The inclination is chosen per-operatively using a template (Fig. 7).

The retroversion of the articular head surface is another very variable factor which should be included in the design of the humeral prosthesis [1, 3, 17]. Indeed, imposing a fixed and arbitrary humeral retroversion ranging between 30 and 40 degrees, as recommended in surgical articles [8, 15, 16] gives a very approximate result.

At first sight, it appears very difficult (if not possible) to match the individual retroversion of the articular surface. In fact the problem is considerably simplified when we remember that the humeral retroversion is determined by the plane

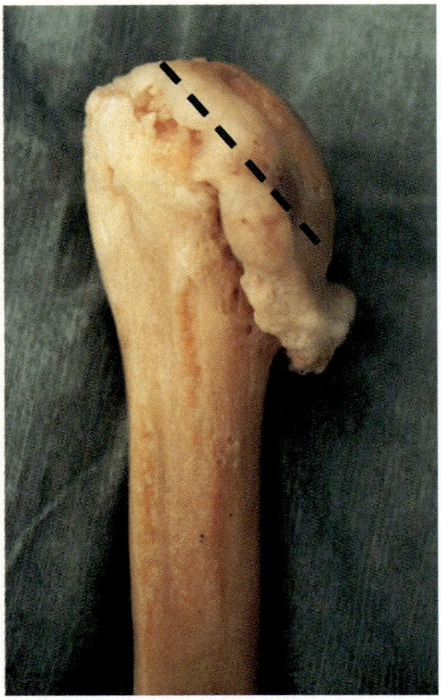

Fig. 8. Marking of the anatomical neck, which is a fundamental part of shoulder arthroplasty allowing determination of the humeral inclination and retroversion, can only be done after complete triming of the crown of osteophytes.

of section which goes through the anatomical neck (Fig. 6 a, b, c). There is, therefore, only one possible humeral retroversion for each humerus which is easy to determine by marking the perpendicular to the anatomical neck (Fig. 6 b, c).

The trial neck of the Aequalis^{TM} prosthesis allows both determination of the inclination using the mobile plate and the angle of retroversion by marking the perpendicular to the anatomical neck using an osteotome inserted into the groove designed for this purpose. Thus marked, the slot in the cancellous tuberosity represents the future site of the prosthetic fin (Fig. 7).

Thus, looking for the original anatomical neck is a fundamental stage during shoulder arthroplasty, allowing both the individual humeral inclination and the retroversion to be determined and so *the orientation in space of the articular surface can be fixed*. This marking of the anatomical neck, which is a delicate part of the operation, can only be done after complete triming of the crown of osteophytes (Fig. 8). Greasy tissue, similar to that found at the bottom of osteoarthritic sockets, usually marks the limit between the healthy cortical bone and the pathological exuberant osteophytes.

The design of a humeral prosthesis should also take into account the *medial offset of the articular head surface* by respecting the "hinge point" between the proximal metaphyseal axis and the top of the articular head (Fig. 9 a). The Neer prosthesis, for example, does not respect the medial offset of the articular surface which results in the reduction of the deltoid lever arm and rotator cuff (Fig. 9b). This lead us to believe that the implantation of a Neer type prosthesis in the humerus always lies between two situations, neither of which is really satisfactory (Fig. 10 and 11):

- The prosthesis is either inserted along the proximal metaphyseal axis with the drawback of it being badly orientated to the humeral plane of section and protruding above the top of the prosthetic head which is potentially damaging to the rotator cuff (Fig. 10a).
- Or the prosthesis is tilted in varus or medially translated so that is better aligned and reconstructs the anatomical model, which is not always possible due to the diameter or the length of the prosthetic stem: too long in the standard prosthesis are not taking into account the change in curvature of the humeral diaphysis in the frontal plane (Fig. 10b, c). This enables us to understand the post-operative x-rays obtained with standard prostheses (Fig. 11a, b).

With the Aequalis^{Tm} prosthesis, the inclination can be measured from the hinge point with the help of a template (Fig. 7).

Finally the design of a humeral prosthesis should take into account *the posterior offset of the articular head surface*. No currently available standard shoulder prosthesis, even a modular one, allows this posterior articular surface offset to be respected. In certain cases, during implantation of a stan-

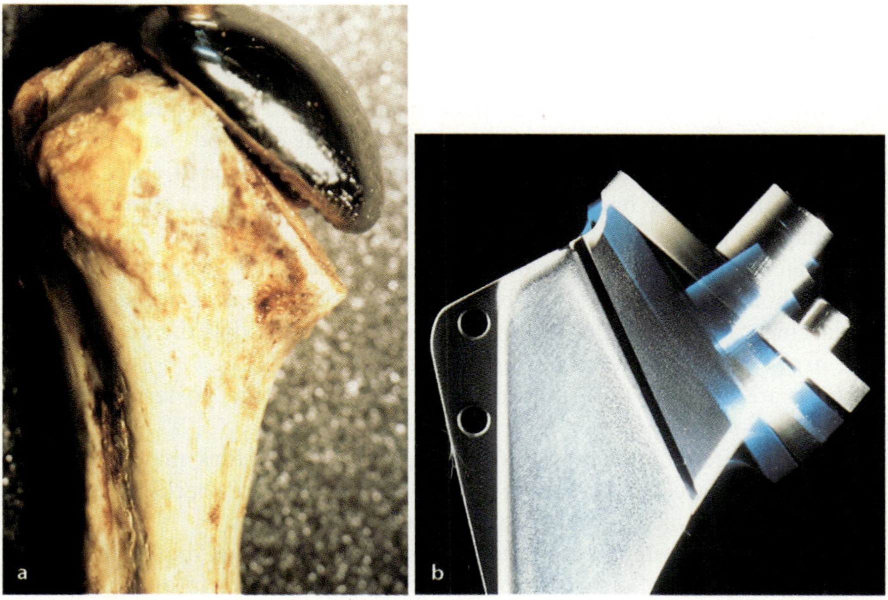

Fig. 9. Requirement to include individual angulation variations in the design of a shoulder prosthesis: **a**: anatomical osteotomy of the humeral head does not always allow one to correctly position a standard prosthesis. Conversely, cutting the humeral head according to a fixed inclination may change the rotational centres. **b** The Aequalis prosthesis allows adaptation to individual inclination through a system of variable necks between the stem and the prosthetic head

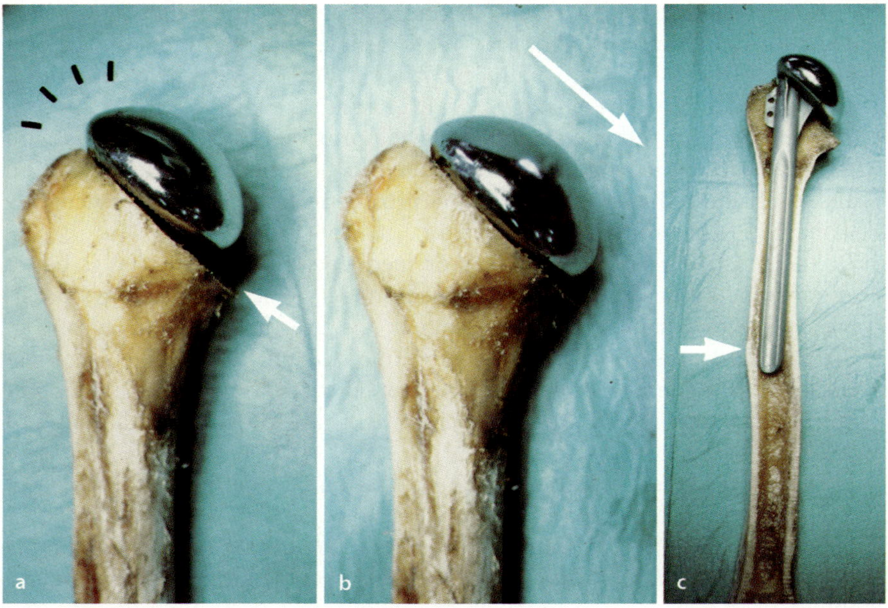

Fig. 10. Results of the absence of the articular surface medial offset in standard prostheses: **a** Superior protrusion of the prosthetic head, potentially damaging to the rotator cuff. **b** Requirement to tilt the prosthesis in varus so that it better matches the anatomical model **c** which is not always possible because of the length of the stem which is "in conflict" with the change of diaphyseal curvature of the humerus in the frontal plane

dard humeral prosthesis, the prosthetic head is found to be pushed forward so that it does not cover the bone cut (Fig. 12). The solution then consists in posterior translation and centralization of the prosthesis artificially increasing retroversion after having modified the bony section to accommodate this new adaptation.

Therefore, when this posterior offset is not taken into account in the design of shoulder prostheses, the biomechanical consequences are serious: the displacement of the rotation centres of the joint means that the action of the lever arm causing kinematic disturbance is modified [5].

There are, in fact, two solutions to incorporating the posterior offset of the articular surface:

- Either a different prostheses for the left and right sides may be considered, as Wallace and Coll have used [19] with the drawbacks of having a fixed posterior offset and of stocking multiple implants.
- Or a prosthesis which would be adaptable to both sides might be considered, incorporating a variable posterior offset (as shown in our anatomical studies). We have concentrated on this solution, in designing an original prosthetic head eccentric displacement system which incorporates this adaptation (Fig. 13a, 13b and 13c).

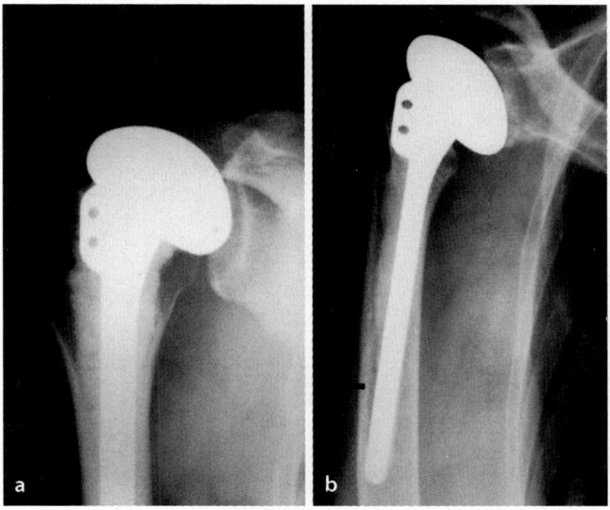

Fig. 11. Post-operative x-rays often observed after insertion of a standard humeral prosthesis. **a** Humeral centering of the prosthesis causing protrusion of the prosthetic articular surface due to the medial offset not having been taken into account in the design of the prosthesis. **b** Varus prosthesis allowing "cheating" in reproducing the articular surface medial offset

The Aequalis™ Prosthesis: A Modular and Adaptable Prosthesis

The Aequalis shoulder prosthesis is a non-constrained gleno-humeral prosthesis which is the result of fundamental studies performed in collaboration with engineers from the TORNIER company over five years. Its development is based on two essential features which appear to us to be necessary to produce consistent clinical results: 1) Development of a prosthesis which precisely matches the anatomy by using an adaptable and modular humeral component. 2) The access to instrumentation which allows straightforward and reproducible implantation of the prosthesis by different surgeons. The humeral component consists of three parts (humeral stem, neck and head) which, through its technological design and range of components adapts perfectly to the anatomy of the joint rather than forcing the joint anatomy to adapt to the prosthesis. The length of the humeral stems has been shortened to adapt to the proximal metaphyseal humeral cylinder before the change of curvature at the humeral diaphysis (Fig. 10 c). There is only one prosthetic stem length for the three diameters: 6,9 and 12 mm. The rotatory stability of the humeral stem is ensured by optimal filling of the metaphysis, a fin in the upper part containing two holes to allow reinsertion of the tuberosities in fracture cases and, finally, anterior and posterior grooves.

Modularity is provided by a range of seven articular heads of increasing size, the diameter and thickness of which were determined from our anatomical studies. A single head thickness is used for each diameter (up to the largest

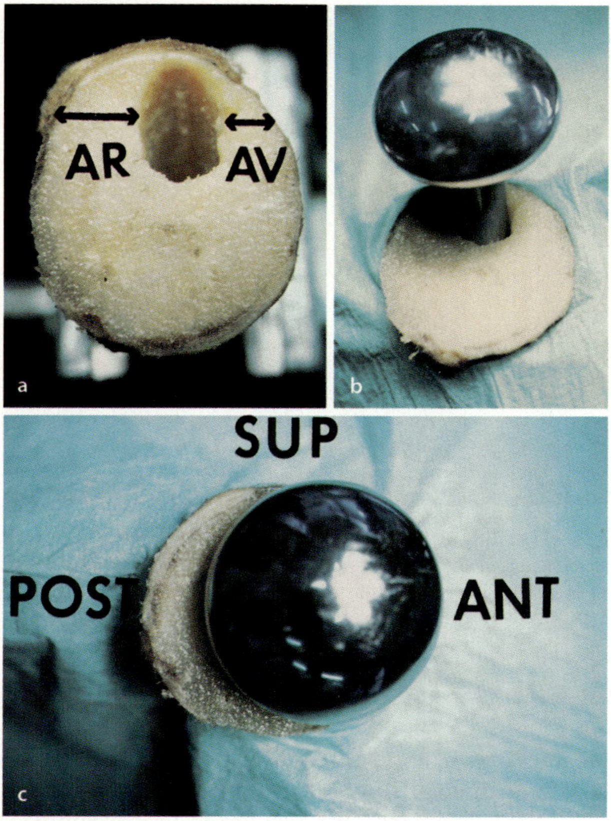

Fig. 12. Results of not respecting the articular surface medial offset in standard prostheses: **a** After humeral head resection, reaming of the humeral shaft reveals the articular surface posterior offset. **b** Insertion of a standard humeral implant along the proximal metaphyseal axis **c** does not allow the posterior aspect of the cut surface to be covered, requiring resection of the neck with an artificial increase of the humeral retroversion

50 mm diameter for which there are two available thicknesses) so that the anatomical variations encountered can be better matched. It is important that the thickness and diameter of the articular surface are respected so that the musculo-ligamentary balance of the shoulder can be recovered and that the differing radii of the head-glenoid complex are maintained.

Adaptability is ensured by:

- *a variable inclination* due to the 125, 130, 135 and 140 degree necks, selected by the surgeon using the template (Fig. 7, 9).
- *a variable retroversion* selected "automatically" using the template (Fig. 6). *The use of the template and the possibility to dispose of variable necks allow to respect the variable orientation of the artivular head surface.*
- *a variable medial and a posterior offset* (Fig. 5), both incorporated in the prosthesis design and selected by the surgeon per-operatively, using an *ori-*

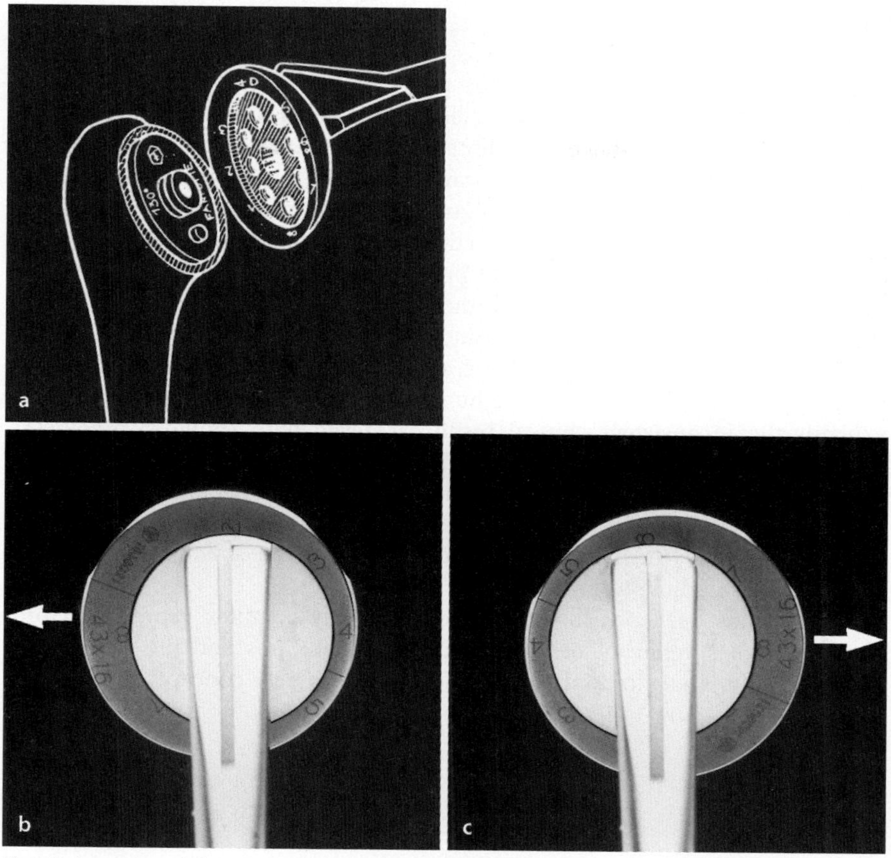

Fig. 13. Integration of the articular surface medial offset in the design of the Aequalis prosthesis: **a** An original and patented system with eccentric indexing allows the articular surface to be offset posteriorly. **b** from the right side **c** from the left side, avoiding the need for different implants for each side

ginal eccentric indexing system, located on the inferior aspect of each head. *Eight positions* are available allowing the articular head to be offset posteriorly or anteriorly and medially or laterally, until the cut bony surface is perfectly convered (Fig. 13). *The original prosthetic head eccentric displacement system allows to respect the variable location of the articular head surface.*

This movement of the prosthetic articular surface in all spatial planes helps the implant to adapt to all pathological situations encountered and thus the proximal end of the humerus can be reconstructed according to the anatomical model.

Conclusion

The geometrical configuration of the proximal end of the humerus is much more complex than previously described. A standard humeral prosthesis can reproduce neither its shape nor dimensions. A modular prosthesis can respect the variable dimensions but can not respect the variable orientation (variable inclination and retroversion) and the variable location (variable medial and posterior offset) of the articular surface. This led us to review the design and development of humeral prostheses. While the dimensional variations can be accounted for through the implant's modularity, the variation in shape must be matched by the implant's adaptability.

Until now the ideas of "prosthetic adaptability" had not been included in the design and development of the humeral implant. This undoubtedly partly explains the inconsistent clinical results achieved with shoulder prostheses. The *Aequalis*^{TM} *shoulder prosthesis* has adopted all these characteristics and is the only one third generation prosthesis accually available (Table 1). It allows for the individual inclination, the individual retroversion, and the individual combined (medial and posterior) offset of the articular surface (revealed in our studies) to be respected.

Thus, it has been possible to solve a relatively complex geometrical problem through simple but original mechanical solutions and the preliminary clinical results seem to confirm the merits of this new concept of adaptability.

References

1. Ballmer FT, Sidles JA, Lippitt SB, Matsen FA (1993) Humeral head prosthetic arthroplasty: Surgically relevant geometric considerations. J Shoulder Elbow Surg 2:296–304
2. Boileau P, Walch G, Liotard JP (1992) Cineradiographic study of active elevation of the prosthetic shoulder. J Orthop Surg 6:351–359
3. Boileau P, Walch G, Mazzoleni N, Urien JP (1993) In vitro study of humeral retrotorsion. J of Shoulder and Elbow Surg 2:12
4. Boileau P, Walch G (1994) The combined offset (medial and posterior) of the humeral shere. J of Shoulder and Elbow Surg 3:21–26
5. Boileau P, Walch G (1995) Adaptability and modularity in shoulder arthroplasty. Acta Orthop Belgica 61:Suppl. I:49–61
6. Boileau P, Walch G (1996) Varus shoulde prosthesis: error or necessity? J Shoulder and Elbow Surg 62:186
7. Boileau P, Walch G (1997) Product design and development: Humeral considerations in a shoulder prosthesis. Orthopedic Special Edition 4:63–66
8. Cofield RH (1984) Total shoulder with the Neer prosthesis. J Bone and Joint Surg 66:899–906
9. Fenlin JM, Vacaro A, Andreichik D, Lin S (1990) Modular total shoulder: early experience and impressions. Seminars in Arthroplasty Vol 2:102–111
10. Fisher LP, Carret JP, Gonon GP et al (1977) Etude cinématique des mouvements de L'articulation scapulo-heméral. Rev Chir Orthop 63 Suppl II:108–112
11. Friedman RJ (1990) Biomechanis of the shoulder following total shoulder replacement. In: Post M, Morrey BF, Hawkins RJ (eds) Surgery of the shoulder, Mosby year book. Inc. St-Louis, pp 263–266

12. Jobe CM, Ianotti JP (1995) Limits imposed on glenohumeral motion by joint geometry. J Bone and Joint Surg 7:281–285
13. Hawkins RJ, Bell RH, Jallay B (1989) Total shoulder arthroplasty. Clin Orthop 242:188–194
14. Iannotti JP, Gabriel JG Shnecks L, Evans BG, Misra S (1992) The normal gleno-humeral relationships. J Bone and Joint Surg 74A:491–500
15. Neer CS, Watson KC, Satanton FJ (1982) Recent experience in total shoulder replacement. J Bone and Joint Surg 64A:319–337
16. Neer CS II (1990) Glenohumeral arthroplasty design. In: Shoulder reconstruction, ed 1. Saunders, Philadelphia, pp 146–160
17. Pearl ML, Volk AG (1995) Retroversion of the proximal humerus relevant to prosthetic replacement arthroplasty. J of Shoulder Elbow Surg 8:151–162
18. Peal ML, Volk AG (1996) Coronal plane geometry of the proximal humerus relevant to prosthetic arthroplasty. J of Shoulder Elbow Surg 5:320–326
19. Roberts SNJ, Foley APJ, Swallow HM, Wallace WA, Coughlan DP (1991) The geometry of humeral head and the design of prosthesis. J Bone and Joint Surg 73B:647–650
20. Solslowsky LJ, Flatow EL, Bigliani LU, Mow VC (1992) Articular geometry of the glenohumeral joint. Clin Orthop 285:181–190
21. Walch G, Boileau P (1992) Morphological study of the humeral proximal epiphysis. J Bone and Joint Surg 74B:14

26 Shoulder Arthroplasty for Proximal Humeral Fractures

Problems and Solutions

P. Boileau and G. Walch

Introduction

Depending on the patient's age, a shoulder prosthesis may be indicated in displaced or dislocated three or four-part fractures of the proximal humerus. Neer was the first author to emphasize the frequency of humeral head necrosis and to propose, in 1951, a replacement of the humeral head by a non-constrained prosthesis associated with a reconstruction of the tuberosities [26]. However, apart from Charles Neer who obtained 80 to 90% excellent or good results with shoulder prosthesis for fractures [27, 28], most authors achieved rather inferior results [10–15, 18, 19, 22, 25, 30, 31, 34, 36, 39]. Considering these ambiguous results, some surgeons have even opted for conservative treatment (or even no treatment at all) rather than surgical treatment for these complexe upper extremity fractures [40, 42].

Two questions are therefore raised:

- Can the approximate anatomical reconstruction explain the inconsistant or misleading results?
- What can we do to obtain a more reproducible anatomical reconstruction and so be able to improve the functional results?

Since a preliminary clinical study highlighted the insufficiences of anatomical reconstruction, we developped new instrumentation designed to allow more precise positioning of the humeral prosthesis when used for displaced or dislocated proximal humeral fractures: The Aequalis™ Fracture Jig.

Poor Quality of Anatomical Reconstruction after Humeral Head Replacement for Proximal Fractures

With the exception of the two series published by Neer [27, 28], all the other series in the literature have shown poor functional results associated with shoulder prosthesis used in fractures. Table 1 summarizes these results and shows that active anterior elevation is low averaging only the horizontal plane and that shoulder replacement does not always give a painless shoulder. Others studies report the high rate of complications of humeral

Table 1. Results of shoulder arthroplasty in proximal humeral fractures according to the literature

Series	Number of cases	Mean age (years)	Follow-up (months)	Active Ant. Elevation	External Rotation	Internal Rotation	Painful Shoulder (%)
Neer (1970)	43	55	56	5>140° 34:90°–135° 4<90°	?	?	4 (9%)
Kraulis (1976)	11	65	36	2>140° 9<90°	?	?	9 (81%)
Tanner (1982)	16	69	38	101°	32°		12 (75%)
Demarchais (1983)	18	59	36	3>140° 4:90°–135° 11<90°	?	?	11 (61%)
Stableforth (1984)	16	67	60	11>90° 1<45°	8>25° 2<5°	15=T12	2 (12.5%)
Huten (1986)	34	66	36	90°	10°	?	9 (26%)
Neer (1988)	61	56	84	51>140° 9:90°–135° 1<90°	?	?	10 (16%)
Pidhorz (1988)	10	63	18	80°	30°	L4	5 (50%)
Frich (1991)	15	72	23	77°	17°	?	?
Moekel (1992)	22	70	36	119°	40°	T12	5 (23%)
Pietu (1992)	21	65	49	109°	44°	L1	14 (66%)
Green (1993)	20	65	37	110°	31°	L1	7 (35%)
Hawkins (1993)	19	64	40	72°	16°	L1	11 (58%)
Compito (1994)	64	62	33	127°	31>50° 22>30°	?	17 (26%)
Huten et al. (1995)	188	67	52	90°	21°	L1	56 (30%)

head replacement for proximal humeral fractures and insist on the fact that most of the failure factors are technical errors of surgery [1, 8, 9, 24, 29, 41].

In 1990, because we were suspicious of the effect of approximate positioning of the prosthesis in four-part fractures, we performed measured X-rays of both humeri of patients who had undergone shoulder replacement with a Neer prosthesis. We were able to demonstrate the poor quality of anatomical reconstruction with regards to length and width after shoulder replacement for fractures. Furthermore, we observed that there was a *correlation between the quality of the anatomical reconstruction and the functional result* [2]. In 1995, we participated in a multicentre retrospective study carried out by the French Orthopaedic Society and performed the same measurements on a larger series of 188 patients reviewed at a mean follow-up of 52 months [19]. Our hypothesis that poor functional results were related to poor positioning of the prosthesis in fractures was confirmed by this larger series. This studies reflected what a surgeon might have experienced with the Neer prosthesis implanted for fractures: the average Constant score, adjusted for gender and age, reached only 65.9% partly due to fair results for mobility, with a mean anterior active elevation of less than 80 degrees, an external rotation limited to 20 degrees and internal rotation allowing only reaching the sacrum.

Three major technical errors need to be scrutinized because of their frequency and their biomechanical consequences on the gleno-humeral joint: 1) Tendency to diminution in the epiphyseal width; 2) Tendency to shorten or lengthen the humerus; 3) Tendency to excessive retroversion.

1) Tendency to Medialize with a Diminution in the Epiphyseal Width (Fig. 1): Rietveld et coll. [33] were the first authors to demonstrate a direct relationship between functional results and humeral width: the distance between the geometric center of the humeral head and the lateral border of the greater tuberosity is correlated to gleno-humeral abduction. Our studies [2, 19], like others [17, 21], confirmed that there is a tendency to diminish the epiphysical width and that the poor active elevation after an hemi-arthroplasty for fracture could be partly explained by the decreased lever arm of the deltoid and supraspinatus. An average diminution of 5 millimetres (i.e. 10%) of the humeral width was also found in an earlier study [19]. This diminution of humeral width can be explained by insufficient prothetic head sizes and a tendency to position the prosthesis in valgus which leads to potential poor reconstruction of the greater tuberosity [2, 19].

2) Tendency to Shorten or Lengthen the Humerus (Fig. 2–4): Neer used to emphasize the importance of positioning the shoulder prosthesis with regard to height [26–29]. This positioning is particularly difficult in 4-part fractures because the displacement of the tuberosities leads to lose of the proximal bony landmarks. Our studies [2, 19] showed that there is a tendency to either shorten or lengthen the humerus. Unless it is cemented there is no way to hold and maintain the prosthesis at the correct height: either the prosthetic diameter is too large and the prosthesis has a tendency to be too proud or it is too small and the prosthesis has a tendency to subside and be too low. Some surgeons have made "home made" tips to try and temporarily block the stem in the medullary canal using a surgical swab wrapped around the implant [41]. This may be helpful but is not much accurate and reproducible.

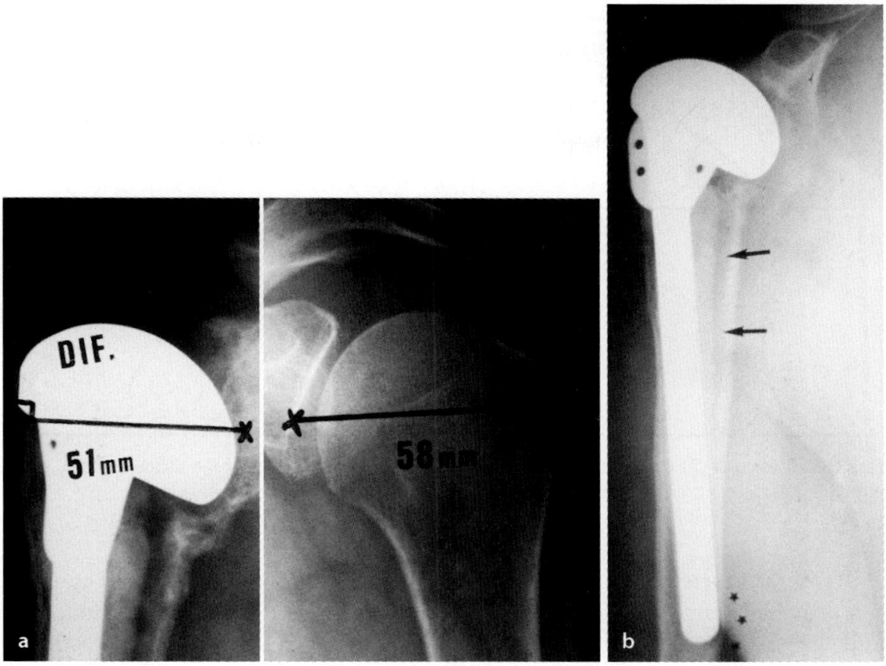

Fig. 1. Tendency to decrease the medio-lateral offset of the humerus (**a**) and to implant the prosthesis in valgus (**b**)

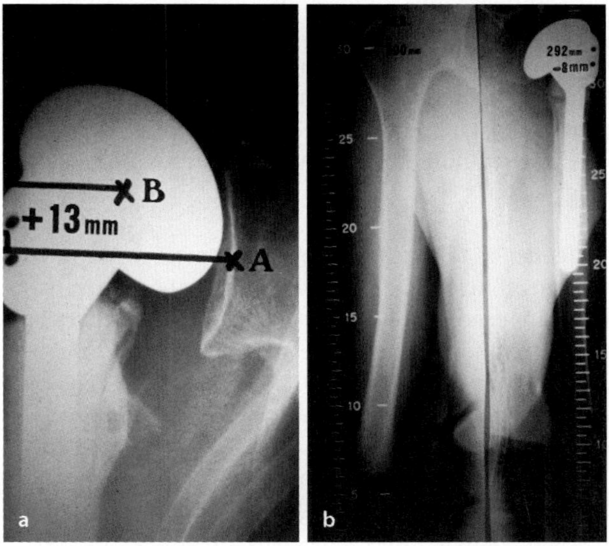

Fig. 2. Tendency to shorten (**a**) or lengthen (**b**) the humerus

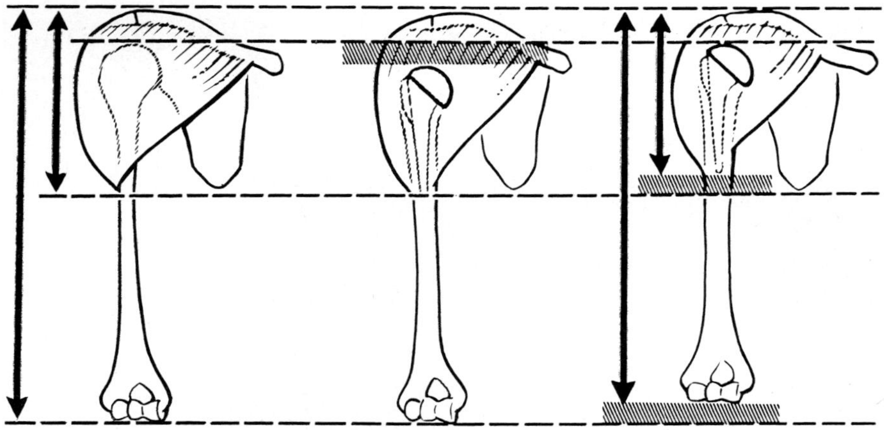

Fig. 3. Shortening of the humerus leads to shortening of the muscular fibers of the deltoid (to pull up the prosthetic head in front of the glenoid), thus decreasing the lever arm for active elevation

Humeral shortening is frequent and is usually due to the tendency to place the prosthesis on the medial part of the diaphysis as a result of the bone loss and the metaphyseal comminution. In an earlier study, 32% of the prostheses displayed a humeral shortening which was greater than 10 millimetres [19]. As a result the muscular fibers of the deltoid are shortened, pulling up the humerus to make the prosthetic head face the glenoid: this permanent contracture of the deltoid and associated muscles can compromise anterior active elevation of the shoulder (Fig. 3) and explain why the true AP views may look normal and why measured X-rays of the full humerus are necessary to detect this shortening.

Humeral lengthening is also frequent and has even worse consequences, such as pain and limited mobility. The poor functional result is due to the superior humeral migration leading to antero-superior impingement (the supraspinatus being squeezed between the prosthetic head and the acromial arch) and nonunion between the greater tuberosity and the diaphysis (Fig. 4).

3) Tendency to Excessive Retroversion (Fig. 5 and 6): Surgical publications recommend selecting 30 to 40 degrees of retroversion [8, 9, 27, 41]. However, the supposed tendency is to insert the humeral prostheses in even greater retroversion, often over the recommended 40 degrees: some postoperative AP X-ray show a lateral view of the prosthesis (Fig. 5 A). Prosthetic retroversion selection in 4-part fractures can only be approximated and therefore is very often excessive.

This is of particular concern as anatomical studies have shown that humeral retroversion is low with an average value of 20 degrees in relation to the transepicondylar axis (Fig. 5 B) [3, 7, 23, 32, 38]. Charles Neer, himself, in one of his first paper on shoulder replacement published in 1955 [26] recom-

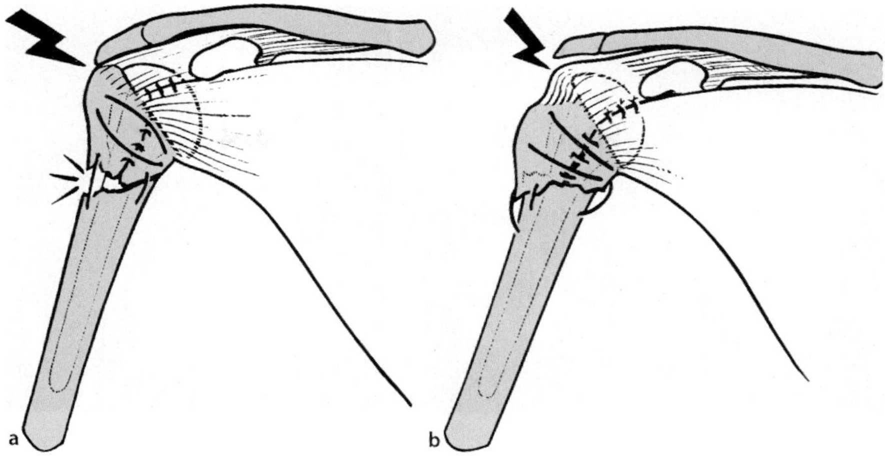

Fig. 4. Lengthening of the humerus because of proud prosthesis leads to nonunion between the greater tuberosity and the diaphysis (**a**) and to overtensioning and squeezing the supraspinatus with antero-superior impingement (**b**)

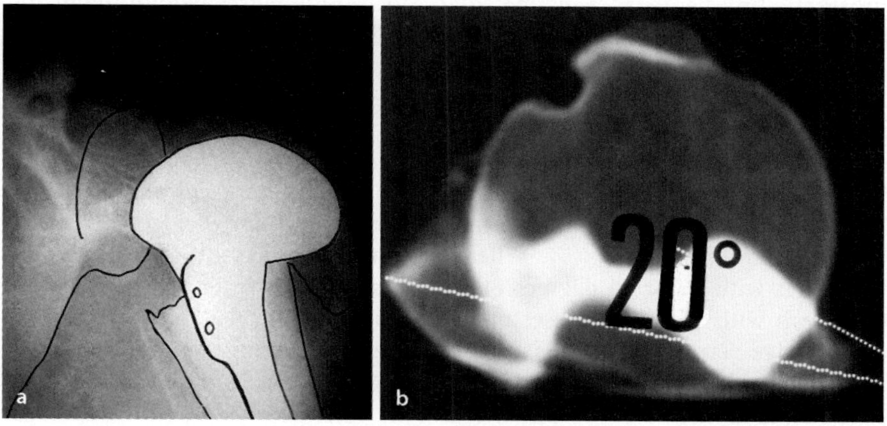

Fig. 5. Excessive prosthetic retroversion in fracture is frequent (**a**) while anatomical studies have demonstrated that average humeral retroversion is low, being 20 degrees in relation to the transepicondylar line (**b**)

manded a lower prosthetic retroversion and wrote: "*The surgeon must remember that the normal humeral head faces posteriorly about 20 degrees. The proper amount of retroversion can be redaily selected if the two epicondyles are palpated at the elbow and the head is turned about 20 degrees from their plane.*"

This excessive prosthetic retroversion is explainable by three independant and sometimes cumulative factors: firstly, the fear of anterior dislocation due to the frequent anterior fracture dislocations; secondly, the use of imprecise distal landmarks such as the forearm whose valgus is variable because of a

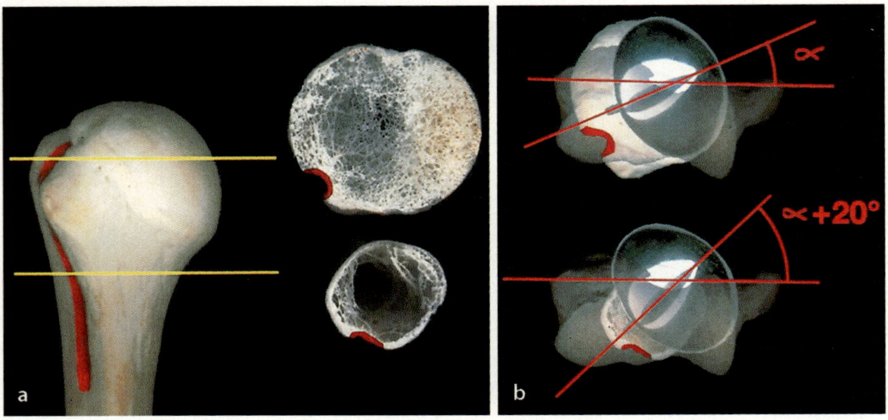

Fig. 6. The bicipital groove is S shaped and is axially oriented in its lower part (**a**). Orienting a shoulder prosthesis in relation to the lower part of the groove increases retroversion about 20 degrees (**b**)

variable carrying angle of about 10 degrees of the forearm [35] and thirdly, the use of an imprecise proximal landmark: *the bicipital groove*. Placing the prosthetic fin at a distance estimated at 5 to 10 millimetres behind the bicipital groove landmark has been proposed to help position the prosthesis and reconstruct the tuberosities [3, 37]. However, the bicipital groove is *not* an accurate landmark in four-part fractures because of the bone loss and the necessity to take into account the lower part of the groove as a surgical landmark. The direction of the bicipital groove is more axial than frontal at the level of the surgical neck. Placing the fin of the prosthesis in relation to the lower part of the bicipital groove (at the level of the surgical neck) leads to increase retroversion (Fig. 6). When the surgeon thinks he is implanting a prosthesis with 30 or 40 degrees of retroversion, he is in fact implanting the prosthesis with 50 to 60 degrees of retroversion!...

Excessive retroversion leads to perform a poor reconstruction of the tuberosities with overtensioning of the posterosuperior cuff. Excessive retroversion makes it necessary to put the arm in external rotation to reconstruct the greater tuberosity. Postoperatively care the patients' arm is placed in internal rotation (hand on stomach), which leads to pull-out of the sutures and posterior migration of the greater tuberosity with nonunion and malunion (Fig. 7). This explains why excessive prosthetic retroversion is inadvisable and produces poor clinical results.

In Summary, "eye-ball" positionning of the prosthesis is sufficient to explain the poor quality of anatomical reconstruction after humeral head replacement for proximal fractures and therefore the poor and somewhat unpredictable clinical results reported in the literature.

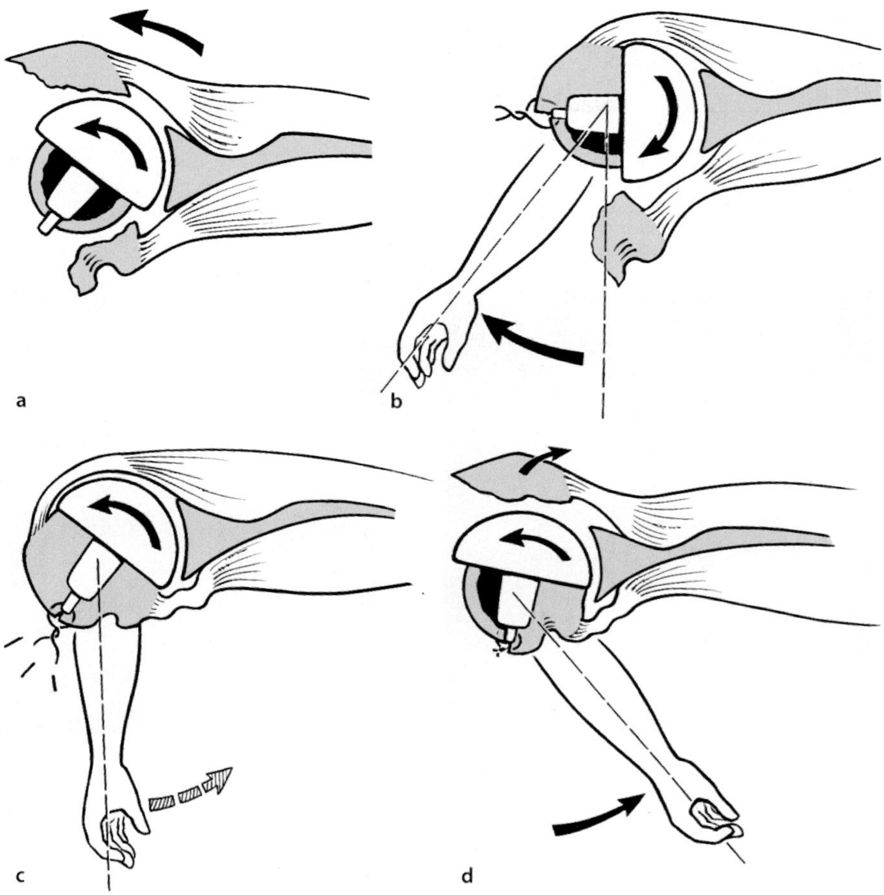

Fig. 7. Excessive prosthetic retroversion (**a**) makes osteosynthesis possible with the arm in external rotation (**b**) but leads to pull out the sutures when the arm is in neutral rotation (**c**) and posterior migration of the greater tuberosity when the arm is placed in internal rotation (arm in a sling at the end of the procedure) (**d**)

Restoration of the Anatomy is Possible after Humeral Head Replacement for Proximal Fractures

Clinical results depend on the quality of the anatomical reconstruction of the humerus. Recent series in the literature confirm that humeral head replacement for fractures is still a challenging operation [1, 6–11, 13, 22, 28]. Proximal humeral reconstruction of displaced fractures create both surgical and technical difficulties because the experience of each surgeon is limited. The authors believe that the three major technical problems discussed above can be solved with the help of the following innovative solutions (Table 2):

Table 2.

Shoulder arthroplasty in fractures (3 problems)		Aequalis™ (2 solutions)
• Humeral Length • Humeral Retroversion	→	Fracture Jig
• Humeral Offset	→	Modular prosthesis

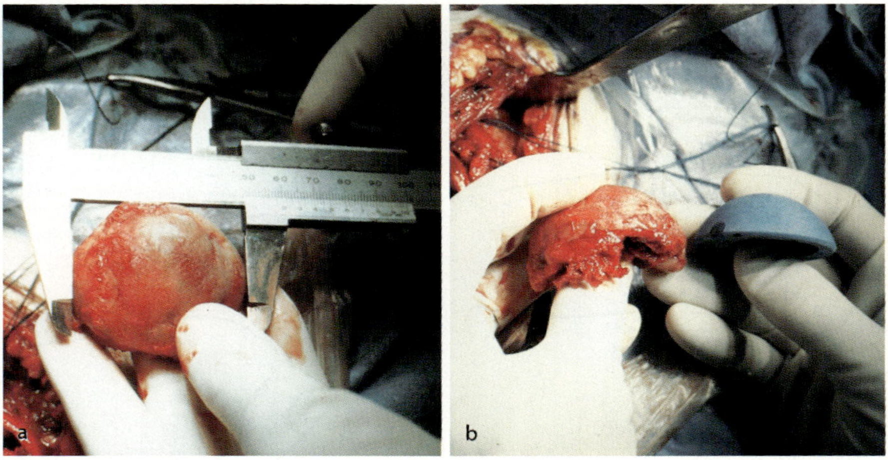

Fig. 8. Choice of the prosthetic head after measuring the head diameter with a caliper. There is a tendendy to chose „too big" heads in prosthesis for fracture

1) Restoration of Proper Humeral Width: Because of its modularity, the Aequalis™ prosthesis allows the surgeon to preserve the humeral width or mediolateral offset [4–6, 16, 38]. A selection of head sizes allows the surgeon to address any variations in the dimensions of humeral head diameter and thickness he may encounter. Selection of head size is based on caliper measurement of the fractured head (Fig. 8). Since diameter and thickness are related, the selected head size allows the surgeon to match the original head width. The Aequalis prosthesis also allows the surgeon to restore the average posterior offset of the articular surface by two pre-selected left and right positions marked on the eccentric dial head. Although, the Aequalis™ prosthesis features several possible head/shaft angles (125°, 130°, 135° and 140°), in fracture cases, the 130 degree inclination is selected, as this corresponds to the average value found in our anatomical work [6, 38]. Finally, the humeral stem must fill the medullary canal by selecting the appropriate diameter (6, 9, 12 or 15 millimetres).

2) Restoration of Proper Humeral Length and Retroversion: The Aequalis™ Fracture Jig is a new, patented system designed to help the surgeons correctly position the humeral implant both in height and retroversion. The principle is simple: a ruler restores the length and a protractor restores the retroversion (Fig. 9). Since proximal anatomical landmarks are rare after a 4-part fracture, the epicondyles must be used as they are the only reliable landmarks. Using an intramedullary guide is not a good option because of the "S" shape of the humerus and because the medullary canal is closed at the level of the elbow. This led us to design an extra-medullary guide using an arm support to hold the elbow in flexion and to avoid the skin slipping over the elbow tuberosities. Two square, angled linking rods connect the arm support to the ruler/protractor assembly. Finally, the prosthesis is connected to the Jig by a holder (Fig. 10).

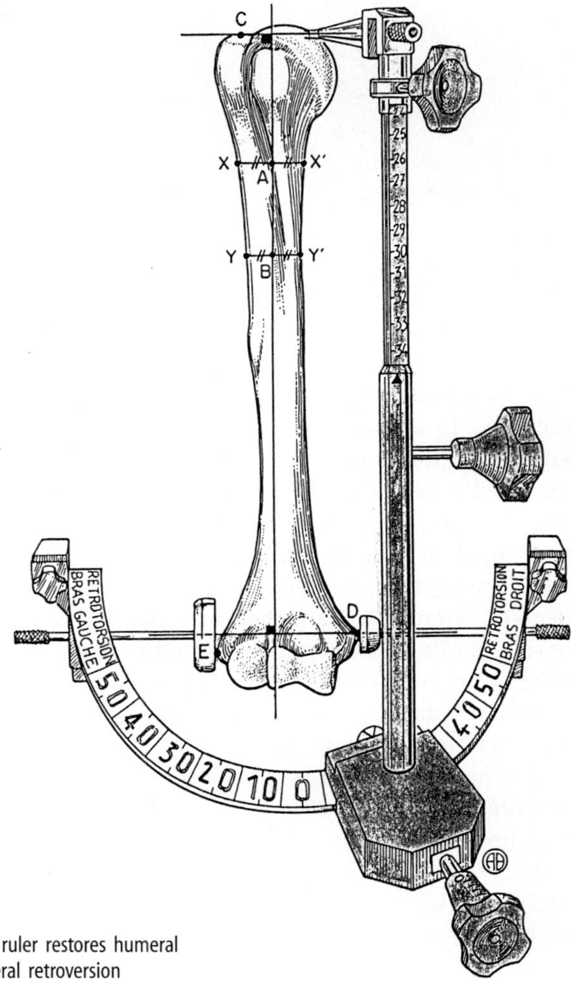

Fig. 9. The Aequalis^{TM} Fracture Jig: a ruler restores humeral length and a protractor restores humeral retroversion

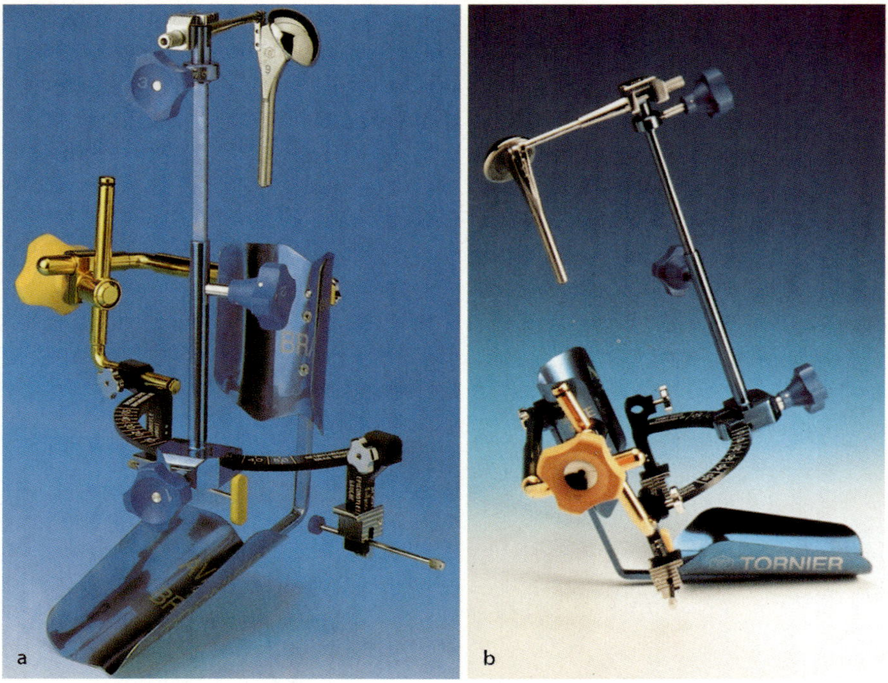

Fig. 10. The arm support of the Fracture Jig keeps the elbow flexed to avoide sliding of the skin on the bony landmarks (i.e. the two epicondyles) and is connected to the ruler and protractor with two squared linking roads (**a**). The prosthesis is fixed by its fin with the prosthesis holder (**b**)

3) Pre-Operative Planning: A pre-operative calibrated X-ray of the unaffected humerus is essential to determine the humeral length. This X-ray can be taken with the patient erect or supine, and must be done in addition to the standard X-ray of the fractured humerus. The arm is abducted by 45 degrees and the forearm cassette angle must also be 45 degrees. A 100 millimetre long magnification marker is taped on the patient's arm so that radiographic enlargement can be taken into account. The patient must be positioned at 45 degrees in order to have their arm flat on the cassette and minimize the risk of errors. The pre-operative planning must be carefully supervised by the surgeon: a humerus not lying flat on the cassette or a marker taped on the cassette (instead of the patient's arm) can modify the measurement by up to 2 or 3 cm for a 30 cm long humerus (Fig. 11).

The humeral length is calculated as follows: the first step is to identify the prosthetic axis by marking the center of the medullary canal at the level of the surgical neck and approximately 10 cm lower. This prosthetic axis corresponds to the proximal metaphyseal axis, which is different from the diaphyseal axis. This prosthetic axis is drawn down to the elbow level and up to the humeral head level. Length L′ corresponds to the distance between two perpendicular lines: one drawn at the articular surface/greater tuberosity junction and

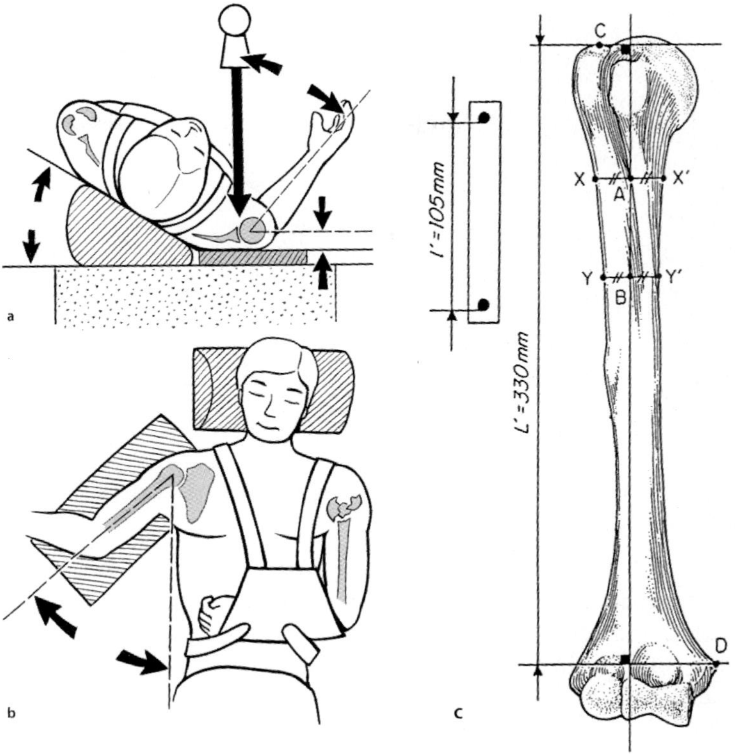

Fig. 11. Preoperative planing: humerus should be flat on the cassete (**a**) and markers should be parallel to the humerus (**b**) to allow exact calculation of true humeral length in relation with the prosthetic axis (**c**)

the other one drawn at the most medial extremity of epitrochlea. Actual length (L) takes into account the radiographic enlargement ($L = (L' \times 100/l')$) and will be selected intra-operatively on the fracture jig ruler.

The humeral retroversion can be selected either by measuring on a CT scan the contralateral humeral retroversion or by choosing 20 degrees as an average value. Our anatomical research demonstrated that retroversion between the left and right arms of the same individual could be significantly different and that taking the average value of 20 degrees may be a better choice [2, 3, 26].

Surgical Technique using the Aequalis Fracture Jig

The patient is placed in a beach-chair position with the shoulder clear of the table allowing the surgeon to place the arm in full extension so that the medullary canal can be reamed vertically without the coracoacromial arch getting in the way. The arm is positioned into the arm support with the larger linking rod already attached to it (Fig. 12).

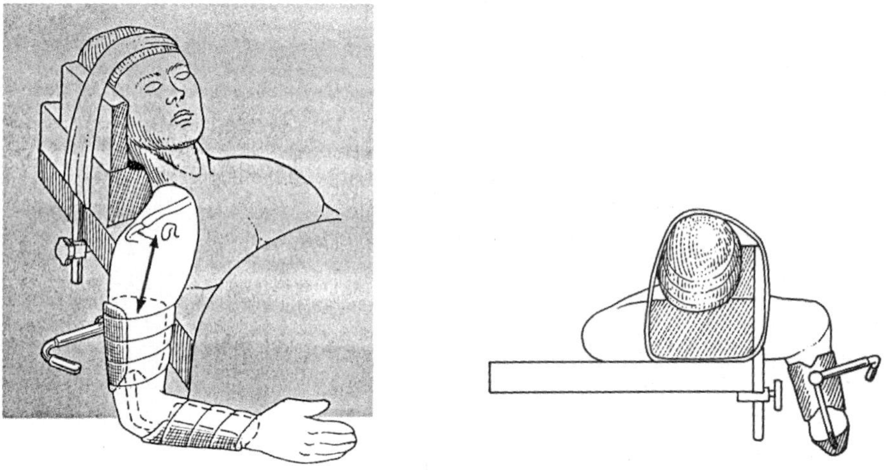

Fig. 12. Shoulder is clear of the table to allow full extension and the arm is positioned into the arm support, leaving the elbow free

1) Approach and preparation: An elongated delto-pectoral approach is preferred and proper exposure requires time and patience so that the operation can continue in the optimum conditions [4]. The incision goes from the clavicle down to the pectoralis major tendon which can be cut for 1 or 2 cm. This incision offers excellent access and allows adequate movement of the arm in abduction/internal rotation or adduction/external rotation, according to circumstances. An optimal exposure requires the use of a self-retaining retractor holding the deltoid laterally and the coraco-biceps medially. A Homman retractor placed above the coracoid and a curved retractor on the acromion provide optimal retraction of the anterior part of the deltoid. The coraco-acromial ligament should be preserved, since it can be used as a landmark for length and will avoid antero-superior instability. Alternatively, an antero-superior approach, through the anterior and medial part of the deltoid, or a transacromial approach are also possible ("cuff approaches").

Manipulation of the tuberosities should be minimized (Fig. 13). Once the biceps tendon has been found, the fracture site between tuberosities is identified and is usually posterior to the bicipital groove. If the two tuberosities are still attached to the diaphysis, then this periosteal bridge must be preserved. Opening of the joint can be done either by cutting longitudinally the rotator interval anteriorly or by dividing longitudinally the fibers of the supraspinatus posteriorly. The greater or lesser tuberosity is then retracted and the rotator interval opened up to the coracoid process. The long head of the biceps can be preserved, particularly when the bicipital groove is intact; however, it might sometimes be necessary to carry out a tenodesis after resection of the intra-articular portion.

Four horizontal sutures are inserted around the greater tuberosity at the bone-tendon junction with the arm placed in abduction-internal rotation. A

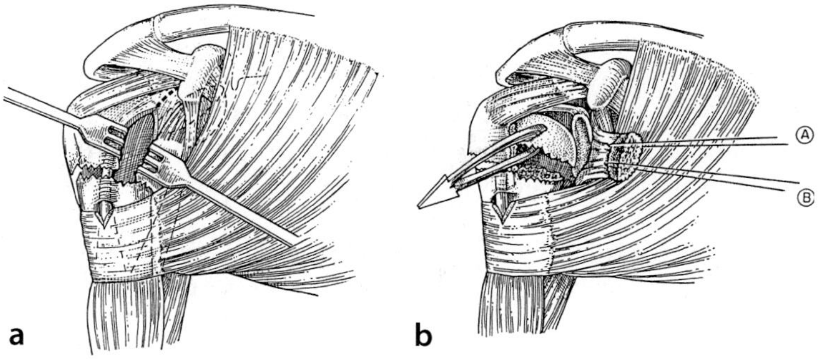

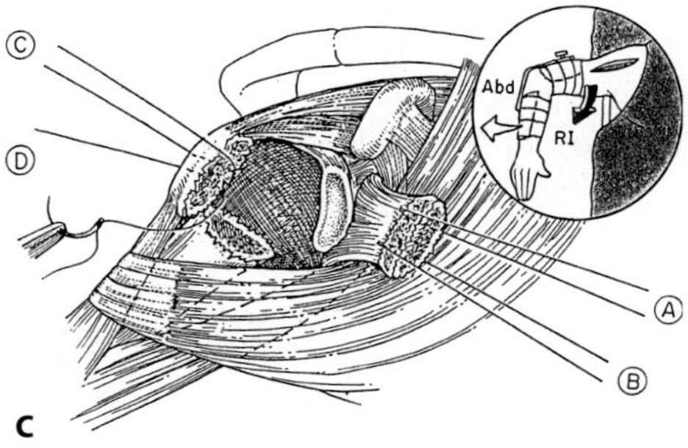

Fig. 13. Mobilization of the tuberosities: opening the rotator interval (**a**); removing the humeral head (**b**) and inserting the sutures at the bone-tendon junction (**c**)

temporary suture is inserted around the lesser tuberosity, again at the bone-tendon junction, to obtain a strong fixation without damaging the frail and osteoporotic bone. The tuberosities are then gently retracted, "opening the book", and the humeral head is removed after resection of the capsular attachments. The glenoid is examined for defects or erosion. Verification of the capsule is carried out: any capsular tear or "Bankart lesion" should be sutured to avoid further instability. The diameter of the humeral head is measured with a caliper. There is a tendency to choose too big a prosthetic head in shoulder prosthesis for fracture and if the surgeon hesitates between two diameters, it seems preferable to select the smaller one.

Humeral preparation can begin which will allow the trial prosthesis to be chosen. The medullary canal is prepared, using a cylindrical reamer of increasing diameters while the tuberosities are gently retracted and the arm is held in extension. The trial implant is assembled: the stem diameter corresponding to the last reamer used, a 130 degree neck, a head corresponding to the fractured head diameter and assembled in either the left (L) or right (R) position. Four holes are drilled into the diaphysis to allow the four vertical sutures to be passed.

2) Insertion of the Trial Prosthesis with the Fracture Jig: The precise positioning of the humeral prosthesis for length and retroversion is performed with the help of the Aequalis™ jig. An average retroversion of 20 degrees is selected by using *handle number one* while *handle number two* selects the pre-operatively determined height (Fig. 14). The trial implant is attached to the prosthesis holder (left or right) and to the Jig using *handle number three.* The trial implant attached to the jig is gently inserted into the humeral shaft with the arm placed in extension and external rotation while still gently retracting the tuberosities. By placing the arm in flexion the prosthesis, with the jig in place, is reduced into the glenohumeral joint before attempting any positioning (Fig. 15).

Once the prosthesis is reduced into the joint cavity, the positioning of the epicondylar guides can be performed by the surgeon. The small round blue guide is the height landmark and must be placed over the epitrochlea. The rectangular yellow guide is the retroversion landmark and is placed over the lateral epicondyle (Fig. 16). This step is essential and will determine the correct position of the prosthesis. In the case of a fat elbow or difficulty in palpating the bony landmarks, fluoroscopic control should be used to verify the position of the epicondylar guides. Once this position is acceptable, the assis-

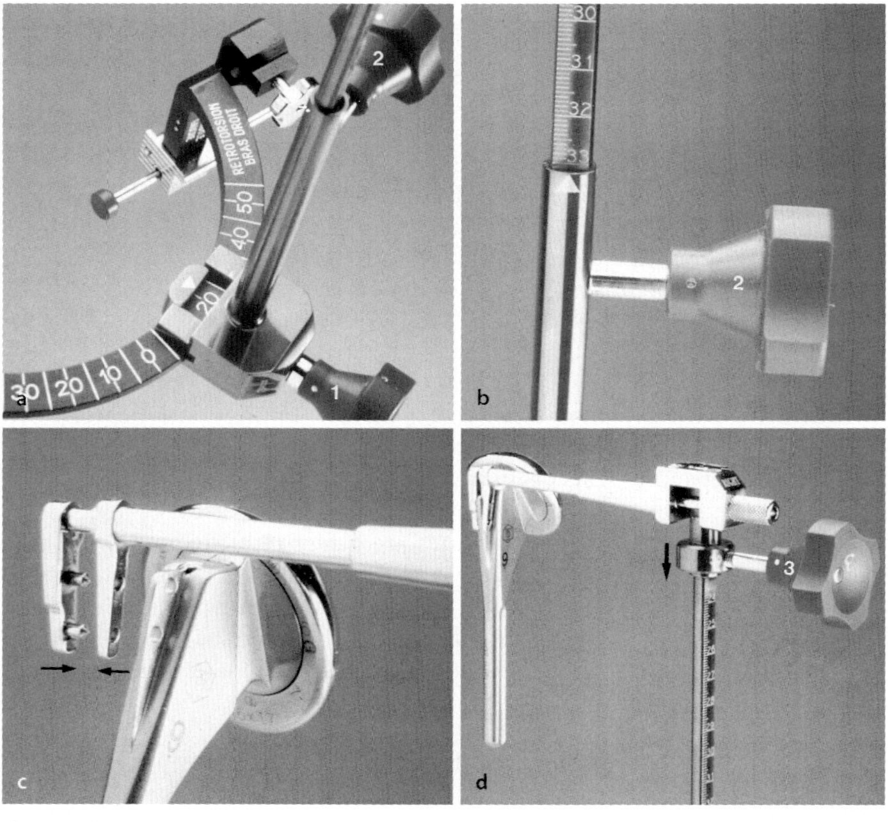

Fig. 14. After selecting humeral retroversion with handle No. 1 (**a**) and humeral length with handle No. 2 (**b**), the prosthesis is fixed on the prosthesis holder to the Jig (**c**, **d**)

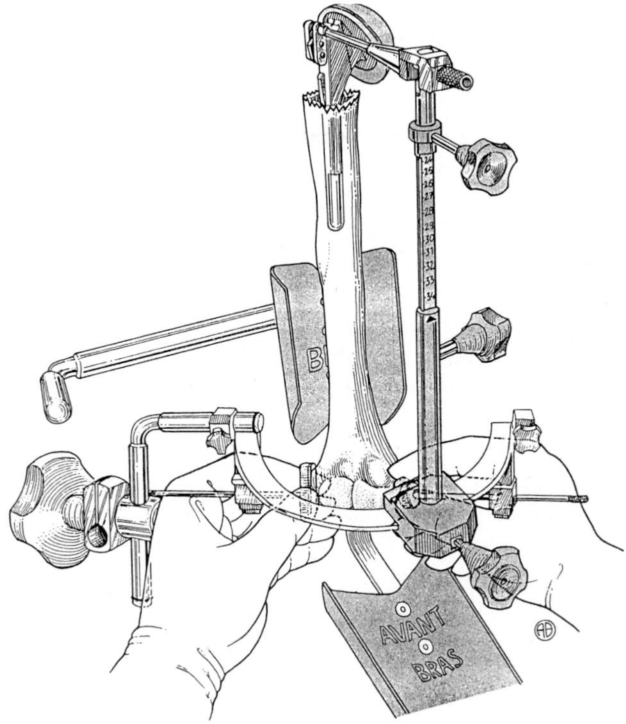

Fig. 15. The prosthesis is inserted in the medullary canal (**a**) and reduced into the joint cavity before looking for the bony landmarks of the elbow and connecting the two linking roads (**b**)

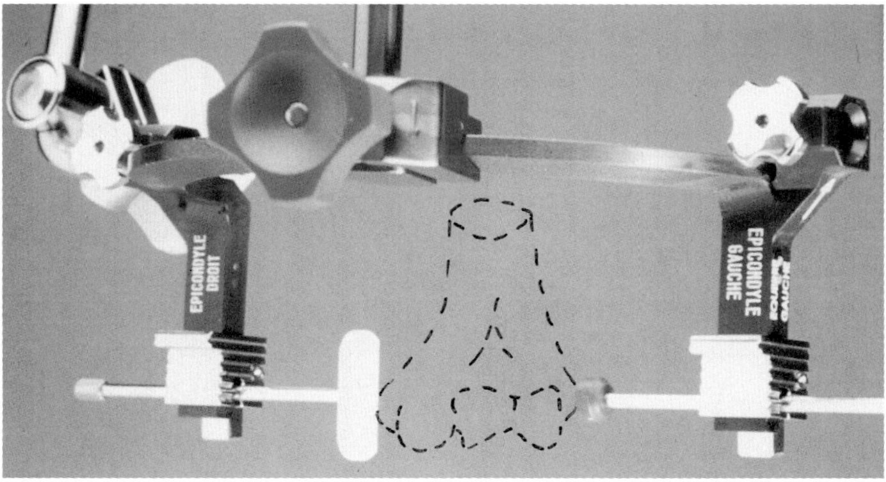

Fig. 16. Accurate positioning of the epicondylar guides (note that the two epicondyles are at different levels) is made by palpation (**a**, **b**) and under fluoroscopic control (**c**)

tant can assemble and tighten the two yellow linking rods, using *handle number four* (Fig. 17).

3) Verification of the Prosthesis Position: *Verification of the prosthesis position* can then be more easily performed as the prosthesis is, theoretically, maintained at the correct height and retroversion (Fig. 18). Once the prosthesis has been reduced into the joint, the greater and lesser tuberosities are placed alternatively under the prosthetic head to check their positioning (Fig. 19).

Proper humeral head width is usually not a problem as long as the head size has been correctly selected and stem retroversion is correct without valgus placement. The stem is usually well centered in the shaft when the neck-stem is in contact with the medial cortical diaphysis.

Evaluation of proper humeral length is carried out using the following five criteria:

1. There must be no gap or overlaping between the greater tuberosity and the diaphysis (sometimes remnants of periosteal tissue help to asses the accuracy of the reduction).
2. The greater tuberosity must be positioned 5 to 10 millimetres below the prosthetic head (Fig. 19 A).
3. The supraspinatus and long head of biceps should pass between the prosthetic head and the coraco-acromial ligament, without being squeezed.
4. The prosthesis will be slightly proud if a bony fragment of the medial part of the diaphysis has been fractured and removed. Otherwise it should be in contact with the calcar.
5. Finally, the prosthetic head should face the glenoid, when gently pulling on the arm and keeping tension on the fascial sleeves and deltoid.

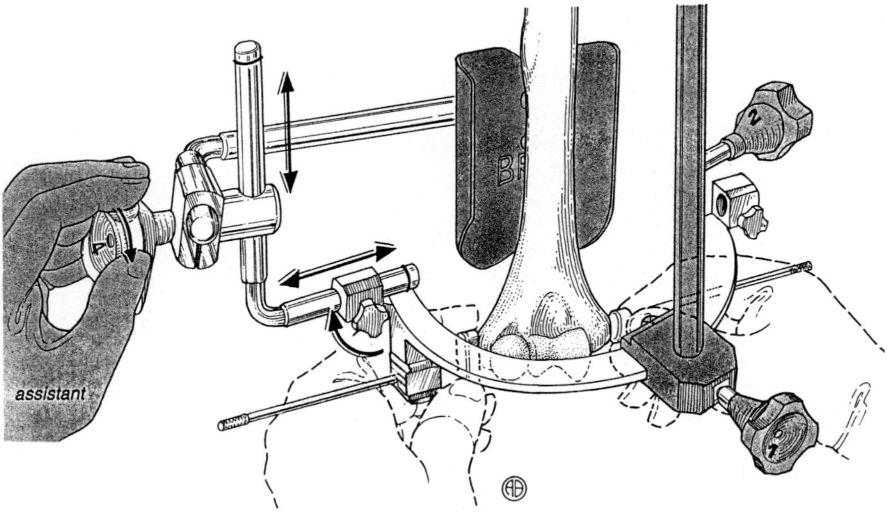

Fig. 17. The two linking roads are connected together with handle No. 4, giving a very stable device

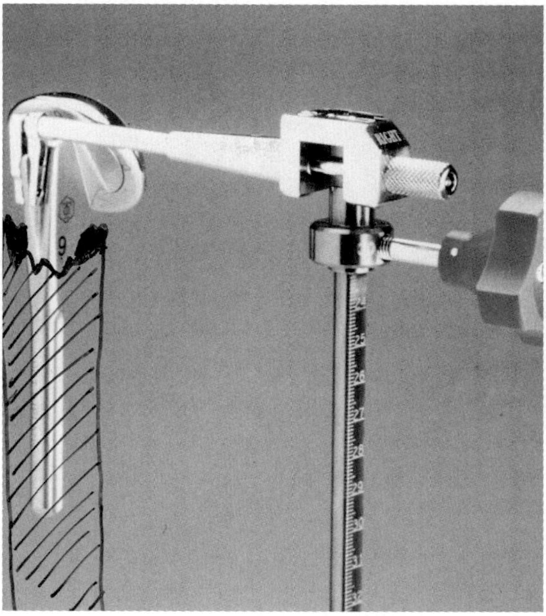

Fig. 18. Accurate positioning of the prosthesis for length and retroversion (**a**) allows accurate reconstruction of the tuberosities (**b**)

Evaluation of proper humeral retroversion is carried out using the three following landmarks:

1. When the arm is placed in neutral rotation, the prosthetic head must face the glenoid.
2. The prosthetic fin must be positioned 5 to 10 millimetres behind the bicipital groove (Fig. 19B).
3. The metaphyseal and diaphyseal parts of the bicipital groove must be aligned without "zig-zag".

4) Cementing the Definitive Prosthesis: If all the parameters are acceptable the final implant can then be cemented while the Jig is kept in place attached to the arm. After having put the arm in extension to keep the prosthesis outside the wound, the trial implant is replaced by the final implant, using *handle number three.* The implant is cemented after the diaphysis has been plugged distally by a cement restrictor. While the implant is inserted into the medullary canal, the prosthesis holder is inserted in the ruler. Again the prosthesis is reduced into the joint with the Jig in place. The sutures must be inserted into the diaphysis before cementing to allow vertical reattachment of the tuberosities.

5) Reconstruction of the Tuberosities (Fig. 20): For the following reasons, the authors recommend cementing the prosthesis in fracture cases: firstly, the patients are often very elderly and osteoporotic with a large medullary canal with little or no cancellous bone and very thin cortical bone; secondely, the

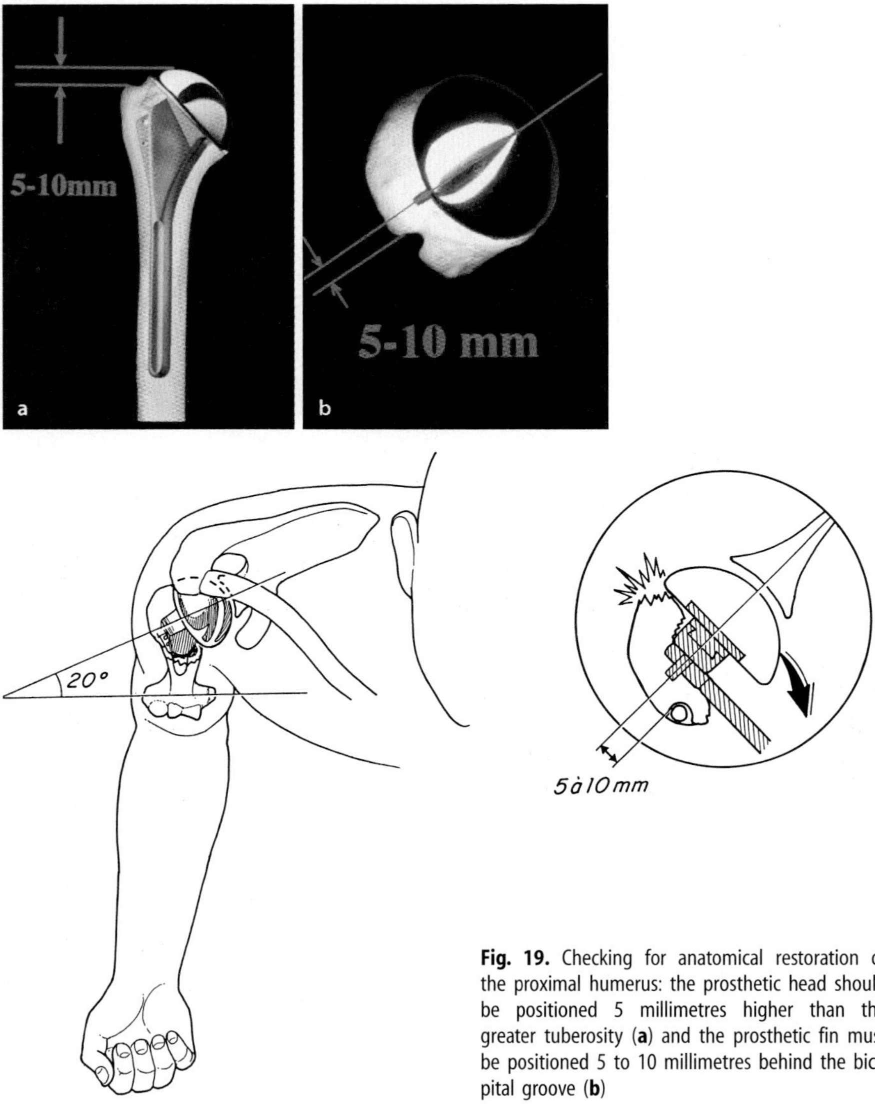

Fig. 19. Checking for anatomical restoration of the proximal humerus: the prosthetic head should be positioned 5 millimetres higher than the greater tuberosity (**a**) and the prosthetic fin must be positioned 5 to 10 millimetres behind the bicipital groove (**b**)

prosthesis cannot be held by the tuberosities, since they are fractured; thirdly, a “press-fit” prosthesis limits the ability to place the prosthesis at the correct height, with the tendency to position it too high.

This critical step of reconstruction of the tuberosities must be carefully performed (Fig. 20). The reconstruction is in two steps, attaching the greater tuberosity first, using anatomical landmarks (top of the greater tuberosity 5 to 10 millimetres below the prosthetic head, bicipital groove 5 to 10 millimetres in front of the prosthetic fin) to optimally reconstruct the upper part of the humerus.

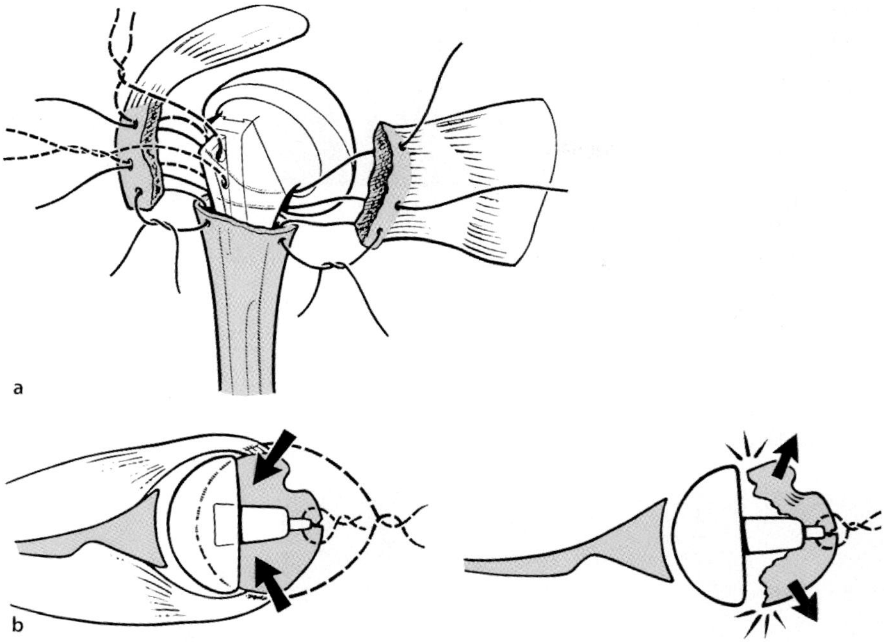

Fig. 20. The tuberosities should be secured with both horizontal and vertical sutures (a). The horizontal sutures should not be placed in the prosthetic fin but around the prosthetic neck (b)

Reconstruction of the tuberosities begins with the greater tuberosity using two horizontal sutures and one vertical suture. Placing the horizontal sutures in the prosthetic fin does not provide enough stability for the synthesis of the tuberosities. This is the reason why the authors recommend that the horizontal sutures be placed around the prosthetic neck to position the greater tuberosity correctly under the prosthetic head and to provide a more stable synthesis. The vertical suture between the greater tuberosity and the diaphysis is inserted in a "figure of 8" manner into the fracture line to adjust the reduction to the optimal position and avoid any sliding and overlaping of the pieces of bone.

The next step is reconstruction of the lesser tuberosity again using two horizontal sutures and one vertical suture. The two remaining sutures, initially tightened around the greater tuberosity, are inserted into the subscapularis tendon from inside to outside, allowing the lesser tuberosity to be drawn back under the prosthetic head. A vertical suture is also inserted between the lesser tuberosity and the diaphysis using the same "figure of 8" technique.

A final vertical tightening is performed utilizing the two remaining sutures in the diaphysis using a tension band technique (Fig. 21). Passive elevation and external rotation is then check in order to verify the stability of the reconstruction which will allow early post-operative rehabilitation. Post-op-

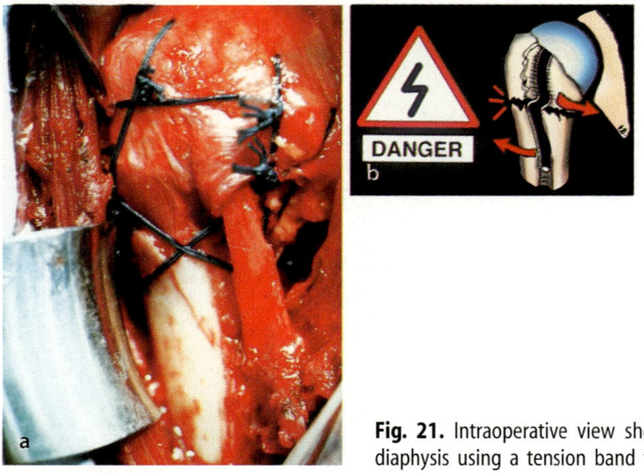

Fig. 21. Intraoperative view showing the vertical sutures in the diaphysis using a tension band technique

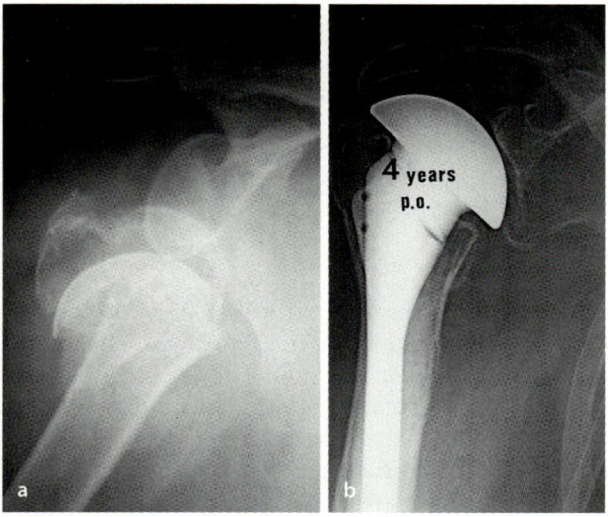

Fig. 22. Example of humeral reconstruction using the Aequalis^{TM} Fracture Jig: After four-part fracture with anterior dislocation

erative X-rays and the functional result will demonstrate the quality of the humeral reconstruction (Fig. 22 and 23).

Conclusion

The authors' philosophy of prosthetic shoulder reconstruction in fracture cases is based upon the following consideration: inaccurate articular reconstructions yield poor results. This is especially true in the shoulder joint. Because of the eye balling of shoulder prosthesis positioning in fractures tuber-

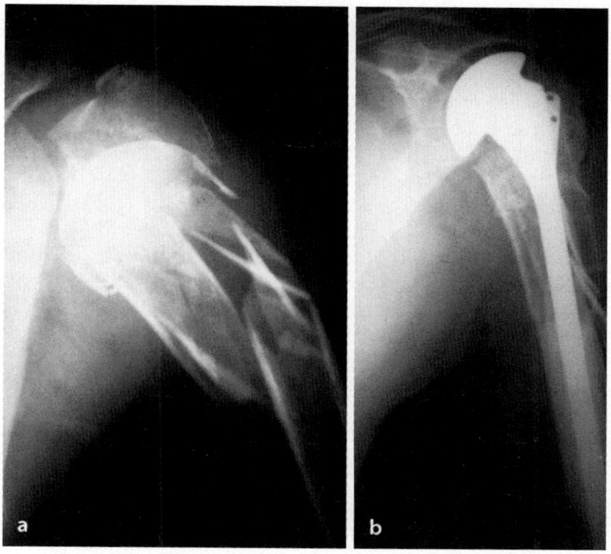

Fig. 23. Example of humeral reconstruction using the Aequalis™ Fracture Jig: After comminuted metaphyso-diaphyseal fracture

osity reconstruction was, until now, very approximate. Not suprisingly, clinical results were often poor and unpredictable. Shoulder prosthesis for a fracture should be considered as an "augmented osteosynthesis". This means that the priority should be given to precise positioning of the prosthesis with regard to width, height and retroversion which allows anatomical reconstruction of the tuberosities.

The modularity of the Aequalis™ shoulder prosthesis allows the surgeon to restore the medio-lateral offset (humeral width) by optimised filling of the medullary canal and by accurate selection of the articular surface diameter and thickness. The Aequalis™ Fracture Jig, which is nothing than a ruler and a protractor, allows the surgeon to correctly preserve the two other major parameters required for exact reconstruction of the proximal humeral anatomy: humeral height and retroversion. The Aequalis Fracture Jig minimizes the subjective assessment of the surgeon whose experience may be often limited, allowing better positioning of the prosthesis and, therefore, better reconstruction of the humerus. By offering an instrument which is sufficiently simple and reliable, a reproducible technique for fracture reconstruction has been created. As no surgeon would now consider implantating a knee prosthesis without the appropriate Jig, so we believe the same course should be followed when using a prosthesis for shoulder fractures.

References

1. Bigliani LU, Flatow EL, Mc Cluskey, Fischer RA (1991) Failed prosthetic replacement for displaced proximal humeral fractures. Orthop Trans 15:747–748
2. Boileau P, Chau E, Perraud M, Arcamone H, Argenson C (1993) Restoration of humeral length and humeral offset after shoulder prosthesis for fractures. Rev Chir Orthop 73:150
3. Boileau P, Walch G, Mazzoleni N, Urien JP (1993) In vitro measurement of humeral head retroversion. J Shoulder Elbow Surg 2, part 2, S 12
4. Boileau P, Huten D (1995) Technique chirurgicale des prothèses de Neer pour fractures céphalo-tubérositaires. Rev Chir Orthop (Suppl II) 81:85–88
5. Boileau P, Walch G (1996) Prothèses d'épaule pour fractures: Problèmes et solutions. Maitrise Orthopedique 6, p 18–23
6. Boileau P, Walch G (1997) Three dimensional geometry of the proximal humerus: Implications for the surgical technique and prosthetic design. J Bone Joint Surg (Br) (In press)
7. Broca P (1881) La torsion de l'humérus et le tropomètre, instrument destiné à mesurer la torsion des os. (rédigée par L. Mamouvier). Revue d'Anthrop, 2ème série 4:193–210, 385–423, 1577–1592
8. Compito CA, Self EB, Bigliani LU (1994) Arthoplasty and acute shoulder trauma, reasons for success and failure. Clin Orthop 307:27–36
9. Craig EV (1989) Prosthetic replacement for four part fractures of the proximal humerus. Tech Orthop 3:70–80
10. De Anquin CE, De Anquin CA (1982) Prosthetic replacement in the treatment of serious fractures of the proximal humerus. In: Bayley, L Kessel (ed) Springer, Berlin Heidlberg New York, pp 207–217
11. DesMarchais JE, Maurais G (1984) Treatment of complex fractures of the proximal humerus by Neer's hemiarthroplasty. In: Bateman and Welsh (ed) Saint-Louis Decker, CV Mosby, Philadelphia pp 60–63
12. Frich LH, Sojberg JO, Sneppen O (1991) Shoulder arthroplasty in complexe acute and chronic proximal humerus fractures. Orthopaedics 14:949–954
13. Goldman RT, Koval KJ, Cuomo F, Gallagher MA, Zuckerman JD (1995) Functional outcome after humeral head replacement for acute three- and four-part proximal fractures. J Shoulder Elbow Surg 4(2):81–86
14. Green A, Barnard WL, Imbird RS, Providence RI (1993) Humeral head replacement for acute four-part proximal humerus fractures. J Soulder Elbow Surg 249–254
15. Hawkins RJ, Switlyk P (1993) Acute prosthetic replacement for severe fractures of the proximal humerus. Clin Orthop 289:156–160
16. Harryman DT, Sidles JA, Harris SI, Lippitt SB (1995) The effect of articular conformity and the size of the humeral head component on laxity and motion after glenohumeral arthroplasty: a study in cadavera. J Bone and Joint Surg 77 A 555–563
17. Hsu HC, Wu JJ, Chen TH, Lo WH, Yang DJ (1993) The influence of a abductor lever-arm changes after shoulder arthroplasty. J Shoulder Elbow Surg 2:134–140
18. Huten D, Duparc J (1986) L'arthroplastie prothétique dans les traumatismes complexes récents et anciens de l'épaule. Rev Chir Orthop 72:517–529
19. Huten D, Boileau P, Bonnevialle P, Maynou C, Renault E, Vogt F, Postel JM, Candelier G, Fleure P (1996) Résultats et indications de l'arthroplastie prothétique dans les fractures récentes complexes de l'extrémité supérieure de l'humérus. Conférences d'Enseignement de la SOFCOT Expansion Scientifique Française Ed. Paris, pp 125–140
20. Ianotti JP, Gabriel JP, Schneck SL, Evans BG, Miras S (1992) The normal glenohumeral relationships. An anatomical study of the hundred and forty shoulders. J Bone Joint Surg 74:491–500
21. Jacobson SR, Mallon WJ (1993) The glenohumeral offset ratio: a radiographic study. J Shoulder and Elbow Surg. May–June 141–146

22. Kraulis J, Hunter G (1977) The results of prosthetics replacement in fractures dislocations of the upper end of the humerus. Injury 8:129–131
23. Khral VE, Evans FG (1945) Humeral torsion in man. Am J Phys Anthrop 3:229–253
24. Muldoon MP, Cofield RH (1997) Complications of humeral head replacement for proximal humeral fractures. In: Springfields DS (ed) Instructional Course Lectures 46:15–24
25. Moeckel BH, Dines DM, Warren RF, Altchek DW (1992) Modular hemiarthroplasty for fractures of the proximal part of the humerus. J Bone Joint Surg 74 A:884–889
26. Neer CS III (1955) Articular replacement of the humeral head. J Bone Joint Surg 37 A:215–228
27. Neer CS (1970) Displaced proximal humeral fractures part 1: classification and evaluation. J Bone Joint Surg 52 A:1077–1089
28. Neer CS II (1970) Displaced proximal humeral fractures part 2: treatment of three and four part displacement. J Bone Joint Surg 52A:1090–1103
29. Neer CS, McIlven SJ(1988) Replacement de la tete humérale avec reconstruction des tubérosités et de la coiffe des rotateurs dans les fractures déplacées à 4-fragments. Résultats actuels et technique. Rev Chir Orthop (Suppl II) 74:32–40
30. Pidhorz G, Saint-Cast Y, Grobost J, Boscher Y (1988) Traumatismes sévères récents de l'extrémité supérieur de l'humérus. Apport de la prothèse humérale (9 observations) Annales Orthop Ouest 20:31–37
31. Pietu G, Deluzarches P, Goin F, Letenneur J (1992) Traumatismes complexes de l'extrémité supérieure de l'humérus traités par prothèse céphalique: à propos de 21 cas revus avec un recul moyen de 4 ans. Acta Orto belgica 58:159–169
32. Roberts SNJ, Foley APJ, Swallow HM, Wallace WA, Coughlan DP (1991) The geometry of the humeral head and the design of protheses. J Bone and Joint Surg 73-B:647–650
33. Rietveld ABM, Dannen HAM, Rozing PM, Oberman WR (1988) The lever arm in gleno humeral adduction after hemi arthroplasty. J Bone Joint Surg 70 B:561–565
34. Stableforth PG (1984) Four part fractures of the neck of the humerus. J Bone Joint Surg 66 B:104–108
35. Steel FLD, Tomlinson JDW (1989) The carrying angle in man. J Anat 92:315–317
36. Tanner MW, Cofield RH (1983) Prosthetic arthroplasty for fractures and fracture dislocations of the proximal humerus. Clin Orthop 179:116–128
37. Tillett E, Smith M, Fulcher M, Shanklin J (1993) Anatomic determination of humeral head retroversion: The relationship of the central axis of the humeral head to the bicipital groove. J Shoulder Elbow Surg 2:255–256
38. Walch G and Boileau P (1991) Morphological study of the proximal humerus. J Bone and Joint Surg (Suppl I) 74 B:14
39. Willems WJ, Lim TEA (1985) Neer arthroplasty for humeral fractures. Acta Orthop Scand 56:394–395
40. Young TB, B, Wallace A (1985) Conservative treatment of fractures and fracture-dislocation of the upper-end of the humerus. J Bone Joint Surg 77 B:373–377
41. Zuckerman JD, Cuomo F, Koval KJ (1997) Proximal humeral replacement for complex fractures: indications and surgical technique. In: Springfield DS (ed) Instructional Course Lectures 46:7–14
42. Zyto K, Kronberg M, Brostrom LA (1995) Shoulder function after displace fractures of the proximal humerus. J Shoulder Elbow Surg 4:331–336

27 Schulterspezialprothesen bei Tumoren

R. Burgkart, R. Schelter und R. Gradinger

Einleitung

Die Hauptindikation für den Einsatz von Schulter-Spezialprothesen stellen Weichteil- bzw. Knochentumoren im Bereich des Schultergürtels und proximalen Humerus dar. Die entsprechenden Erfahrungen aus der Tumorchirurgie können aber auch bei zukünftig vermehrt notwendigen Revisionsoperationen nach Lockerungen primärer allo-arthroplastischer Versorgungen mit entsprechenden Knochendefekten von Bedeutung werden. Der Schultergürtel ist – neben dem Knie- und Hüftbereich – mit ca. 12,5 % eine der bevorzugten anatomischen Regionen für primäre und sekundäre maligne Knochen- und Weichteiltumoren (Adler 1977, Dahlin 1986). Entsprechend kommt den rekonstruktiven Möglichkeiten in dieser Region besondere Bedeutung zu.

Ziel der vorliegenden Arbeit ist – neben einer Übersicht der operativen Strategie bei Malignomen im Bereich des Schultergürtels – die Erläuterung konstruktionstechnischer Besonderheiten von Schulterspezialprothesen sowie die Auswertung des eigenen Patientenkollektives mit derartigen Implantaten.

Operative Strategie

Wie in anderen anatomischen Regionen besteht auch bei malignen Schultertumoren das vorrangige Ziel der operativen Therapie in der jeweils patientenbezogen erforderlichen (1) *radikalen Tumorresektion.* Nachgeordnete Operationsziele sind schließlich eine optimale Rekonstruktion mit Wiederherstellung einer (2) *möglichst physiologischen Funktion* der oberen Extremität sowie einem (3) *kosmetisch vorteilhaften Ergebnis* (Enneking 1980, Kotz 1992). Die vorrangige operative Überlegung gilt daher immer der onkologisch notwendigen Resektion des Tumors. Differentialindikation und Planung der Rekonstruktion erfolgen nur an Hand der lokalen Situation, die nach der Tumorresektion zu erwarten ist. Bei meist kurativem Behandlungsansatz primärer Knochen- und Weichteilsarkome, aber auch bei solitären Metastasen, ist regelhaft eine onkologisch weite Resektion des Malignoms anzustreben. Nur Knochenmetastasen, die mit einer deutlich reduzierten Lebenserwartung (<12 Monate) prognostiziert sind oder gute adjuvante lokale Therapiemöglichkeiten aufweisen, können weniger radikale Resektionen rechtfertigen.

Unter „weiter“ *Resektion* versteht man dabei definitionsgemäß einen Abstand der knöchernen Resektionslinien von 5 cm von der medullären Tumorgrenze und setzt eine histologisch tumorfreie Weichgewebsmanschette um das resezierte Präparat voraus (Enneking 1980). Entsprechend ist eine exakte präoperative Planung mit Hilfe moderner Schnittbildverfahren wie CT und MRT notwendig. Für die operative Strategie ist dabei das Festlegen der Tumorgrenzen essentiell bezogen auf Gefäß-Nerven-Strukturen sowie möglicher Einbruch in den Gelenkbinnenraum sowie das Infiltrationsausmaß der muskulären Kompartimente. Die bildgebend erfaßte Tumorausdehnung als auch die bioptisch gesicherte histologische Diagnose des Tumors sind schließlich die entscheidenden Faktoren für die operative Resektionsplanung.

Für die *Rekonstruktion* ist sowohl das Ausmaß der Tumorresektion als auch die Berücksichtigung funktioneller Besonderheiten der oberen Extremität von großer Bedeutung. Die Beweglichkeit der oberen Extremität und insbesondere die Funktion der Hand wird durch keine derzeit verfügbare Prothese nach Amputation auch nur annähernd ersetzt. Jede minimale Handfunktion, die durch die Operation erhalten werden kann, rechtfertigt somit den Erhalt der Gliedmaße. Zentrale Bedeutung kommt dabei der möglichen Schonung des Armnervenplexus, insbesondere des N. medianus zu, da dadurch bereits eine klinisch bedeutsame Funktion der Hand bewahrt wird. Neben Rekonstruktionsmöglichkeiten wie „Sine-Sine-Plastiken“, Arthrodesen bzw. autologem Fibulatransfer, sollte der hemiarthroplastische Ersatz des proximalen Humerus durch Spezialimplantate oder Allografts den Fällen vorbehalten sein, wo zumindest Teile der Scapula, idealerweise das Schulterdach mit Acromion belassen werden können.

Konstruktionstechnische Besonderheiten

Als Werkstoff derartiger Spezialendoprothesen dient vor allen Dingen Polyacetal, Keramik und verschiedene Metall-Legierungen (Jensen 1995, Kotz 1993, Ross 1987 und Salzer 1979). Als neue Werkstoffe finden kohlefaserverstärkte Kunststoffe Verwendung, die bei deutlich geringerem Gewicht eine höhere Biegebelastung aufweisen als gleichdimensionierte Metall-Legierungen und somit auch im engen Markraum der Humerusdiaphyse verankert werden können, ohne vorzeitig Gefahr zu laufen, daß es zu einem Stielbruch kommt. Eine Komplikation, die bei Polyacetal-, Keramik- und Metallprothesen in bis zu 20% infolge materialbedingten Überlastung auftritt (Burri 1987, Hertlein 1992, Klestil 1993, O'Connor 1996, Ruggieri 1993, Salzer 1979). Zusätzlich erlauben kohlefaserverstärkte Kunststoffe durch die fehlenden Metallkomponenten eine artefaktfreie Darstellung des Implantatlagers incl. des Weichteilmantels mit modernen bildgebenden Verfahren wie CT und MRT (Schelter 1997, Burgkart 1997, Steinhauser 1995). Ein rekonstruktionstechnisches Problem stellt schließlich die Refixation von Muskeln und Sehnenansätzen, insbesondere der Rotatorenmanschette dar. Zwar sind bei der überwiegenden Zahl der angebotenen Schulterspezialprothesen Verankerungsösen im Bereich des proximalen Humerus vorhanden, deren funktionelle Bedeutung im Langzeitverlauf jedoch umstritten. Auch bei den Obduktionen im eigenen Patientengut hat sich gezeigt, daß trotz kräftigem nicht-resorbierbarem Nahtmaterial keine dauerhafte Verankerung der Muskulatur an der Prothese erreicht wurde. Dieses Problem der Endoprothesen stellt sich nach Angaben in der Literatur für Allografts nicht und wird als Argument für deren sehr gute funktionelle Ergebnisse hinsichtlich aktiver Beweglichkeit und Kraft angeführt (O'Connor 1996).

Patienten und Methoden

Im Zeitraum von 1971 bis 1996 wurden in der Klinik für Orthopädie der Technischen Universität München 154 primäre und sekundäre Knochen- und Weichteiltumoren im Bereich der Schulter operativ versorgt. Dabei handelte es sich bei 75 Patienten um maligne Tumoren, wovon 36 Primärtumoren waren (siehe Tabelle 1). Bei den 75 Patienten ergab sich ein durchschnittliches Alter von 53 Jahren. Dabei ergab sich ein erster Altersgipfel um das 20. Lebensjahr bei vorliegen von Primärmalignomen und ein zweiter Altersgipfel um das 70. Lebensjahr auf Grund von Metastasen. Von den 75 Patienten wurden 24 mit einer Spezialprothese versorgt (Tabelle 2). Somit war die am häufigsten angewandte Rekonstruktionsmethode der hemialloarthroplastische Ersatz durch Spezialendoprothesen. Bei 16 Patienten verwendeten wir eine isoelastische Polyacetal-Prothese. Seit 1994 wurde bei 8 Patienten die an unserer Klinik entwickelte CPH®-Prothese (Fa. MAN-Ceramics, Deggendorf) implantiert. Dabei handelt es sich um einen Prothesenschaft aus carbonfaserverstärktem Epoxidharz mit adaptierbaren Keramikköpfen, die über eine Konusverbindung aufgesteckt werden können. Die jeweiligen Resektionslängen des proximalen Humerus wurden dokumentiert. Neben der Erfassung von Komplikationen wurden die funktionellen Ergebnisse der Spezialendoprothesen anhand des „Funtional Evaluation System" (FES) der „International Society of Limb Salvage" (ISOLS) ausgewertet (Enneking 1993).

Tabelle 1. Tumorverteilung des Schultergürtels n = 75

Primärtumoren n = 36	n	Humerus n = 22	Scapula n = 8	Clavicula n = 1	Weichteile n = 5
Chondro-Sa	9	6	3	–	–
Osteo-Sa	8	8	–	–	–
Plasmozytom	6	5	1	–	–
Synovial-Sa	4	–	1	1	2
Ewing-Sa	3	2	1	–	–
Sonstige	6	1	2	–	3
Metastasen	39	33	4	3	–

Tabelle 2. Angewandte Operationsmethoden

Operationsmethode	n=75
Nur Resektion	30
Spezialprothese	**24**
Verbundosteosynthese	11
Autograft (Fibula)	7
Arthrodese	1
Forequarter-Amputation	2

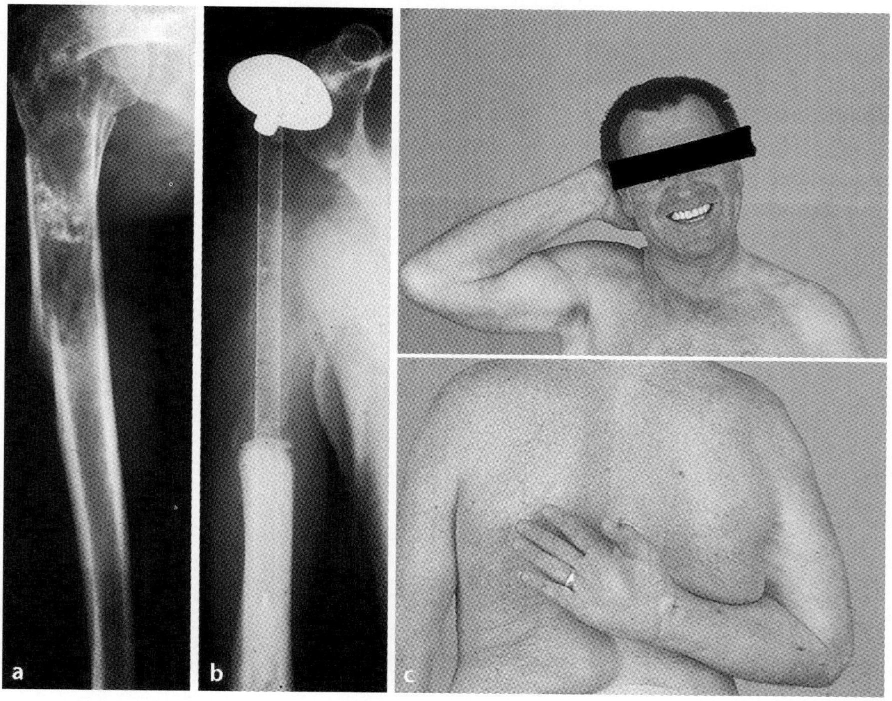

Abb. 1 a–c. 53jähriger Patient mit pathologischer proximaler Humerusfraktur bei ausgedehnter Osteolyse auf Grund eines Chondrosarkoms G1. **a** a.-p. Röntgenbild des rechten proximalen Humerus mit pathologischer Fraktur. **b** Postoperative Kontrolle nach Implantation einer carbonfaserverstärkten CPH®-Prothese und aufgestecktem Keramikkopf mit zentraler zylinderförmigen Bariumsulfatmarkierung, um den röntgentransparenten Werkstoff radiologisch „sichtbar" zu machen. **c** Funktionsaufnahmen des Patienten 1 1/2 Jahre postoperativ

Ergebnisse

Im Mittel wurden 12,7 cm (7–18 cm) des proximalen Humerus bei 6 onkologisch weiten, 13 marginalen und 5 intraläsionalen Eingriffen reseziert. Die Restlänge des verbliebenen Humerus betrug 14,5 cm (5–20 cm), der mittlere Markraumdurchmesser zur distalen Verankerung der Prothese betrug im

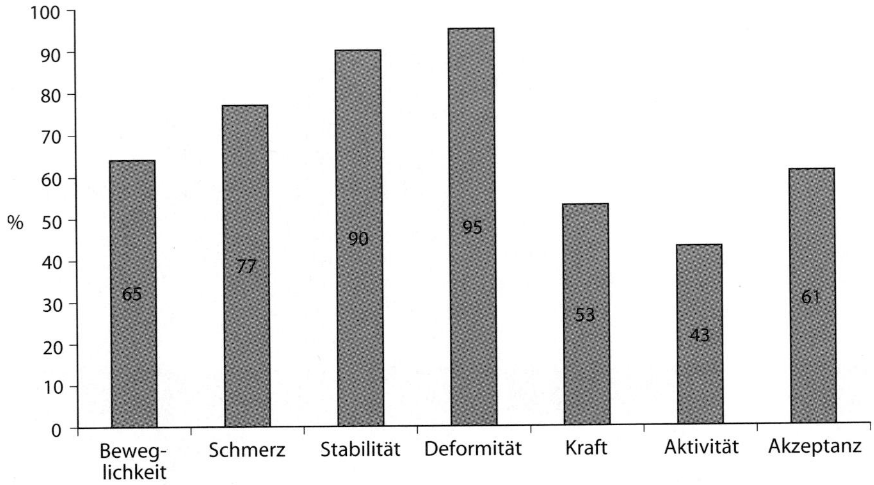

Abb. 2. Funktionelles Ergebnis der Schulterspezialendoprothesen unseres Patientenkollektives von 1971–1996 nach dem „Functional Evaluation System" (FES) der International Society of Limb Salvage (ISOLS)

Mittel 8,6 mm. An Komplikationen kam es zu 2 Luxationen der Prothesen auf Grund ungenügender muskulärer Stabilisierung nach Resektion des N. axillaris. Außerdem ergaben sich 2 Lokalrezidive nach intraläsionaler Tumorresektion. Zu klinisch relevanten Infektionen bzw. Thrombosen kam es bei keinem Patienten. Während des Beobachtungszeitraumes zeigten sich keine Lockerungszeichen der Implantate. Bei einer Polyacetalprothese kam es zu einem Bruch des Stieles, ohne daß eine Lockerung der intramedullären Zementverankerung aufgetreten war.

Die funktionellen Ergebnisse anhand des „Functional Evaluation System" ergaben hinsichtlich Beweglichkeit, Kraft, Funktion und Patienten-Zufriedenheit überwiegend gute, in den Kategorien Schmerzfreiheit, Stabilität und Deformität überwiegend sehr gute Gesamtergebnisse (Abb. 2). Aktiv erreichten die Patienten durchschnittlich 49° Abduktion und 10° Außenrotation.

Diskussion

Die vorliegende Evaluation des eigenen Patientengutes mit Schulterspezialprothesen zeigte trotz ausgedehnten Humerusresektionen von durchschnittlich 12,7 cm im international anerkannten FES-Score der ISOLS überwiegend gute bis sehr gute Ergebnisse. Insbesondere die Bewertungskategorien „Schmerzfreiheit, Stabilität und Deformität" erreichten Prozentwerte von 77–95% der Möglichen. Mit 65–43% Prozent liegen die Werte für „Beweglichkeit, Kraft sowie Aktivität" deutlich niedriger. Als wesentlicher Einflußfaktor für das Ergebnis der drei letztgenannten Kriterien ist das Problem der adäquaten und dauerhaften Weichteilrefixation. Trotz vorliegender Befestigungsösen ist

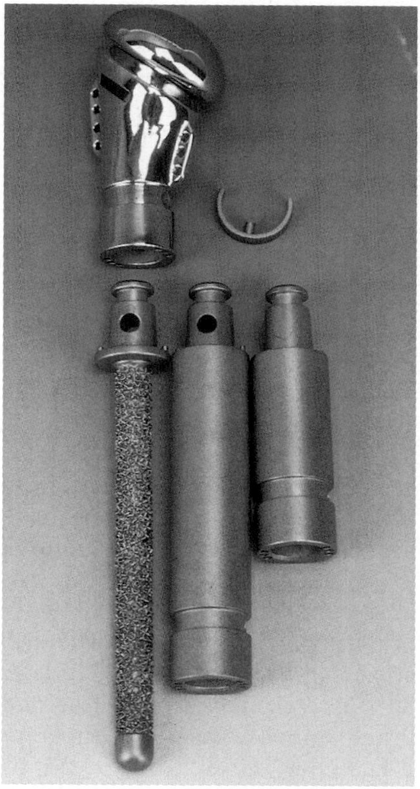

Abb. 3. Modulares Schulterspezialendoprothesensystem der Fa. ESKA/Lübeck

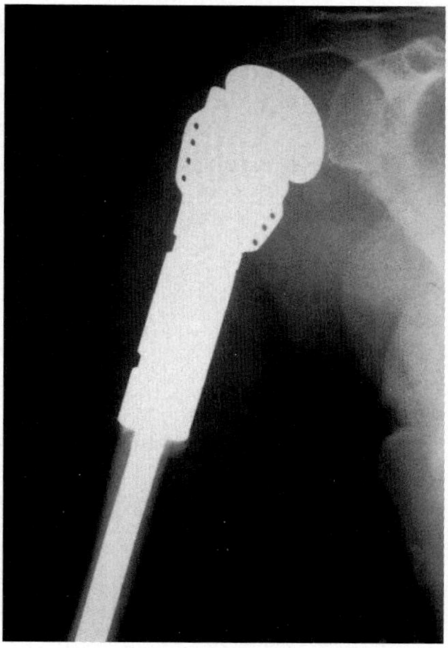

Abb. 4. a.-p. Röntgenbild des rechten Humerus bei einer 52jährigen Patientin mit modularer Schulterspezialendoprothese der Fa. ESKA nach Resektion einer Metastase im proximalen Humerus

bisher noch keine annähernd „biologische Refixation“ an dem alloplastischen proximalen Humerusersatz möglich.

Daher wird die relativ unkomplizierte Weichteilrekonstruktion als wichtiges Argument für den Einsatz von Allografts oder Composit-Allografts angeführt. Denn bei komplikationslosem Verlauf zeigen sie auf Grund der vereinfachten biologischen Refixation der Rotatorenmanschette am Graft sehr gute funktionelle Ergebnisse (O'Connor 1996). Anderseits kann dieser Vorteil mit einer Reihe von Komplikationen verbunden sein, die unserer Meinung nach die Bedeutung von Allografts sehr einschränken. Die Hauptkomplikationen osteo-cartilaginärer Allografts bestehen dabei vor allen in subchondralen Einbrüchen (bei teilweise mehr als 50% der Patienten), Pseudarthrosen und Infektionen. Auf Grund dieser Komplikationen kommt es in bis zu 15% zu sekundären Amputationen (Alman 1995, Gebhardt 1990, Voggenreiter 1995). Eine weitere Alternative besteht in der kombinierten Implantation einer Endoprothese in das Allograft – ein sogenanntes Composit-Allograft. Auch hier besteht der Nachteil in einem gegenüber Spezialprothesen deutlich erhöhten Risiko einer lokalen Infektion (ca. 12%) sowie der potentiellen Möglichkeit einer systemischen Infektion durch das Graft.

Auf Grund dieser Ergebnisse von Allografts bzw. Composit-Allografts ist in der Regel das Rekonstruktionsverfahren unserer Wahl der Einsatz von Schulterspezialprothesen. Sofern die Voraussetzungen für einen Extremitätenerhalt gegeben sind, bieten Spezialendoprothesen im Bereich des Schultergürtels ausgezeichnete kosmetische und funktionelle Ergebnisse ohne die erheblichen Komplikationen der Allografts. Ein Prothesendesign, das wir die letzten 2 Jahre verwenden, zeigt in der bisherigen Beobachtungsphase vielversprechende Ergebnisse (Abb. 3 und 4). Ein besonderer Vorteil dieses alloarthroplastischen Ersatzes ist dabei die modulare Verfügbarkeit des Implantates, das ohne zeitraubende präoperative Vorbereitung jeweils direkt im OP-Saal einsetzbar ist und somit auch einen erweiterten Einsatzbereich bei ausgedehnten Trümmerfrakturen bzw. bei Wechseloperationen nach primären Schulterendoprothesen mit großen Knochendefekten des proximalen Humerus aufweist.

Zusammenfassend zeigen die Ergebnisse der vorliegenden Studie trotz ausgedehnten Resektionen des proximalen Humerus gute bis sehr gute funktionelle Resultate.

Literatur

1. Adler CP, Klümper A (1977) Röntgenologische und pathologisch-anatomische Aspekte von Knochentumoren. Radiologe 17:355–392
2. Alman BA, DeBari A, Kraibich JI (1995) Massive allografts in the treatment of osteosarcoma and ewing sarcoma in children and adolescents. J Bone Jt Surg 77A:54–64
3. Burgkart R, Plötz W, Kaddick C, Schelter R, Sigel A (1997) Defektüberbrückung mit Carbonfaserimplantaten bei Tumoren – neue Möglichkeiten artefaktfreier Tumornachkontrollen mit dem CT und MRI. Z Orthop 135:A 60
4. Burri C (1987) Tumorprothesen an der Schulter. In: Kölbel, Helwig, Blauth. Schulterendoprothetik. Springer, Berlin Heidelberg 187–192

5. Dahlin DC, Unni KK (1986) Bone tumors – General aspects and data on 8542 cases. CC Thomas 4th edition, Springfield
6. Enneking WF, Spanier SS, Goodman MA (1980) A system for the surgical staging of musculoskeletal sarcoma. Clin Orthop 153:106–120
7. Enneking WF, Dunham W, Gebhardt M, Malawer M, Pritchard D (1993) A system for the functional evaluation of reconstructive procedures after surgical treatment of tumors of the musculoskeletal system. Clin Orthop 286:241–246
8. Gebhardt MC, Roth YF, Mankin HJ (1990) Osteoarticular allografts for reconstruction in the proximal part of the humerus after excision of a musculoskeletal tumor. J Bone Jt Surg 72-A:334–345
9. Hertlein H, Schürmann M, Mittlmeier T, Lob G (1992) Erfahrungen mit der isoelastischen Prothese bei der Behandlung von Humerusmetastasen. Unfallchirurg 5:285–290
10. Jensen KL, Johnston JO (1995) Proximal humerus reconstruction after excision of a primary sarcoma. Clin Orthop 311:164–175
11. Klestil T, Kerber W, Sterzinger W, Krismer M (1993) Results with the isoelastic shoulder prosthesis in primary and secondary tumors of the proximal humerus. Onkologie 16:106–110
12. Kotz R (1993) Tumorendoprothesen bei malignen Knochentumoren. Orthopäde 22:160–166
13. O'Connor MI, Sim FH, Chao EY (1996) Limb salvage for neoplasms of the shoulder girdle. J Bone Jt Surg 78-A:1872–1888
14. Ross AC, Wilson JN, Scales JT (1987) Endoprosthetic replacement of the proximal humerus. J Bone Jt Surg 69-B:656–661
15. Ruggieri P, DeCristofaro R, Picci P, Bacci G, Biagini R, Casadei R, Ferraro A, Ferruzzi A, Fabri N, Cazzola A, Campanacci M (1993) Complications and surgical indications in 144 cases of nonmetastatic osteosarcoma of the extremities treated with neoadjuvant chemotherapy. Clin Orthop 295:226–238
16. Salzer M, Knahr K, Locke H, Stärk N, Matejovsky Z, Plenk H, Punzet G, Zweymüller K (1979) A bioceramic endoprosthesis for the replacement of the proximal humerus. Arch Orth Traumat Surg 93:169–184
17. Schelter R, Plötz W, Burgkart R, Gradinger R (1997) Carbon fibre tumor endoprostheses of the proximal humerus – First clinical results of a new custom made endoprosthesis. 9th International Symposium on Limb Salvage, New York
18. Steinhauser E, Frueh HJ, Kaddick C, Hipp E (1995) Imaging of carbon fibre composite implants with radiography, CT and MRI. 8th International Symposium on Limb Salvage, Florence, Italy
19. Voggenreiter G, Klaes W, Assenmacher S, Schmitt-Neuerburg KP (1995) Massive intercalary bone allografts in the treatment of primary and secondary bone tumors. Arch Orthop Traumat Surg 114:308–318

28 Schulterinstabilität nach primärem Gelenkersatz

J. F. Löhr, M. Flören, H. K. Schwyzer, B. R. Simmen
und N. Gschwend

Auffällig ist, daß die Inzidenz in den verschiedenen Arbeiten, die über Instabilitäten nach Schultergelenkersatz berichten weitgestreut zwischen 0 und 38% ist. Dies kann möglicherweise durch die unterschiedliche Interpretation, wann eine Instabilität vorliegt, bedingt sein. Einige Autoren zählen die kraniale Migration bei Verlust oder Dysfunktion der Rotatorenmanschette zur Instabilität, wohingegen andere nur die frühe vordere, hintere oder inferiore Instabilität in diesem Zusammenhang nennen.

Instabilitäten ergeben sich durch verschiedene Faktoren, oder der Kombination aus ihnen:

Vordere Instabilität:
- Verlust der Subskapularisrefixation
- Dysfunktion des M. deltoideus anterior oder Abriß desselben
- Rotationsfehler in der Prothesenorientierung
- Translation durch ein in Fehlposition konsolidiertes Tuberculum majus
- Resektion des vorderen Acromions mit dem coracocromialen Ligament

Dorsale Instabilität:
- Weite Kapsel
- Fehlrotation der Humeruskomponente
- Defektes dorsales Glenoid oder Implantation einer Glenoidkomponente in Dorsalverkippung

Untere Instabilität:
- Verlust des Deltoideus
- Verlust der Spannung bei ungenügender Längenkorrektur nach proximaler Humerusfraktur
- Axillarisschädigung

Kraniale Migrationen wie sie durch Rotatorenmanschettenrupturen oder sog. Rotatorenmanschettendysfunktionen entstehen, führen zur häufigsten Subluxation im Schultergelenk [9] und können sekundär zu einer vorderen, in seltenen Fällen hinteren Instabilität führen. Hier entsteht die Instabilität sekundär zum Weichteildefekt, der sich bei ungenügender primärer Deckung graduell einstellt [5]. Diese Komplikation stellt eine späte oder gelenknahe Instabilität dar.

Material und Methodik

Im Zeitraum von 1980–1996 wurden in der Schulthess-Klinik Zürich 44 Schulterprothesenrevisionen durchgeführt. Die Indikation für die Revision ergab sich bei 8 Patienten wegen einer Luxation, bei 7 Patienten wegen einer Subluxation und 7 Patienten klagten über eine schmerzhafte Bewegungseinschränkung. Bei 5 Patienten lag eine Glenoidlockerung vor, 3 Prothesen mußten wegen einer Schaftlockerung gewechselt werden, bei 2 Patienten war es zu einer Fraktur gekommen und 2 Patienten wurden wegen eines Infektes revidiert; 4 weitere Patienten wurden jeweils wegen eines Weichteiltraumas, Fehlstellung der Prothese, Pseudarthrose sowie einem Prothesenbruch revidiert; 4 Patienten wurden zweitrevidiert und aus der Studie wegen zu kurzer Nachuntersuchungszeit (<2 Jahre) ausgeschlossen.

Insgesamt wurden 15 Schulterprothesen wegen einer Instabilität revidiert, entsprechend einem Anteil von 34% von allen Schulterrevisionen und stellten damit die häufigste Indikation zur Revision dar.

Bei den Patienten handelte es sich um zehn Frauen (66%) und fünf Männer (33%) mit einem Durchschnittsalter von 60,6 (38–74) Jahren. Die durchschnittliche Zeitspanne von Primärimplantation bis zur Revision lag bei 1,4 Jahren (1 Monat bis 42 Monate). Neun der 15 Revisionen wurden innerhalb des 1. postoperativen Jahres durchgeführt.

Die Grundindikation für die Primärimplantation war in 4 Fällen eine Omarthrose, in 9 Fällen ein Trauma und in 2 Fällen eine pcP.

Die Revision bezog sich in 11 Fällen auf eine Totalendoprothese, in 4 Fällen auf eine Hemiarthroplastik. In den Fällen mit Totalendoprothese wurde 4mal wieder eine Totalendoprothese verwandt, in 7 Fällen wurde auf eine Hemiarthroplastik gewechselt. In den Fällen der primären Hemiprothese wurde in 3 Fällen wiederum eine Hemiprothese verwendet, in einem Fall eine Totalendoprothese implantiert.

Bei 8 Patienten kam es zu einer vollständigen Luxation, bei 7 zu einer Subluxation. Die Instabilität richtete sich in 7 Fällen nach dorsal (47%), in 7 Fällen nach ventral (47%) und in einem Fall nach kaudal.

Die Rotatorenmanschette wurde prä- und postoperativ mittels Ultraschall erfaßt und intraoperativ beurteilt. Bei den Patienten mit dorsaler Instabilität zeigte sich bei dreien eine intakte Rotatorenmanschette, drei zeigten eine Supraspinatussehnenruptur und ein Patient hatte Verklebungen zwischen Rotatorenmanschette und Subacromialraum.

Bei den ventralen Instabilitäten fehlte bei einem Patienten die Beurteilung, bei keinem der übrigen Patienten wurde eine intakte Rotatorenmanschette festgestellt. Bei 4 Patienten zeigten sich noch Verwachsungen der Restrotatorenmanschette mit dem Subacromialraum.

Die kaudale Instabilität ergab sich nach dem Einsinken des Schafts bei einer Hemiarthroplastik, wobei die Rotatorenmanschette als intakt befundet wurde, jedoch Verklebungen zwischen Deltoideus und Rotatorenmanschette bestanden.

Klinisch standen 12 Patienten zur Nachuntersuchung zur Verfüung, 3 Patienten waren zwischenzeitlich verstorben. Die Nachuntersuchungszeit lag bei 61,5 Monaten, für die klinische Auswertung wurde der Constant-Score und der altersangepaßte Constant-Score verwendet.

Ergebnisse

Bei den Ergebnissen zeigte sich, daß für die Gesamtgruppe ein Constant-Score von 41,9 Punkten erreicht wurde. Die dorsalen Instabilitäten ergaben einen Punktwert von 54, wohingegen die ventralen einen von 31,4 erzielten. Im sog. alterskorrigierten Score wurde dieser Mittelwert für die Gesamtgruppe auf 54,8 erhöht, für die dorsalen Instabilitäten ergab sich ein Wert von 68,8 und für die ventralen von 43. Die kaudal-inferiore Dislokation wurde mit einem wesentlich geringeren Wert von 22 respektive korrigiert 29 berechnet, für die statistische Betrachtung aber nicht einbezogen.

Bei der Beurteilung der Schmerzen erreichte die Gesamtgruppe ein Wert von 8,3 von 15 möglichen Punkten. Die dorsalen Instabilitäten waren deutlich schmerzgebessert mit 10,8 gegenüber den ventralen, die 5 Punkte auf dieser Skala angaben. Für die Aktivitäten erreichte die Gesamtgruppe 12,3 von 20 Punkten, und die dorsalen Instabilitäten gegenüber den ventralen 14,3 gegenüber 10,8 Punkten.

Für die Beweglichkeit erreichte die Gesamtgruppe einen Mittelwert von 15,1 Punkten, von 40 möglichen Punkten für das Bewegungsausmaß. Die dorsalen Instabilitäten erzielten 19,7 Punkte gegenüber den ventralen mit 11,6. In der Kraftentfaltung erreichte die dorsale Gruppe die doppelte Kraft gegenüber den ventralen Instabilitäten mit 9,2 gegenüber 4,0. Für das Gesamtkollektiv ergab sich ein Wert von 6,3 von 25 möglichen Punkten.

In der statistischen Auswertung, t-Test für unverbundene Stichproben (Signifikanzniveau $p \leq 0,05$) zeigt sich, daß für die dorsale Gruppe eine wesentlich bessere Schmerzsymptomatik erreicht wurde, wie auch die Aktivität signifikant verbessert war ($p = 0,028$, $p = 0,030$). Lediglich im alterskorrigierten Score läßt sich eine Signifikanz zwischen den beiden Gruppen erarbeiten ($p = 0,043$), wobei der nicht adjustierte Score mit einem p-Wert von 0,058 in die gleiche Richtung weist.

Bestimmt man die Korrelation nach Pierson, so korrelieren Aktivitätsmuster und erreichter Score mit $R = 0,9108$ ($p < 0,001$), wie auch das Bewegungsausmaß $R = 0,9588$ ($p < 0,001$) miteinander sehr gut. Der Zustand der Rotatorenmanschette hingegen ließ mit einem p von 0,092 keinen signifikanten Unterschied erkennen.

Radiologische Auswertung

Es wurden sowohl die prä- und postoperativen Röntgenbilder nach Revision ausgewertet. Präoperativ zeigte sich in einem Fall eine Schafteinsinkung, in 2 Fällen eine vermehrte Schaftretrotorsion von über 40°. Postoperativ ergab sich keine Luxationsstellung, wobei Lockerungslinien bei 5 Patienten inkomplett am Glenoid gefunden wurden, bei 6 Patienten im Schaftbereich; 7 Patienten zeigten eine mediale Schaftresorption juxtaglenoidal.

Diskussion

Instabilität ist das häufigste Problem nach Schulterarthroplastiken [3, 4, 16]. Dies ließ sich auch in dieser Studie zeigen, wobei jedoch im Vergleich zu anderen Studien dorsale Instabilitäten nahezu gleich häufig auftraten wie ventrale. Wir führen dieses auf die Dezentrierung des Humeruskopfes gegenüber einem defizienten Glenoid zurück bzw. in 2 Fällen auf eine erhöhte Retrotorsion der Humeruskomponente, bei der Erstimplantation.

Therapeutisch richtet sich der Ansatz nach der zugrundeliegenden Pathologie. So wird eine dorsale Glenoidinsuffizienz nicht mit einer Rotation der Humeruskomponente behoben werden können, sondern durch eine Anpassung des Glenoids, sei es durch einen dorsalen Aufbau oder durch das Abnehmen des ventralen Osteophyten [7]. Hinter Kapselraffungen, wie sie durch eine Tabaksbeutelnaht oder eine durch das Gelenk nach ventral gezogene Raffnaht beschrieben werden, wurden hier nicht durchgeführt [14].

In der ventralen Instabilität ist in vielen Fällen eine Subscapularisinsuffizienz für die Instabilität verantwortlich. Abhängig vom Zugang kann auch eine vordere Deltoideusinsuffizienz hinzugetreten sein. Präoperativ ist die neurophysiologische Abklärung zur Funktionsbestimmung des M. deltoideus empfehlenswert. In den meisten Fällen läßt sich der M. subscapularis zirkumferentiell im Narbengewebe darstellen, um eine Lateralisation zuzulassen. Die Darstellung des N. axillaris ist dabei unbedingt notwendig.

Um eine adäquate Außenrotation zu erzielen, werden verschiedene Verlängerungsoperationen der vorderen Strukturen beschrieben, wobei die Z-Verlängerung in Anbetracht der komplett vernarbten Kapselgewebe nur in den wenigsten Fällen gelingen wird [12]. Hier wird eine medial-kraniale Versetzung des M. subcapularis notwendig. Ist dies nicht möglich ist ein kranialer Transfer des M. pectoralis möglich oder die Implantation von autologem oder allogenem Sehnenmaterial als Verstärkungsband.

In posttraumatischen Fällen können die in Fehlstellung verheilten Tuberkula eine Hebelwirkung verursachen [13], die zu einer vorderen oder hinteren Subluxation des Humeruskopfes führt. Werden diese bei der Erstimplantation einer Prothese nicht korrigiert, so ist eine spätere Subluxation nicht auszuschließen. Abzuwägen ist vor der Tuberkulakorrektur, ob eine komplette Osteotomie notwendig ist, oder aber eine Konturierung eine adäquate Schulterfunktion erlaubt.

Während für primäre Schulterarthroplastiken von den meisten Autoren gute bis exzellente Resultate in über 90% der Patienten berichtet werden, läßt sich dieses für Revisionseingriffe nicht aufrecht erhalten. Besonders an der Schulter, die für ihre Führung und Funktion von den Weichteilen in besonderer Weise abhängig ist, sind mit Revisionen nicht unbedingt bessere Resultate zu erwarten. Instabilitäten präsentieren durch ihre Komplexität eine besonders schwierige Situation, wobei nach unserer Erfahrung die Prognose für dorsale Instabilitäten besser ist als für ventrale Instabilitäten.

Literatur

1. Bigliani LU, Kelkar S, Flatow EL, Pollock RG, Mow Van C (1996) Glenohumeral stability: Biomechanical properties of passive and active stabilizers. Clin Orthop 330:13–30
2. Barret WP, Franklin JL, Jacksin SE, Wyss CR, Matsen FA (1997) Total shoulder arthroplasty. J Bone Joint Surg AM 69:865–872
3. Cofield RH, Edgerton BC (1990) Total shoulder arthroplasty: Complications and revision surgery. Instructional Course Lectures Vol. XXXIX. Am Acad Orthop Surg 449–462
4. Fenlin JM, Ramsey ML, Alldaryce TJ, Frieman BG (1994) Modular total shoulder replacement. Clin Orthop 307:37–46
5. Flatow EL (1995) Prosthetic replacement in the rotator cuff deficient shoulder. Surg Shoulder 335–345
6. Friedman RJ: Biomechanics and design of shoulder arthroplasties. Arthroplasty Shoulder 27–40
7. Kelly IG (1995) The Place of hemiarthroplasty in the rheumatoid shoulder. Surg Shoulder 309–313
8. Lippitt S, Matsen F (1993) Mechanisms of glenohumeral joint stability. Clin Orthop 291:20–28
9. Löhr JF, Flören M, Schwyzer HK, Simmen BR, Gschwend N (1998) Schulterinstabilität nach Gelenkersatz. Orthopäde 27:571–575

29 Sportfähigkeit mit Schulterendoprothese

R. Schmidt-Wiethoff und P. Habermeyer

Einleitung

Mit dem Wandel der Altersstruktur ist verständlicherweise auch der Wunsch auf eine aktive Lebensgestaltung im Alter gewachsen. Gleichzeitig expandiert die Anzahl der Prothesenimplantationen und die Frage der sportlichen Belastbarkeit des Endoprothesenträgers stellt sich immer häufiger. Im Vergleich zur Hüft- und Knieendoprothetik handelt es sich beim Gelenkersatz der Schulter um ein etwa 15 Jahre jüngeres Patientengut. Nach allgemein verbreiteter Meinung wird die Sportfähigkeit mit Schulterprothese mit großer Zurückhaltung betrachtet [7, 12]. Als Hauptprobleme stehen die biomechanisch-kinematischen Anforderungen im Bereich der Schulter sowie die Verankerung der Prothesenkomponenten im Knochenlager im Vordergrund. Daneben wird als wichtigste Komplikation die Instabilität nach Schulterarthoplastik diskutiert [1, 8].

Vor einer sportlichen Betätigung mit Schulterendoprothese bedarf es in jedem Fall einer intensiven Beratung des Patienten mit kritischer Abwägung der Nutzen und Risiken sowie einer Überprüfung individueller Voraussetzungen und Kontraindikationen [2].

Voraussetzungen der Sportfähigkeit mit Schulterendoprothese

Die Schulter ist das Gelenk mit der größten Bewegungsfreiheit, welche durch die anatomische Formgebung nur minimal eingeschränkt wird. Die Stabilität des Gelenkes wird durch die Balance der muskulären und kapsuloligamentären Führung zusammen mit einer idealen Gelenkgeometrie gewährleistet.

Die komplizierte Biomechanik der Schulter stellt höchste Anforderungen an die endoprothetische Versorgung. Die Geometrie zwischen Humeruskopf und Pfanne spielt eine wesentliche Rolle für die intakte Schultergelenksfunktion. Der Humeruskopf muß Rotations-, Translations- und Rollbewegungen in Kombination durchführen, um die komplexen dreidimensionalen Bewegungsmuster der Schulter zu ermöglichen [3, 4, 10].

Die wichtigsten *biomechanischen Kriterien* für den Schultergelenkersatz sind [4]:
- Modularität der Kopfkalotte
- Inklinationswinkel individuell einstellbar
- Positionierung des Rotationszentrums exzentrisch („mediodorsaler Offset")
- Anpassung von Kopf und Glenoid durch geringfügige Vergrößerung des Pfannenradius (Roll-Gleit-Mechanismus zur Absorption von Scherkräften)
- Primärstabilität der Schaft- und Glenoidkomponenten

Die Positionierung der Prothesenanteile ist sowohl auf der Humerus- wie auf der Glenoidseite ein wesentlicher Faktor für die resultierende Stabilität und Funktionalität. Neben der optimalen Wiederherstellung der Anatomie der Gelenkanteile kommt der ausgewogenen Balancierung der Weichteile besondere Bedeutung zu (*bony balancing, soft tissue balancing* [10, 11]).

Intraoperative Kriterien sind:
- Resektion des Kopfes im anatomischen Hals
- Implantation des Prothesenschaftes exakt entlang der Metaphysenachse; Varuspositionierung verursacht übermäßige laterale Vorspannung (overstuffing [10])
- Physiologische Inklination und Retroversion des Glenoids bei Pfannenersatz
- Anpassen der Kalottenhöhe in physiologischer Relation zur Tuberkulahöhe, um eine optimale Effizienz der Rotatorenmanschette zu ermöglichen [10, 13]
- Spannungsfreie Rekonstruktion der Rotatorenmanschette, falls erforderlich Verlängerungstechniken oder Ersatzoperationen (z. B. Subscapularisversetzung oder Pectoralis major-Transfer [4, 19])
- Ausgewogenheit der Weichteilspannung (Translation erwünscht, keine Instabilität)

Das Bedürfnis des Endoprothesenträgers zu sportlicher Betätigung ist individuell unterschiedlich. *Konstitutionelle und psychische Kriterien* sind:
- Alter des Patienten
- Motivation und Kooperation
- Herz-Kreislaufverhältnisse
- Körperlicher Allgemeinzustand und Fitness
- sportliche Vorerfahrungen

Die Erwartungen an das postoperative Resultat sind wesentlich an die Indikationsstellung, die Vorgeschichte und den Ist-Zustand des Gelenkes gebunden. In posttraumatischen Fällen können beispielsweise Fehlstellungen der Tuberkula zu erheblichen Bewegungseinschränkungen führen. Werden diese Hindernisse bei der Prothesenimplantation nicht korrigiert, ist eine reelle Funktionsverbesserung auch nicht zu erwarten. Die Sportfähigkeit mit Schulterprothese korreliert mit dem Funktionszustand des Gelenkes prä- und postoperativ (CONSTANT Score).

Prognostische Kriterien für das funktionelle Ergebnis mit Schulterendoprothese sind:

- Anzahl der Voroperationen
- Zustand der Rotatorenmanschette
- präoperatives Bewegungsdefizit
- Kraftverlust
- Muskelatrophie
- Schulterinstabilität

Empfehlungen zum Sport mit Schulterprothese

Ziel der Beratung zur sportlichen Betätigung des Endoprothesenträgers ist es, das Niveau und die Art der Sportausübung individuell auszuloten und über gelenkschädigende Risiken zu informieren. Die empfohlenen Bewegungsabläufe sollen sowohl im Alltag als auch bei sportlicher Belastung regelmäßig, dosiert und kontrolliert ausgeführt werden [2]. Nicht immer decken sich die medizinischen Ratschläge mit den tatsächlich von den Patienten ausgeübten Sportarten [7] (Abb. 6 a, b). Als empfehlenswerte Sportarten mit Schulterprothese sind vorrangig die *nicht-schulterspezifischen Disziplinen* zu nennen, also diejenigen, die in erster Linie die unteren Extremitäten fordern (Tabelle 1). Auszuklammern sind in diesem Zusammenhang Sportarten mit besonderer Sturzgefährdung. Sportarten mit einseitiger oder kombinierter Anforderung der oberen Extremitäten werden in *bedingt geeignete* und *wenig bzw. ungeeignete Disziplinen* eingeteilt. Ungeeignet sind Sportarten mit erhöhten Verletzungsrisiken, Kontaktsportarten sowie Überkopf- und Schnell-

Tabelle 1. Sportarten mit Schulterendoprothese

Besonders geeignete Sportarten
- Wandern
- Walking
- Jogging
- Radfahren
- Aquajogging
- Gymnastik

Bedingt geeignete Sportarten
- Schwimmen
- Fitneß
- dosierte Kräftigungsübungen
- Reiten
- Golf
- Kegeln
- Skilauf
- Leichtathletik
- Rudern
- Segeln

Wenig geeignete Sportarten
- Tennis
- Badminton
- Volleyball
- Turnen
- Fußball
- Klettern
- Mountainbiking

Ungeeignete Sportarten
- Kampfsport
- Schnellkraftdisziplinen
- Bodybuilding

kraftdisziplinen. Kontraindizierte Bewegungsformen sind Wurfbelastungen und abrupte dynamische Belastungsspitzen, bei denen die Gelenkkomponenten und das Prothesenlager übermäßig belastet werden.

Grundsätzlich sollte bei der Beratung auf Einschränkungen in der jeweiligen Disziplin hingewiesen werden. Diese resultieren größtenteils daraus, daß übermäßige Stütz- und Zugaktivitäten, große Bewegungsamplituden, Beschleunigungskräfte und Arbeiten mit langen Hebeln zu vermeiden sind.

Schwimmen sollte in gut temperiertem Wasser durchgeführt werden. Besonders zu empfehlen ist langsames Brustschwimmen und Rückenschwimmen. Beim Kraulen, Rückenkraulen und Butterfly können durch die Überkopfbewegungsmuster schädigende Überlastungen im Schultergelenk auftreten.

Radfahren kann problemlos mit dem Heimtrainer und auf befestigten Straßen betrieben werden. Bei Bergtouren und auf unebenen Strecken muß, neben der Sturzgefahr, mit vermehrten Zug- und Stützbelastungen im Schultergelenk gerechnet werden.

Fitness, Gymnastik und Kräftigungstraining muß mit leichten Einschränkungen betrachtet werden. Neben den üblichen isometrischen und isotonischen Übungsformen ist besonders das isokinetische Training mit Geräten zu empfehlen. In der Anfangsphase der Kräftigungstherapie ist das Hauptaugenmerk auf die scapulothorakale Muskulatur zu richten, die für eine biomechanisch optimale Ausrichtung des Schulterblattes und der Gelenkpfanne verantwortlich ist. Erst bei Erreichen einer suffizienten Scapulasteuerung kommt dem Training der Rotatorenmanschette vermehrt Bedeutung zu. Das Training basiert auf dem Prinzip des progressiven Belastungsaufbaus. Dabei wird in der frühen Phase von isometrischen zu konzentrischen und in der späteren Rehabilitationsphase von exzentrischen zu reaktiven Übungsformen aufgeschult. Als Trainingsmittel ist hierbei insbesondere das Theraband geeignet. Es ermöglicht funktionelle dreidimensionale Bewegungsmuster, die nach Erlernen selbständig vom Patienten zu Hause durchgeführt werden können. Für die koordinativen und propriozeptiven Übungen stehen verschiedene Hilfsmittel (z. B. Bodyblade) zur Verfügung. Trainingsgeräte (Maschinen, Zugapparat etc.) kommen erst in der späten Phase der Rehabilitation zur Anwendung. Hierbei ist die Verwendung langer Hebel zu vermeiden, da diese implantatschädigende Wirkungen auslösen können. Bodybuilding und Krafttraining der Arme ist für den Schulterendoprothesenträger verboten.

Golfspielen bringt keine wesentlich vermehrte Belastung des Schultergelenkes mit sich. Laut einer Befragung von 50 Mitgliedern der American Shoulder and Elbow Society wird Golfspielen überwiegend zu den empfehlenswerten Sportarten mit Schulterendoprothese gezählt [5]. Der Bewegungsablauf sollte jedoch dynamisch kontrolliert ablaufen [9].

Auch Tennis, Badminton und andere Überkopf-Ballsportarten können, wenn überhaupt, nur mit Einschränkungen empfohlen werden. Im Grunde sind insbesondere Rückschlagspiele mit hohen dynamischen Belastungskomponenten und großen Bewegungsamplituden verbunden. Hier sollte vor allem auf dosierte kontrollierte Aktivitätsmuster geachtet werden. Beim Tennis sind Bälle und Schlägerbespannung mit geringer Härte auszuwählen.

Beim Rudern, Segeln und Reiten sowie bei allen Sportarten mit vermehrten Zug- und Haltearbeiten im Schultergelenk sollten abrupte Bewegungsformen vermieden werden. Das Rudern im Trockengerät mit niedriger Belastungsintensität kann problemlos empfohlen werden. Der gute Trainingseffekt ist insbesondere bei dosiertem Bewegungsausschlag gegeben.

Der Zeitpunkt der Wiederaufnahme sportlicher Aktivität nach Protheseninplantation richtet sich in erster Linie nach der muskulären Gelenkstabilisierung und der aktiven Beweglichkeit [12]. Schulterspezifische Sportarten sollten frühestens nach einem halben Jahr begonnen werden. Sportliche Vorerfahrungen sind im allgemeinen von großem Nutzen, da der Patient die erforderlichen Bewegungsmuster nicht erst erlernen muß. Prinzipiell bestehen daher wenig Einwände gegen früher jahrelang ausgeübte Sportarten, sofern es sich hierbei nicht um kontraindizierte Übungsformen handelt. Grundsätzlich sollte ein Kompromiß zwischen fördernden, gelenk- und muskelstabilisierenden Faktoren und schädigenden Einflüssen angestrebt werden.

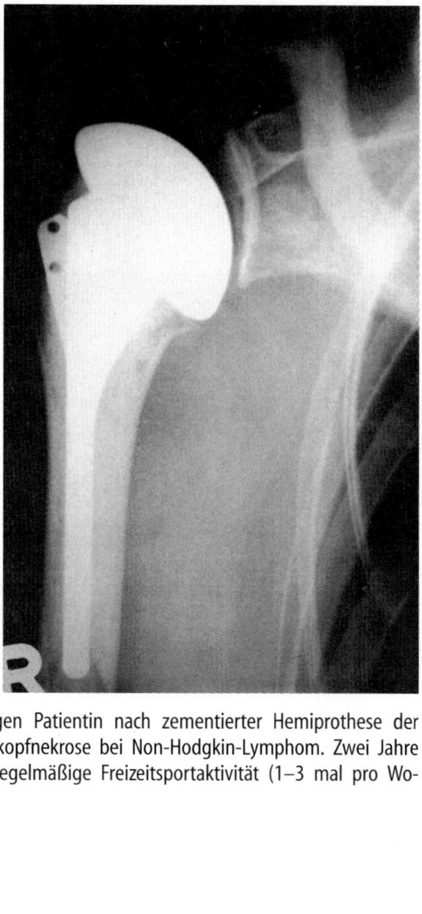

Abb. 1. a postoperativer Röntgenbefund einer 24-jährigen Patientin nach zementierter Hemiprothese der rechten Schulter bei Z. n. zytostatikainduzierter Humeruskopfnekrose bei Non-Hodgkin-Lymphom. Zwei Jahre postoperativ ist die Patientin subjektiv beschwerdefrei. Regelmäßige Freizeitsportaktivität (1–3 mal pro Woche) ohne Einschränkungen bei der Sportausübung

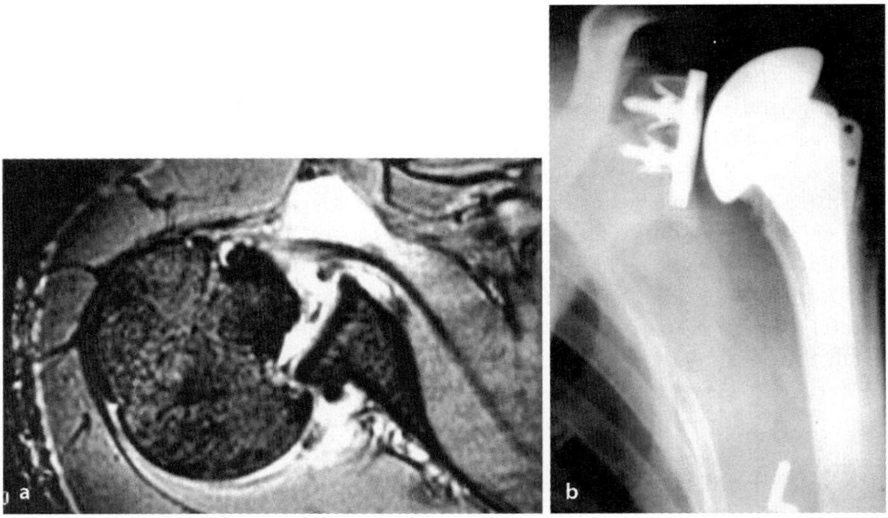

Abb. 2. a Die präoperative MR-Tomographie der linken Schulter eines 33-jährigen Patienten zeigt den Befund einer persistierenden verhakten hinteren Luxation mit großem „reversed" Hill-Sachs-Defekt. **b** Postoperativer Röntgenbefund nach Totalendoprothese vom Typ ÄQUALIS (zementierte Schaftkomponente, modulares Kalottensytem, Spreizdübelpfanne)

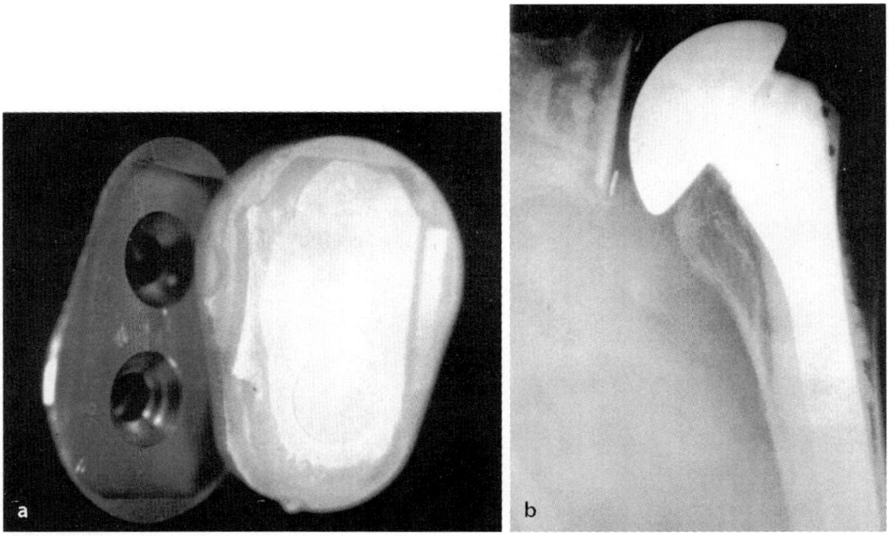

Abb. 3. Bei einem 65-jährigen Patienten wurde 10 Wochen nach totalendoprothetischer Versorgung ein „metallisches Geräusch" im Bereich der linken Schulter festgestellt. Radiologisch nachgewiesene Inlaydislokation. **a** Intraoperativer Befund eines dislozierten Polyethyleninlays und einer partiell destruierten Spreizdübel-Pfanne. **b** Es erfolgte ein vollständiger Glenoidwechsel mit Implantation einer zementierten Kielpfanne

Eigene Untersuchung

Ziel der Studie: Evaluation und kritische Wertung der Sportfähigkeit nach Schultergelenkersatz anhand der Nachuntersuchungsergebnisse von 117 Patienten.

Material und Methode: Im Zeitraum Dezember 1992 bis Januar 1997 wurden insgesamt 118 Hemi- und 63 Totalendoprothesen (*Typ Äqualis*) bei 73 Männern und 98 Frauen implantiert. Das Durchschnittsalter der Patienten betrug 56,5 Jahre (Abb. 4). Zehn Patienten wurden beidseitig endoprothetisch versorgt. 87 Patienten waren zum Zeitpunkt der Arthroplastik bereits voroperiert. Die präoperative Anamnesedauer betrug im Durchschnitt drei Jahre und sechs Monate. Die Patienten wurden prä- und, im Durchschnitt, zwei Jahre postoperativ klinisch und radiologisch untersucht. Die Evaluation der Ergebnisse erfolgte nach dem Constant Score. Die Indikationsgruppen sind Abb. 5 zu entnehmen.

Aus dem Gesamtkollektiv der 171 Patienten wurde bei den unter 70-jährigen (n = 137) eine Sportfähigkeitsanalyse bezüglich Art, Niveau und Intensität der Sportausübung im Vergleich prä- und postoperativ durchgeführt. Aus dieser Gruppe konnten 118 der 137 Patienten (86%) klinisch nachuntersucht oder befragt werden. Die übrigen 19 Patienten (14%) waren entweder nicht erreichbar, erschienen nicht zur Kontrolluntersuchung oder wurden aufgrund postoperativ aufgetretener Komplikationen von der Sportfähigkeitsanalyse ausgeschlossen.

Eine indikationsbezogene Auswertung ist nur bei ausreichend großen Fallzahlen der Einzelkollektive sinnvoll. In der vorliegenden Studie wurde daher für die Sportfähigkeitsanalyse eine Zusammenfassung folgender Gruppen vorgenommen.

Gruppe 1 subsumiert alle degenerativen und entzündlichen Gelenkerkrankungen sowie Instabilitätsarthrosen und sonstige Arthropathien.

Gruppe 2 bezeichnet alle frischen und veralteten Frakturen bzw. Luxationen (primäre und sekundäre Traumafolge) (Tabelle 2).

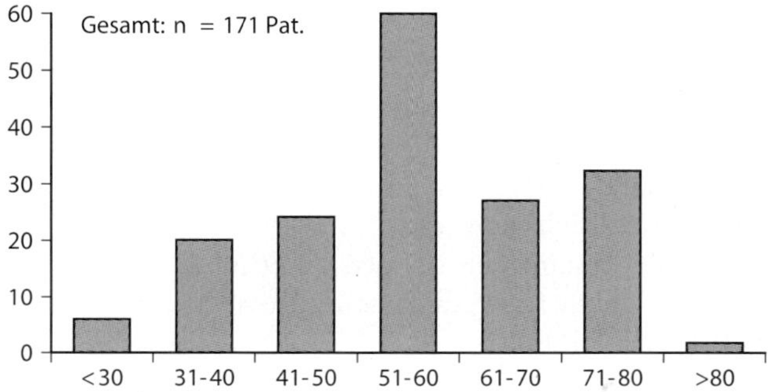

Abb. 4. Altersverteilung zum Zeitpunkt der Operation. Es zeigt sich ein deutliches Überwiegen der Gruppe der 50 bis 60-jährigen. Der Altersdurchschnitt liegt bei 56,5 Jahren

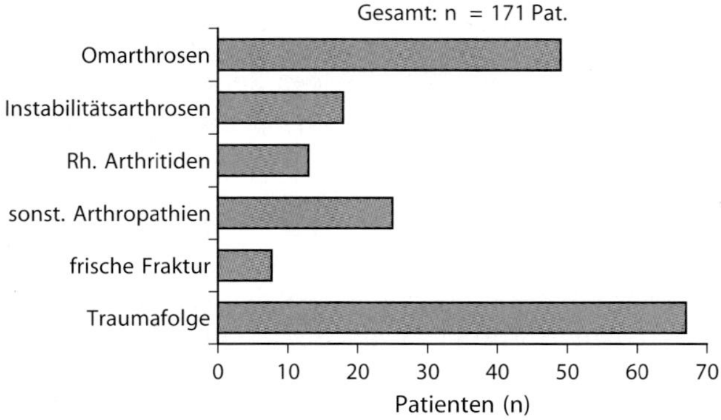

Abb. 5. Die Indikationsgruppen, bezogen auf das Gesamtkollektiv von 171 Patienten, verteilten sich wie folgt: Omarthrosen (27,2%), Instabilitätsarthrosen (10%), rheumatoide Arthritiden (7,2%), sonstige Arthropathien (13,9%), frische Humeruskopffrakturen (4,4%), sekundäre Traumafolgen (37,3%)

Tabelle 2. Sportfähigkeitsanalyse (118 Patienten)

Gruppe I (gesamt 62 Patienten)
- Omarthrosen (n=20)
- Instabilitätsarthrosen (n=13)
- Rheumatoide Arthritiden (n=12)
- Sonstige Arthropathien (n=17)

Gruppe II (gesamt 56 Patienten)
- Frische Frakturen (n=6)
- Sekundäre Traumafolge (n=50)

Auf diese Weise sollte eine Differenzierung der Ergebnisse nach folgenden Gesichtspunkten vorgenommen werden: erstens, inwieweit bei den entzündlich-degenerativen Erkrankungen eine reelle Verbesserung der Ausgangssituation erreicht wurde und zweitens, ob in der Traumagruppe nach der Prothesenimplantation ein Funktionszustand wiederhergestellt wurde, der mit der Situation vor der Verletzung vergleichbar war.

Ergebnisse: Die subjektive Zufriedenheit mit dem Operationsergebnis, bezogen auf das Gesamtkollektiv, bewerteten 46% der Patienten mit sehr gut, 31% mit gut, 17% mittelmäßig und 6% der Patienten mit schlecht. Das subjektive Schmerzbild, gemessen anhand einer visuellen Analogscala (0–15 Punkte) verbesserte sich von durchschnittlich 2,5 auf 10,6 Punkte. Der Constant Score, als Gesamtmaß für den Funktionszustand des Schultergelenkes (0–100 Punkte), zeigte eine durchschnittliche prä-/postoperative Verbesserung von 34,9 auf 65,2 Punkte.

Revisionseingriffe wurden im Beobachtungszeitraum in insgesamt 16 Fällen (8,8%) durchgeführt. Die Indikation zur Revision war gegeben bei manifester oder symptomatischer Implantatlockerung, Inlaydislokation, Infektzei-

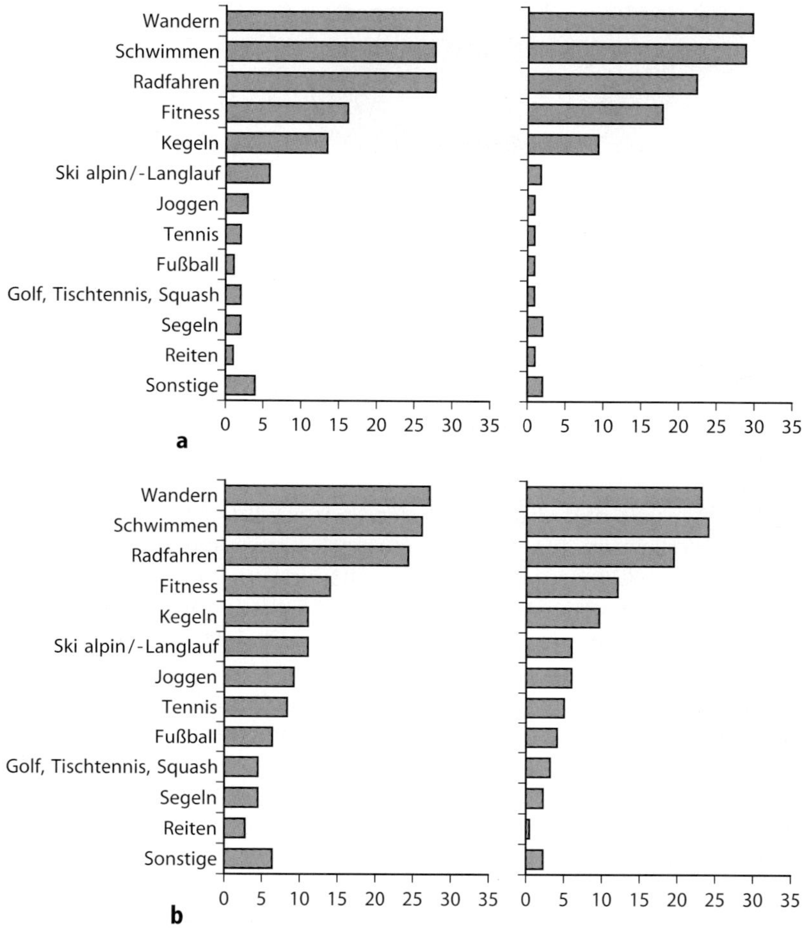

Abb. 6. a Sportarten prä-/post-OP (Gruppe 1). **b** Sportarten prä-/post-OP (Gruppe 2)

chen oder sekundärer Pfannenarthrose nach primärer Hemiprothesenimplantation. Ein weiterer bedeutender Indikationsgrund war die biomechanisch erklärbare Schmerzpersistenz oder Funktionsbeeinträchtigung. Es erfolgte bei zwei Patienten ein Hemiprothesenwechsel und in sechs weiteren Fällen die sekundäre Glenoidimplantation mit gleichzeitigem Wechsel der Humeruskomponente. Infektbedingte vollständige Prothesenexplantationen wurden bei drei Patienten durchgeführt. Inlaywechsel waren in zwei Fällen und ein Pfannenwechsel in einem Fall erforderlich. Isolierte Weichteilrevisionen erfolgten bei zwei Patienten. Als intraoperative Komplikationen fanden sich zwei Humerusschaftfrakturen, eine Pfannenrandfraktur, eine Inlaydislokation und vier temporäre Plexusparesen.

Sportfähigkeitsanalyse: Sportarten mit Schulterprothese wurden in der Häufigkeit der Ausübung wie folgt angegeben: Wandern (72%), Schwimmen

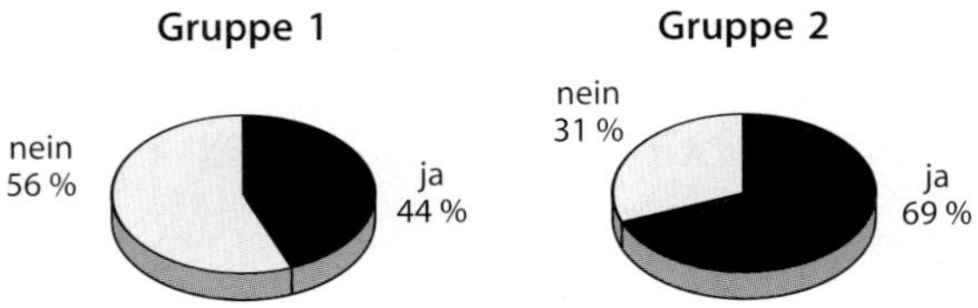

Abb. 7. Sportliche Aktivität mit Schulterprothese

(72%), Radfahren (57%), Fitness (41%), Kegeln (26%), Ski alpin/-Langlauf (11%), Joggen (10%), Tennis (9%), Fußball (7%), Golf, Tischtennis, Squash (6%), Segeln (6%), Reiten (2%) und sonstige Sportarten (6%). Es zeigte sich kein signifikanter Unterschied der Sportausübung im Vergleich prä-/postoperativ (Abb. 6a, b). Das Spektrum der ausgeübten Sportarten im Vergleich der beiden Gruppen variierte hinsichtlich der Häufigkeit schulterspezifischer Sportarten. Hier zeigte sich ein leichtes Überwiegen innerhalb der Traumagruppe.

Die Intensität und das Niveau der Sportausübung variierte vom ambitionierten Wettkampf- bis zum Breitensport, wobei die überwiegende Anzahl der Patienten (42%) regelmäßige Freizeitsportaktivitäten (bis zu drei Mal pro Woche) angaben. Die Auswertung nach Indikationsgruppen ergab bei den Patienten mit primärer und sekundärer Traumafolge die höchste sportliche Aktivität.

Auf die Frage nach vorhandenen Einschränkungen bezüglich der Sport- und Alltagsbelastbarkeit – im Vergleich vor und nach Protheseimplantation – gaben 16% der Patienten an, ihren Sport wie gewohnt und 42% wie gewohnt mit leichten Einschränkungen auszuführen. Bei 26% der Patienten bestand eine deutlich eingeschränkte und bei 16% eine völlig aufgehobene Sportfähigkeit mit Schulterendoprothese.

Schlußfolgerungen

Die Prothesenimplantation dient primär nicht sportlichen Zwecken, sondern der Erzielung von Schmerzfreiheit und verbesserter Gelenkfunktion. Unter kritischer Überprüfung allgemeiner und individueller Voraussetzungen sowie eventuell vorhandener Kontraindikationen kann eine kontrollierte sportliche Betätigung für die Funktion und Haltbarkeit des Kunstgelenkes jedoch als günstig angesehen werden [2, 6].

Nach unseren Erfahrungen ist die sportliche Belastbarkeit nach Implantation einer Schulterendoprothese im wesentlichen durch das Alter und die Motivation des Patienten, das praeoperative Funktionsdefizit und die Intaktheit der Rotatorenmanschette limitiert. Im Unterschied zu den Erkenntnissen aus der Hüft- und Knieendoprothetik muß die Sportfähigkeit nach Schulterprothese insgesamt als problematischer betrachtet werden. Die Humeruskopfkomponente ist nicht achsgeführt und benötigt gegenüber dem Glenoid eine ausgewogene Translation. Bei exzentrischer Glenoidbelastung im Rahmen mangelhafter muskulärer Stabilisierung, bei defekter Rotatorenmanschette oder aufgrund unphysiologischer Weichteilspannung drohen Implantatlockerungen oder Protheseninstabilitäten [1, 15]. Der praeoperativen Planung und der biomechanischen Detailanalyse kommen besondere Bedeutung zu. Die Effizienz einer optimalen Prothesengeometrie ist für das funktionelle Ergebnis oder ein biomechanisch erklärbares Versagen gleichermaßen verantwortlich.

Literatur

1. Cofield RH, Edgerton BC (1990) Total shoulder arthroplasty: Complications and revision surgery. In: Instructional course lectures, The American Academy of Orthopaedic Surgeons. Vol. 39, pp 449–462
2. Deutscher Sportärztebund (1998) Sektion Rehabilitation und Behindertensport. Sport bei Endprothesenträgern. Z Sportmed 49(5):169–170
3. Friedman RJ(1996) Biomechanics and design of shoulder arthroplasties. In: Friedman RJ (ed) Arthroplasty of the shoulder. Thieme, Stuttgart New York, pp 27–39
4. Habermeyer P (1995) Alloarthroplastik des Schultergelenks. In: Habermeyer P, Schweiberer L (Hrsg) Schulterchirurgie. Urban & Schwarzenberg, München Wien Baltimore, pp 305–325
5. Jensen KL, Rockwood CA (1998) Shoulder arthroplasty in recreational golfers. J Shoulder and Elbow Surg 7(4):362–367
6. Jerosch J, Heisel J (1995) Sport mit Endoprothese. Deutsch Z Sportmed 36:305–312
7. Krahl H, R Riemer (1992) Sport mit Endoprothesen. In: Jäger M, Wirth CJ (Hrsg) Praxis der Orthopädie. Thieme, Stuttgart New York, pp 308–309
8. Löhr JF, Flören M, Schwyzer HK, Simmen BR, Gschwend N (1998) Schulterinstabilität nach primärem Schultergelenksersatz. Orthopäde 27:571-575
9. Mallon WJ, Liebelt RA, Mason JB (1996) Total joint replacement and golf. Clin Sports Med 15 (1):179–190
10. Matsen FA, Rockwood CA, Wirth MA, Lippitt SB (1998) Glenohumeral arthritis and ist management. In: Rockwood CA, Matsen FA (eds) The shoulder. Philadelphia, WB Saunders Company (2nd ed.), pp 840–964
11. Moeckel BH, Altchek DW, Warren RF, Wickiewicz TL, Dines DM (1993) Instability of the shoulder after Arthroplasty. J Bone Joint Sur. 75(4)-A:492–497
12. Riepenhausen U (1997) Sport nach endoprothetischem Gelenkersatz. Z Orthop 135:16
13. Rietveld ABM, Daanen HAM, Rozing PM, Obermann WR (1988) The lever arm in glenohumeral abduction after hemiarthroplasty. J Bone Joint Surg 70-B:561–565
14. Skutek M, Fremerey RW, Bosch U (1998) Level of physical activity in elderly patients after hemiarthroplasty for three and four part fractures of the proximal humerus. Arch Orthop Trauma Surg 117(4-5):252–255
15. Sperling JW, Cofield RW, Rowland CM (1998) Neer hemiarthroplasty and Neer total shoulder arthroplasty in patients fifty years old or less. J Bone Joint Surg 80(4)-A:464–473

30 Der endoprothetische Oberflächenersatz des Humeruskopfes (Durom-Cup)

W. Rüther und B. Fink

Bei ausgeprägten rheumatischen Destruktionen des Glenohumeralgelenkes stehen die Resektionsinterpositionsarthoplastik (RIAP) und die Alloarthroplastik zur operativen Rekonstruktion zur Verfügung. Die Benjamin-Osteotomie hat nahezu völlig an Bedeutung verloren. Bei den fortgeschrittenen Omarthrosen spielen Gelenkspülungen und Osteophytenabtragungen eine untergeordnete Rolle; hier liegt der Schwerpunkt fast ausschließlich bei der Alloarthroplastik.

Während die Nachteile der RIAP in den veränderten biomechanischen Hebelarmen und Drehzentren sowie in der langfristig häufiger gesehenen Knochenresorption liegen, besteht bei den Stielendoprothesen die Schwierigkeit einer Rückzugsoperation bei Komplikationen. Daher wird versucht, in dem endoprothetischen Oberflächenersatz des Humeruskopfes die Vorteile der RIAP und die der Alloarthroplastik zu kombinieren.

In den letzten 20 Jahren sind vielfache Versuche unternommen worden, einen Oberflächenersatz für den Humeruskopf zu entwickeln. Die gedanklichen Hintergründe hierfür lagen zum einen in der Weiterentwicklung der Resektionsinterpositionsarthroplastik mit einem metallischen Interponat, zum anderen in der Miniaturisierung der konventionellen Schulterprothese.

Nach dem Kenntnisstand der Autoren war es J. Zippel, der 1975 in Hamburg als Erster einen Oberflächenersatz des Humeruskopfes mit einer Metallkappe durchführte. Seine Idee war die Verwendung eines metallischen Interponates bei der Resektions-Interpositions-Arthroplastik anstatt der sonst gebräuchlichen Weichteilinterponate wie lyopilisierte Dura oder Faszie. Steffee und Moore führten seit 1977 die Implantation von Femur-Cup-Prothesen an der Schulter durch. Sie veröffentlichten 1984 ihre Resultate [6], die ihnen derart ermutigend erschienen, daß sie später einen eigenen Oberflächenersatz für den Humeruskopf entwickelten. Dieser befindet sich derzeit nicht mehr im Gebrauch. Weitere Oberflächenprothesen für den Humeruskopf sind eingeführt worden, von denen diejenige der Autoren Buechel, Copeland [1], Randelli und Rydholm [2–5] die bekanntesten sind. Von diesen Implantaten ist die sog. Scan-Cup, die in Schweden seit 1981 implantiert wird, wohl die am besten dokumentierte Prothese. Darüber hinaus erscheint sie als jenes Prothesenmodell, das am konsequentesten die Minimierung der Knochenresektion vollzieht. 1993 berichteten Rydholm und Sjögren über ihre 10-Jahres-Ergebnisse [5]. Sie bezeichneten das Verfahren als einfach und auch als sicher. Zu ähnlichen Ergebnissen kamen auch Copeland und Randelli.

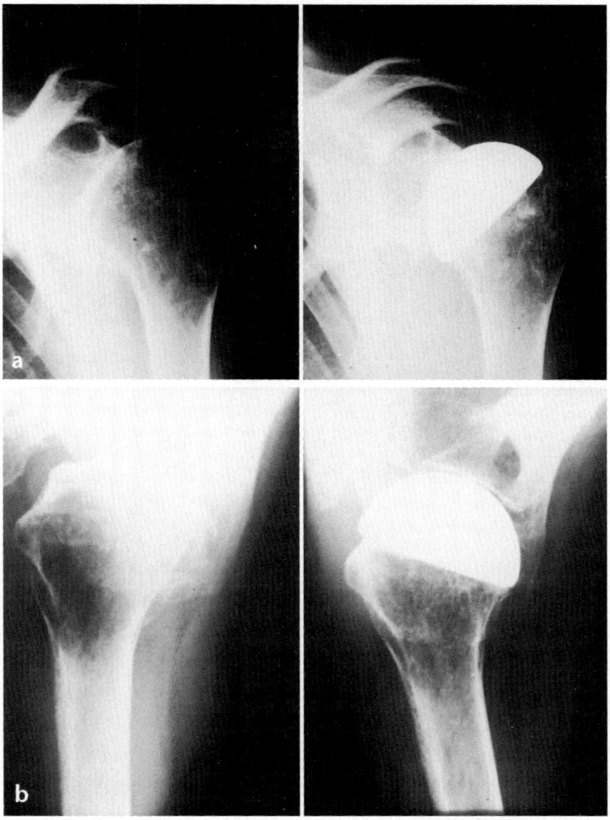

Abb. 1. 32jährige Patientin mit chronischer Polyarthritis. **a** prä- und postoperative a.p.-Sicht auf das Schultergelenk. **b** prä- und postoperative axiale Sicht

Nach einer vorübergehenden Verwendung der Scan-Cup durch den Erstautor (WR) hat dieser im Rahmen einer eigenen Prothesenentwicklung operationstechnische Details und verschiedene Bauelemente der Prothese grundlegend verändert.

Ziel einer prospektiven Studie war es, die Frühergebnisse dieser neu entwikkelten Oberflächenendoprothese des Humeruskopfes (Durom-Cup) zu verfolgen. Im Rahmen einer prospektiven Studie wurden 21 Patienten mit 24 Humerus-Cup-Prothesen vom Typ Durom-Cup untersucht, die eine Mindestuntersuchungszeit von 12 Monaten aufwiesen. Hierbei handelte es sich um 14 Gelenke mit rheumatischer Omarthritis, 8 mit Omarthrose und 2 mit Arthropathien aufgrund einer Humeruskopfnekrose. Das Durchschnittsalter der Patienten lag bei 64,7±12,0 Jahren. Die Patienten waren jeweils präoperativ sowie alle drei Monate postoperativ klinisch und radiologisch untersucht worden. Die klinische Beurteilung erfolgte mit Hilfe des Constant- und des SASES-Scores.

Postoperativ waren regelmäßig die präoperativen Schmerzen wesentlich gebessert, so daß eine signifikante Steigerung der Schmerz-Punktzahl im Con-

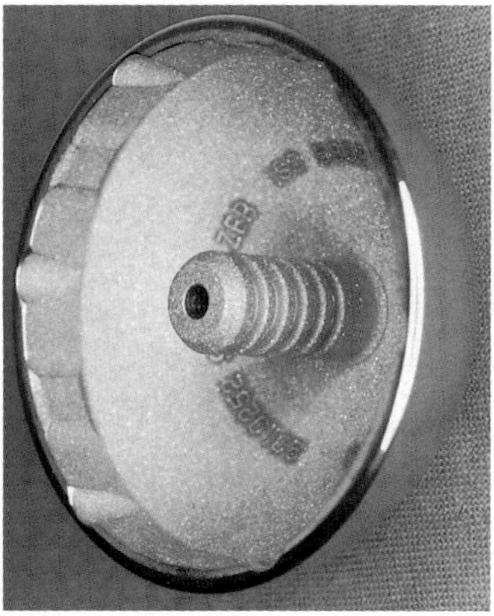

Abb. 2. Durom-Cup-Implantat zur Verwendung mit Zement

stant-Score von präoperativ 0,75 auf 9,6 (3 Monate), auf 10 (6 Monate) und 11 (9 Monate) postoperativ auftrat. Auf diesem Niveau lag die Schmerz-Punktzahl auch 12 Monaten postoperativ. Ebenso verbesserte sich die Funktion und das Bewegungsausmaß postoperativ innerhalb der ersten neun Monate kontinuierlich. Auf diesem Niveau verblieben sie auch in der Folgezeit. Insgesamt sind die klinischen Ergebnisse der Durom-Cup bei rheumatischen Krankheiten besser als bei den Omarthrosen. Vor allem sind die Bewegungsergebnisse bei rheumatischen Gelenkkrankheiten positiver zu beurteilen als bei den Omarthrosen. Eine Durom-Cup mußte bei einer Patienten mit Omarthrose gewechselt werden, weil die primäre Prothese offenbar zu groß gewählt wurde und zu zunehmenden Schmerzen und einer zunehmenden Bewegungseinschränkung führte. Aseptische Lockerungen, Prothesenwanderungen und Protheseninfekte wurden bisher nicht beobachtet. Auch knöcherne Resorptionen im Bereich des Glenoides fand über die kurze Beobachtungszeit nicht statt.

Die bisherigen Ergebnisse der Durom-Cup sind als sehr zufriedenstellend einzustufen. Auch wenn die Beobachtungszeit für diese Endoprothese noch sehr kurz ist, erscheint es doch notwendig, im Zuge der derzeit laufenden, multizentrischen, klinischen Studie Frühergebnisse und vor allem Frühversager zu erfassen. Kombinationen mit einer Glenoidprothese, wie vor allem von Copeland [1] empfohlen, wurden bisher nicht vorgenommen.

Die Vorteile des Oberflächenersatzes sind vor allem darin zu sehen, daß
- eine normale Anatomie erhalten bzw. wieder hergestellt werden kann,
- die notwendigen Knochenresektionen ausgesprochen gering sind und die humerale Diaphyse unberührt bleibt. Gerade letzteres scheint für Revisionseingriffe von eminentem Vorteil vor allem dann, wenn schon jüngere Patienten endoprothetisch zu versorgen sind. Rückzugsmöglichkeiten auf eine Stielprothese oder eine Resektions-Interpositions-Arthroplastik erscheinen unkompliziert.

- Die Operationstechnik ist im Vergleich zu Stielprothesen relativ einfach, weißt aber spezielle Besonderheiten auf, die zu beachten sind.

Die Indikationen für einen Oberflächenersatz sind in den Gelenkdestruktionen bei der Omarthritis, der Omarthrose und nicht zu ausgeprägten Humeruskopfnekrosen zu sehen. Anders als Rydholm [5] und Johnsson [3] sehen wir einen soliden Erhalt der Knochenkontur, vor allem im Bereich des Kopfäquators, für eine wesentliche Voraussetzung, die den endoprothetischen Oberflächenersatz zu wählen. Die Knochenqualität sollte stabil sein. Humeruskopffrakturen, ausgedehnte Knochenverluste des Humeruskopfes durch Usuren (Larsen V) und ausgedehnte Humeruskopfnekrosen stellen Grenz- oder gar Kontraindikationen für diese Endoprothese dar.

Literatur

1. Copeland SA (1993) Cementless surface replacement total shoulder arthroplasty. A different approach to shoulder replacement. ESSSE Aarhus, Denmark
2. Egund N, Johnsson E, Lindgren L, Kelly I, Pettersson H (1987) Computed tomography of humeral head cup arthroplasties. A preliminary report. Acta Radiol 28:71–73
3. Johnsson E, Eglund N, Kelly I, Rydholm U, Lindgren L (1986) Cup arthroplasty of the rheumatoid shoulder. Acta Orthop Scand 57:542–546
4. Johnsson E, Lindgren L, Mjöberg B, Rydholm U, Selvic G (1990) Humeral cup fixation in rheumatoid shoulders. Roentgen stereophotogrammetry of 12 cases. Acta Orthop Scand 61:116–117
5. Rydholm U, Sjögren J (1993) Surface replacement of the humeral head in the rheumatoid shoulder. J Shoulder Elbow Surg 2:286–295
6. Steffee AD, Moore RW (1984) Hemi-resurfacing arthroplasty of the shoulder. Contemp Orthop 9:51–59

Sachverzeichnis

1 *Jakob R.P., Raemy H.: Zur funktionellen Behandlung des frischen Außenbänderrisses mit der AIRCAST®-Schiene. Orthopädie 1986; 15: 434-440*
2 *Neumann K.: Ist die konservativ-funktionelle Behandlung frischer Außenbandrupturen am OSG gerechtfertigt? Hefte zur Unfallheilkunde, Heft 189*
3 *Fritschy D. et al.: Funktionelle Behandlung von Aussenbandläsionen am oberen Sprunggelenk. J. Traumatol. Sport 1987, 4, 131-136*
4 *Klein J., Tiling Th. et al.: Funktionelle versus Gipsbehandlung bei der frischen Außenbandruptur des oberen Sprunggelenks. Unfallchirurg (1991) 94: 99-104*
5 *Stover C.N., York J.M.: AIRCAST® Air-Stirrup system for graduated management of lower extremity injuries. Scientific exhibit paper, AAOS, San Francisco, 1979*
6 *Stuessi E. et al.: A biomechanical study of the stabilization effect of the AIRCAST® Ankle Brace, in Biomechanics. Champaign, IL: Human Kinetics Publishers, pp 159-164, 1987*
7 *Kimura I.F. et al.: Effect of the Air-Stirrup in controlling ankle inversion stress J Ortho Sports Phys Ther 1987; 9: 33-39*

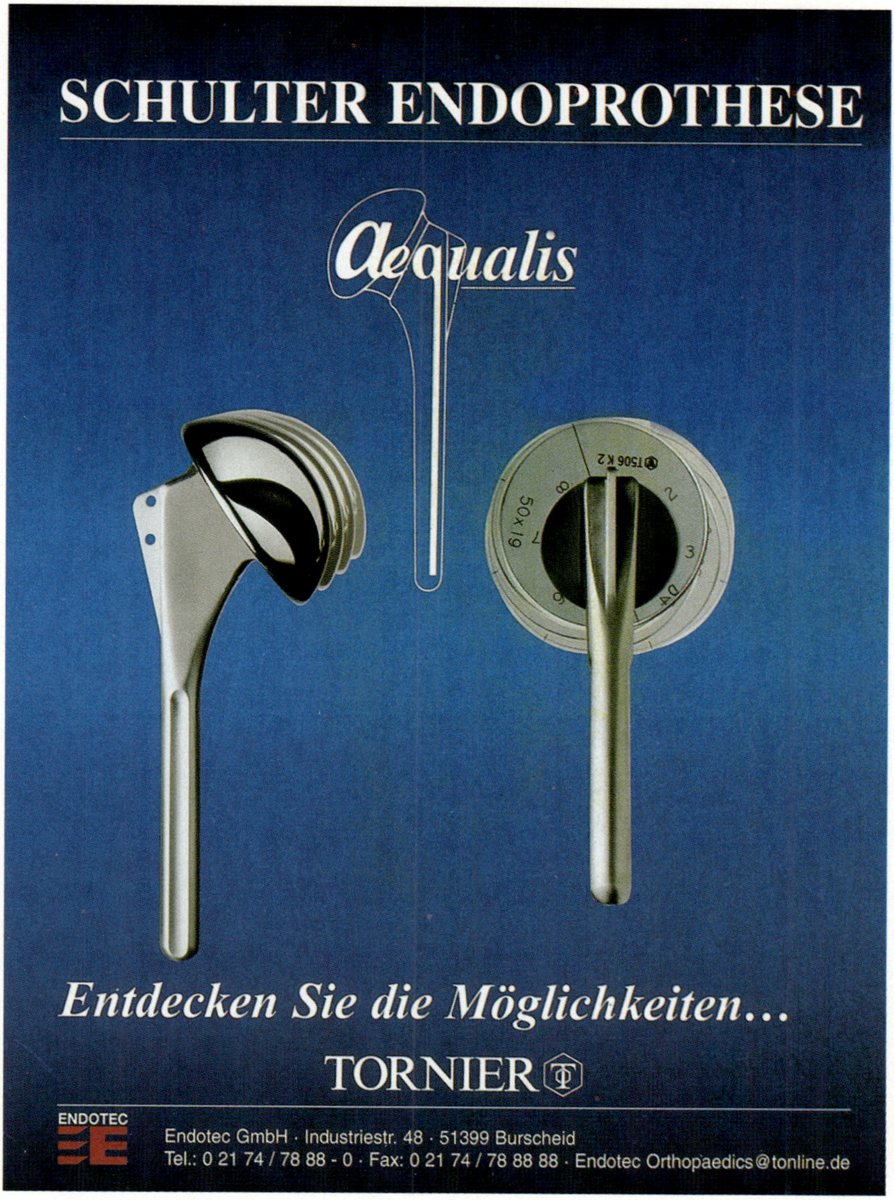
SCHULTER ENDOPROTHESE
aequalis
Entdecken Sie die Möglichkeiten...
TORNIER
ENDOTEC
Endotec GmbH · Industriestr. 48 · 51399 Burscheid
Tel.: 0 21 74 / 78 88 - 0 · Fax: 0 21 74 / 78 88 88 · Endotec Orthopaedics@tonline.de

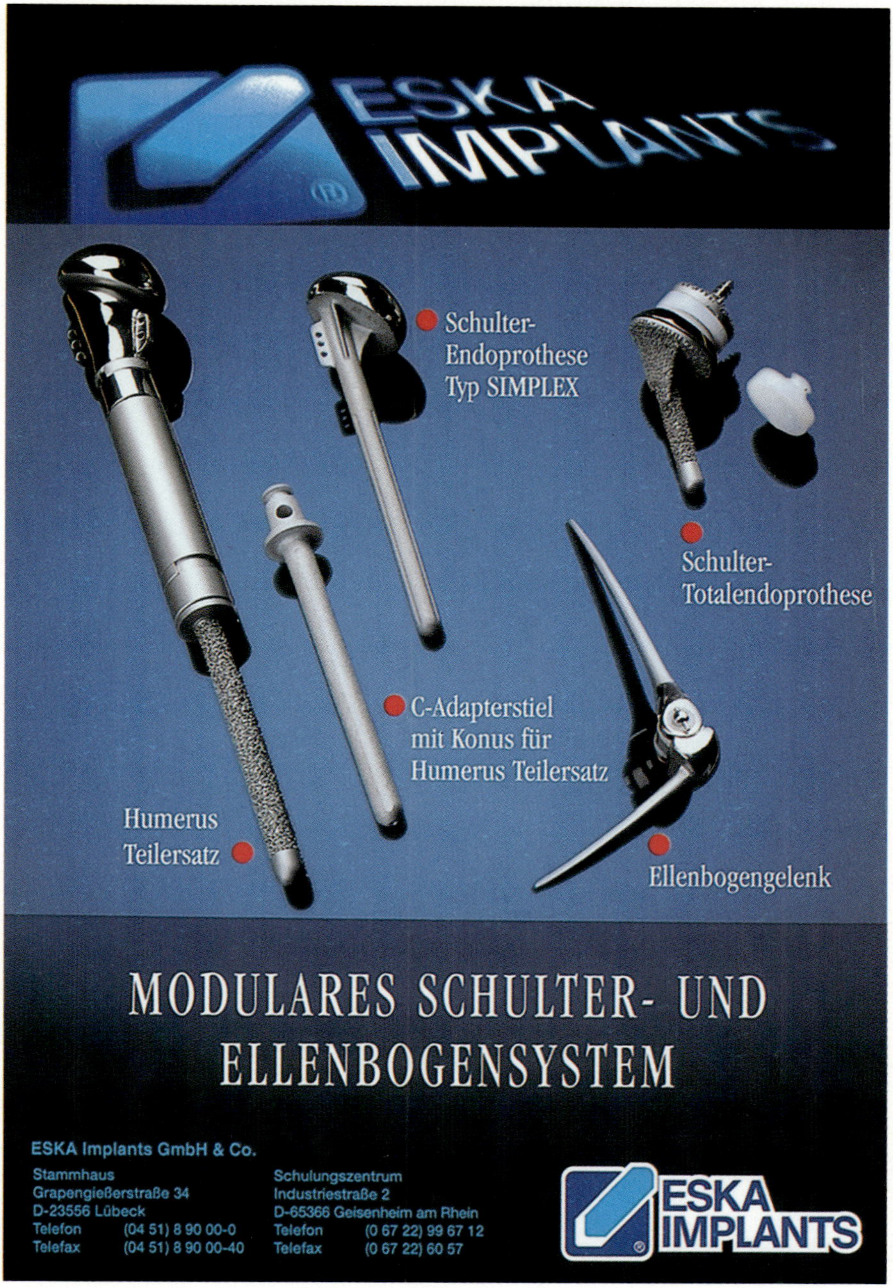
ESKA IMPLANTS
Schulter-
Endoprothese
Typ SIMPLEX
Schulter-
Totalendoprothese
C-Adapterstiel
mit Konus für
Humerus Teilersatz
Humerus
Teilersatz
Ellenbogengelenk
MODULARES SCHULTER- UND
ELLENBOGENSYSTEM
ESKA Implants GmbH & Co.
Stammhaus
Grapengießerstraße 34
D-23556 Lübeck
Telefon (04 51) 8 90 00-0
Telefax (04 51) 8 90 00-40
Schulungszentrum
Industriestraße 2
D-65366 Geisenheim am Rhein
Telefon (0 67 22) 99 67 12
Telefax (0 67 22) 60 57
ESKA IMPLANTS

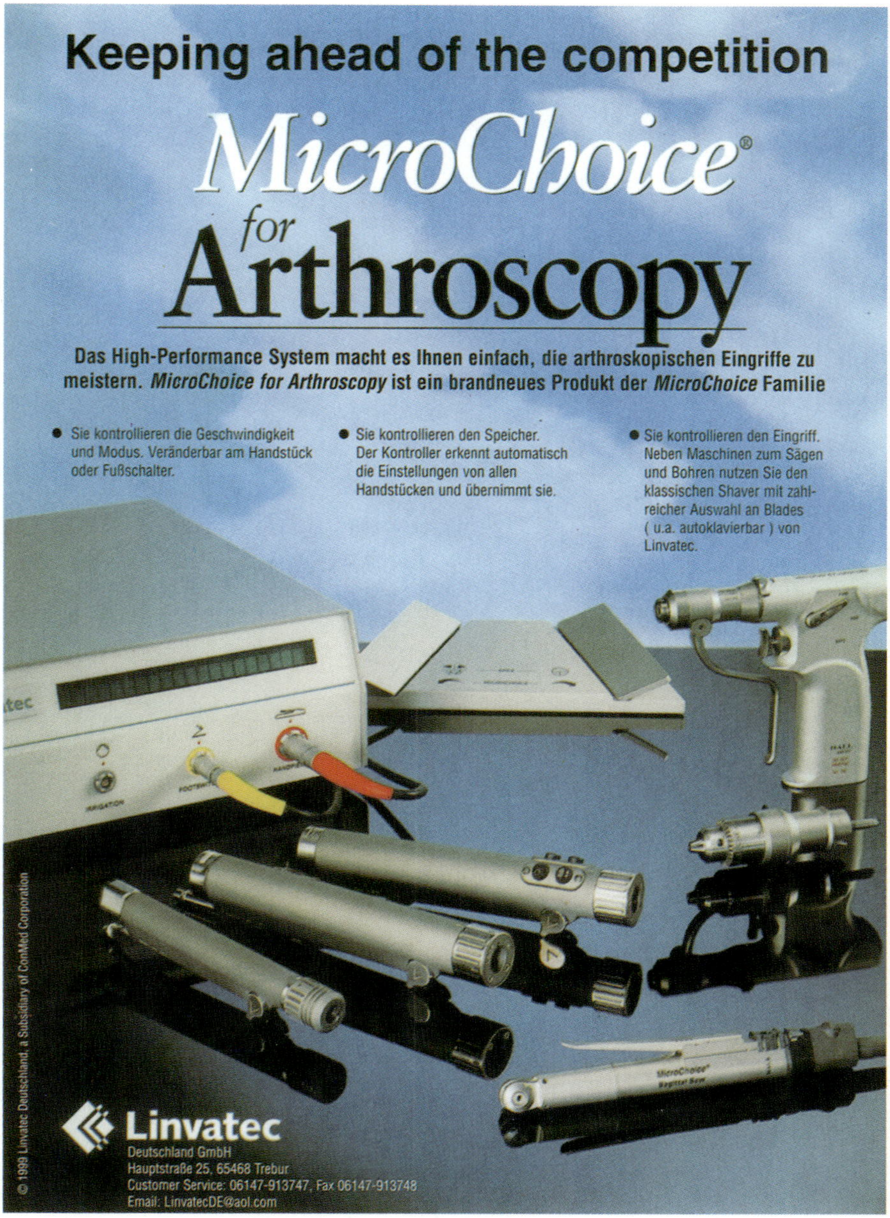
Keeping ahead of the competition
MicroChoice®
for
Arthroscopy
Das High-Performance System macht es Ihnen einfach, die arthroskopischen Eingriffe zu meistern. MicroChoice for Arthroscopy ist ein brandneues Produkt der MicroChoice Familie
• Sie kontrollieren die Geschwindigkeit und Modus. Veränderbar am Handstück oder Fußschalter.
• Sie kontrollieren den Speicher. Der Kontroller erkennt automatisch die Einstellungen von allen Handstücken und übernimmt sie.
• Sie kontrollieren den Eingriff. Neben Maschinen zum Sägen und Bohren nutzen Sie den klassischen Shaver mit zahlreicher Auswahl an Blades (u.a. autoklavierbar) von Linvatec.
Linvatec
Deutschland GmbH
Hauptstraße 25, 65468 Trebur
Customer Service: 06147-913747, Fax 06147-913748
Email: LinvatecDE@aol.com
© 1999 Linvatec Deutschland, a Subsidiary of ConMed Corporation